보건의료인을 위한

쉽게 배우는

약리학

Pharmacology made Incredibly Easy!®

Fifth Edition

보건의료인을 위한

쉽게 배우는
약리학

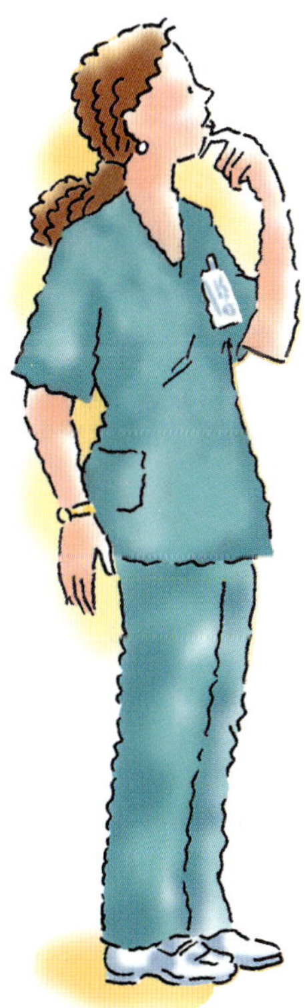

저 자

Cherie R. Rebar, PhD, MBA, RN, CNE, CNEcl, COI, FAADN
Nicole M. Heimgartner, DNP, RN, CNE, CNEcl, COI
Carolyn J. Gersch, PhD, MSN, RN, CNE

역 자

박정숙, 이서울, 이화진, 이정호, 김경완

Wolters Kluwer

Philadelphia • Baltimore • New York • London
Buenos Aires • Hong Kong • Sydney • Tokyo

BIOSCIENCE (주)바이오사이언스출판

보건의료인을 위한

쉽게 배우는 약리학

초판 인쇄: 2024년 8월 30일
초판 발행: 2024년 9월 5일
저　자: Cherie R. Rebar • Nicole M. Heimgartner • Carolyn J. Gersch
역　자: 박정숙 • 이서울 • 이화진 • 이정호 • 김경완
발행인: 문정구
발행처: (주)바이오사이언스출판
본　사: 10860 경기도 파주시 탄현면 국화향길 10-56, 1동
서울사무소: 06569 서울특별시 서초구 도구로 115, 3층(방배동)
전　화: (02)581-4057~8
팩 스: (02)581-4059
이메일: inquiry@biosciencepub.com
홈페이지: http://www.biobooks.co.kr
ISBN: 978-89-6824-165-9 (93510)
등록번호: 제22-3079호

값 40,000원

(주)바이오사이언스출판

역자 서문

현대 의학은 그 어느 때보다도 빠르게 발전하고 있으며, 보건의료인으로서 우리는 끊임없이 변화하는 의료 환경에 적응하고, 최신 지식과 기술을 습득해야 할 필요가 있습니다. 그 중에서도 약리학은 환자 치료의 중심에 있는 중요한 학문 분야로, 약물의 작용과 효과를 이해하는 것은 치료의 질을 높이고 환자의 안전을 보장하는 데 필수적입니다.

이 책은 보건의료인들이 약리학을 쉽게 배우고 실무에 적용할 수 있도록 돕기 위해 기획되었습니다. 약리학은 때로는 복잡하고 어려운 학문처럼 느껴질 수 있지만, 본 도서는 이러한 학문적 장벽을 허물고 실용적인 지식을 제공하는 것을 목표로 하고 있습니다. 임상 현장에서 흔히 접하게 되는 약물들을 중심으로, 그 기전과 효능, 부작용 등을 간결하고 명확하게 설명하고자 했습니다.

본 도서의 특징은 다음과 같습니다:

- 실무 중심의 내용 구성: 실제 임상에서 자주 사용되는 약물들을 중심으로 구성하였습니다. 각 약물의 기초 이론뿐만 아니라, 실제 적용 사례를 통해 이해를 돕고자 하였습니다.
- 간결하고 명확한 설명: 어려운 용어와 복잡한 설명을 피하고, 누구나 쉽게 이해할 수 있도록 간결하고 명확하게 서술하였습니다.
- 주요 약물: 대표적인 약물에 대한 조치, 적응증 및 간호 고려사항을 자세히 설명합니다.
- 약물 작용: 약물이 체내에서 작용하는 방식을 설명합니다.
- 환자 교육: 환자와 공유해야 할 중요한 정보를 제공합니다.

이 책이 보건의료인 여러분께 실질적인 도움이 되기를 바랍니다. 약리학에 대한 이해는 환자 치료의 질을 높이는 데 중요한 역할을 합니다. 여러분의 전문 지식과 실무 능력을 향상시키는 데 이 책이 작은 도움이 되기를 진심으로 기대합니다.

끝으로 이 책이 발간되기까지 ㈜바이오사이언스출판의 문정구 대표님과 편집진 여러분께 깊은 감사를 드립니다.

감사합니다.

2024년 8월

역자 일동

역자 소개

대표역자 박정숙 남부대학교 간호학과

이서울 원광대학교 의과대학 약리학교실

역 자 이화진 세명대학교 바이오제약산업학부

이정호 을지대학교 의과대학 약리학교실

김경완 청암대학교 응급구조학과

집필진 이석준 가톨릭관동대학교 의과대학 약리학교실

이윤정 서울여자간호대학교 간호학과

임수진 인천가톨릭대학교 간호학과

김진희 두원공과대학교 간호학과

이민아 강동대학교 간호학과

장태정 중부대학교 간호학과

전소연 대전보건대학교 응급구조학과

김혜랑 호원대학교 간호학과

김현주 세한대학교 간호학과

박혜숙 제주한라대학교 간호학과

최선혜 고려대학교 뇌공학과

목차

약리학 총론

약리학 각론

국시 기출문제

약리학 총론

1장

간호 약리학의 기본

Fundamentals of nursing pharmacology

약리학 기초 Pharmacology basics

약리학은 약물로 사용되는 것의 기원, 성질, 화학, 효과에 대해 연구하는 학문이다. 약물은 신체에 영향을 주기 위해 사용하는 화학물질이다(Karch, 2020). 약물에 대한 지식과 인체에 미치는 효과를 아는 것은 환자에게 안전한 약물 치료를 제공하는 데 있어 필수적이다.

3가지 주안점 The big three

이 장에서는 약리학의 세 가지 기본개념을 알고 간다.

1. 약동학(pharmacokinetics) – 신체에서 약물의 이동: 흡수, 분포, 대사 및 배설
2. 약력학(pharmacodynamics) – 약물의 생화학적 및 물리적 효과와 신체에 대한 약물 작용의 메커니즘
3. 약물치료학(pharmacotherapeutics) – 예방 및 치료를 위한 약물 사용

또한 약리학의 다음을 포함한 다른 중요한 측면에 대해 논의한다.

- 약물의 이름과 분류 방법
- 약물이 어떻게 만들어졌는지
- 약물이 어떻게 투여되는지
- 신약이 어떻게 개발되는지

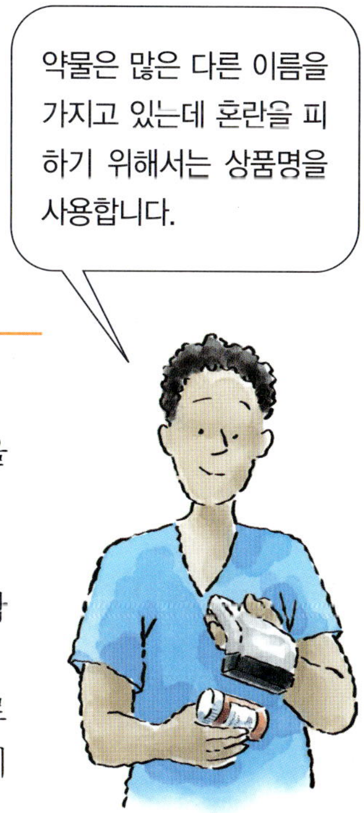
약물은 많은 다른 이름을 가지고 있는데 혼란을 피하기 위해서는 상품명을 사용합니다.

약물의 명명 및 분류 Naming and classifying drugs

약물에는 특정한 종류의 명명법이 있다. 이 때문에 약은 3개의 다른 이름을 가진다.

- **화학명**(*chemical name*)은 약물의 원자 및 분자구조의 특성을 설명한다.
- **일반명**(*generic name*) 또는 **비 독점적인 명칭**(*nonproprietary name*)은 화학명의 축약형이다.
- **상품명**(*trade name*)[**상표명**(*brand name*) 또는 **독점명**(*proprietary name*)으로 알려져 있음]은 제품을 판매하는 제약회사에 의해 선택된다. 상품명은 복제

품으로부터 보호받는다. 약물이 상품명에 의해 등록되면 다른 제약회사로부터 보호받을 수 있다. 어떤 약이든 여러 명칭을 가질 수 있는데 혼란을 피하기 위해서는 상품명을 사용하는 것이 최선이다.

공식명 Making it official

1962년 연방정부는 각 약물을 대표하는 명칭은 하나이기 때문에 공식명의 사용을 의무화했다. 공식명칭은 미국 약전(*United States Pharmacopeia*) 및 국가약전(*National Formulary*)에 기재되어 있다(*USP-NF*)(2020).

분류 Classifications

유사한 특성을 공유하는 약물은 같은 **약리학적 분류**(*pharmacologic class*)로 분류된다. 예를 들면 베타 아드레날린 차단제는 모든 약물이 같은 방법으로 작용하므로 같은 약리학적 부류에 속하는 것이다.

두 번째 유형의 약물 분류는 **치료 차원**(*therapeutic class*)이다. 치료 용도별로 약물을 분류하는데 항고혈압제가 그 예다. 왜냐하면 이 부류에 속하는 모든 약물이 고혈압의 치료에 사용되기 때문이다.

약물의 기원 Where drugs come from

전통적으로 약물은 식물, 동물 또는 광물과 같은 **자연**(*natural*)에서 유래했다. 자연물질 이외에 실험실 연구자들은 전통적인 지식과 화학적 지식을 이용하여 **합성**(*synthetic*) 약물을 개발하였다. 합성 약물은 천연 물질 속에서 불순물로 발견되기도 한다. 연구자와 약물 개발자는 화학적 구조에 약간의 변화를 주어 물질의 분자구조를 조작할 수 있으며 화학 구조의 경미한 변화는 약물의 효과를 다르게 할 수 있다. 예를 들면 세팔로스포린은 1세대, 2세대, 3세대, 4세대, 5세대처럼 세대를 달리 조작할수록 효과적이라는 것이다.

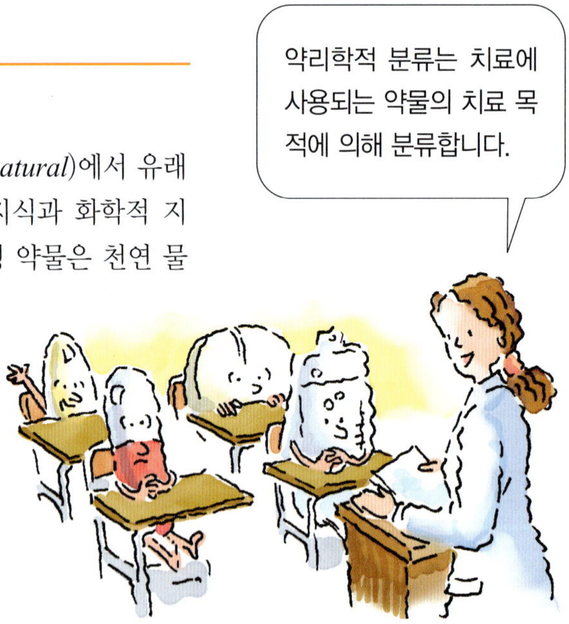
약리학적 분류는 치료에 사용되는 약물의 치료 목적에 의해 분류합니다.

약물의 출발 Sowing the seeds of drugs

식물로부터 유래된 초기의 약물은 잎, 뿌리, 잎줄기, 줄기, 씨앗, 새싹, 꽃송이 등 모든 것을 사용했다. 그 결과 혼합물 속에서 해로운 물질이 종종 발견되곤 했다.

연구의 결과 얻기 Reaping the rewards of research

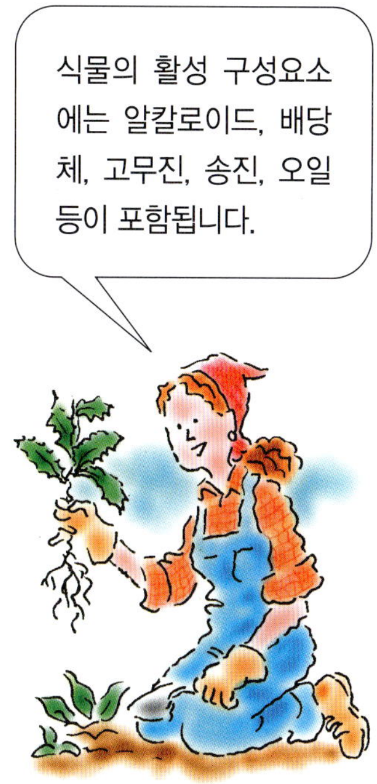
식물의 활성 구성요소
에는 알칼로이드, 배당
체, 고무진, 송진, 오일
등이 포함됩니다.

연구자들은 해로운 물질들을 피하면서 활성물질을 정교하게 분리하려고 노력하였다. 식물의 활성물질들은 특성과 효과가 다양했다.

- 식물성분 중 가장 활성적인 **알칼로이드**(*Alkaloids*)는 산과 반응하여 체액에 쉽게 녹을 수 있는 염을 형성한다. 알칼로이드와 그들 염은 일반적으로 끝에 "ine"를 사용한다, 예를 들면 atropine, caffeine, nicotne 등이다.
- *Glycosides*는 식물에서 자연적으로 얻어지는 활성성분으로 유익성과 독성 효과 둘다 가지고 있으며 digoxin처럼 이름의 끝에 "in"을 가진다.
- *Gum*은 수분을 끌어들이고 유지하는 능력을 부여한다, 예로서 해초추출물과 전분이 포함된 종자들이다.
- 주요 공급원이 소나무 수액인 *Resins*은 일반적으로 국소자극제 또는 완하제 및 부식제로 사용된다.
- 두껍고 때로는 기름기가 많은 **액체**(*Oils*)는 휘발성과 고형으로 분류된다. 쉽게 증발하는 휘발성 오일에는 박하, 스피아민트, 노간주 나무 등이고 쉽게 증발하지 않는 고정오일로는 피마자유와 올리브유이다.

동물유래 Aid from animals

동물의 체액이나 땀샘도 천연약물 공급원이다. 동물원료로부터 얻어지는 약물은 다음과 같다.

- 인슐린과 같은 **호르몬**(*hormone*)
- 대구 간유와 같은 **기름**(*oil*)과 **지방**(*fat*)(보통 고정)
- 췌장액이나 펩신처럼 살아 있는 세포에서 생성되어 촉매역할을 하는 **효소**(*enzyme*)
- 죽거나, 변형되거나 약화된 **백신미생물**(*vaccine*); 어떤 백신은 생성을 위해 달걀을 필요로 한다.

광물 Minerals

금속 및 비금속 광물은 식물이나 동물에서 구할 수 없는 다양한 무기물질을 제공한다. 광물원료는 자연에서 발생하거나 다른 성분과 결합된 것을 그대로 사용한다. 미네랄을 함유한 약물의 예는 철, 요오드, 황산마그네슘 등이다.

실험실 생산 Lab production

오늘날 대부분의 약물은 실험실에서 생산된다. 이러한 약물에는 갑상선호르몬(천연 원료)과 시메티딘(합성과학)이 포함된다.

DNA 제시 DNA paving the way

재조합 디옥시리보핵산(DNA) 연구로 유기 화합물의 또 다른 화학적 원천을 제공해준다. 예를 들어, 유전 정보의 재정렬은 과학자들이 인간을 위해 인슐린을 생산하는 박테리아를 개발할 수 있게 해준다.

약물의 투약방법 How drugs are administered

약물의 투약경로는 주어진 양과 흡수율과 분포율의 영향을 받으며 이러한 것들은 약물의 작용과 환자의 반응에 영향을 준다.

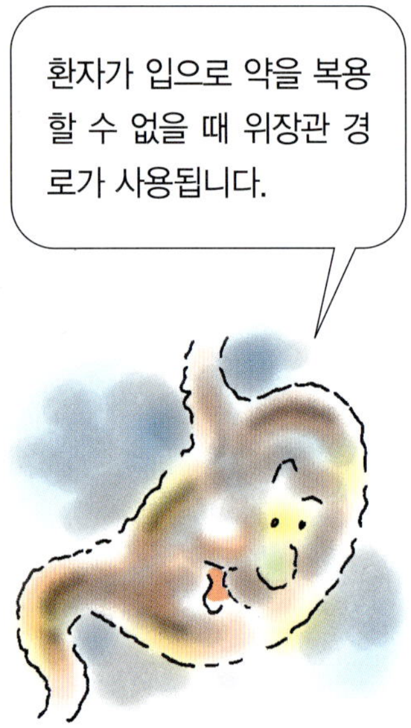
환자가 입으로 약을 복용할 수 없을 때 위장관 경로가 사용됩니다.

볼안공간, 설하, 설간 Buccal, sublingual, and translingual

어떤 약물은 위나 소장에서 파괴되거나 변형되는 것을 막기 위해 구강(뺨과 치아 사이공간), 설하(혀밑), 또는 설간(혀사이)을 통해 투여한다.

위 Gastric

위 경로는 위장관에 약물을 직접 투여할 수 있다. 이 경로는 환자가 경구로 약을 섭취할 수 없을 때 사용한다. 이 경로는 위장관에 직접 배치된 튜브를 통해 접근하는 것으로 마치 위관과 같다.

피내 Intradermal

피내투약은 피부 안에 약물을 주입한다. 바늘은 10~15도 각도로 삽입되어 단지 피부 표면에만 구멍이 뚫린다. 이러한 형태의 투약은 주로 알레르기나 결핵에 대한 검사와 같은 진단목적에 이용된다.

근육내 Intramuscular

근육내 경로는 약물을 다양한 근육에 직접 주입하게 해준다. 이러한 형태의 투약은 빠른 효과를 제공하며 상대적으로 많은 양(최대 3mL)을 허용한다. 수성현탁액, 오일용액 등 경구투약 형태로 사용할 수 없는 약물에 근육내 투약이 제공된다.

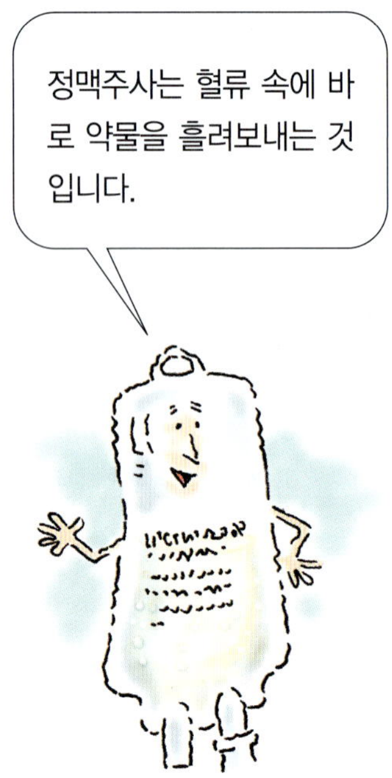
정맥주사는 혈류 속에 바로 약물을 흘려보내는 것입니다.

정맥내 Intravenous

정맥내 경로는 약물 및 기타 물질을 정맥을 통하여 혈류로 직접 주입할 수 있게 한다. 정맥내 투약에 적합한 물질로는 약물, 체액, 혈액 또는 혈액제제와 진단조영제가 포함된다. 투약은 단일용량을 연속적으로 주입할 수 있다.

경구 Oral

경구투약은 일반적으로 가장 안전하고 가장 편리하며 경비가 적게 든다. 경구투약은 의식이 있고 삼킬 수 있는 환자에게 투약한다.

직장과 질내 Rectal and vaginal

좌약, 연고, 크림 또는 젤은 직장이나 질내에 국소자극이나 감염을 치료하기 위해 투약한다. 어떤 약물은 직장이나 질의 점막에 적용하여 체계적으로 흡수될 수 있다.

호흡기 Respiratory

가스로 이용할 수 있는 약물은 흡입을 통해 호흡기계로 투약할 수 있다. 이 약물들은 빠르게 흡수될 수 있고 게다가 이 약물들 일부는 정량호흡기와 같은 장치에 의해 스스로 투약할 수 있다. 호흡기 투약은 또한 비상시에 기관내관을 통해 직접허파에 투약할 때도 이용한다.

피하 Subcutaneous

피하투약은 환자의 상완, 허벅지 또는 복부의 진피 아래와 피하조직으로 소량의 약물을 주사한다. 이 방법은 경구투약보다 빨리 약물을 혈액 속으로 이동시킨다. 피하경로로 주어진 약물은 비자극성 수용액과 최대 1 mL의 액체에 포함된 용액 및 현탁액으로 헤파린과 인슐린 같은 것이다.

국소 Topical

국소 경로는 피부 또는 점막을 통해 약물을 전달하는 데 이용된다. 이 경로는 대부분의 피부과, 안과, 이비인후과의 제제들에 이용된다.

특수한 투약 Specialized infusions

약물은 또한 특수하게 투약할 수 있다. 이 방법은 환자의 신체의 특정 부위에 직접 투약한다. 약물주입의 특수 형태는 다음과 같다.

- 경막외 – 경막 밖 공간으로
- 흉막강내 – 흉막강 내부로
- 복강내 – 복막강 내부로
- 골내 – 긴뼈의 풍부한 혈관망 내부로
- 관절강내 – 관절 내부로
- 척수강내 – 척수강 내부로

신약개발 New drug development

새롭게 확인된 화합물(신약)은 미국식품의약국(FDA)에 의해 통제되는 엄격한 과학적 증빙과정을 거쳐야 한다(신약개발 단계 참조).

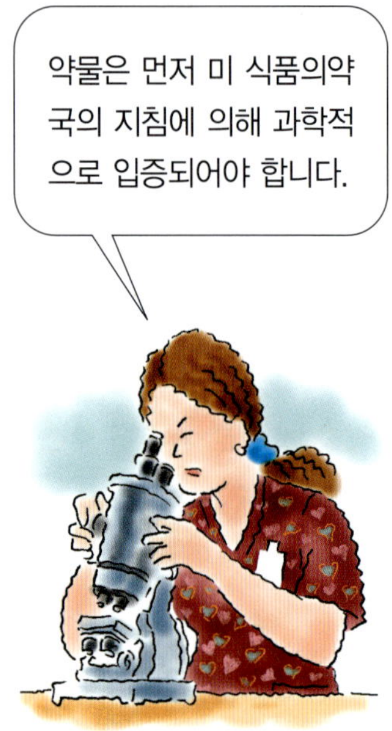
약물은 먼저 미 식품의약국의 지침에 의해 과학적으로 입증되어야 합니다.

신약개발 단계(FDA, 2020)

일단 약물이 확인되면 실험실(임상시험전)에서 검사하게 된다. 그런 다음 4단계를 거치게 된다.

임상시험전 약물은 실험실과 동물실험을 계속하게 된다.

1단계

1단계에서 약물은 약물을 실험하기 위해 지원한 건강한 사람들에게 안전하게 제공된다.

2단계

2단계는 약물이 효과가 있다고 여겨지는 질병을 앓고 있는 사람을 대상으로 시험한다.

3단계

3단계에서는 의학연구센터에서 더많은 환자들에게 약물을 제공하고 이 많은 샘플들은 부작용에 대한 드물거나 희귀한 정보를 제공한다. 만약 3상연구가 만족스럽다면 FDA는 신약을 허용한다.

4단계

4단계는 자발적이고 3상연구에서 완료했던 약물의 치료 효과에 대한 모니터링이 포함된다. 제약회사는 처방자 및 기타 건강 관리자로부터 약물의 효과와 치료 결과를 보고받는다. 일부 약물들 예를 들어 독성이 있는 것으로 밝혀진 것들은 최초 출시 후 시장에서 제거된다.

FDA 신속승인 On the FDA fast track

FDA 통과 과정에서 대부분의 신약은 4단계를 모두 거치지만 일부 약물은 예외로 신속하게 허용될 수 있다. 왜냐하면 급성호흡기 증후군 코로나 바이러스2(COVID-19로 알려진 SARS-COV-2)의 심각한 공중 보건 위협으로 인해 FDA는 다른 사람들을 위해 특정 약물의 승인절차를 단축하고 긴급 사용을 승인했다. 또한 FDA는 처방전 없이 살 수 있는 약(저렴하고 쉽게)의 안전성과 효능을 결정한다.

약동학 Pharmacokinetics

역학이라는 용어는 움직임을 의미한다. 약동학은 약물이 신체를 통해 이동할 때의 작용과 신체에 미치는 영향을 설명한다. 따라서 약동학은 다음과 같은 것을 제시한다.
약은 다음과 같은 경로를 거친다.

- 흡수(체내로 흡수됨)
- 분포(다양한 조직으로 이동)
- 대사(배설될 수 있는 형태로 변화)
- 배설(신체에서 제거)

약리학의 이 분야는 또한 약물의 작용, 최고 농도 수준 및 작용 지속시간 등과도 관련이 있다.

> **싸고 쉽게**
>
> "일반의약품"이나 "비처방약"은 처방전 없이 구입할 수 있는 약[Over-the Counter(OTC) Drug]을 말한다. FDA는 비용을 줄이면서 창구판매사용에 대한 접근성을 증가하기 위해 안전성과 효능에 대한 승인을 제공한다. 이러한 약들은 라벨(식품 및 의약청, 2018)에 지시대로 사용할 때 안전하고 효과가 인정된다. 예를 들면 위장약(시메티딘등), 항히스타민제(로라타딘 같은), 진통제(아세트아미노펜 같은), 그리고 국소 항생제(피부찰과상을 위한 삼중항생제) 등이다.

흡수 Absorption

약물흡수는 약물을 적용하는 시점부터 조직으로 전달되어 신체에 의해 사용할 수 있게 될 때까지의 진행을 다룬다.

약물이 흡수되는 방식 How drugs are absorbed

세포 수준에서 약물은 능동 또는 수동 운송을 총해 여러 가지 방법으로 흡수된다.

수동 수송 Passive transport

수동 수송(*passive transport*)은 약물이 농도가 높은 곳에서 농도가 낮은 곳으로 이동하기 때문에 세포 에너지가 필요하지 않다(확산). 이것은 작은 분자가 세포막을 지나 확산될 때 발생한다. 약물이 세포막 측면의 양쪽 모두에 같아지면 확산이 중지된다. 경구용 약물은 수동 수송을 사용한다. 그들은 위장관의 높은 농도에서 혈류의 낮은 농도로 이동한다.

능동 수송 Active transport

능동 수송(*active transport*)은 농도가 낮은 곳에서 농도가 높은 곳으로, 약물을 이동시키기 위해 세포 에너지를 필요로 한다. 능동 수송은 나트륨과 칼슘 같은 전해질과 레보도파 같은 일부 약물을 흡수하는 데 사용된다.

포음작용 Pinocytosis

포음작용(*pinocytosis*) 능동 수송의 독특한 형태로 세포가 약물 입자를 삼킬 때 발생한다. 포음작용은 일반적으로 지용성 비타민(A, D, E, K)을 운반하는 데 사용한다.

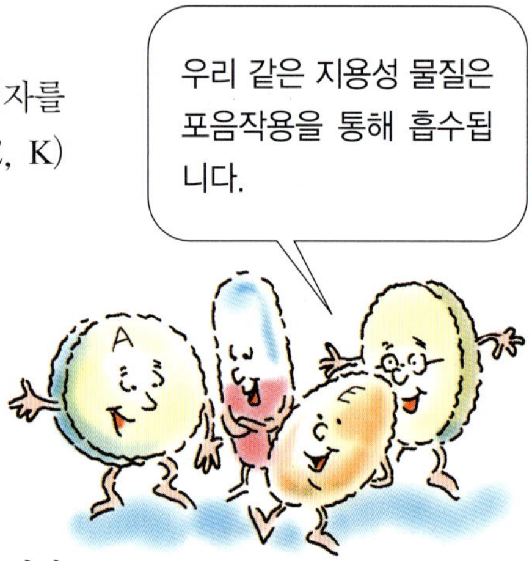
우리 같은 지용성 물질은 포음작용을 통해 흡수됩니다.
A

흡수에 영향을 미치는 요인 Factors affecting absorption

투여 경로, 혈류의 양, 약물의 형태와 같은 다양한 요인들이 약물의 흡수 속도에 영향을 줄 수 있다.

세포층 Cellular layers

몇 개의 세포만 체순환에서 분리하면 활성약물은 흡수가 빠르게 일어나고 약물이 신체의 치료 농도에 빠르게 도달한다. 일반적으로 약물 흡수는 설하, IV, 또는 흡입투여 시 수초 또는 수분만에 흡수된다.

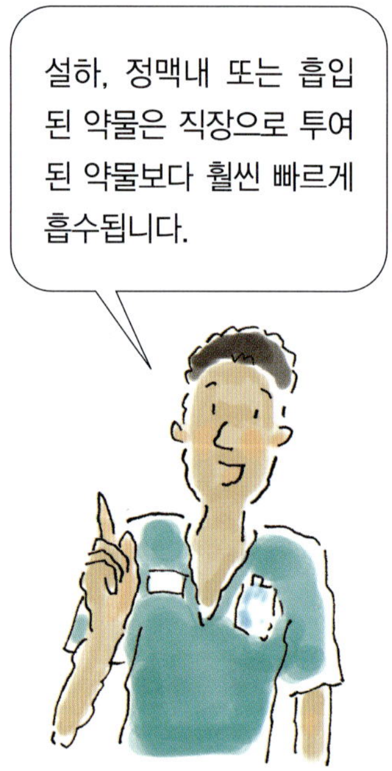
설하, 정맥내 또는 흡입된 약물은 직장으로 투여된 약물보다 훨씬 빠르게 흡수됩니다.

느리지만 꾸준한 Slow but steady

경구, IM 또는 피하 경로로 약물 투여 시 흡수 속도가 느려진다. 왜냐하면 소화관 점막층, 근육 및 피부는 복합세포막이기 때문에 약물의 이동이 느리다.

느린 흡수 Slow absorption

가장 느린 흡수 속도에서 약물은 최대 농도 수준에 도달하기까지 몇 시간 또는 며칠이 걸릴 수 있다. 느린 속도는 일반적으로 직장 투여 또는 지속 방출 약물일 경우 발생한다.

장간섭 Intestinal interference

몇 가지 다른 요인들이 약물의 흡수에 영향을 미칠 수 있다. 예를 들어, 구강 약물의 대부분의 흡수는 소장에서 발생한다. 환자가 외과적으로 소장의 큰 부분을 절제했다면, 약물이 흡수될 수 있는 장의 표면적이 감소하거나 제거되고, 약물이 머무는 시간이 짧아져서 약물의 흡수가 감소한다.

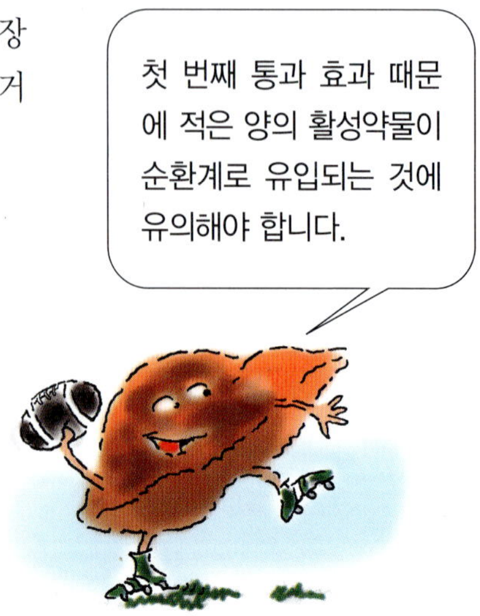
첫 번째 통과 효과 때문에 적은 양의 활성약물이 순환계로 유입되는 것에 유의해야 합니다.

간대사-낮아지는 농도 Liver-lowered levels

소장에서 흡수된 약물은 신체의 나머지 부분으로 순환되기 전에 간으로 운반된다. 간은 약물이 유통되기 전에 많은 양을 대사시킨다. 이러한 메커니즘을 **간초회 통과 효과**(*first-pass effect*)라고 한다. 간 대사는 약물을 비활성화한다. 간초회 통과 효과는 적은 양의 활성 약물을 전신 순환계로 방출하기 때문에 원하는 효과를 얻기 위해 더 많은 약물을 투여해야 한다.

많은 혈액, 많은 흡수 More blood, more absorption

흡수 부위로의 혈류 증가는 약물의 흡수를 증가시킨다. 반면에 혈류량 감소는 흡수를 감소시킨다. 더 빠른 흡수는 약물 작용의 더 빠른 시작으로 이어진다.

예를 들어, IM 투여를 위해 선택된 근육 영역은 약물 흡수율에 차이를 만들 수 있다. 혈액은 둔근(엉덩이)을 통해서보다 삼각근(상완)을 통해 더 빨리 흐른다. 그러나 둔부근육은 삼각근보다 많은 양의 약물을 수용할 수 있다.

더 많은 고통, 더 많은 스트레스, 더 적은 약물 More pain, more stress, less drug

고통과 스트레스는 또한 약물 흡수량을 감소시킬 수 있다. 이것은 자율신경에 의해 유발되는 위장관 또는 위 정체로 혈류의 변화, 운동 감소로 인한 통증에 대한 시스템의 반응일 수 있다.

음식의 종류? Does eating matter?

고지방 식사와 고체 음식은 내용물이 위를 떠나 장으로 가는 속도를 늦추게 되면 약물의 장흡수는 느려진다.

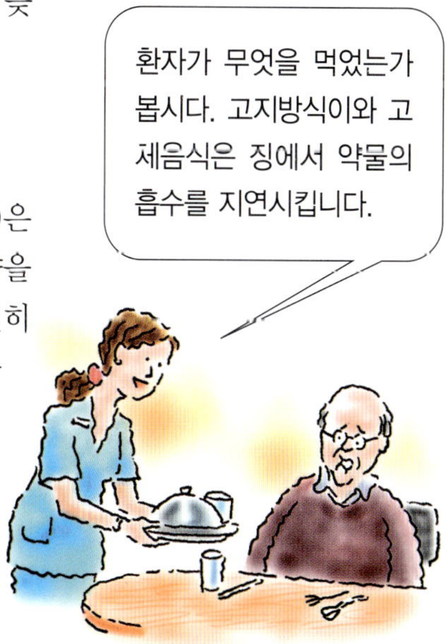
환자가 무엇을 먹었는가 봅시다. 고지방식이와 고제음식은 징에서 약물의 흡수를 지연시킵니다.

형태(제형) Form factors

약물의 제형(정제, 캡슐, 액제, 서방형 제제, 비활성 성분 및 코팅제)은 약물의 흡수율과 혈액내 최고농도에 도달하는 데 필요한 시간에 영향을 준다. 예를 들면 장용 코팅 약물은 위에서 즉시 용해되지 않도록 특별히 제조된 것은 소장에서 더 잘 방출된다. 그러나 액체 형태는 작은창자에서 시작되기 전 위에서 쉽게 흡수된다.

결합형태 Combo considerations

다른 약물 또는 음식과의 결합은 관련된 물질에 따라 상호작용을 일으켜 약물흡수를 지연시키기도 하고 촉진시키기도 한다.

분포 Distribution

약물의 분포는 신체의 조직이나 체액으로 약물이 분배되는 과정이다. 신체에 흡수된 약물의 분포는 다음과 같은 몇 가지 요인에 따라 달라진다.

- 혈류
- 용해도
- 단백결합

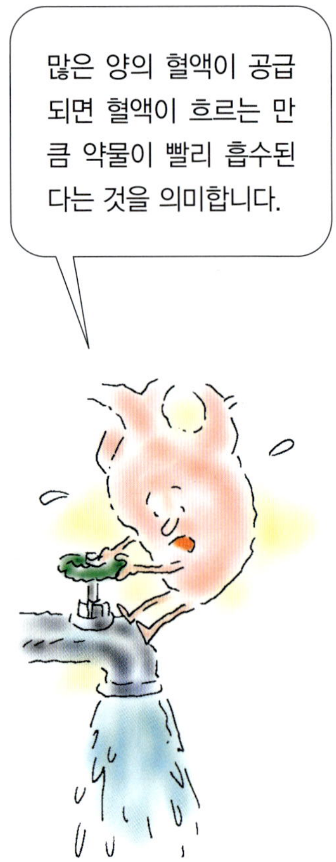
많은 양의 혈액이 공급되면 혈액이 흐르는 만큼 약물이 빨리 흡수된다는 것을 의미합니다.

혈류 Blood flow

약물은 혈액 속에 도달한 후 혈액의 흐름에 의해 분포된다. 약물은 혈액이 많이 공급되는 기관인 심장, 간, 그리고 콩팥에 빠르게 분포된다. 다른 내장기관이나 피부, 지방 그리고 근육으로는 느리게 분포된다.

장벽 투과 Breaching the barrier

약물의 세포막을 통과하는 능력은 수용성인지 지용성인지에 달려 있다. 지용성 약물은 세포막을 쉽게 통과하지만 수용성 약물은 그렇지 않다. 지용성 약물은 또한 혈액 뇌 장벽을 통과하여 뇌속으로 들어갈 수 있다.

단백결합 Protein binding

약물이 신체를 이동하는 동안 알부민과 같은 혈장단백질과 접촉하게 되면 약물은 단백질과 결합하거나 유리상태로 남아 있을 수 있다. 단백질과 결합하는 약물은 비활성화되거나 치료 효과를 발휘할 수 없게 된다. 유리상태이거나 결합하지 않을 때 활성이 유지된다. 약물이 80% 이상이 단백질과 결합하면 **단백결합률이 높다고** 한다.

대사 Metabolism

약물의 대사 또는 **생체변환**(*biotransformation*)은 주어진 약물형태를 보다 수용성 형태로 바꾸어 배설될 수 있는 형태로 바꾸는 신체의 능력을 말한다. 약물은 여러 가지 형태로 대사된다.

- 가장 일반적으로 약물은 배설되기 쉬운 비활성 대사산물(신진대사의 산물)로 대사되는 것이다.
- 일부 약물은 활성대사산물로 전환될 수 있는데 이 뜻은 이들 약물은 그들 자신만의 약리학적 효과를 발휘한다는 것이다. 이러한 대사물질은 더 많은 대사를 거치거나 변하지 않은 상태로 배설될 것이다.
- 다른 약물은 **전구약물**(*prodrug*)이라고 불리는 비활성약물로 투여될 수 있으며 대사될 때까지는 비활성 상태이다.

마법이 일어나는 곳 Where the magic happens

대부분의 약물은 간에서 효소에 의해 대사된다. 그러나 신진대사는 혈장, 콩팥, 장의 점막에서도 일어날 수 있다. 어떤 약물은 효소의 대사작용을 억제하거나 경쟁하기 때문에 그들을 같이 투약하면 약물의 축적이 일어나기도 하는데 이 축적은 약물의 이상 반응이나 독성을 증가시키기도 한다.

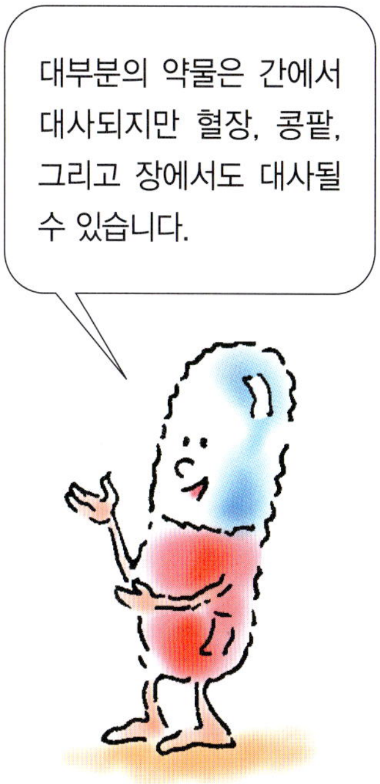
대부분의 약물은 간에서
대사되지만 혈장, 콩팥,
그리고 장에서도 대사될
수 있습니다.

신진대사 억제 Metabolism busters

어떤 질환은 신진대사를 감소시킨다. 여기에는 간경변 같은 간질환과 간으로의 순환을 감소시키는 심부전 같은 것들이 있다.

유전 In the genes

유전은 어떤 사람들에게 약물을 더 빠르게 혹은 더 느리게 대사되게 한다.

환경적 영향 Environmental effects

환경은 약물의 대사를 바꿀 수 있다. 예를 들어 어떤 사람이 담배연기에 둘러싸여 있다면 어떤 약물의 대사는 영향을 받을 수 있다. 스트레스를 많이 받는 환경, 예를 들면 장기간의 질병이나 수술을 수반하는 것 또한 약물의 대사를 바꿀 수 있다.

나이 변화 Age alterations

발달 변화도 약물대사에 영향을 준다. 예를 들면 유아는 신진대사 속도를 감소시키는 미성숙 간을 가지고 있으며 노인들은 간 크기, 혈류량, 효소의 감소를 경험하며 이것들이 신진대사를 느리게 한다.

배설 Excretion

약물배설은 신체에서 약물을 제거하는 것을 말한다, 대부분의 약물은 콩팥에 의해 배설되고 소변을 통해 몸을 떠난다. 약물은 또한 폐, 외분비선(땀, 침샘, 또는 유선) 피부, 그리고 장관을 통해 배설된다.

반은 들어가고 반은 나가고 Half in and half out

약물의 반감기는 약물의 혈장농도가 원래 값의 절반으로 떨어지는 시간 다시 말하면 약물의 절반이 신체에서 제거되는 데 걸리는 시간을 말한다. 약물의 반감기에 영향을 미치는 요소에는 약물의 흡수율, 신진대사 그리고 배설이 포함된다. 약물이 신체에 얼마나 오랫동안 남아 있는지 아는 것은 약물을 얼마나 자주 복용해야 하는지 결정하는 데 도움이 된다.

한 번만 투여된 약은 네다섯 번 반감기를 거친 후에야 완전히 거의 몸에서 제거된다. 약물을 일정한 간격으로 투여하여 네다섯 번의 반감기가 지나면 일정한 농도(안정상태)에 도달한다. 안정상태는 약물의 투여비율과 배설비율이 같아진다.

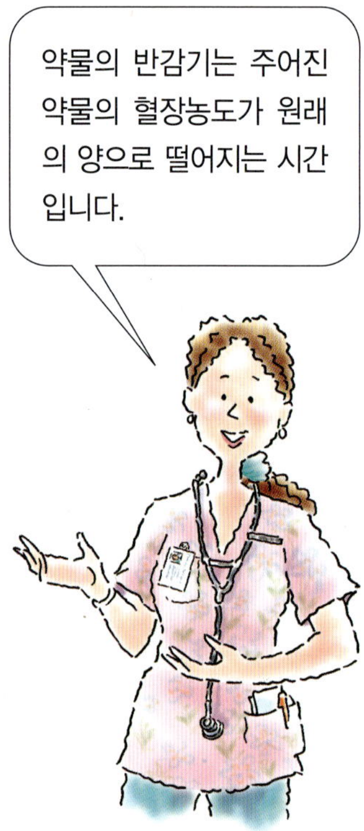
약물의 반감기는 주어진 약물의 혈장농도가 원래의 양으로 떨어지는 시간입니다.

시작, 절정, 지속시간 Onset, peak, and duration

흡수, 분포, 신진대사, 배설 이외에도 약물의 약동학에서 중요한 세 가지 다른 요소는 다음과 같다.

- 효과의 발현
- 절정농도
- 효과의 지속성

효과! Action!

효과의 개시는 약물의 작용이 시작될 때를 말하고 약물의 투약은 치료효과가 실제로 시작될 때 투여하고 종료된다. 효과의 발현율은 약물의 투여경로와 약동학 및 약력학적 특성에 따라 다르다.

최고 효과! Peak performance!

신체가 더 많은 약물을 흡수함에 따라 혈중농도는 높아진다. 최대농도 수준은 흡수율과 배설률이 같을 때 도달한다. 하지만 최고농도의 시간이 항상 일정한 것은 아니다.

얼마나 지속될까? How long will it last?

작용시간은 약물이 치료 효과를 보이는 시간의 길이다.

약력학 Pharmacodynamics

약력학은 약물 및 신체 메커니즘에 대한 연구로 그것은 신체에서 생화학적 또는 생리학적 변화를 일으킨다. 약물과 세포 사이의 세포 수준에서의 상호작용, 예를 들면 세포를 구성하는 복잡한 단백질과 같은 구성 요소, 막, 효소 또는 표적 수용체에 약물 작용을 나타낸다. 이 **약물 작용**(*drug action*)으로 인한 반응을 **약물 효과**(*drug effect*)라고 한다.

조절과 기능 Fooling with function

약물은 세포 기능이나 기능의 속도를 바꿀 수 있지만 약물은 세포나 표적 조직에 새로운 기능을 부여할 수 없기 때문에 약물 효과는 세포가 무엇을 성취할 수 있느냐에 달려 있다.

약물은 다음과 같은 방법으로 표적 세포의 기능을 바꿀 수 있다.

- 세포의 물리적 또는 화학적 환경을 수정하는 것
- 수용체와 상호작용하는 것(세포막이나 세포내부의 특수한 위치에 있는)

작용제: 자극 반응 Agonist: Stimulating response

작용제는 수용체와 상호작용하는 약물의 한 예다. 작용제 약물은 수용체에 대한 접근성과 친화력을 가지고 수용체를 자극한다. 그리고 그 약물은 그 효과를 내기 위해 수용체와 결합한다. 수용체와 결합한 후 반응을 개시하는 약물의 능력은 본질적인 효과와 관련이 있다.

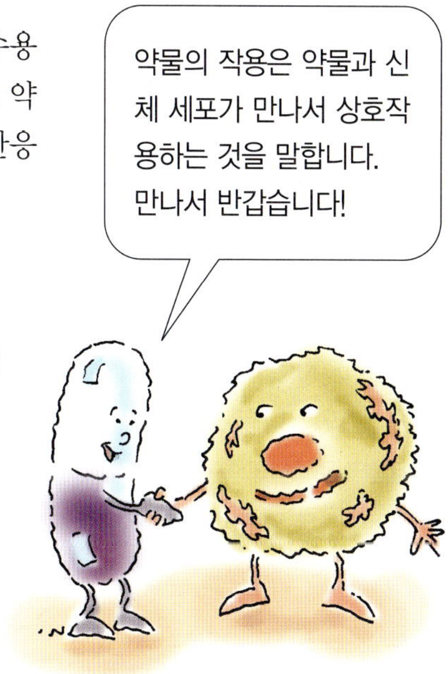
약물의 작용은 약물과 신체 세포가 만나서 상호작용하는 것을 말합니다.
만나서 반갑습니다!

길항제: 반응을 방해한다 Antagonist: Preventing response

만약 약물이 수용체와 친화력이 있지만 내재적 활동이 나타나지 않거나 약간의 방해를 한다면 이것을 **길항제**(*antagonist*)라고 한다. 길항제는 작용이 일어나는 것을 방해한다. 길항제는 경쟁적이거나 비경쟁적일 수 있다

- **경쟁적 길항제**(*competitive antagonist*)는 수용체 부위에서 작용제와 경쟁한다. 이러한 형태의 약물은 수용체 부위와 가역적으로 결합하기 때문에 수용체 부위에 많은 양의 약물을 투여해 길항제이 효과를 극복할 수 있다.
- **비경쟁적 길항제**(*noncompetitive antagonist*)는 수용체 부위에 결합하여 수용체부위를 차단한다. 많은 양의 작용제를 투여해도 그 작용을 되돌릴 수 없다.

비선택적 Not so choosy

만약 약물이 많은 수용체에 작용하면 **비선택적**(*nonselective*)이라 하고 다양하고 광범위한 효과를 낼 수 있다.

효력 Potency

약물의 효력(*drug potency*)은 원하는 반응을 만들어 내는 데 필요한 약물의 상대적 양을 말한다. 약물의 효력은 또한 두 약물을 비교하는 데도 이용된다. 만약 X 약물이 보다 적은 양으로 약물 Y와 같은 효과를 낸다면 약물 X 가 약물 Y보다 강하다.

용량반응곡선 Dose-response curve

이름에서 알 수 있듯이 용량반응곡선은 약물의 용량과 그 효과 사이의 관계를 그래프를 이용하여 나타낸 것이다.

용량반응곡선에서 낮은 용량은 일반적으로 낮은 반응을 보이고 저용량에서 용량이 증가하면 반응은 단지 조금만 증가한다. 용량을 증가하면 반응은 증가하지만 일정시점이 지나면 약물용량이 증가해도 반응은 거의 또는 전혀 증가하지 않는다. 이 시점을 그 약물의 **최대효과**(*maximum effectiveness*)에 도달했다고 한다.

용량반응곡선

이 그래프는 서로 다른 두 약물의 용량반응곡선을 보여준다. 보시다시피, 각 약물의 낮은 용량에서는 약물 반응의 결과가 조금만 올라가지만(예에서 보듯이 A지점에서 B 지점으로) 더 높은 용량에서는 더 큰 결과가 나타난다(B지점에서 C 지점으로). 계속해서 용량이 증가하면 반응 결과는 매우 조금 증가한다(C 지점에서 D 지점으로).

이 그래프는 또한 약물 X는 약물 Y보다 더 강력하다는 것을 보여주는데, 왜냐하면 약물 X는 더 낮은 용량에서 약물 Y와 같은 결과를 보여주기 때문이다(A 지점과 E 지점을 비교).

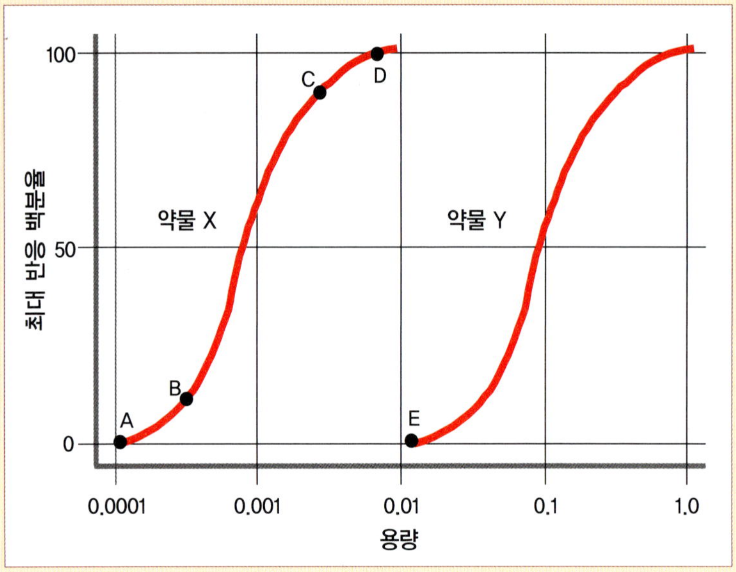

원하는 효과에서 위험용량까지 From desired effect to dangerous dose

대부분의 약물은 여러 가지 효과를 낸다. 약물의 원하는 치료 효과와 해로운(독성) 효과 사이를 약물의 **치료지수**(therapeutic index, TI)(미 국립의학 도서관)라 한다. 치료지수는 일반적으로 다음과 같은 사이를 측정한다.

- 치료받는 환자의 50%에 대한 유효 용량
- 유해작용(독성)이 나타나는 최소용량

약물의 **안전역**(*margin of safety*)은 개체군의 99%의 유효용량에 대한 개체군의 1%에 대한 독성량 비율이다.

낮은 지수에 대한 실상 The lowdown on a low index

치료지수[역주: TI=LD50/ED50(LD50, Lethal Dose 50%: 전체 피험자 중 50%가 사망하는 약물의 용량; ED50, Effective Dose 50%: 전체 피험자 중 50%가 원하는 효과를 보는 약물의 용량)]가 낮거나 좁은 약물은 유효량과 치사량 사이에 좁은 안전역을 가지며 높은 치료지수를 가진 약물은 독성효과의 위험성으로부터 넓은 안전성을 가지고 있다.

약물치료학 Pharmacotherapeutics

약물치료학은 질병이나 증상을 치료하기 위해 약물을 사용하는 것이다. 특정 질환을 치료하기 위해 약을 선택할 때 의료서비스제공자는 약물의 효과, 비용 및 환자의 상태와 관련된 유용성을 고려한다.

약물 치료 Drug therapy

처방치료의 유형은 중증도, 긴급 성 및 환자 상태의 예후를 고려한다. 치료 유형은 다음과 같다.

- **급성 요법**(*acute therapy*)은 환자가 심각하게 아프고 급성 집중치료가 필요한 경우
- **경험적 치료**(*empiric therapy*)는 순수과학적 자료 보다는 실제 경험에 기반한다
- **유지 치료**(*maintenance therapy*)는 해결 안되는 만성질환지를 위한 유지 관리
- **보충**(*supplemental*) 또는 **대체요법**(*replacement therapy*)은 체내의 결핍 물질을 대체한다.
- **지지요법**(*supportive therapy*)은 질병의 원인을 치료하지 않지만 환자의 문제가 해결될 때 까지 신체의 다른 조건을 유지한다.
- **완화 치료**(*palliative therapy*)는 환자가 생명을 위협하는 상황에 직면했을 때 환자와 환자가족의 삶의 질을 개선하는 데 사용된다(세계 보건기구, 2020).

사적 요소 It's all personal

환자의 전반적인 건강뿐 아니라 다른 개별적인 요소가 약물의 효과를 바꿀 수 있다. 약물을 선택할 때 약물 반응의 의학적 조건과 개인의 생활습관의 특성이 고려되어야 한다.

환자 반응에 영향을 주는 요소

사람간에 생리학적 또는 심리학적으로 같지 않기 때문에 약물에 대한 환자의 반응은 다음 요인에 따라 크게 다를 수 있다.

- 나이
- 심혈관 기능
- 식이
- 질병
- 약물의 상호작용
- 성별
- 위장관 기능
- 간 기능
- 감염
- 콩팥기능
- 약물요법에 대한 욕구

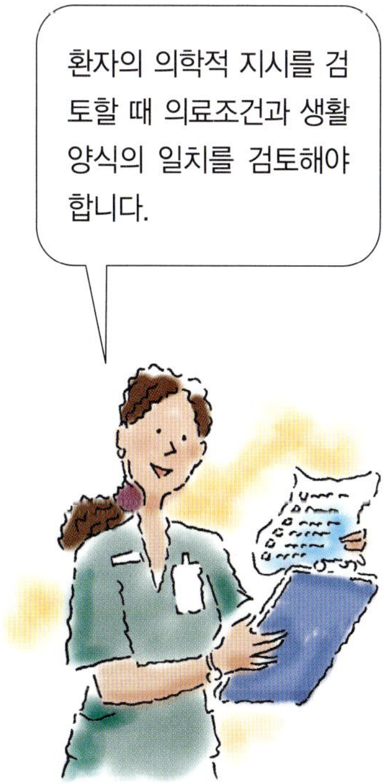
환자의 의학적 지시를 검토할 때 의료조건과 생활양식의 일치를 검토해야 합니다.

반응의 감소 ... Decreased response ...

어떤 약물은 환자에 대한 약물내성과 의존성을 만드는 경향이 있다. **약물내성**(*drug tolerance*)은 약물을 투여할 때마다 효과가 감소되는 것이다. 환자는 같은 반응을 얻기 위해 더 많은 양을 요구한다.

... 증가된 욕망 ... and increased desire

내성은 환자가 **약물 의존**(*drug dependence*)하는 것과는 서로 틀리다. 이것은 약물에 대한 신체적 또는 심리적 요구를 뜻한다. 육체적 의존성은 약물의 투여를 중단했을 때 금단증상이 생기는 것이다. 심리적 의존성은 긴장을 풀거나 불편함을 피하기 위해 약물을 계속 복용하고 싶어 하는 것이다.

약물의 상호작용과 부작용 Drug interaction & side effects

약물의 상호작용은 약물 간에 또는 약물과 음식 사이에 발생할 수 있으며 이들은 실험실의 결과나 물리적, 화학적 부적합성을 방해할 수 있다. 환자가 더 많은 약물을 복용할수록 약물상호 간에 작용이 일어날 가능성은 커진다.

잠재적인 약물의 상호작용:

- 부가효과
- 강화
- 길항작용
- 흡수의 증가 혹은 감소
- 대사 및 배설의 감소 또는 증가

부가효과 Additive effect

환자에게 유사한 작용을 하는 두 약물을 투여했을 때 **부가효과**(*additive effect*)가 발생할 수 있다. 그 효과는 한 가지 약물을 많이 투여했을 때와 같다. 두 가지의 진통제(통증 완하제)를 함께 투여했을 때 잠재적 강점을 얻을 수 있다.

- 고용량을 투여했을 때 부작용의 위험성이 커질 때 각 약물을 적게 투여함으로써 부작용의 가능성을 줄일 수 있다.
- 서로 다른 메커니즘 때문에 한 가지 약물의 단독 투여 때보다 더 큰 통증조절이 가능하다.

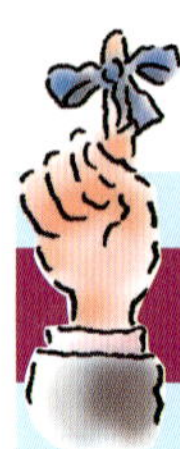

기억하기

다른 약물에 의해 약물의 작용이 **강화되었을 때 더 강한 결과**는 그 약물의 원래 작용보다 강화되었다고 한다.

강화 Potentiation

강화(*potentiation*)라고 하는 시너지 효과는 같은 효과를 내는 두 약물을 투여할 때 한 약물이 다른 약물의 작용을 강화시키는 것이다("상승효과"). 이것은 약물을 한 가지만 투여하는 것보다 더 큰 효과를 낸다.

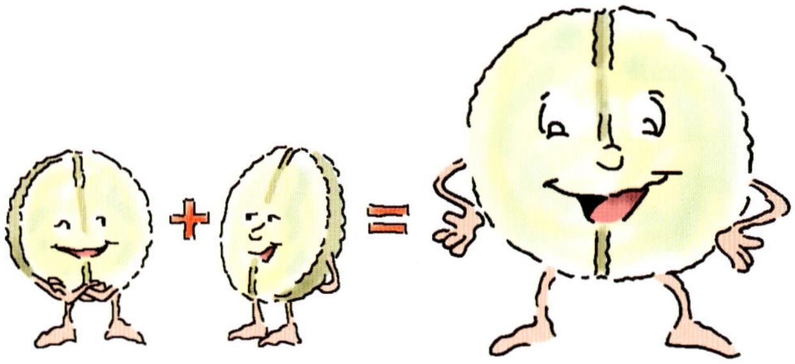

길항적 상호작용 Antagonistic drug interactions

길항적(*antagonistic*) 상호작용은 두 가지 약물의 작용이 서로 합쳐져 한 가지 약물의 투여에 의해 생기는 효과보다 더 적은 것이다.

흡수 변화 Altering absorption

두 가지 약물을 함께 투여하면 한 가지 또는 두 가지 약물 모두 흡수가 변한다. 예로서 한 약물이 위의 활성도를 변화시켜 다른 약물의 위 내에서 용해도에 영향을 준다. 다른 약물들은 불용성 화합물을 형성하여 흡수되지 못하게 한다. 때로 흡수가 방해되는 것을 피하기 위해 두 약물을 적어도 2시간 이상 따로따로 분리하여 투여한다.

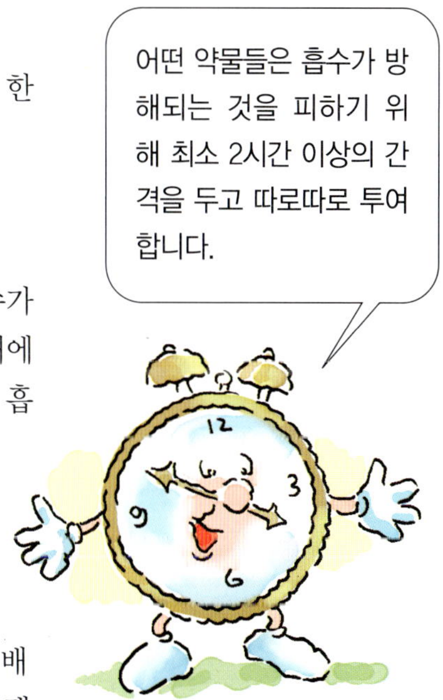
어떤 약물들은 흡수가 방해되는 것을 피하기 위해 최소 2시간 이상의 간격을 두고 따로따로 투여합니다.
12
3
6
9

경쟁적 결합 Binding battles

약물이 흡수되면 혈액은 유리 형태든 단백결합 형태든 신체 전체에 배분한다. 두 가지 약물이 함께 투여될 때 그들은 단백결합 부위에서 경쟁하여 한 약물이 단백질로부터 결합하지 않은 유리약물로 대체되어 효과가 증가한다.

독성 변화 Turning toxic

약물의 대사와 배설이 다른 약물에 의해 방해받아 독성이 생기기도 한다. 어띤 약물은 배설에민 영향을 주기도 힌다.

검사 결과의 왜곡 Tampering with tests

약물의 상호작용은 검사 결과를 바꿀 수 있고 환자의 심전도를 바꿀 수도 있다.

음식 영향 Factor in food

음식은 약물의 치료 효과뿐만 아니라 위장관을 통한 흡수율과 흡수량을 바꿀 수 있어 **생체 이용률**(*bioavailability*; 전신 순환에 사용할 수있는 약물 용량)에 영향을 줄 수 있다. 위험한 상호작용도 일어날 수 있는데. 예를 들어 사람이 먹는 음식에 티라민(예: 숙성된 체다 치즈)이 들어 있는데 모노아민산화효소 억제제를 복용하면 고혈압 위기가 발생할 수 있다. 또한 자몽은 특정 약물의 신진대사를 억제하여 일부 스타틴 약물의 독성 혈중 농도 결과를 일어날 수 있다(예: 심바스타틴).

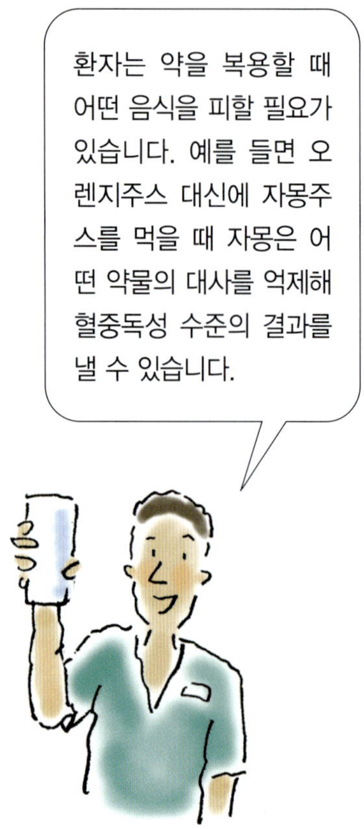
환자는 약을 복용할 때 어떤 음식을 피할 필요가 있습니다. 예를 들면 오렌지주스 대신에 자몽주스를 먹을 때 자몽은 어떤 약물의 대사를 억제해 혈중독성 수준의 결과를 낼 수 있습니다.

효소 증가 Elevating enzymes

어떤 약물은 효소 생산을 자극하여 신진대사속도를 증가시켜서 효소 보조 인자(효소의 기능을 위해 효소와 함께 반드시 필요한)인 비타민에 대한 수요를 요구한다. 약물은 또한 비타민과 미네랄의 흡수를 방해하기도 한다.

부작용과 약물의 역작용 Side effects and adverse drug reactions

약물이 원하는 효과를 **기대효과 또는 기대되는 치료 반응**(*expected thera-peutic response*)이라고 한다. **부작용**(*side effect*)은 치료작용이든 비치료작용이든 약물의 기대 반응이며 치료에 영향을 미치지 않는다(역주: 약물이 의도된 주효과 외에 발생할 수 있는 추가적인 효과). 그러나 그것은 원치 않는 두통이나 메스꺼움 같은 가벼운 영향을 일으킬 수 있다. **약물 역작용**(*adverse drug reaction, ADR*)은 환자에게 해롭고 부정적인 영향을 미칠 수 있는 바람직하지 않은 반응이다(역주: 주로 예기치 못한 심각한 약물 반응을 지칭함; 일반적으로 부작용으로도 번역됨). 약물 부작용은 약물이 중단되었을 때 사라지는 가벼운 반응부터 만성화되어 쇠약해지고 죽음에 이르게 하기도 한다.

의원성(의사의 치료 결과 야기되는 환자의 바람직하지 않은 상황) 효과 Iatrogenic effects

의원성 효과(*iatrogenic effect*)로 알려진 일부 약물의 역작용은 병리학적 혼란을 야기할 수 있다. 예를 들면 항종양제, 아스피린, 코르티코스테로이드, 인도메타신 같은 약물들은 위장관에 자극을 주고 출혈을 일으킬 수 있다. 의원성 효과의 다른 예로 프로프라놀롤(항고혈압약)은 천식을 유발하고 겐타마이신(항생제)은 난청을 유발한다.

약물 부작용: A형 또는 B형? Adverse drug reactions: Type A or B?

약물 부작용(ADRs)은 A형 또는 B형 반응으로 분류할 수 있다.

A형 약물 부작용 Type A adverse drug reactions

A형 반응은 알려진 약리학적 효과와 관련이 있고 전형적인 용량과도 관련이 있다. 이러한 유형의 반응은 예측 가능하고 A형 반응은 다음과 같다.

- 부작용(부작용 및 약물의 역작용 참조)
- 약물의 상호작용(약물의 상호작용 참조)
- 과량 또는 약물 독성 반응

약물 독성 반응 Toxic drug reaction

약물 독성 반응 또는 과다복용(*toxic drug reaction or overdose*)은 고의적이든 우발적이든 과도한 용량에서 일어날 수 있다. 그 결과 일시적 변화든 또는 보다 심각한 반응이 과도하게 나타난다. 예를 들면 호흡억제, 심혈관계 허탈, 심지어 죽음 등이다. 독성 반응을 피하기 위해 만성질환자나 노인들에게는 더 낮은 용량의 약물을 처방한다.

B형 약물 부작용 Type B adverse drug reactions

B형 부작용(ADRs)은 일반적으로 예측할 수 없고 환자와 관련이 있다(용량 무관). B형은 다음과 같다.

- 특이체질 반응
- 면역 반응(알레르기)

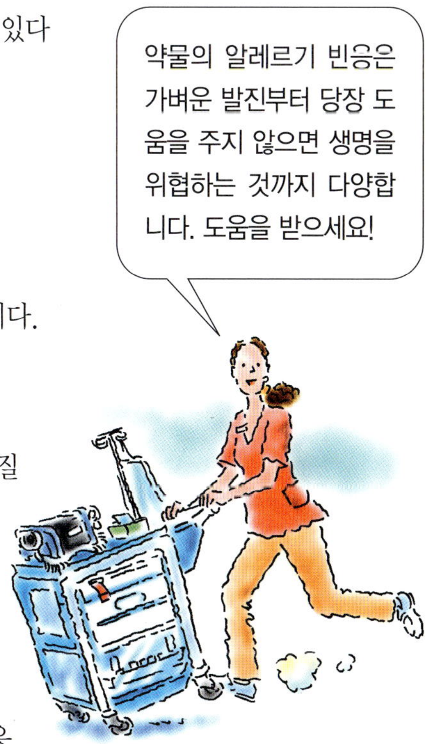
약물의 알레르기 반응은 가벼운 발진부터 당장 도움을 주지 않으면 생명을 위협하는 것까지 다양합니다. 도움을 받으세요!

특이 반응 Idiosyncratic reactions

특이 반응(*idiosyncratic reaction*)은 개체의 유전적 소질로 드문 반응이다.

면역학적 반응 Immunological reactions

면역학적 반응은 약물 또는 대사산물이 면역원성으로 알려진 단백질과 상호작용한 결과로 약물 알레르기로 알려져 있다. **약물 알레르기**(*drug allergy*)는 약물이나 약물대사물질에 대해 환자의 면역계가 특이하게 작용하거나 약물이 중화되거나 파괴되어야 할 외부 위험물질에 오염되었을 때 일어난다. 이전에 약물 또는 화학적으로 비슷한 약물에 노출되었을 때 환자의 면역체계를 민감하게 하고 후속 노출은 알레르기 반응(과민 반응)을 유발한다. 과민 반응은 I형(IgE 매개–아나필락시스에 대한 경미한 반응), II형(세포독성 반응), III형(혈장질환), IV형(지연된 알레르기 반응) 등으로 분류한다.

3단계 접근법 – 안전한 의약품 관리

The three-step approach – Safe medication administration

여러 가지 접근법 또는 틀(정해진 규제)은 테너의 모델이나 임상 판단 측정 모델 같은 간호과정의 약물관리처럼 약물의 사용에 대해 안전을 보장할 수 있다. 기억해야 할 중요한 것은 약물이 투여될 때마다 일관되게 접근법이나 틀을 사용하는 것이다.

이 교과의 경우 약물투여에 대해 시간별로 3단계 접근 방식이 사용된다. 이는 국가간호위원회(NCSBN)의 임상판단측정 모델(CJMM)과 일치한다(2020).

- 사전관리
- 약물투여
- 투약후관리

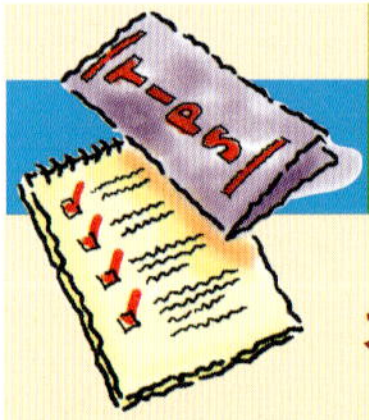

환자 교육

간호과정과 임상판단 측정 모델은 밀접한 관계가 있다.

	간호과정	임상판단 측정 모델
사전관리	평가	단서 인지
	진단	단서 분석
	계획	가설 순위결정
		통상적 방법(행위)
약물관리	수행	조치수행
사후관리	평가	결과평가

사전관리 Preadministration

사전관리의 첫 번째 단계는 약물 치료 전에 발생한다. 데이터를 수집하는 것을 포함한 신호를 인식하고, 분석하는 것은 가설을 만드는 데 사용된다. 신호는 건강 기록, 관련 임상실험, 신체검사로부터 얻어진다. 건강기록은 환자가 복용하는 약물과 보충제(비타민을 포함한 조제된 약초)뿐만 아니라 모든 알레르기가 기록된다. 평가하는 동안 간호사는 어떤 단서들이 관련이 있거나 관련이 없으며 가설을 세우는 데 중요한지 결정한다.

가설이 만들어지고 환자의 상황에 따라 우선순위가 정해지면 기대되는 결과와 행위가 포함된 계획을 시작한다. 기대되는 결과는 약물투약의 결과로 얻어진다. 기대되는 결과와 행위는 환자의 상황과 올바른 투약에 기반한다(정확한 환자, 시간, 용량, 경로, 이유, 결과, 기록)(2장 참조).

약물투여 Medication administration

두 번째 단계인 약물투여는 환자에게서 계획된 예상 결과를 얻기 위해 약물투여 행위를 하는 것이다. 간호사는 안전한 약물투여를 위해 환자, 환자가족, 간병인 그리고 건강관리팀 멤버들과 협력하여야 한다. 약물투여에 대한 문서(기록)는 안전한 환자관리를 위해 필수적이다.

투약후관리 Postadministration

세 번째 단계인 사후관리는 결과를 평가하는 것이다. 평가 중에 간호사는 환자가 원하는 결과가 얻어졌는지 결정해야 한다. 만약 도출된 결과가 측정하기 쉬운 상태라면 간호사는 쉽게 평가할 수 있을 것이다. 여기에는 환자가 진통제를 투여받은 후 통증이 모두 없어지거나 감소된 정도를 측정하는 것처럼 약물중재의 효과를 평가하는 것도 포함된다. 평가는 진행 과정이며 치료가 효과적이거나, 효과적이지 않거나 아니면 아무 차이가 없거나 간호사가 다음 결정을 하는데 도움이 된다.

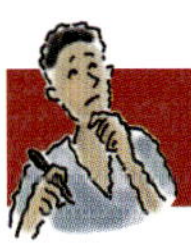

퀴즈

1. 약물의 흡수에 관여하는 요인을 모두 고르시오.

A. 투약 경로
B. 혈류
C. 약물의 형태
D. 고지방 식이
E. 콩팥기능

정답 A, B, C, D. 경로,약물의 형태, 혈류량, 고지방 식이, 통증 그리고 스트레스 등 여러 가지 요인이 약물의 흡수에 영향을 미친다. 콩팥의 기능은 약물의 배설에 관여한다.

2. 간호사가 작용제로 고려되는 약물을 투여하려고 한다. 약물의 어느 것에 대해 이해해야 하는지 고르시오.

A. 수용체 자극
B. 지속시간 증가
C. 수용체의 반응 차단
D. 수용체 생산의 변화

정답 A. 작용제는 원하는 효과를 얻기 위해 수용체와 상호작용하여 수용체를 자극한다. 지속시간을 연장하지도 않고 수용체 반응을 차단하거나, 수용체 생산을 늘리지도 않는다.

3. 간호사가 새로운 그룹의 간호사들과 약물 반응과 부작용에 대해 검토하고 있다. 어떤 검토를 포함해야 하는지 고르시오.

A. 환자가 약물을 과다복용하면 의원성 효과가 발생한다.
B. 약물 알레르기는 환자가 약물에 처음 노출되었을 때 발생한다.
C. 독작용은 환자가 과도한 복용량을 복용할 때 발생한다.
D. 특이 반응은 환자에게 해로운 것으로 약물을 두 번째 복용할 때 발생한다.

정답 C. 약물독성은 의도적이든 우발적이든 과다복용(투약)했을 때 발생한다. 의원성 효과는 병리학적 장애를 만든다. 약물 알레르기는 이전에 환자의 면역체계를 민감하게 만드는 약물 또는 화학적 유사물질에 노출되었을 때 발생한다. 특이 반응은 환자의 유전적 소질에 의해 된 것으로 흔치않은 반응이다.

4. 약물 작용의 메커니즘을 지칭하는 것은 어느 것인지 고르시오.

A. 약동학
B. 분류
C. 이송
D. 약력학

정답 D. 약력학은 약물의 생화학적 및 물리적 효과와 약물 및 약물작용의 메커니즘이다. 약동학은 신체를 통한 약물의 이송이며 흡수,분포,대사,배설을 의미한다. 약물은 유사한 화학적 특성을 가진 그룹으로 분류한다. 이송은 약물이 수동적 또는 에너지를 이용한 능동적으로 약물을 흡수하는 것을 보여준다.

5. 약물투약의 결과를 평가하기 위한 요소는 무엇인지 고르시오.

A. 단지 한두 개의 결과만 있으면 된다.
B. 다른 간호사가 결과 기준을 진술할 수 있어야 한다.
C. 결과 기준은 측정 가능해야 한다.
D. 환자는 결과를 설정해야 한다.

정답 C. 예상되는 결과는 환자를 위해 현실적이고 측정 가능해야 한다. 두 가지 이상의 결과를 명시할 수 있으며 결과는 모든 의료 팀 구성원이 평가할 수 있도록 문서화되어야 한다. 결과의 도출에 환자는 반드시 포함되어야 한다.

2장

안전한 약물투약의 원칙

Principles of safe medication administration

서두... Getting started...

기본적인 약리학을 이해하는 것은 환자에게 안전하고 정확한 약물투여를 위해 필수적이다. 많은 질병을 치료하고 부상의 치료를 용이하게 하는 데는 약물 치료가 특히 중요한 치료법이다. 약물 치료의 적절한 관리는 많은 환자들에게 도움이 되지만 또한 의도하지 않은 결과[약물 부작용(drug side effects) 또는 유해작용(adverse reactions)이나 약물-관련 과오(유해사례(adverse events)]로 환자에게 해를 줄 수도 있다.

약물 과오에 대한 국가조정 위원회(NCCMERP)의 보고와 예방(https://www.nccmerp.org/about-medication-errors)에 의하면 약물학적 과오를 건강관리 전문가, 환자 혹은 소비자에 의해 약물이 투여되는 동안 야기된 예방 가능한 사건이나 환자의 해로움으로 규정하고 있다. 그리고 이러한 일들은 전문적인 실습, 건강관리제품, 처방약, 통신 주문, 제조, 표시, 포장 그리고 명명, 복합조제, 배포, 관리, 교육, 모니터링 그리고 사용 등과 관련이 있다(NCCMERP, 2021).

약물투약과 결과에 대한 이해는 간호사들이 약물을 준비하고 투약하는데 있어 항상 주의를 해야 한다는 것을 상기시켜준다.

안전한 시행 Toward safer practice

안전 의료시행을 위한 연구소(ISMP)는 약물 과오를 예방하고 안전한 약물 사용을 위해 전문적으로 일하는 비영리 단체이다. 또한 공동연구소는 공인된 약물의 안전한 사용을 개선하기 위한 목표를 수립한다.

역사적으로 간호사들에게 안전한 약물 사용을 가르치는 것은 간호사 개개인의 안전한 약물 사용의 연습과 시행에 중점을 둔다. 이 권리는 약물 사용을 준비할 때 간호사에게 기본틀을 제공한다. 이러한 권리가 안전한 약물 사용으로 바람직한 결과를 얻는다는 것을 인식하는 것이 매우 중요하고, 결과를 얻기 위한 절차적 지침을 제공하는 것은 아니다(Federico, 2021). 권리는 개인의 성과나 인적 요인이나 문제에 초점을 두지 않는다. 이것들은 오류에 기여할 수 있는 시스템 내에 내재되어 있다(Federico, 2021). 결론적으로 간호사는 권리를 알고 있어야 하지만 가장 좋은 결과를 얻기 위해서는 기관이 정한 절차와 규칙을 실천해야 한다(Federico, 2021). 1장에서 언급한 바와 같이 약물의 전달에서 획일적이고 일관된 절차를 따르는 연습은 위험을 줄인다.

약물 관리의 권리

역사적으로 간호사들은 5가지 약물투약의 원칙에 대해 배운다(건강관리개선을 위한 지침, 2020). 안전한 약물 치료와 바람직한 결과를 목표.

- **정확한 약물**(*right drug*): 제공되는 약물 및 제형이 처방과 일치하는지 약물 라벨을 확인한다.
- **정확한 환자**(*right patient*): 적어도 두 개의 환자 식별지를 확인하여 환자의 신원을 확인한다.
- **정확한 용량**(*right dose*): 처방전과 약물 일람표를 확인하여 처방된 용량과 제형이 제공되었는지 확인한다.
- **정확한 시간**(*right time*): 정확한 시간과 투여횟수가 제공되었는지 확인한다.
- **정확한 경로**(*right route*): 환자에게 적절한 투여경로로 처방되고 투여되었는지 확인한다.

전통적인 5가지 원칙 외에 3가지 원칙이 더 있다.

- **정확한 사유**(*right reason*): 처방된 약물이 환자의 상태에 적합한지 확인한다.
- **정확한 반응**(*right response*): 약물투약으로 인한 결과를 확인한다.
- **정확한 기록**(*right documentation*): 약물투약, 결과 확인, 그리고 다른 간호중재 등을 전자의무기록에 완전하고 정확하게 기록한다.

정책기관

각 기관은 약물투약의 기록을 위한 도구와 정책을 가지고 있어야 한다. 예를 들면 약물투약 시 처방된 약물은 반드시 전자의무기록에 완전히 문서화되거나 명확하게 작성되어야 한다. 가급적 구두 처방은 피해야 하지만, 구두 처방을 받았을 때에는 적절하게 문서화되어야 하고 가능한 빨리 전달되어야 한다. 각각의 구두지시는 약물이 투여되기 전에 반복 확인하고 처방전과 비교해야 한다. 각 약물이 투여된 후에 환자의 상태를 관찰하고 결과와 제공된 관련 간호중재는 반드시 문서화되어야 한다.

개인의 간호실습 중에 안전한 약물관리는 여전히 매우 중요한 부분이다. 안전 시행에 관한 책임은 많은 개인과 보건기관의 제도에도 확대된다. 조직의 제도, 관리결정, 부적절한 의약품 관리 규약, 인력부족, 환경조건, 의사소통 부족, 부적절한 약물지식과 자원, 그리고 개인의 실수나 제도위반은 모든 오류에 원인일 수 있다. 약물 오류는 여러 요인의 복합사건이며 종종 제도의 실패로 인해 발생하기도 한다. 그 결과 연구는 근본원인을 확인하여 약물 오류를 예방하고 위험을 줄이기 위한 증거기반 전략을 개발하고 검증해야 한다.

약물투약 과정 The medication administration process

투약 오류는 약물 전달 과정 중 어느 상태에서나 하나 또는 더 많은 관리과정 문제로 인해 발생할 수 있다. 단계별로 보고된 투약 단계의 몇 가지의 오류 유형을 보면 다음과 같다.

투약전 단계 Preadministration

- 불완전하거나 읽을 수 없는 의사의 처방 요구.
- 금기 약물들(환자에게 알레르기를 일으키는)이 처방된 경우.
- 잘못된 약물, 용량, 경로 또는 투여횟수가 처방된 경우.
- 부적절하거나 불완전한 구두 약물 처방.
- 적절하지 않은 약물, 용량, 경로, 투약횟수는 약사 또는 간호사에 의해 투약기록(medical administration record, MAR)에 기록된다.
- 약사나 간호사에 의해 기록된 MAR 속의 약물검증 및 문서화는 불충분하다.
- 처방약물이 약사에 의해 잘못 조제되었을 수 있다.
- 정확한 약물이 정확한 환자에게 전달되지 않는 경우가 발생할 수 있다.

투약 단계 Administration

- 잘못된 약물이 잘못된 환자에게 투여된다.
- 용량을 잘못 계산하고 투여하거나 주입한다.
- 올바른 약물이 잘못 조제된다(예: 분쇄하면 안되는 약물을 분쇄한다).
- 올바른 약물이 잘못된 경로로 투약된다(예: 근육주사 약물을 경구로 투여한다).
- 올바른 약물이 틀린 시간이나 잘못된 횟수로 투여된다.

투약후 단계 Postadministration

- 환자가 약물 치료를 받은 후에 적절하게 모니터링되지 않는다.

- 약물 치료 후 환자의 상태에 대해 상세히 기록되지 않고, 환자의 약물 치료 결과가 모두 수록되지 않는다.
- 허가받은 건강관리전문가들 사이에 의사소통이 불완전하다.
- 약물 오류에 대한 부적절한 보고.

용량 계산 Dosage calculation

특정 용량 계산 방법은 이 목적(투약)을 위해 특별히 개발된 리소스에서 얻을 수 있다. 용량 계산법에는 세 가지가 있는데 차원분석법, 비율법, 공식법이다(아니면 원하는 방법)(Toney-Butler & Wilcox, 2021). 간호학생들은 교과과정 중에 계산법을 공부해야 하고 신뢰할 수 있는 온라인 도구를 이용하여 투약용량 계산법을 확인하고 또 확인해야 한다.

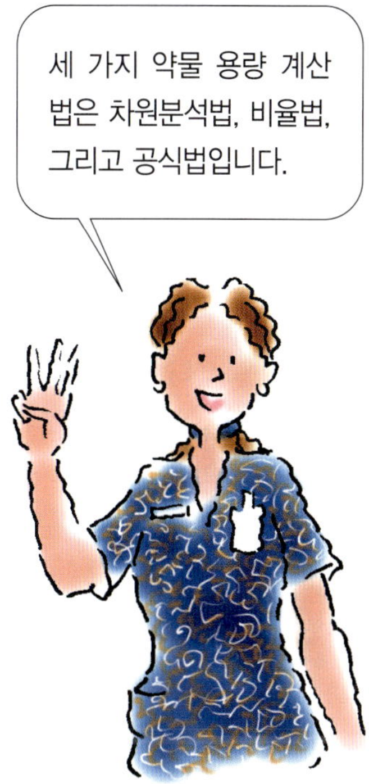
세 가지 약물 용량 계산법은 차원분석법, 비율법, 그리고 공식법입니다.

보다 안전한 약물관리 요소 Elements contributing to safer drug administration

약물의 안전한 투여를 보장하는 것은 투약체계 전반에 목표이고 의사소통 개선과 교육은 약물의 안전한 투여를 보다 쉽게 해준다.

의사소통 개선 Communication improvements

의사소통 문제는 약물 오류에 대한 많은 보고의 대한 대다수이다. 이 의사소통은 아마 의료서비스제공자(예: 건강관리제공자와 간호사) 간, 또는 환자 간의 의사소통이 부족한 것일 것이다. 예를 들면 처방이 정확하게 제공되면 간호사는 정확한 약물을 정확하게 제공할 것이다. 하지만 환자가 알레르기에 대한 정보를 건강관리팀에 알리지 않으면 알레르기가 발생할 것이다. 때문에 오류발생으로부터 보호하기 위해서는 모든 의사소통은 가능하면 명확해야 한다.

많은 의료시설들이 도움을 주기 위해 적절한 의사소통을 표준화하고 조직했다. 일반적으로 사용되는 것은 SBAR[상황(Situation), 배경(Background), 평가(Assessment), 권장사항(Recommendation)]으로 그 목적은 정보를 의료서비스 제공자 간의 적절한 의사소통을 최적화하기 위해 논리적으로 구성하는 것이다. TeamStepps®은 의사소통을 통해 건강관리를 최적화하기 위해 만들어진 증거기반 프로그램이다. 그들은 일반적인 팀 관리, 사무기반관리, 장기 관리, 치과관리, 그리고 신속한 대응 관리(건강관리 연구 및 품질 담당 기관, 2019)를 목표로 한다.

공동위원회(TJC)는 **약물 치료 조정**(*medication reconciliation*)에 관한 목표와 표준을 개발했다 – 비교과정에서 치료의 모든 과정(예: 입원, 퇴원 치료 설정 및 수준 사이)에서 환자의 약물요법에 관하여 건강관리팀에 약물조정 정보를 제공하는 것은 도움이 된다. 이 과정은 또한 필요 약물의 누락, 약물 중복의 방지에 도움을 주고 잠재적으로 유해한 상호작용이 있는 약물을 식별하는 데 도움이 된다.

교육개선 Education improvements

의약품에 대한 교육을 개선하는 것은 안전한 투약을 위해 필수적이다. 약물투약의 과정에 포함되는 의사, 약사, 간호사 등 모든 건강관리팀 구성원들은 각 약물의 지시, 적절한 처방용량, 적절한 경로, 횟수, 가능한 약물의 상호작용, 적절한 모니터링, 모든 주의사항 및 가능한 부작용 등 정확한 정보에 접근할 수 있어야 한다. 각 기관은 구성원을 교육하고 중요한 약물정보를 제공해야 한다.

정부와 비정부기구들은 교육시설, 의사, 간호사를 위해 그들의 역할을 하고 있다. 미국 식품의약국(FDA)의 블랙 박스는 환자들의 위험이 증가하는 약물의 처방을 경고하는 체계이다. 이 박스는 심각한 부작용을 가진 약물에 대한 가장 강력한 표시 요구 사항이다. 공동위원회는 반드시 따라야 하는 "사용금지" 목록을 제공하고 모든 의약품 통신에 이 목록을 쉽게 표시하여야 한다. 안전의약품생산공정(ISMP)은 환자에게 심각한 해를 끼치는 높은 경고 약물목록을 유지해야 한다. 각 기관들은 공정 중에 이러한 높은 경고 의약품을 관리하기 위한 안전장치를 수립해야 한다. FDA와 ISMP는 쉽게 혼동할 수 있는 약물의 목록을 게시한다. 각 약물의 이름의 차이점을 크고 밝은 글자로 강조 표시(대소 문자의 혼합, "약물 이름/혼동 이름" 그림)에서 이러한 유형의 목록 샘플 참조처럼 각 약물의 혼란을 최소화한다.

약물 이름	혼동할 수 있는 약물 이름
Abelcet	*amphotericin B*
Accupril	Aciphex
acetaminophen	*aceta**ZOLAMIDE***
*aceta**ZOLAMIDE***	*acetaminophen*
*aceta**ZOLAMIDE***	*aceto**HEXAMIDE***

Institute for Safe Medication Practices. (2019). *List of confused drug names.* https://www.ismp.org/recommendations/confused-drug-names-list

블랙 박스 경고 Black box warning

블랙 박스 경고(BBW)는 식품의약국의 약물과 의료장비에 대한 가장 강력한 경고이다. 이 특별한 표시는 이미 알려진 특정 약물의 사용에 대한 건강위험에 대한 경고 역할을 한다. 이러한 위험은 자살, 노인 사망률, 의존 또는 학대 위험이나 생명을 위협하는 간부전과 관련이 있다(Leahy, 2017). 간호사가 특정 BBWs의 의미를 인지하고 지킬려고 한다면 안전한 관리가 가능하다(Leahy, 2017).

약어 및 기호 회피 Abbreviation and symbol avoidance

2001년 공동위원(TJC)은 실제 사용하고 있는 약어목록에 대해 사용하지 말 것을 권장했고, 기관들은 이 목록 외에 모든 약어나 기호를 사용하지 말 것을 권고했다.

공식 "사용금지" 목록

- 이 목록은 표준관리 소개의 일부분이다.
- 미리 계획된 건강 소개 체계는 적용하지 않았다(전자의무기록 또는 CPOE 체계). 하지만 앞으로 고려해야 할 것은 남겼다.

기관은 컴퓨터 프로그램에서 위험한 약어나 축소어, 기호 그리고 용량에 대해 배제되도록 알려주거나 노력해야 한다.

공식 "사용금지" 목록

사용금지	문제 가능성	대체 사용
U,u(unit, 단위)	"0"(zero)의 실수 숫자 "4"(four) 또는 "ce"	"unit"라고 쓴다
IU(International Unit, 국제단위)	IV의 실수(정맥내) 또는 숫자 10(ten)	"International Unit"라고 쓴다
Q.D, QD, q.d, qd (daily, 매일)	실수 "매 각각"	"매일"이라 쓴다
Q.O.D, QOD, q.o.d, qod (every other day, 매 다른 날)	다른 기간을 뜻하는 Q에 대한 실수 "T"와 "0"	"매 다른 날"이라고 쓴다
Trailing zero(Xo mg): 0의 끝 Lack of leading zero: 0에서 부족한 (X mg)	십진법 표시의 실수	X mg 이라고 쓴다 0.X mg 이라고 쓴다
MS MSO_4 그리고 $MgSO_4$	morphine sulfate나 magnesium sulfate를 다른 약물로 혼동한다	morphine sulfate나 magnesium sulfate라고 쓴다

모든 지시나 투약관계 지시가 수기(컴퓨터 양식)로 주어지거나 인쇄전 양식으로 제공된다.

예외 "0에 가까운"은 요구용량이 상처의 크기를 보고하거나 삽관튜브의 크기를 표현하거나, 실험실적 양이거나, 실험실의 결과를 기록하기 위해서는 사용될 수 있다.

"사용금지" 목록의 개발

2001년 공동위원회는 의학약어의 사용에 대한 경보를 발령하고 1년 후 위원장은 사용하지 약어목록을 개발하고 구현하는 공인된 조직 국립환자안전 구현을 승인했다. 2004년 공동위원회는 목표를 달성하기 위해 "사용금지" 목록을 만들었고 2010년 NPSG 02, 02, 01은 IM 02, 02, 01에 따라 2안과 3안의 요소를 표준관리지침에 포함시켰다.

공동 위원회

FACT SHEET

더 많은 정보를 위해 표준 온라인 견적제출 양식으로 작성을 하여 표준 해석그룹에 연락하십시오
630-792-5000

오류를 줄이기 위한 추가전략 Further strategies for reducing error rates

통신이나 교육 외에도 의약품 관리에 오류를 줄이는 데 도움이 되는 전략은 다음을 포함한다.

안전한 처방 장려 Encouraging safer prescribing

- 처방자의 지시를 근거로 가능한 한 빨리 정맥내 투약을 경구 또는 피하형태로 전환한다.
- 승인되지 않은 약어를 피한다.
- 부피가 아닌 것은 미터법으로 처방하도록 요구한다(예: mL 대신 mg/kg)
- 프로토콜 및 체크리스트를 이중으로 확인하고 특이한 약물, 용량 또는 용법은 문서화한다.
- 어린이나 신생아에게 약물을 투여하기 전에 복용량을 다시 한번 계산한다.
- 어린이 또는 신생아에게 주어진 약물에 대한 계산은 가급적 두 번째 임상의(가급적 약사)가 재확인을 한다.

인력 강화 Enhancing staffing

- 간호사 대 환자의 적절한 비율의 인력을 제공하여 약물투약 전후에 적절한 모니터링이 이루어지게 한다.

의약품 준비영역의 개선 Improving areas for preparing medications

- 의약품을 준비하는 간호사가 방해받지 않는 안전지역을 지정한다.
- 약물투약 환경을 개선한다(소음은 50 dB을 넘지 않고 조명을 개선하고 눈부심이 적은 컴퓨터 스크린 사용).
- 응급장비는 항상 사용가능한 지역에서 사용해야 하고 고품질의 약물을 제공해야 한다.

약물 전달의 개선 Improving drug delivery

- 단위 용량 또는 단위 사용 포장에서 약물을 분배한다.
- 약국에서만 정맥내 또는 경막외 주입 약물을 분배한다.
- 경고가 큰 약물이나 투약 경로는 제한한다(수량과 종류가 제한된 약물, 환자에게 축적될 수 있는 약물). 예를 들면 정상적으로 삽관되지 않은 환자에게는 모든 신경근 차단제를 제한한다.
- 모든 약물은 표식을 하고 멸균해야 한다.
- 환자 치료 영역에서 주입속도와 투약량을 계획한다.
- 적절한 모니터링 장비를 갖추고 필요할 때 사용해야 한다(심전도기, 호기말 이산화탄소 측정기, 맥박산소측정기).

안전도모를 위한 기술 사용
Using technology to promote safety

기술은 더욱 안전한 약물 제공을 위해 지속적인 중요한 요소이다. 의약품 관리기술의 목표는 약물투여 과정에서 개인의 실천을 강화하고 안전장치를 구축하는 것을 돕는 것이다.

전산화된 주문 입력 Computerized order entry

전산화 주문 입력(CPOE)에서는 처방자가 투약 지시를 컴퓨터에 입력한다. 따라서 불분명한 수기나 종이 기록에서 누락된 페이지로 인한 오류를 제거할 수 있다. 오류에 대한 즉각적인 확인 같은 안전장치는(예: 잘못된 용량이나 경로) 약물의 상호작용, 알레르기 검사, 그리고 체제 속에서 세워지는 투약규칙 등을 점검할 수 있다. 지시는 약물정보에 연결된 적절한 부서에 즉각적으로 전송된다.

바코드 Bar codes

바코드 기술은 안전한 의약품의 관리, 분배, 재고관리, 그리고 약물의 저장과 조제에 사용된다. 이 방법은 의학연구소(IOM), 위원회, 건강관리 연구 및 품질기관 그리고 ISMP의 승인을 받았다. 이 기술로 환자는 바코드 식별지를 손목에 차고 여기에는 약물명을 확인하기 위한 고유의 국가의약품 코드, 용량, 생산자, 그리고 포장형태가 입력되어 있다. 간호사는 광학 스캐너를 이용하여 환자의 신원과 약물을 확인한다. 이 체계는 안전한 투약관리를 위한 전통적인 "정확한"을 지원하지만 대체하지는 않는다. 그러나 이는 투약과정을 크게 향상시켰다.

바코드 체계는 투약실수를 감소시켰지만 가끔 복잡한 문제가 생기기도 한다. 스캔과정에 시간이 걸릴 수도 있고 내재적인 기술적인 문제지만 시간이 지남에 따라 손목밴드를 읽을 수 없게 되거나 스캐너가 오작동하는 것이다. 간호사가 이러한 문제점을 해결하기 위해 충분한 훈련과 교육을 받았다는 것은 매우 중요하다.

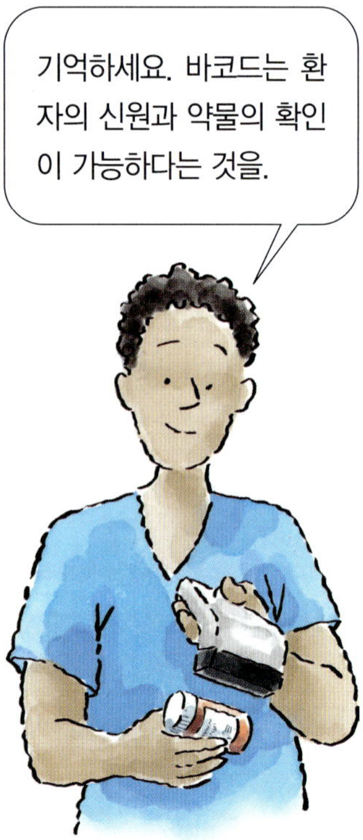
기억하세요. 바코드는 환자의 신원과 약물의 확인이 가능하다는 것을.

자동 분배기 Automated dispensing cabinets

자동분배기(ADCs)는 컴퓨터로 통제되는 환자관리 장치로 약물을 저장하고 경로대로 약물을 분배하는 데 사용된다. 자동분배기는 간호사에게 필요한 약물에 거의 완전하게 접근할 수 있도록 하고 환자 치료 영역에서 통제와 약물투약의 보안을 조장한다. 자동분배기는 전자적으로 통제물질 같은 약물을 추적하는 데 사용한다. 자동분배기는 통제물질이 바코드를 가지고 있기 때문에 재충전되거나 올바른 약물을 선택하거나 약물 안전경고와 같은 안전장치 프로그램을 제공할 수 있다. ADCs는 외부 데이터베이스나 청구 시스템과 연결될 수 있어 약물 조제능력과 청구능력을 향상시킬 수 있다.

자동펌프 "Smart" pumps

주입방법과 기술을 개선하기 위한 시도가 실현되었다. 가끔 무선으로 사용하기도 하는 자동펌프는 약물 주입과 용량제한 같은 것들을 수행할 수 있다. 그것은 자동으로 계산을 하고 경고용량을 신호하도록 프로그램할 수 있다. 그것은 바코드나 CPOE(전산입력) 기술과 통합할 수 있다. 자동펌프는 잘못된 투여량이 선택되거나 권장량 이상의 투여량이 표시되면 간호사에게 경고한다. 하지만 이렇게 매우 효율적이고 도움이 되지만 자동펌프는 정맥내 주입의 모든 문제를 감지할 수는 없다. 예를 들면 중앙장치에서 잘못된 약물이 선택되면 어떤 펌프들은 간호사가 안전경고를 무시하는 것을 용납한다는 것이다.

다른 주입펌프의 문제는 프로그램의 결함과 안전경보가 내장되어 있지 않다는 것이다. 일부 펌프는 화면상의 지시가 모호하여 투약 오류가 발생할 수 있다. 식품의약국은 모든 주입 관련 부작용을 보고하고, 펌프가 고장날 경우를 대비 사전계획하고 모든 설정을 확인하고 실수를 예방하기 위해 관과 튜브에 표식을 부착하고, 주입문제에 따른 징후와 증상을 감시하도록 권장한다. 간호사는 전적으로 펌프에 의존하지 말고 모든 투여량과 주입속도를 자력으로 계산할 수 있어야 한다. 각 용량 계산을 이중으로 확인하는 것은 필수적이며, 간호사는 펌프의 경고를 무시해서는 안되며 주입을 시작하기 전에 펌프의 기능이 정확하게 작동하는지 확인해야 한다.

다른 기술들 Other technologies

루어락 주사기가 없는 경우 경구실린지만 사용해서 경구 또는 장내 투약을 하게 되면 잘못된 경로로 경구 또는 장내 투약되는 것을 예방하는 데 도움이 된다(ISMP는 경구용 약물이 비경구주사기에 주입되고 실수로 정맥 내에 주입된다면 환자의 사망이 초래된다고 경고한다). 경막외약물 투약을 위한 특수 튜브를 활용하면 경막외 카테터에 추가약물을 주사할 시 측면배관 없이도 실수를 예방할 수 있다.

약물 오류 보고 Reporting medication errors

데이터를 공유 분석하고 약물 오류에 대한 더 많은 연구가 이루어지면 증거 기반 품질 개선으로 이어질 수 있다. 선택된 조직과 기관은 약물 오류에 대한 원인과 관행을 자발적으로 보고하고 연구하는 체계를 가지고 있다. 미국 식품의약국(FDA)은 부작용 보고체계(FAERS)를 가지고 있다. 안전한 약물투약을 위한 연구소(ISMP)는 약물 오류에 대한 자발적인 보고 강령을 유지하고 있다(2021). 보고서는 이들 기관에 의해 분석되고 그들 발견에 대한 정보는 간행(출판)된다. 간호사들은 약물 오류와 "거의 누락"에 대해 보고하고 체계안의 문제점을 식별하는 데 도움을 받도록 해야 한다.

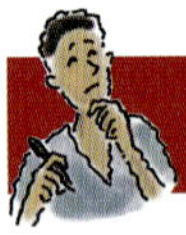

퀴즈

1. 전통적인 정확한 투약 속의 "정확한"은 어느 것인가? 보기에서 모두 고르시오.

A. 약물
B. 시간
C. 용량
D. 경로
E. 환자

정답 A, B, C, D, E. 전통적인 정확한 투약에는 정확한 약물, 정확한 환자, 정확한 용량, 정확한 시간, 그리고 정확한 경로가 포함된다.

2. 간호사가 다른 사람에게 정보를 제공하기 위해 사용하는 건강관리팀은 어느 것인지 고르시오.

A. FMLA
B. OSHA
C. PDCA
D. SBAR

정답 D. SBAR은 전문의료팀의 팀원들이 사용하는 셀방식 이동통신(핸드오프 통신)으로 Situation(위치), Background배경), Assessment평가), Recommendation(추천)의 약자이다. FMLA는 가정의료법(Family Medical Leave Act) 약자이다. OSHA는 산업안전 건강법(Occupational Safety and Health Act)이다. PDCA는 검사실행과정(Plan Do Check Act process)이다. FMLA, OSHA, 그리고 PCDA는 통신도구가 아니다.

3. 간호사는 의료서비스를 위해 서면 약물 치료를 주문받는다. 어느 간호행위가 적절한지 고르시오.

A. 정확성을 위해 약국에 문의한다.
B. 황산 마그네슘의 양을 늘린다.
C. 처방자에게 주문지의 재작성을 요구한다.
D. 황산 몰핀의 투약을 준비한다.

정답 C. MS는 사용금지 목록위원회의 약자이다. 간호사는 처방전에 대해 어느 것도 가정해서는 안 된다. 그리고 제공자(약사)에게 연락하는 것이 아니라 정확성을 위해 처방전을 재교부받아야 한다.

3장

환자교육과 투약 안전

Patient education and medication safety

환자교육 Patient education

환자교육은 안전하고 효과적인 간호에서 중요한 부분이다. 그런 면에서 약물교육은 특히 중요하다. 그들의 처방약물에 대한 이해는 종종 환자의 안전에 직접 관련되기도 한다. 게다가 투약의 목적을 이해하는 것과 처방약물에 대한 기대는 처방된 약물의 복약 순응도를 향상시킨다.

적극적인 참여 Active participation

새로 처방된 약물의 목적을 이해하는 것은 간호에 적극적으로 참여하는 것의 일부이기도 하다. 간호계획에 적극적으로 참여하는 것은 환자뿐 아니라 그 가족 구성원들에게도 중요하다. 환자와 가족들은 환자의 상태에 대해 무엇을, 어떻게 살펴봐야 하는지, 보고해야 할 증상과 징후는 무엇인지를 교육받고 비정상적인 것으로 보이는 그 어떤 것도 의료진에게 보고할 수 있어야 한다. 간호사는 약을 투여하기 전에 환자의 약물 알레르기와 과거 약물에 대한 비정상적인 반응 등을 확인해야 한다.

교육과정 The teaching process

약물 치료를 위한 환자교육에 대한 정답은 없다(Bowen et al., 2017). 그러나 대부분의 시설들은 약물교육을 포함한 퇴원교육을 제공하는 절차를 가지고 있다. 다음 과정은 간호사가 환자에게 약물교육을 할 때 사용할 수 있는 구조화된 길잡이를 제공한다. 이 과정은 환자가 약물투약으로부터 최대한 이익을 받을 수 있도록 도와주고 부작용과 우발적인 과다복용, 그리고 유해한 효과 변화를 예방하는 데 도움을 줄 수 있다. 환자의 입원과 동시에 퇴원교육이 시작되는 것처럼 간호사는 환자에게 약물교육을 할 때 다음의 내용을 활용할 수 있다.

- 약물 소개부터 시작한다. 약물은 일반명과 상품명 두 가지를 가지고 있다고 설명한 후 이 두 가지의 이름을 모두 환자에게 알려준다.
- 약물의 용도를 명확한 용어로 설명한다. 예를 들면 환자가 푸로세미드(furosemide) 처방을 받았다면 간호사는 이 약은 이뇨제로 소변량을 증가시켜 체내 수분 배설에 도움을 준다고 설명한다. 환자의 교

육수준에 따라 간호사는 지시를 적절하게 맞춤화할 수 있다. 간호사는 이 약은 평소보다 화장실에 더 많이 가게 할 수 있다고 구체적으로 말할 필요가 있다.

- 환자에게 약물복용에 대한 간결한 지침을 제공한다. 여기에는 약물의 투약 경로, 복용량, 횟수, 투약시기 등이 포함된다. 복용 순응도를 높이기 위해 말과 함께 글로 지시를 제공하는 것은 중요하다.
- 다음으로 약물 복용 방법에 대한 자세한 정보를 제공해야 하는데 여기에는 어떤 약을 복용해야 하고 복용해서는 안되는지가 포함된다. 예를 들면 어떤 약물은 흡수력을 높이기 위해 공복에 복용한다.
- 환자가 현재 복용하고 있는 약물을 살펴보고 약물 상호작용의 가능성에 대해 설명한다. 예를 들어, 심바스타틴(simvastatin)과 자몽주스는 서로 피하는 것처럼 환자가 현재 복용하고 있는 약물은 다른 약물이나 음식과 상호작용할 수 있다는 것을 주의깊게 설명한다.
- 환자와 부작용에 대해 토론하는 시간을 갖는다. 부작용은 약물과 연관이 있다는 것을 알아야 한다. 예를 들면 furosemide의 부작용은 기립성 저혈압이다. 환자에게 이런 일이 일어날 수 있고 이것을 피하기 위해서는 천천히 위치를 변경해야 한다고 가르치는 것은 중요하다.
- 다음으로 약물의 부작용에 대해 논의한다. 부작용은 의료인에게 보고해야 한다는 것을 교육한다. furosemide의 부작용은 탈수와 과도한 칼륨 손실을 가져오며 이러한 것이 발생하고 있다는 징후는 근육의 경련과 허약, 빠르거나 불규칙적인 심장박동을 포함한다. 부작용과 역효과의 차이를 알고 언제 의료인에게 연락해야 하는지를 환자가 이해할 수 있도록 설명한다.
- 복약 순응도의 중요성과 같은 약물 안전에 대한 세부사항을 제공한다. 예를 들면 환자가 항생제를 처방받았을 경우 비록 증상이 개선되었다 할지라도 처방받은 약을 모두 복용해야 한다고 교육하는 것은 중요한 세부사항이다.

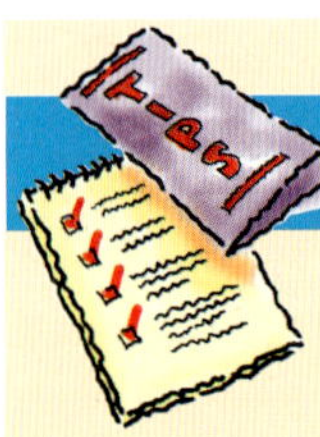

환자 교육

교육 순서

1. 약물이름
2. 용도
3. 방법(경로, 용량, 시간)
4. 세부사항
5. 상호작용
6. 부작용
7. 역효과(도움 요청)
8. 복용 순응도를 높이기 위한 조언

Tech-back 접근 The teach-back approach

Teach-back 접근법은 환자와 그 가족이 약물 정보에 대해 교육을 받은 후 그 내용을 상기시켜 이해를 돕기 위해 흔히 사용하는 방법이다. 이는 환자의 복용 순응도와 치료 결과를 향상시키는 것으로 잘 알려져 있다. 이 방법을 이용하여, 간호사는 약물교육 후 환자들이 배운 것을 이해한 대로 그들의 말로 직접 설명해보도록 지시한다. Teach-back의 목표는 들은 것을 그대로 반복하는 것이 아니라 약물교육의 중요한 내용을 명확히 이해했는지 확인하는 것이다. 이 방법은 간호사에게 환자와 그 가족이 교육내용을 전반적으로 이해했는지 뿐만 아니라 교육내용이 명확하게 전달되었는지에 대한 즉각적인 피드백을 제공한다.

공통적인 교육 내용 Common teaching points

모든 약물은 독특하지만 모든 약물에는 공통적으로 교육해야 할 요소들이 있다. 모든 약물 교육에 공통적으로 적용되는 내용을 보면:

- 환자에게 모든 처방약과 보충제(허브 및 비타민)의 이름과 복용량을 알려준다.
- 처방약 또는 비처방약, 허브와 보충제 그리고 약물 알러지를 약사와 의료인에게 알리도록 교육한다.
- 약을 복용하기 전에 항상 라벨을 읽도록 하고, 처방대로 정확히 복용하고 처방된 약을 다른 사람과 나눠먹지 않도록 한다.
- 환자에게 약을 복용하기 전에 유효기간을 확인하라고 한다.
- 모든 약물을 아이들과 애완동물들이 닿지 않는 곳에 안전하게 두도록 환자에게 주의시킨다.
- 약물은 원래 용기에 보관하고,적절한 온도에서 햇빛이나 과도한 열, 습기 등에 노출되지 않도록 주의시킨다. 햇빛, 열, 그리고 습기는 약물의 변질을 유발하고 약효를 감소시킨다.
- 처방된 모든 약은 한 약국에서 조제하도록 제안한다. 그래야만 약사는 유해한 약물의 상호작용을 경고할 수 있기 때문이다.
- 약물 과다 복용이 의심되는 경우 의료인, 보건소, 국민건강보험, 또는 약사에게 즉시 연락하여 즉각적인 의학적 조치를 받아야 한다. 건강보험관리공단 전화번호는 각 지역의 1577-1000이다. 환자는 이 번호 외에 또 다른 응급번호를 항상 기억해야 한다.
- 여행할 때에는 약을 충분히 가져가고 약을 수화물에 넣지 말고 원래의 포장대로 가지고 다녀야 한다고 환자에게 조언한다.

고위험 약물을 복용하고 있다면? Are you on “High-Alert”?

환자에게 모든 약에 대해 가르치는 것이 중요하지만 어떤 약은 다른 약에 비해 위험도가 높다는 것을 알아야 한다. 안전한 약물투약을 위한 연구소(ISMP)는 어떤 약물들은 “고위험” 약물로 지정한다. 이것은 약물이 안전하고 효과적이라는 것이 입증되었지만 약물을 처방대로 정확하게 복용하지 않으면 심각한 위해가 발생될 수 있다는 것을 의미한다. 이러한 약물의 복용 가이드는 consumermedsafety.org에서 찾을 수 있다.

고위험 약물로 지정된 약물과 그 부류를 보면: heparin, warfarin, met-formin, digoxin, 혈액 항응고제들, 마약류, 그리고 인슐린 등이다.

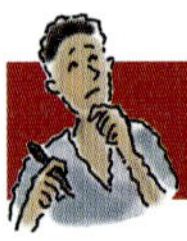

퀴즈

1. 다음 중 긴급한 치료가 요구되는 약물 부작용은? 모두 고르시오.

A. 마른 기침
B. 두통
C. 혈관부종
D. 가슴 통증
E. 빠른 심박수

정답 C, D, E. 부작용은 의료인에게 보고 및 신속한 치료가 필요한 약물이다. 이러한 부작용은 치료하지 않으면 생명을 위협할 수 있다. 혈관부종, 흉통, 빠른 심박수는 긴급한 치료가 요구되는 부작용들이다.

2. 다음 중 Teach-back 환자교육 방법에 해당하는 진술문을 고르시오.

A. “제가 말씀드린 약물의 이름을 따라해 보세요.”
B. “우리가 방금 얘기했던 약에 대해 이해한 대로 말해 보세요.”
C. “약통을 어떻게 사용하는지 보여주세요.”
D. “우리가 오늘 얘기를 나누었던 내용에 대한 팸플릿을 둘께요.”

정답 B. Teach-back 방법은 환자와 그 가족들이 약물교육에 대한 내용을 이해했는지 확인하는데 흔히 사용하는 방법이다. 이 방법은 간호사가 환자에게 교육한 후 그들이 교육받은 것을 간호사에게 다시 설명하도록 하는 것이다.

3. 간호사가 약물교육을 할 때 일반적으로 포함하는 내용은? 모두 고르시오.

A. 여러 가지 약물을 처방받았을 때 비용을 아끼기 위해 가격이 싼 약국을 찾아 여러 약국을 이용할 수 있습니다.
B. 약물 복용 방법을 정확하게 알기 위해서는 약물에 있는 라벨보다는 퇴원지시서를 참고하는 것이 좋습니다.
C. 여행을 할 때 약은 따로 담지 말고 원래 들어 있던 용기 그대로 가져가세요.
D. 당신이 복용하는 약의 이름과 복용량을 알아야 합니다.
E. 약을 나눠 먹지 말고 다른 사람의 약을 복용하지 마십시오.

정답 C, D, E. 약물처방은 여러 곳이 아닌 한곳의 약국을 이용하도록 교육한다. 약사가 여러 약물의 상호작용을 고려할 수 있기 때문이다. 약물에 대한 정확한 정보를 알기 위해서는 약병의 라벨을 읽고 따르도록 해야 한다. 여행할 때 약은 원래 약이 들어 있던 용기 그대로 가져가야 한다. 약은 나눠 먹어서는 안 되며 처방받은 약의 이름과 복용량을 알고 있는 것은 매우 중요하다.

약리학 각론

4장

자율신경계 약물

Autonomic nervous system drugs

약물과 자율신경계 Drugs and the autonomic nervous system

말초신경계는 체신경계와 자율신경계로 나뉜다. 체신경계는 자발적인 움직임을 유도하고, 자율신경계는 신체의 비자발적 기능을 조절한다. 자율신경계는 심박수, 호흡 및 소화를 조절하여 항상성을 유지하고 주요 구성 요소인 교감 신경계와 부교감신경계의 균형을 맞춰 작동한다. 교감신경계는 스트레스에 대한 "도피 또는 투쟁" 반응이며 부교감신경계는 신체를 이완하여 정상적인 항상성으로 회복시킨다.

자율신경계의 장애를 치료하는 데 사용되는 약물 유형은 다음과 같다.

- 콜린성 약물(cholinergic drugs)
- 항콜린성 약물(anticholinergic drugs)
- 아드레날린성 약물(adrenergic drugs)
- 아드레날린성 차단 약물(adrenergic blocking drugs)

콜린성 약물 Cholinergic drugs

콜린성 약물은 신경전달물질인 아세틸콜린의 작용을 촉진하고 부교감 신경 자극을 유도하므로 **부교감신경 흥분제**(*parasympathomimetic drugs*)라고도 한다. 콜린성 약물에는 두 가지 주요 부류가 있다.

- **콜린성 작용제**(*cholinergic agonists*)는 신경전달물질인 아세틸콜린의 작용을 모방한다.
- **항콜린에스테라제 약물**(*anticholinesterase drugs*)은 아세틸콜린에스테라제의 작용을 억제하여 아세틸콜린의 분해를 억제한다.

약물 작용

콜린성 약물의 작용원리

콜린성 약물은 콜린성 작용제와 항콜린에스테라제 약물로 분류된다. 이러한 약물이 효과를 나타내는 방법은 다음과 같다.

콜린성 작용제(직접 작용하는 약물)

부교감신경계의 뉴런이 자극을 받으면 신경전달물질인 아세틸콜린이 방출되며 아세틸콜린은 시냅스를 통과하여 인접한 뉴런의 콜린성 수용체와 작용한다. 콜린성 작용제 약물은 아세틸콜린의 작용을 모방하여 콜린성 수용체를 자극하여 작용한다.

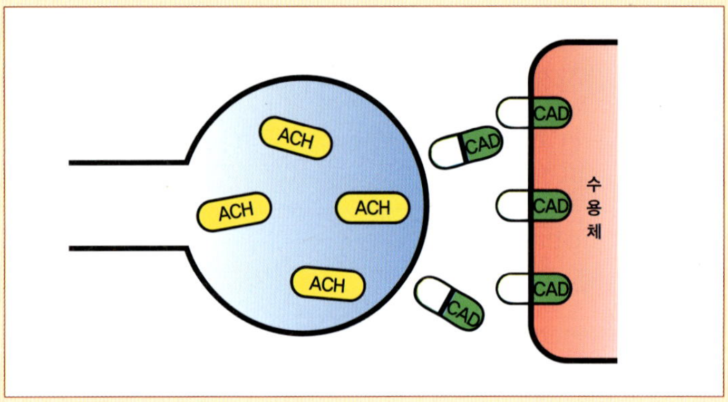

ACH : 아세틸콜린 CAD : 콜린성 작용제

항콜린에스테라제 약물(간접 작용 약물)

부교감신경계의 신경전달물질인 아세틸콜린은 콜린성 수용체를 자극한 후 아세틸콜린에스테라제라는 효소에 의해 분해된다. 항콜린에스테라제 약물은 아세틸콜린에스테라제를 억제하여 아세틸콜린은 분해되지 않고 축적되면서 아세틸콜린의 효과가 유지된다.

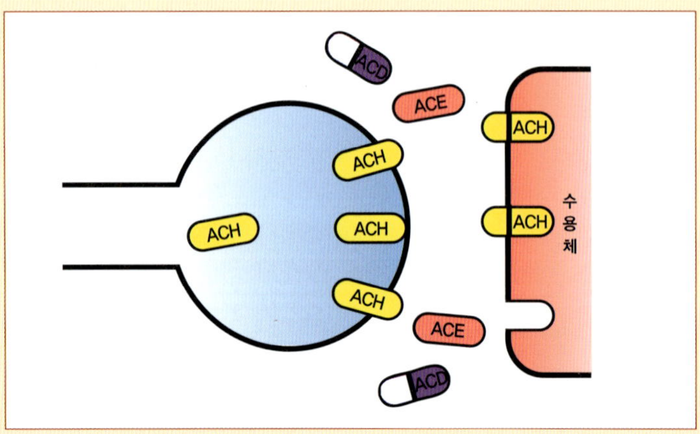

ACE : 아세틸콜린에스테라제 ACH : 항콜린에스테라제 약물

콜린성 작용제 Cholinergic agonists

서론 Introduction

콜린성 작용제는 콜린성 수용체를 직접 자극함으로써 신경전달물질인 아세틸콜린의 작용을 모방한다. 여기에는 다음과 같은 약물이 포함된다.

- 염화아세틸콜린(acetylcholine chloride)
- 베타네콜(bethanechol)
- 카바콜(carbachol)
- 필로카르핀(pilocarpine)

콜린성 작용제의 작용 및 대사는 매우 다양하며 무스카린성 또는 니코틴성 수용체에 대한 개별 약물의 친화성에 따라 달라진다. 염화아세틸콜린은 중추신경계(CNS)에 침투하지 못하며 광범위한 부교감신경 작용과 함께 주로 말초부분에 나타난다. 베타네콜은 무스카린 수용체에 결합하여 요로, 기관지, 담도 및 장관의 평활근을 자극한다.

약물의 치료 작용 Pharmacotherapeutics

안약과 같은 국소·경구·피하 주사로 투여하며, 근육주사 또는 정맥주사로는 조직 사이 및 혈관 내부의 간질 공간에서 아세틸콜린에스테라제에 의해 거의 즉시 분해되어 콜린성 위기(약물 과다복용으로 인해 극심한 근쇠약 및 호흡에 사용되는 근육의 마비 가능성)를 유발할 수 있으므로 거의 투여되지 않는다.

- 타액 분비
- 서맥(느린 심박수)
- 혈관 확장
- 폐 세기관지 수축
- 방광 긴장도 증가 및 근육 수축
- 동공 수축
- 무긴장(약한) 방광 상태와 수술 후 및 산후 요폐 치료
- 녹내장 환자와 안과 수술 시 안압을 낮춤
- 방사선 요법과 쇼그렌 증후군으로 인한 침샘 기능저하를 치료

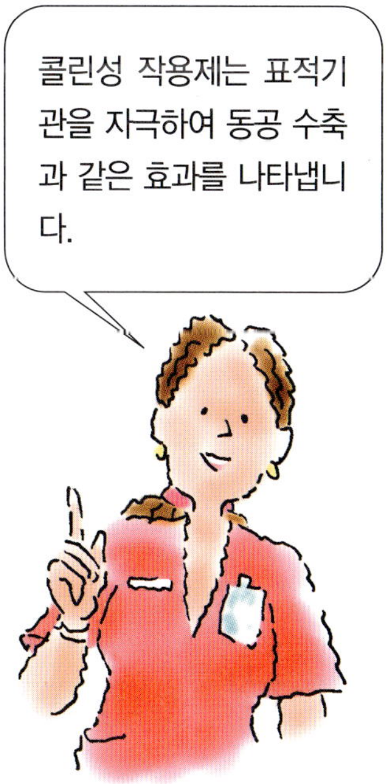
콜린성 작용제는 표적기관을 자극하여 동공 수축과 같은 효과를 나타냅니다.

약물의 상호작용과 부작용 Drug interaction & side effects

다른 콜린성 약물, 특히 항콜린에스테라제약물(anticholinesterase)은 콜린성작용제(cholinergic agonists)의 효과를 증가시키고 독성을 증가시키며, 항콜린성 약물(atropine, homatropine, methscopolamine, scopolamine)은 콜린성 약물의 효과를 감소시킨다. 부교감신경계의 수용체와 결합하기

때문에 콜린성 작용제는 부교감신경이 지배하는 모든 기관에서 부작용을 일으킬 수 있다.

- 메스꺼움 및 구토
- 복부 경련 및 설사
- 시야 흐림
- 심박수 감소 및 저혈압
- 숨가쁨
- 빈뇨
- 침 분비 및 발한 증가

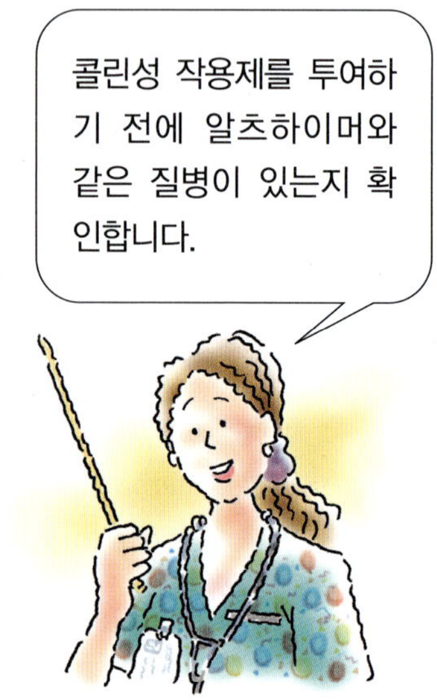
콜린성 작용제를 투여하기 전에 알츠하이머와 같은 질병이 있는지 확인합니다.

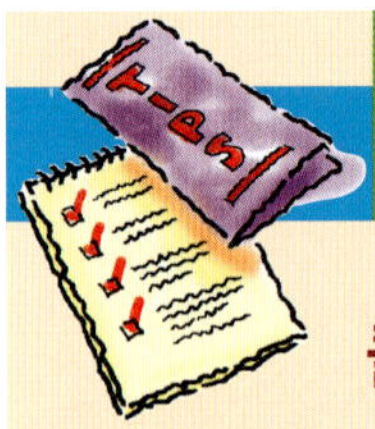

환자 교육

콜린성 약물

콜린성 치료를 위해 환자 및 가족과 함께 검토해야 할 특정 사항:

- 약물 흡수를 증가시키기 위해 공복에 경구용 콜린성 약물을 복용한다.
- 설사나 구토가 발생하면 충분한 수분 섭취를 한다.
- 요폐를 위한 콜린성 약물은 복용 후 60분 이내에 작용한다. 욕실 시설을 사용할 수 있는지 확인한다.
- 방광 문제와 같이 콜린성 약물을 장기간 복용하는 경우 의료 경고 신분증을 착용하거나 소지한다.
- 복부 경련, 설사 또는 과도한 타액 분비를 보건의료 서비스 제공자에게 보고한다.
- 현기증이나 실신이 나타나면 누워서 쉬었다가 천천히 일어나고, 보행을 감독해야 한다.

항콜린에스테라제 약물 Anticholinesterase drugs

서론 Introduction

항콜린에스테라제 약물은 콜린성 수용체 부위(무스카린 및 니코틴)에서 아세틸콜린에스테라제의 작용을 차단하여 신경전달물질인 아세틸콜린의 분해를 억제한다. 아세틸콜린이 축적되면 콜린성 수용체를 계속 자극한다.

항콜린에스테라제 약물은 가역적 및 비가역적 약물 두 범주로 나뉘며, 가역적 항콜린에스테라제 약물은 작용 시간이 짧으며 다음과 같은 약물을 포함한다.

- 도네페질(donepezil)
- 갈란타민(galantamine)
- 네오스티그민(neostigmine)
- 피리도스티그민(pyridostigmine)
- 리바스티그민(rivastigmine)

비가역적 항콜린에스테라제 약물은 오래 지속되는 효과가 있으며 주로 독성 살충제 또는 화학전에서 신경 가스 작용제로 사용된다. 비가역적 항콜린에스테라제 약물의 해독제는 프랄리독심(pralidoxime)이다(Karch, 2020).

약물의 치료 작용 Pharmacotherapeutics

콜린성 작용제와 같은 항콜린에스테라제 약물은 수용체 부위에서 아세틸콜린의 작용을 촉진하며 며칠 또는 몇 주 동안 지속될 수 있다.

- 알츠하이머병과 관련된 치매(도네페질, 갈란타민 및 리바스티그민)
- 중증 근무력증(피리도스티그민 및 네오스티그민)
- 수술 후 요폐
- 신경근 차단제

약물의 상호작용과 부작용 Drug interaction & side effects

특히 콜린성 작용제(베타네콜, 카바콜 및 필로카르핀)는 항콜린에스테라제 약물과 함께 복용할 때 독성 효과의 위험을 증가시킨다. 항콜린에스테라제 약물에 대한 대부분의 부작용은 수용체 부위에서 아세틸콜린의 작용 증가로 인해 발생한다.

- 연장된 QT 및 서맥을 포함한 심장 부정맥(도네페질)
- 메스꺼움, 구토, 복통, 설사
- 체중 감소(갈란타민 및 도네페질)
- 떨림 및 추체외로 효과(리바스티그민) 또는 연축(피리도스티그민)

환자 교육

항콜린에스테라제 약물

항콜린에스테라제 요법을 위해 환자 및 가족과 함께 검토해야 할 특정 사항:

- 이 약물은 근본적인 퇴행성 질환을 치료하지 않지만 증상을 완화할 수 있다.
- 기억력 향상은 미묘할 수 있으나 치료 결과 기억 감퇴가 더 느리게 나타날 수 있다.
- 중증 근무력증에 사용할 경우 이 약물은 눈꺼풀 처짐, 복시, 씹고 삼키기 어려움, 몸통과 사지 약화를 완화한다.
- 약은 평생 복용해야 할 수도 있다.
- 중증 근무력증이 있는 경우 의료 경고 신분증을 착용하거나 소지한다.
- 중대한 부작용이나 전반적인 건강 상태의 변화를 즉시 보고한다.
- 마취를 받기 전에 의료진에게 항콜린에스테라제 약물 사용을 보고한다.
- 메스꺼움, 구토 또는 설사를 보고한다.
- 상호작용이 발생할 수 있으므로 의사와 먼저 상의하지 않고 처방전 없이 살 수 있는 약이나 약초 제제를 복용하지 않는다. 예를 들어 세인트 존스 워트와 같은 치료제는 도네페질의 혈중 농도를 변화시킨다.
- 중추신경계 억제(리바스티그민)로 인해 약물의 효과가 알려질 때까지 정신적 각성이 필요한 활동을 피한다.
- 동요, 불면증, 환각, 급격한 기분 변화와 같은 금단 증상을 예방하기 위해 도네페질의 갑작스러운 중단을 피한다.

항콜린제 Anticholinergic drugs

서론 Introduction

항콜린성 약물(콜린성 차단제, 부교감신경억제제)은 중추신경계 및 자율신경계에서 부교감신경 자극을 차단한다. 또한 아세틸콜린이 콜린성 수용체를 자극하는 것을 억제하고 특히 무스카린성 수용체 부위만 차단하며 니코틴 수용체를 차단하지 않는다(Karch, 2020). 주요 항콜린성 약물은 벨라도나 알칼로이드인 아트로핀이 있다.

항콜린제는 다양한 조건에서 처방된다.

호흡기 약제 Respiratory agents

- 아클리디늄(aclidinium): 만성폐쇄성 질환(COPD)
- 아트로핀(atropine): 수술 전 분비물 감소

소화기 약제 Gastrointestinal agents

- 디사이클로민(dicyclomine): 과민성 대장염
- 메클리진(meclizine): 메스꺼움, 구토, 위장장애
- 스코폴라민(scopolamine): 멀미, 분비물 감소

비뇨생식기 약제 Genitourinary agents

- 다리페나신(darifenacin), 옥시부티닌(oxybutynin), 솔리페나신(solife-nacin): 과민성 방광 질환

신경계 약제 Neurological agents

- 벤즈트로핀(benztropine), 트리헥시페니딜(trihexyphenidyl): 약물이나 파킨슨에 의한 추체외로 효과. 기본적인 치료 효과는 다음과 같다.
  - 동공확대(산동)
  - 분비물 감소 — 눈물, 타액 및 위장관 분비물
  - 위장관 운동성 감소
  - 심박수, 전도 및 수축성 증가
  - 방광 괄약근 수축 증가

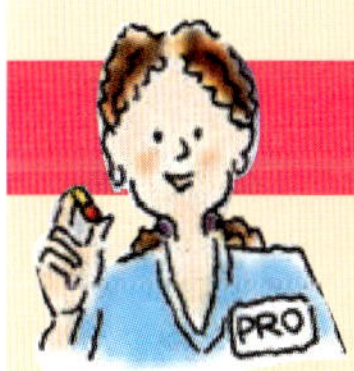

주요 약물

항콜린제: 아트로핀

작용

- 무스카린 수용체에서 아세틸콜린 및 기타 콜린성 작용제의 작용을 경쟁적으로 길항한다.

적응증

- 서맥
- 수술 전 분비물 감소
- 콜린성 약물, 무스카린 함유 버섯 중독 및 항콜린에스테라제 중독에 대한 해독제(Lexicomp, 2021a)

간호 시 주의사항

- 두통, 빈맥, 안절부절, 어지러움, 시야 흐림, 구강 건조, 소변 주저, 변비와 같은 부작용 및 이상 반응을 모니터링한다.
- 임박한 독성 징후에 대한 활력 징후, 심장 박동, 소변 배출 및 시력을 모니터링한다.
- 변비에 대한 지시에 따라 대변 연화제 또는 대용량 완하제를 제공한다.

약물의 치료 작용 Pharmacotherapeutics

1. 모든 항콜린제는 경련 또는 활동 항진을 치료하는 데 사용된다. 근육을 이완시키고 GI 분비를 감소시키기 때문에 경련성 혹은 과잉 운동성 위장계와 비뇨기계 질환을 치료하는 데 사용한다.
2. 아트로핀과 같은 항콜린성 약물은 다음을 위해 수술 전에 투여된다.
   - 구강, 위, 호흡기 분비물 감소
   - 마취 중 미주신경 자극으로 인한 심박수 저하 방지
3. 벨라도나 알칼로이드는 두뇌에 영향을 미칠 수 있으며 진통제 모르핀이나 메페리딘과 함께 투여 시 스코폴라민은 졸음과 기억상실증을 유발한다. 또한 멀미를 치료하는 데 사용된다.
4. 심장치료에 사용되며 증상이 있는 부비동맥은 심장이 너무 느리게 박동하여 저혈압 또는 현기증을 유발하는 경우 사용한다.
5. 눈의 섬모체 근육(미세한 초점을 맞추는 데 사용)을 마비시키고 눈의 동공을 확장시키는 산동제 역할을 하여 눈 검사 중 굴절 오차를 측정하기 쉽게 한다.
6. 아트로핀은 유기인계 살충제 중독을 치료하기 위해 선택한 약물이다.

약물의 상호작용과 부작용 Drug interaction & side effects

항콜린성 약물은 음식과 약물이 위를 통과하는 속도를 늦추기 때문에 약물이 위장관 점막과 장기간 접촉한 상태로 남아 있다. 이로 인하여 약물의 흡수량이 증가하게 되고, 따라서 다음과 같은 부작용 위험이 높아진다.

- 구강 건조
- 기관지 분비물 감소
- 심박수 증가
- 시야 흐림
- 발한 감소
- 착란
- 섬망
- 인지 기능 저하

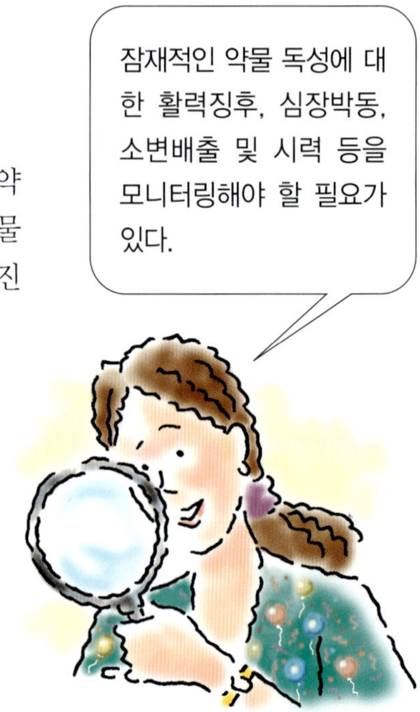
잠재적인 약물 독성에 대한 활력징후, 심장박동, 소변배출 및 시력 등을 모니터링해야 할 필요가 있다.

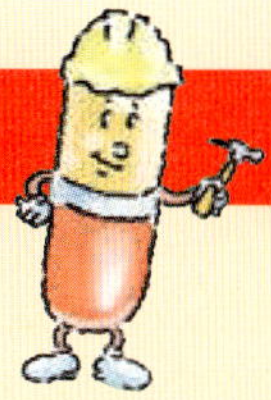

약물 작용

아트로핀이 심박수를 높이는 기전

아트로핀이 심장에 미치는 영향을 이해하려면 먼저 심장의 전기 전도 시스템 기능을 이해해야 한다.

약물 없는 경우

신경전달물질인 아세틸콜린이 방출되면 미주신경이 동방결절(SA)(심장의 박동조율기)과 방실결절(AV)을 자극하여 심장의 심방과 심실 사이의 전도를 조절한다. 이것은 전기 전도를 억제하고 심박수를 느리게 만든다.

약물을 투여한 경우

환자에게 콜린성 차단제인 아트로핀을 투여하면 동방결절(SA) 및 방실결절(AV)의 콜린성 수용체와 결합하기 위해 아세틸콜린과 경쟁하게 되며 아트로핀은 아세틸콜린을 차단함으로써 심박수를 높인다.

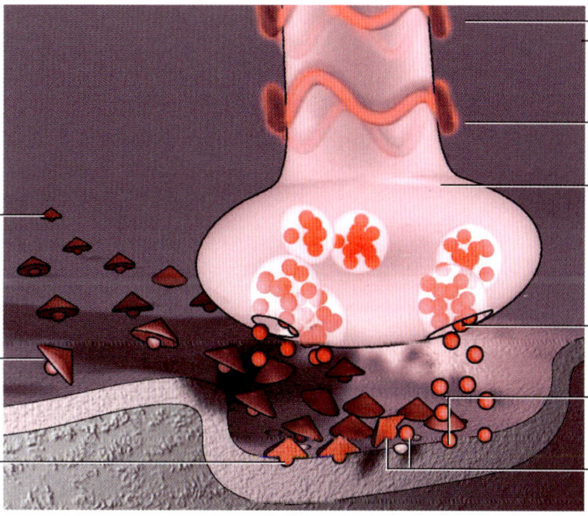

환자 교육

항콜린제

항콜린제 치료를 위해 환자 및 가족과 함께 검토해야 할 특정 사항:

- 처방되지 않은 다른 항콜린제와 함께 복용하는 것을 피한다.
- 현기증, 졸음 또는 시야 흐림이 발생하면 위험한 작업을 피한다.
- 이 약물은 고온에 대한 민감성을 증가시켜 현기증을 유발할 수 있다.
- 알코올은 부가적인 CNS 효과를 일으킬 수 있으므로 피한다.
- 변비를 예방하기 위해 수분을 충분히 섭취하고 섬유질이 많은 음식을 섭취한다.
- 치주(잇몸) 질환 관리에 도움이 되는 정기적인 치과 진료를 받고 항콜린성 약물의 구강 건조 부작용으로 발생할 수 있는 충치, 혼란, 빠르거나 두근거리는 심장 박동, 구강 건조, 시야 흐림, 발진, 눈의 통증, 소변량의 현저한 변화, 배뇨 시 통증 또는 배뇨곤란이 있는 경우 즉시 처방자에게 알린다.

아드레날린성 약물 Adrenergic drugs

아드레날린성 약물은 교감신경 전달물질이며 카테콜아민으로 분류되는 노르에피네프린, 에피네프린 및 도파민과 같은 유사한 효과를 나타내는 아드레날린성 약물은 **교감신경흥분제**(*sympathomimetic drugs*)라고도 한다. 아드레날린성 약물은 화학 구조에 따라 카테콜아민(천연 및 합성)과 비카테콜아민의 두 그룹으로 분류된다.

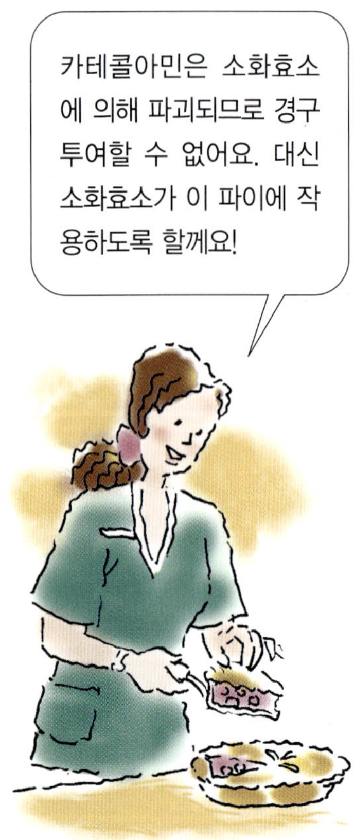
카테콜아민은 소화효소에 의해 파괴되므로 경구투여할 수 없어요. 대신 소화효소가 이 파이에 작용하도록 할께요!

카테콜아민 Catecholamines

카테콜아민은 공통적인 화학구조로 인해 신경계를 자극하고 말초혈관을 수축시키며 심박수를 높이고 기관지를 확장하는 등 과 같은 특징을 나타낸다. 종류는 다음과 같다.

- 도부타민
- 도파민
- 에피네프린
- 노르에피네프린
- 이소프로테레놀 염산염

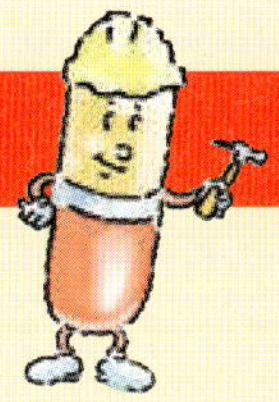

약물 작용

아드레날린성 약물의 작용원리

아드레날린성 약물은 직접, 간접 및 이중 작용으로 아드레날린 효과를 보여준다.

직접 작용 아드레날린성 약물

직접 작용성 아드레날린성 약물은 아드레날린성 수용체를 직접 자극한다.

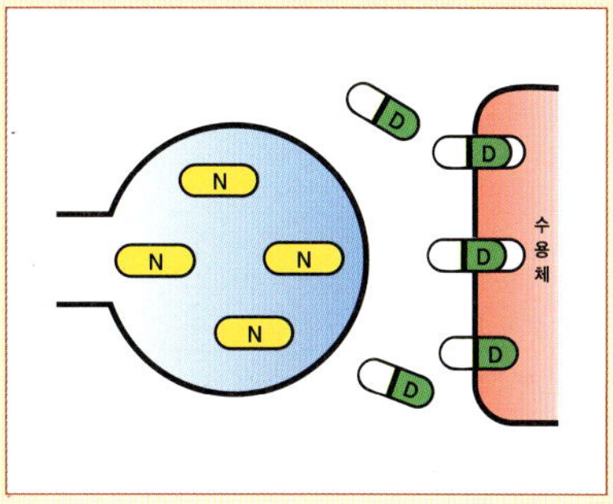

간접 작용 아드레날린성 약물

간접 작용 아드레날린성 약물은 신경 말단에서 시냅스로의 노르에피네프린 방출을 자극한다.

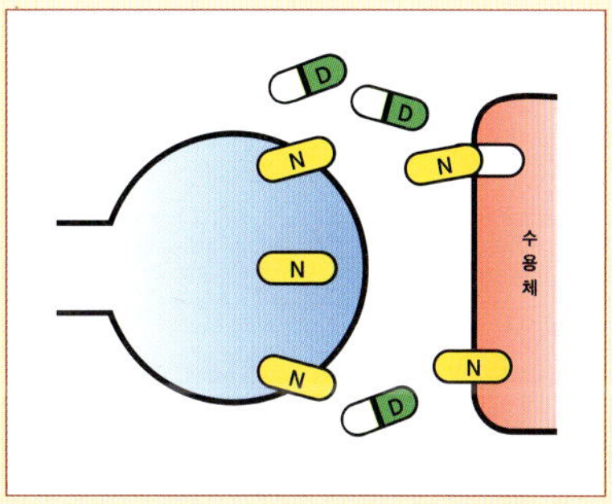

이중 작용 아드레날린성 약물

이중 작용 아드레날린성 약물은 아드레날린 수용체 부위와 신경 말단에서 노르에피네프린 방출을 모두를 자극한다.

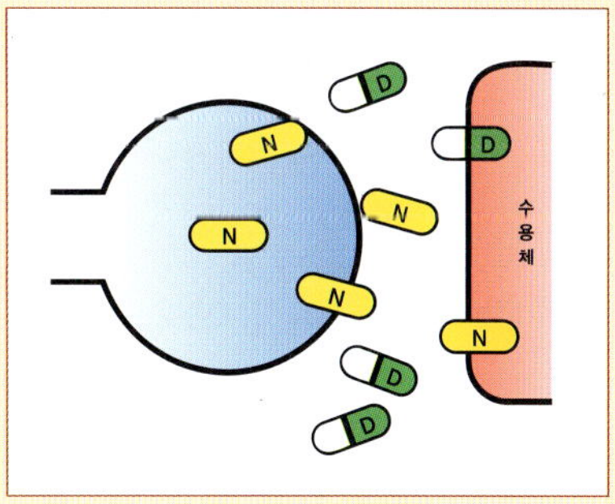

N: 노르에피네프린   D: 아드레날린성 약물

서론 Introduction

카테콜아민은 공통적인 화학 구조로 인해 교감신경계를 자극하고 말초혈관을 수축하며 심박수를 증가시키고 기관지를 확장하는 것과 같은 반응을 공유한다. 카테콜아민은 소화효소에 의해 파괴되기 때문에 경구 복용할 수 없으나 설하 또는 흡입으로 투여하면 점막을 통해 빠르게 흡수된다. 카테콜아민은 주로 직접 작용하며 카테콜아민이 알파-아드레날린 수용체 또는 베타-아드레날린 수용체와 결합하면 흥분 또는 억제 효과를 일으킨다. 일반적으로 알파-아드레날린성 수용체의 활성화는 장 이완을 제외한 흥분 반응을 유도하며, 베타-아드레날린성 수용체 활성화는 노르에피네프린이 흥분 효과를 일으키는 심장 세포를 제외하고 대부분 억제 반응을 일으킨다. 카테콜아민의 임상 효과는 투여량과 투여 경로에 따라 다르며 강력한 근수축제로서 심장을 더욱 강력하게 수축시킨다. 혈압을 상승시키고 심장 박동을 빠르게 한다.

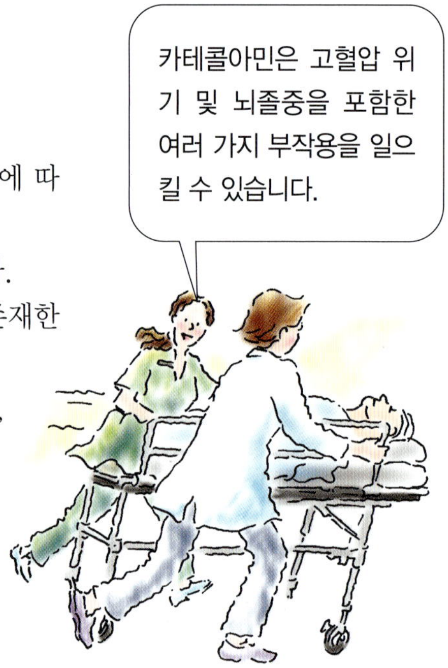
카테콜아민은 고혈압 위기 및 뇌졸중을 포함한 여러 가지 부작용을 일으킬 수 있습니다.

약물의 치료 작용 Pharmacotherapeutics

아드레날린성 약물을 사용하는 방법은 자극하는 수용체와 그 정도에 따라 다르다. 아드레날린성 약물은 다음에 영향을 미칠 수 있다.

- 알파-아드레날린 수용체: 혈관 수축으로 저혈압 치료에 사용한다.
- 베타-아드레날린 수용체: 베타$_1$, 베타$_2$-아드레날린 수용체가 존재한다.
- 베타$_1$-아드레날린 수용체: 심장근 수축과 심박수 증가로 저혈압, 쇼크, 서맥, 심장마비나 심정지에 사용한다.
- 베타$_2$-아드레날린 수용체: 기관지 확장으로 급만성기관지 천식, 기관지염, 알레르기에 의한 기관지 수축에 사용한다.

대부분의 아드레날린성 약물은 알파 및 베타-아드레날린성 수용체를 자극하여 효과를 나타내며 노르에피네프린과 에피네프린의 작용과 유사하다.

약물의 상호작용과 부작용 Drug interaction & side effects

1. 카테콜아민인 에피네프린은 고혈당증을 유발할 수 있기 때문에 에피네프린을 투여받는 당뇨병 환자는 인슐린이나 약물의 용량을 늘려야 할 수 있다.
2. 프로프라놀롤과 같은 베타-아드레날린 차단제는 특히 천식 환자에서 기관지 수축을 유발할 수 있다.

카테콜아민에 대한 부작용은 다음과 같다.

- 불안
- 현기증
- 두통
- 심계항진
- 심장 부정맥
- 저혈압
- 고혈압 및 고혈압 위기
- 뇌졸중

비카테콜아민 Noncatecholamines

서론 Introduction

비카테콜아민은 카테콜을 포함하지 않는 아드레날린성 약물로, 직접 작용하는 아드레날린성 약물인 카테콜아민과 달리 비카테콜아민은 직접 작용, 간접 작용 또는 이중 작용을 한다. 비카테콜아민은 또한 경구로 사용할 수 있고 반감기가 더 길다는 점에서 카테콜아민과 다르다. 비카테콜아민은 신체에 미칠 수 있는 다양한 영향으로 치료 범위가 매우 넓다.

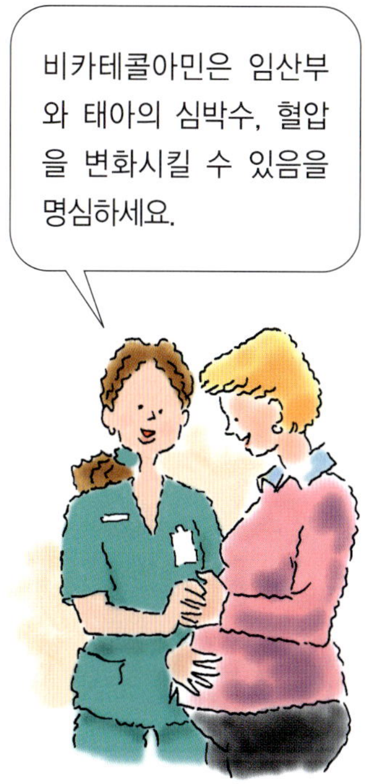
비카테콜아민은 임산부와 태아의 심박수, 혈압을 변화시킬 수 있음을 명심하세요.

약물의 치료 작용 Pharmacotherapeutics

- 혈관의 국소적 또는 전신적 수축[페닐에프린(phenylephrine)]
- 비강과 눈의 충혈제거, 세기관지 확장[알부테롤(albuterol), 에페드린(ephedrine), 포르모테롤(formoterol), 이소프로테레놀(isoproterenol), 메타프로테레놀(meta-proterenol), 살메테롤(salmeterol), 테르부탈린(terbutaline)]
- 기관지 확장과 같은 평활근 이완(테르부탈린)
- 알부테롤과 같은 흡입제는 폐의 기관지에 서서히 흡수되므로, 체내 약물 농도가 낮다.

약물의 상호작용과 부작용 Drug interaction & side effects

1. 모노아민산화효소(monoamine oxidase) 억제제는 비카테콜아민(non-catecholamines)과 함께 사용 시 심각한 고혈압과 사망을 초래할 수 있다.
2. 삼환계 항우울제는 고혈압과 부정맥을 유발할 수 있다.

비카테콜아민의 부작용은 다음과 같다.

- 두통
- 안절부절
- 불안이나 다행감
- 신경과민
- 떨림
- 기면 또는 불면
- 경련
- 고혈압 또는 저혈압
- 심계항진
- 서맥이나 빈맥

환자 교육

비카테콜아민(Noncatecholamines)

비카테콜아민이 처방되면, 대상자와 가족에게 다음 사항을 교육한다.

- 흉벽운동이 모순된 기관지경련이 발생하면 즉시 투약을 중지한다.
- 정량 흡입기 사용에 대한 다음 교육내용을 준수한다.
  - 비강과 목을 청결히 한다.
  - 가능한 최대로 폐의 공기를 내쉰다.
  - 입속에 mouthpiece를 위치시키고, 흡입제가 방출되는 대로 깊게 숨을 들이쉰다.
  - 몇 초간 숨을 멈추고, mouthpiece를 제거하고, 천천히 숨을 내쉰다.
  - 2회 이상 흡입이 지시된 경우 적어도 2분간 기다린 다음 다시 흐려질 수 있다.
- 눈 속으로 흡입제가 분사되지 않게 한다(이때는 일시적으로 시야가 흐려질 수 있다).
- 기관지확장제 사용 시, 커피, 콜라, 초콜릿, 카페인이 함유된 음식이나 식물의 섭취를 줄인다.
- 기관지확장제를 사용하기 전후 맥박을 확인한다. 분당 20~30회 이상 맥박이 증가되었다면 의사에게 연락한다.

아드레날린성 차단제 Adrenergic blocking drugs

아드레날린성 차단제는 교감신경 억제제라고도 불리며, 교감신경계 작용을 방해하는 데 사용되며 교감신경이나 교감신경 수용체로의 자극 전달(즉, 교감신경계자극)을 차단시킨다.

- 교감신경 약물의 작용을 방해함
- 이용 가능한 노르에피네프린의 감소

아드레날린성 차단제는 작용하는 수용체에 따라서 다음과 같이 분류된다.

- 알파 아드레날린성 차단제(alpha-adrenergic blockers)
- 베타 아드레날린성 차단제(beta-adrenergic blockers)

알파 아드레날린성 차단제 alpha-adrenergic blockers

서론 Introduction

알파-아드레날린성 차단제는 알파 수용체에서 카테콜아민(catecholamine)인 에피네프린과 노르에피네프린의 작용을 방해한다.

- 혈관의 평활근 이완
- 혈압 하강

여기에 해당하는 약물은 다음과 같다.

- 에르고로이드 메실산염(ergoloid mesylates)
- 페녹시벤자민(phenoxybenzamine)
- 펜톨라민(phentolamine)
- 테라조신(terazosin)
- 독사조신(doxazosin)
- 프라조신(prazosin)

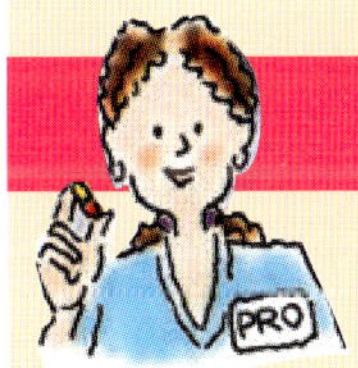

주요 약물

알파아드레날린 차단제(Alpha-adrenergic blockers): 프라조신(Prazosin)

작용

- 말초 혈관 저항을 감소시키고, 동정맥을 이완시키는 혈압을 낮춘다.

적응증

- 경증에서 중등도의 고혈압

간호 시 주의사항

- 어지러움, 첫 회 투약 시 실신, 심계항진 혹은 오심 등과 같은 부작용이 있는지 관찰한다.
- 맥박과 혈압을 자주 측정한다.
- 대상자가 천천히 일어나게 하고, 갑작스런 체위 변경을 피하도록 한다.

알파-아드레날린성 차단제는 카테콜아민의 교감신경 수용체 자극을 억제하여 혈관은 이완되고, 피부와 다른 장기로의 국소적 혈류가 증가한다. 또한 말초혈관 저항(혈류에의 저항)이 감소하여 혈압을 낮춘다.

알파-아드레날린성 약물의 치료적 효과는 약물이 투여되기 전 체내의 교감신경계의 혈관의 긴장상태(혈관의 부분적인 수축 상태)에 따라 달라진다. 즉 대상자가 누워 있는 상태에서 약물 투여하면, 혈압은 조금밖에 변하지 않는다. 누운 자세에서는 교감신경이 극소량만의 노르에피네프린을 유리하기 때문이다.

반대로, 대상자가 서 있을 경우에는, 정맥을 수축하고 혈액을 심장으로 되돌리기 위하여 노르에피네프린이 분비된다. 그러나 대상자가 알파-아드레날린성 차단제를 투여받았다면 정맥은 수축하지 않고, 다리는 울혈된다. 이는 심장으로 되돌아오는 혈액은 감소되고, 혈압이 떨어지기 때문이다. 이렇게 사람이 서 있을 때 발생할 수 있는 혈압 하강을 **기립성 저혈압**(*orthostatic hypotension*)이라고 부른다.

약물의 치료 작용 Pharmacotherapeutics

알파-아드레날린성 차단제는 평활근과 혈관을 이완시키기 때문에, 혈압이 하강하고, 피부와 다른 장기로의 국소적인 혈류량을 증가시킨다.

- 고혈압
- 말초 혈관 질환(사지 혈관의 질환), 특히 국소적 혈류장애를 일으키는 혈관 경련 질환, 예를 들어 Raynaud 질환(손가락의 발적 또는 청색증, 간헐적 창백을 특징으로 함), 말단청색증(손과 발의 대칭적인 얼룩덜룩한 청색증을 특징으로 함) 및 동상
- 갈색세포종(catecholamine을 분비하는 종양; 심각한 고혈압이 유발함)
- 혈관성 두통(ergoloid mesylates, ergotamine로 치료)

약물의 상호작용과 부작용 Drug interaction & side effects

여러 약물이 알파-아드레날린성 차단제와 상호작용하여 효과가 상승하거나 증가되는데, 이런 효과는 혈관 허탈이나 심각한 저혈압에 이르게 할 수도 있다

- 푸라조신(prazosin)을 이뇨제, 프로프라놀롤(proparanolol), 다른 베타-아드레날린성 차단제와 함께 투여하면, 의식상실을 동반하는 실신의 빈도가 증가한다.
- 테라조신(terazosin)을 항고혈압제와 함께 투약 시 과도한 저혈압을 유발할 수 있다.
- 니트로글리세린(nitroglycerin)은 과도한 혈관이완으로 인하여 저혈압을 발생시킬 수 있다.

알파-아드레날린성 차단제와 관계된 대부분의 부작용은 주로 혈관 이완으로 발생한다.

- 서맥이나 빈맥

- 부종
- 호흡 곤란
- 머리가 텅빈 느낌(light - headedness)
- 안면 홍조

환자 교육

알파-아드레날린성 차단제(Alpha-adrenergic blockers)

알파-아드레날린성 차단제 처방 시, 대상자와 가족에게 다음 사항을 점검한다.

- 와위나 좌위에서 갑자기 일어나지 않는다.
- 알려진 약물의 효과가 최대로 나타날 때까지 정신적 집중을 요하는 위험한 일은 삼가한다.
- 알코올, 과도한 활동, 오랫동안 장기적으로 서 있기나 열에 노출 시 부작용이 심해진다는 것을 유념한다.
- 설하 약물이 용해되는 동안 흡연이나 음료 섭취를 금한다.
- 의사와 상담 없이 약물 용량을 증가하지 않는다.
- 가능하면 추운 날씨에 오래 있지 않는다.
- 추위는 ergotamine 부작용을 증가시킬 수 있다.
- 장기간의 ergotamine 치료 시, 사지의 냉감이 있거나 손이나 발이 저린지 확인하고, 이런 증상이 보여면 보고 한다.
- 심각한 혈관 수축 시 조직 손상을 초래할 수 있기 때문이다.

베타-아드레날린 차단제 Beta-adrenergic blockers

서론 Introduction

가장 폭넓게 아드레날린 차단제로 사용되어 온 베타-아드레날린 차단제는 베타-아드레날린 수용체를 억제하여 교감신경계의 작용을 억제한다.

베타-아드레날린 차단제는 선택적이거나 비선택적이다. 비선택적 베타-아드레날린성 길항제는 다음에 영향을 준다.

- 베타$_1$ 수용체(주로 심장에 위치)
- 베타$_2$ 수용체(기관지, 혈관, 자궁에 위치)

비선택적 베타-아드레날린 차단제 약물에는 카베딜롤(carvedilol), 라베탈롤(labetalol), 나돌롤(levobunol), 핀돌롤(pindolol), 프로프라놀롤

(propranolol), 소탈롤(sotalol), 티모롤(timolol)이 포함된다.

선택적 베타-아드레날린 차단제는 본래 베타1-아드레날린성에만 영향을 주며 에이스부톨롤(acebutolol), 아테놀롤(atenolol), 베타솔롤(betaxolol), 비소프로롤(bisoprolol), 에스몰롤(esmolol), 메토프롤롤 타르트레이트(metoprolol tartrate)가 이에 포함된다.

심장효과 Happenings in the heart

심장에 미치는 효과는 혈압 감소, 심장 수축력 감소, 심장의 산소 소비 감소, 심방과 심실 사이 전도속도 감소, 삼박출량 감소 등이 있다. 베타$_1$ 수용체 차단을 선호하는 선택적 베타-교감신경 차단제는 심장 자극을 감소시킨다.

비선택적인 베타-아드레날린 차단제는 심장의 자극을 감소시킬 뿐만 아니라, 폐의 세기관지를 수축시킨다. 따라서 비선택적인 베타-아드레날린성 차단제는 만성 폐쇄성 폐질환 대상자에게 기관지경련을 유발할 수 있다.

약물 작용

베타-아드레날린 차단제

베타-아드레날린 차단제 약물은 베타 수용체와 결합하여 카테콜아민의 작용을 차단한다. 이 그림은 베타-아드레날린 차단제가 심장, 폐 및 혈관에 미치는 영향을 보여준다.

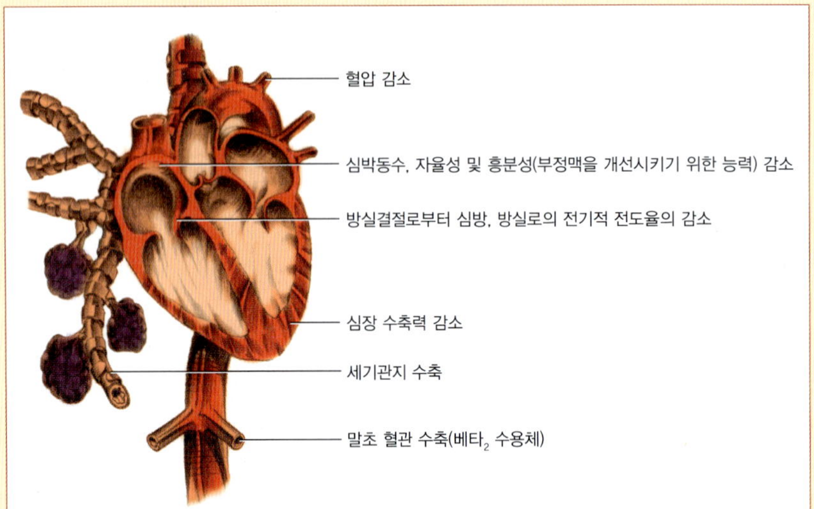

약물의 치료 작용 Pharmacotherapeutics

심장발작 후 재발을 방지하거나 치료를 위해 처방될 수 있다.

- 협심증(흉통)
- 고혈압
- 비후성 심근병(심장근육질환)
- 부정맥

심장질환 외의 적응증

- 불안
- 갑상선 항진증과 관련된 심혈관 증상(갑상선 호르몬의 과잉 생성)
- 본태성 떨림(essential tremor)
- 편두통
- 개방각 녹내장(open-angle glaucoma)

약물의 상호작용과 부작용 Drug interaction & side effects

많은 약물들은 베타-아드레날린 차단제와 상호작용하여 위험한 효과를 초래할 수 있다. 가장 심각한 효과 중에는 심장기능 저하, 부정맥, 호흡기능 저하, 심각한 기관지 경련 및 혈관 허탈까지 이를 수 있는 심각한 저혈압이 포함된다.

1. Digoxin, 칼슘 채널 차단제[주로 베라파밀(verapamil)], 시메티딘(cimetidine)을 베타-아드레날린 차단제와 함께 투여하면, 약효가 증가하거나 독성이 발생할 수 있다.
2. 비선택적 베타-아드레날린 차단제와 기관지 확장을 위한 테오필린(theophylline)을 함께 투여하면, 테오필린의 효능이 감소할 수 있다.
3. 아드레날린성 작용제와 비선택적 베타-아드레날린 차단제를 함께 사용하면 고혈압과 반사성 서맥이 나타날 수 있다.
4. 베타-아드레날린 차단제는 일반적으로 몇 가지 부작용을 유발한다. 부작용은 약물의 종류와 용량에 따라 달라지며, 다음과 같은 증상을 포함한다.
   - 저혈압
   - 서맥
   - 말초 혈관 부전
   - 방실 차단
   - 심부전
   - 기관지 경련
   - 설사 또는 변비
   - 오심
   - 구토
   - 복부 불편감

환자 교육

베타-아드레날린 차단제

베타-아드레날린 차단제가 처방되면 대상자와 가족에게 다음을 교육한다.

- 증상이나 징후가 완화되어도, 처방에 따라 약물을 정확히 투여한다.
- 약물을 갑자기 중단하지 않도록 한다. 협심증이나 급성 심근경색증을 악화시키고 빈맥을 일으킬 수 있다.
- 약물 흡수를 강화하기 위하여 경구용 약물은 식사와 함께 복용한다.
- 의사와 상의하지 않고, 일반의약품이나 약초를 복용하지 않는다.
- 잠재적인 부작용에 주의하고, 평소와 다른 약물 효과가 나타나면 보고한다.
- 약물의 알려진 중추신경계 효과가 나타날 때까지 위험한 활동은 삼가한다

퀴즈

1. 간호사가 중증 근무력증에 대해 항콜린에스테라제 약물을 복용하는 환자를 돌보고 있다. 약물이 효과적일 경우 간호사는 어떤 소견을 예상할 수 있는지 고르시오.

A. 연동운동 감소
B. 방광 긴장도 감소
C. 안압증가
D. 근육 수축 능력 증가

정답 D. 항콜린에스테라제 약물의 효과에는 안압 감소, 방광 긴장도 증가, 연동운동 개선, 근무력증 환자의 근육 수축 촉진 등이 있다.

2. 환자가 전신 마취가 필요한 수술을 받을 예정이다. 수술 전 분비물을 줄이기 위해 간호사는 어떤 약물을 환자에게 투여해야 하는지 고르시오.

A. 아트로핀
B. 테라조신
C. 도파민
D. 프로프라놀롤

정답 A. 아트로핀은 일반적으로 수술 전 분비물 감소를 위해 처방된다.

3. 환자가 아드레날린성 약물인 도부타민으로 쇼크 치료를 받고 있다. 환자에게 부작용이 발생하고 있음을 보여주는 증상을 고르시오.

A. 설사
B. 빈맥
C. 환각
D. 혈당 수치 감소

정답 B. 카테콜아민에 대한 부작용에는 심계항진, 안절부절, 불안, 현기증, 두통, 심장 부정맥, 저혈압, 고혈압 및 고혈압 위기, 뇌졸중, 협심증 및 포도당 증가가 포함된다.

4. 간호사는 베타 차단제인 Carvedilol(Coreg)로 심장 부정맥 치료를 받고 있는 환자를 돌보고 있다. 이 약을 투여하기 전에 간호사가 취해야 할 조치는 무엇인지 고르시오.

A. 혈당을 평가한다.
B. 환자의 체중을 모니터링한다.
C. 60초 동안 정점 심박수를 센다.
D. 환자에게 약물을 갑자기 중단하지 않도록 교육한다.

정답 C. 간호사는 정점 심박수를 평가한다. 심박수가 분당 60회 미만이면 베타 차단제를 투여해서는 안 된다.

5. 이중 작용을 하는 noncatecholamines을 고르시오.

A. Albuterol
B. Isoetharine
C. Ephedrine
D. Terbutaline

정답 C. Ephedrine은 이중 작용 noncatecholamines이다.

6. Beta-adrenergic blockers를 복용한 환자에게 독성을 일으킬 수 있는 약물을 고르시오.

A. 제산제
B. Rifampin
C. 비스테로이드성 항염증제
D. Digoxin

정답 D. Digoxin, 칼슘 통로 차단제(주로 verapamil) 및 cimetidine을 베타-아드레날린성 차단제와 함께 복용하면 효과가 증가하거나 독성이 나타날 수 있다.

5장

신경계 및 신경근육계 약물
Neurologic and neuromuscular drugs

약물과 신경계 및 신경근육계 Drugs and the neurologic and neuromuscular systems

신경계는 중추신경계(central nervous system, CNS, 뇌 및 척수)와 말초신경계(peripheral nervous system, 체성 및 자율신경계)를 포함한다. 신경근육계는 몸의 근육과 근육을 제어하는 신경으로 이루어져 있다. 이곳의 장애를 치료하기 위해 여러 종류의 약물이 사용되며, 여기에는 다음이 포함된다.

- 근육이완제
- 신경근육계 봉쇄 약물
- 항파킨슨병 약물
- 항경련제
- 편두통 약물

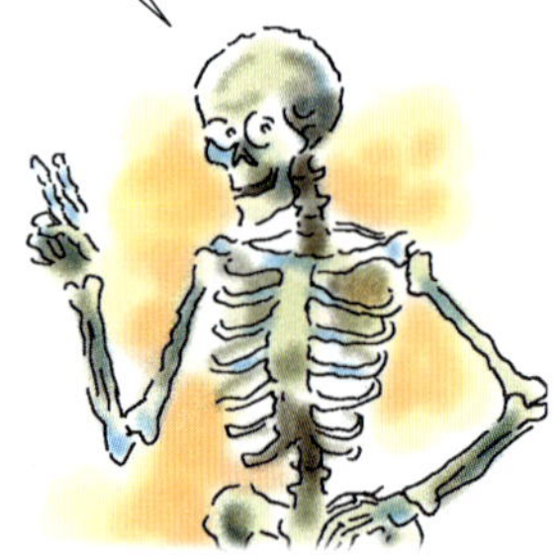

근육이완제 Skeletal muscle relaxants

근육이완제는 근골격 통증이나 연축(spasm)을 완화하며 심한 근골격 경직(spasticity, 뻣뻣하고 어색한 움직임)을 완화한다. 다발성 경화증(multiple sclerosis, MS), 뇌성마비, 뇌졸중, 척수손상과 관련된 급성 통증을 동반한 근골격계 질환 및 근 경직을 치료하는 데 사용된다.

중추작용제 Centrally acting agents

중추작용 근육이완제는 불안, 염증, 통증 및 외상과 같은 상황에서 발생한 급성 근육 경련을 치료하는 데 사용된다. 또한 다발성 경화증과 뇌성마비와 같은 상황에서의 경련을 치료한다.

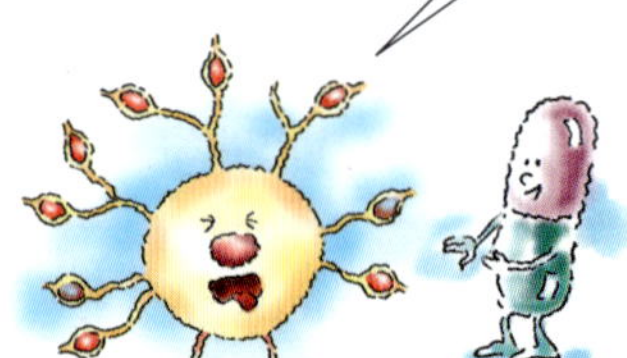
나와 같은 골격 근육이완제는 당신의 경련을 통제하는 데 도움을 줄 수 있습니다.

이러한 약물의 예:

- 카리소프로돌(carisoprodol, Soma)
- 클로르족사존(chlorzoxazone)
- 사이클로벤자프린(cyclobenzaprine, Amrix)
- 메탁살론(metaxalone, Skelaxin)
- 메토카바몰(methocarbamol, Robaxin)
- 오르페나드린(orphenadrine, Orphenadrine Citrate, Orphengesic Forte)
- 티자니딘 염산염(tizanidine hydrochloride, Zanaflex)

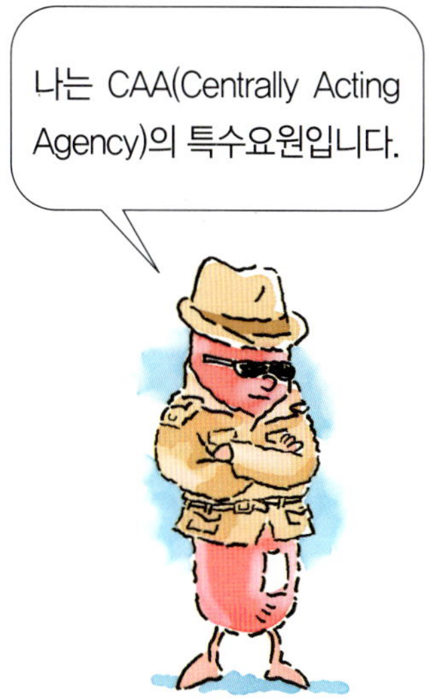
나는 CAA(Centrally Acting Agency)의 특수요원입니다.

서론 Introduction

일반적으로 이러한 약물은 위장관에서 흡수되어 신체 전반에 널리 분포되고 간에서 대사되며 콩팥으로 배설된다. 경구로 투여될 때, 이러한 약물들은 효과를 나타내기까지 30분에서 1시간이 걸린다. 대부분의 이러한 약물들의 작용 기간은 4시간에서 6시간이다.

약물의 치료 작용 Pharmacotherapeutics

급성 통증을 동반한 근골격계 질환을 치료하기 위해 중추작용 근육이완제를 투여한다.

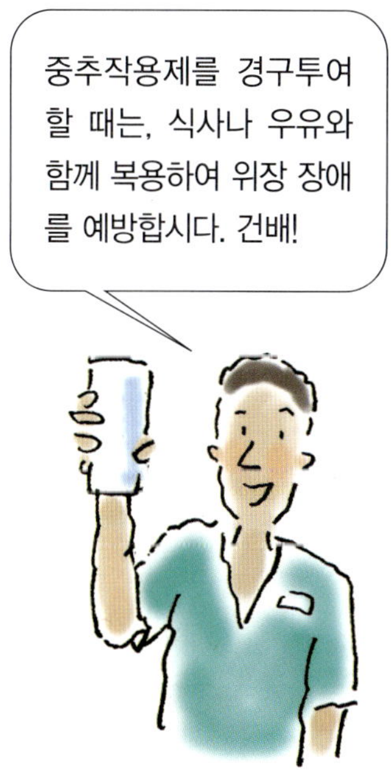
중추작용제를 경구투여 할 때는, 식사나 우유와 함께 복용하여 위장 장애를 예방합시다. 건배!

약물의 상호작용과 부작용 Drug intcraction & side effects

중추작용 근육이완제의 장기간 복용은 신체적 및 심리적 의존성을 유발할 수 있다. 이러한 약물을 급작스럽게 중단할 경우 심각한 금단 증상을 유발할 수 있다. 흔한 부작용에는 어지러움과 졸음이 포함된다. 심각한 반응에는 알레르기 반응, 부정맥 및 느린 심박수가 포함된다.

직접 작용 약제 Direct-acting agents

단트롤렌 나트륨(dantrolene sodium, Dantrium, Revonto, Ryanodex)은 직접 작용하는 유일한 근육이완제이다. 단트롤렌은 중추작용 약물과 유사한 치료 효과를 가지고 있지만, 다른 기전을 통해 작용한다. 단트롤렌은 대뇌 기원의 경직 치료에 가장 효과적이다.

서론 Introduction

단트롤렌의 최고 약물 농도는 섭취 후 약 5시간 내에 나타나지만, 환자는 일주일 이상(규칙적인 사용을 전제로) 치료 효과를 알아차리지 못할 수 있다. 단트롤렌은 간에서 대사되며 소변으로 배설된다.

단트롤렌은 다른 근육이완제와 화학적, 약리학적으로 연관성이 없다. 이는 근육에 직접 작용하여 수축력을 약화시킨다. 단트롤렌은 근육세포 내의 근육 수축과 이완을 제어하는 구조인 근육세포질그물(sarcoplasmic reticulum, 칼슘의 방출과 저장을 담당)로부터 방출되는 칼슘 이온의 수를 줄이는 것으로 보인다.

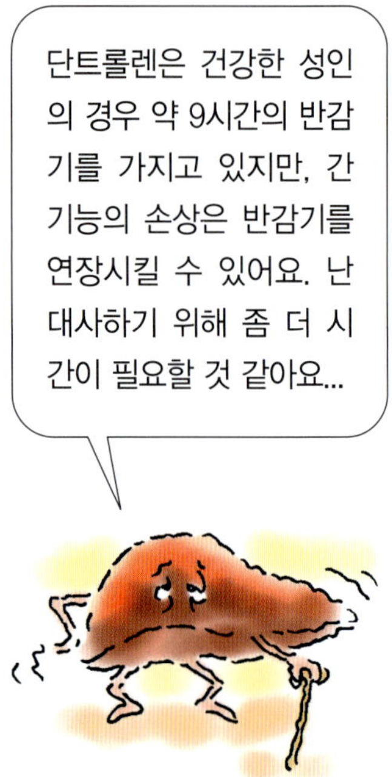
단트롤렌은 건강한 성인의 경우 약 9시간의 반감기를 가지고 있지만, 간 기능의 손상은 반감기를 연장시킬 수 있어요. 난 대사하기 위해 좀 더 시간이 필요할 것 같아요...

약물의 치료 작용 Pharmacotherapeutics

단트롤렌은 여러 종류의 경직을 관리하는 데 사용될 수 있지만, 다음 환자들에게 가장 효과적이다: 대뇌성 마비, 다발성 경화증, 척수 손상, 뇌졸중.

약물의 상호작용과 부작용 Drug interaction & side effects

단트롤렌은 악성 고열(malignant hyperthermia)을 치료하고 예방하는 데에도 사용된다. 악성 고열은 마취의 드물지만 치명적일 수 있는 합병증으로 근육강직과 고열이 특징이다.

단트롤렌은 다른 근육이완제보다 중추신경계 부작용 발생률이 낮지만, 고용량 치료는 간에 유독할 수 있다. 단트롤렌의 일반적인 부작용에는 졸음, 어지러움, 무기력 및 근력 약화가 포함된다.

다른 근이완제 Other skeletal muscle relaxants

근이완제로 사용되는 두 가지 다른 약물은 디아제팜(diazepam, Diastat, Valium)과 바클로펜(baclofen, Lioresal)이다.

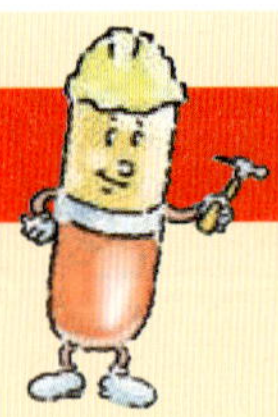

약물 작용

근이완제로서의 디아제팜

디아제팜은 긴장성 장애로 인한 급성 연축 및 경직을 치료하는 데 사용되는 벤조디아제핀계 약물이다. 디아제팜의 다른 사용처에는 불안, 알코올 금단증상 및 발작이 포함된다.

서론 Introduction

바클로펜은 위장관에서 빠르게 흡수된다. 몸에 널리 분포되며(작은 양이 혈액-뇌장벽을 통과), 적은 양이 간에서 대사되며, 주로 변하지 않은 상태로 소변으로 배설된다. 환자가 바클로펜의 효과를 알아차리는 데는 몇 시간에서 몇 주가 소요될 수 있다.

바클로펜이 정확히 어떻게 작용하는지는 알려져 있지 않다. 신경전달물질 GABA와 화학적으로 유사한 바클로펜은 아마도 척수에서 작용한다. 이 약물은 척수에서 골격근으로 가는 신경 자극을 감소시키며, 근경련의 빈도, 심각도와 관련된 통증을 줄인다.

바클로펜은 디아제팜보다 진정 효과가 덜하며, 단트롤렌보다 말초 근육 약화가 적어 경직치료에서 선택되는 약물이다.

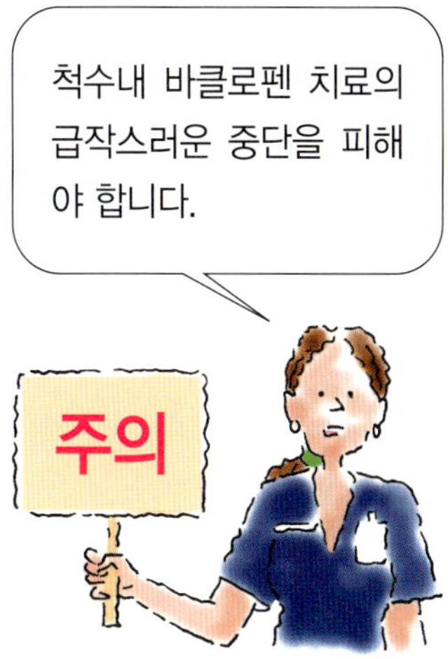
척수내 바클로펜 치료의 급작스러운 중단을 피해야 합니다.
주의

약물의 치료 작용 Pharmacotherapeutics

바클로펜이 가장 주요하게 사용되는 적응증은 척수 손상(다발경화증 또는 외상이 가장 흔한 원인)을 가진 하반신마비 또는 사지마비 환자이다. 경구 바클로펜에 반응이 없거나 불쾌한 부작용을 경험하는 환자들에게 바클로펜은 척수 내로 투여될 수 있다. 척수내 바클로펜의 급격한 중단은 고열, 변화된 정신 상태, 과도한 반동성 경직, 근육경직을 일으키며 드물게는 횡문근융해증, 다기관부전, 그리고 사망까지 이어질 수 있다.

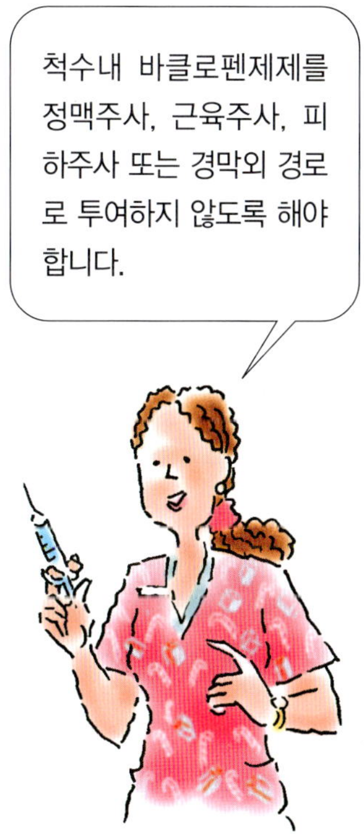
척수내 바클로펜제제를 정맥주사, 근육주사, 피하주사 또는 경막외 경로로 투여하지 않도록 해야 합니다.

약물의 상호작용과 부작용 Drug interaction & side effects

바클로펜에 대한 가장 흔한 부작용은 일시적인 졸음이다.

신경근 봉쇄약물 Neuromuscular blocking drugs

신경근 봉쇄약물은 운동신경 말단의 신경 자극 전달을 방해하여 골격근을 이완시킨다. 신경근 이완제는 주로 세 가지 주요 임상 적응증을 갖는다.

- 수술 중 골격근을 이완시키기 위해
- 약물 유발 또는 전기 유발성 발작 중 근경련의 강도를 감소시키기 위해
- 호흡을 돕는 인공호흡기(ventilator)에 저항하는 환자를 관리하기 위해

비탈분극성 차단 약물 Nondepolarizing blocking drugs

비탈분극성 차단 약물은 **경쟁적**(*competitive*) 또는 **안정화**(*stabilizing*) 약물로 불리며, 쿠라레 알칼로이드 및 합성 유사 화합물에서 파생되었다.

다음과 같은 약물이 속한다.

- 아트라쿠리움 베실레이트(atracurium besylate)
- 시사트라쿠리움 베실레이트(cisatracurium besylate)
- 판큐로늄 브로마이드(pancuronium bromide)
- 로큐로늄 브로마이드(rocuronium bromide)
- 베큐로늄 브로마이드(vecuronium bromide)

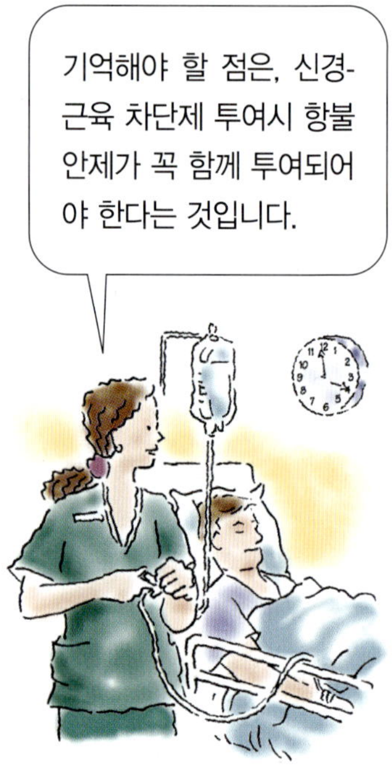

서론 Introduction

비탈분극성 차단 약물은 위장관으로부터 흡수가 잘 되지 않아 비경구적으로 투여된다. 비탈분극성 차단 약물은 신체 전체로 빠르게 분포된다. 판큐로늄, 로큐로늄 및 베큐로늄과 같은 일부 약물은 간에서 일부 대사된다. 정맥 투여 후, 미바큐륨은 혈장 거짓콜린에스터분해효소(pseudocholinesterase)에 의해 가수분해된다. 약물들은 주로 소변으로 배설된다.

비탈분극성 차단제는 근육막의 콜린성 수용체에서 아세틸콜린과 경쟁하여 근육 수축을 방지한다. 이러한 약물은 초기에 근육약화를 일으키며, 이후 빠르게 이완(근육 긴장도의 상실) 마비로 변한다. 이완마비가 발생하는 첫 번째 근육은 눈, 얼굴 및 목의 근육이다. 다음으로 팔다리, 배 복부 및 몸통 근육이 이완된다. 마지막으로 갈비뼈 사이의 늑간근과 횡격막(호흡근)이 마비된다. 마비로부터 회복은 일반적으로 반대 순서대로 발생한다.

이때, 환자는 의식을 유지하며 통증을 느낄 수 있다. 환자는 마비되어 있지만 발생하고 있는 상황을 인식하므로 극도의 불안을 경험할 수 있다. 그러나 그들은 자신의 감정을 전달할 수 없다. 이러한 이유로 신경근육 차단제와 함께 진통제 또는 항불안제를 투여해야 한다.

약물의 치료 작용 Pharmacotherapeutics

비탈분극성 차단제는 다음과 같은 상황에서 근이완을 일으키기 위해 사용된다.

- 기관내관(endotracheal tube, ET tube, 기관 내에 배치되는 관)의 통과를 용이하게 함
- 수술 중 필요한 마취제 양을 줄임
- 부러진 뼈와 탈구된(dislocated) 관절을 다시 정렬하는 데 도움
- 호흡보조가 필요하지만 혼란과 안절부절로 인해 기관내관 및 기계환기(mechanical ventilation)에 저항하는 환자를 마비시킴
- 우울증 치료를 위해 뇌에 전류를 통과시키는 전기경련요법(ECT) 중 근연축의 세기를 줄여 근손상을 방지

약물의 상호작용과 부작용 Drug interaction & side effects

아미노글리코사이드 항생제 및 마취제는 신경근육 차단을 강화 또는 과장시킨다. 혈장 전해질인 칼슘, 마그네슘 및 칼륨 농도를 변화시키는 약물은 비탈분극성 차단제의 효과를 변경시킨다. 콜린에스터분해효소억제제가 비탈분극성 차단제를 상쇄하는 해독제로 사용된다.

비탈분극성 약물을 복용하는 환자는 다음과 같은 유해 반응을 경험할 수 있다.

- 무호흡, 저혈압, 피부 반응, 기관지 경련, 과다한 기관 및 침샘 분비

탈분극성 차단 약물 Depolarizing blocking drugs

석시닐콜린 염화물(succinylcholine chloride, Anectine)은 유일한 치료적 탈분극성 차단 약물이다. 석시닐콜린은 아세틸콜린과 유사하게 작용하지만 콜린에스터분해효소에 의해 비활성화되지 않는다. 짧은 기간의 근육 이완이 필요할 때 선택된다.

서론 Introduction

석시닐콜린은 정맥 투여가 선호되며, 필요한 경우 근육주사로도 사용할 수 있다. 석시닐콜린은 간 및 혈장에서 거짓콜린에스터분해효소(pseudocholinesterase)에 의해 가수분해되어 비탈분극성 차단 작용을 하는 대사산물이 생성된다. 콩팥으로 배설된다.

투여 후, 석시닐콜린은 아세틸콜린보다 느리게 대사된다. 결과적으로, 석시닐콜린은 근육막의 수용체 부위에 더 오래 붙어 있게 된다. 이는 운동종말판의 재분극을 방지하여 근육마비를 일으킨다.

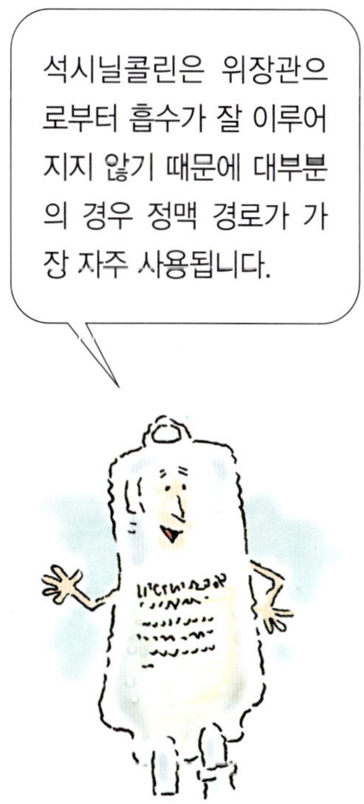
석시닐콜린은 위장관으로부터 흡수가 잘 이루어지지 않기 때문에 대부분의 경우 정맥 경로가 가장 자주 사용됩니다.

약물의 치료 작용 Pharmacotherapeutics

석시닐콜린은 기관 삽관 및 ECT(전기경련요법) 중에 필요한 짧은 기간의 근육 이완을 위한 우선적으로 사용되는 약물이다.

약물의 상호작용과 부작용 Drug interaction & side effects

석시닐콜린에 대한 주요 부작용 반응은 저혈압과 지속적인 무호흡이다.

항파킨슨 약물 Antiparkinsonian drugs

약물요법은 특징적인 네 가지 주요 증상인 (1) 근육 경직(비유연성, inflexibility), (2) 운동불능(akinesia, 자발적인 근육 운동 손실), (3) 안정시의 진전, (4) 자세와 균형 장애를 특징으로 하는 진행성 신경장애인 파킨슨병 치료의 중요한 부분이다.

선조체에서의 도파민 감소는 아세틸콜린과 도파민이라는 두 신경전달물질 간의 정상적인 균형을 교란시킨다. 뇌의 신경세포가 손상되면 도파민을 더 이상 생산할 수 없게 된다. 이러한 결과로 아세틸콜린의 상대적 과잉이 발생하게 된다. 콜린계 활동에 의한 과도한 자극은 파킨슨병의 운동 장애를 유발한다.

약물요법의 목표는 증상 완화 및 환자의 독립성과 움직임을 유지하는 것이다. 이러한 목표는 신경전달물질의 불균형을 다음의 여러 방법들 중 하나로 교정해 이룰 수 있다.

- 콜린계 효과 억제(항콜린성 약물로)
- 도파민 효과 강화(도파민계 약물로)
- COMT 억제제에 의한 카테콜-*O*-메틸전달효소(catechol-*O*-methyltransferase, COMT) 억제

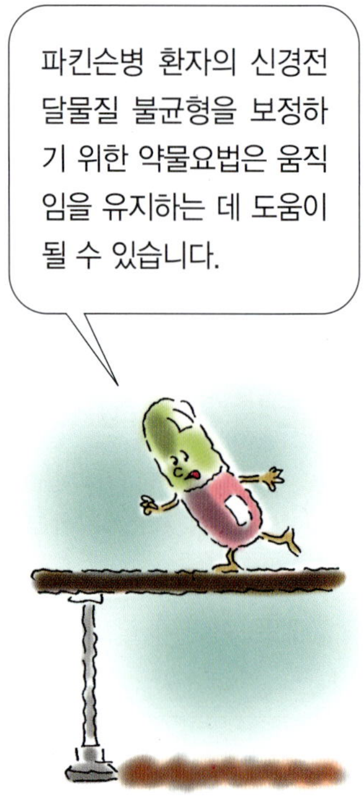
파킨슨병 환자의 신경전달물질 불균형을 보정하기 위한 약물요법은 움직임을 유지하는 데 도움이 될 수 있습니다.

항콜린성 약물 Anticholinergic drugs

항콜린성 약물은 **부교감신경억제약물**(*parasympatholytic drug*)로 불린다. 파킨슨병 치료에 사용되는 항콜린성 약물에는 벤즈트로핀 메실레이트(benztropine mesylate, Cogentin) 및 트리헥시페니딜 염화물(trihexyphenidyl hydrochloride)과 같은 합성 삼차 아민이 포함된다.

서론 Introduction

일반적으로 항콜린성 약물은 위장관에서 잘 흡수되며 혈액-뇌 장벽을 통과하여 작용 부위인 뇌로 간다. 약물의 대부분은 간에서 적어도 부분적으로 대사되며, 대사물이나 대사되지 않은 약물이 신장을 통해 배출된다. 이러한 약물들의 정확한 분포는 알려지지 않았다.

뇌척수액에서 아세틸콜린 수치가 높으면 중추신경계에 자극 효과를 일으켜 파킨슨병의 진전을 유발할 수 있다. 파킨슨병 환자는 중추 및 부교감 신경계의 수용체 부위에서 아세틸콜린의 작용을 억제하기 위해 항콜린성 약물을 복용하여 진전을 줄인다.

약물의 치료 작용 Pharmacotherapeutics

항콜린성 약물은 모든 형태의 파킨슨증을 치료하는 데 사용된다. 이들은 주로 증상이 약하고, 환자의 삶에 큰 영향을 주지 않는 파킨슨병 초기에 사용된다.

항콜린성 약물은 주로 파킨슨병 초기에 아만타딘(amantadine, Gocovri 및 Osmolex ER)과 혼용하여 사용될 수 있다. 항콜린성 약물은 파킨슨병 후기에 레보도파와 병용하여 증상을 더욱 완화시킬 수 있다.

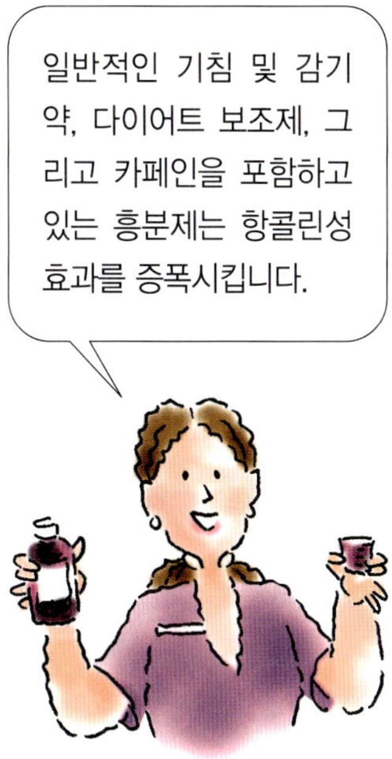
일반적인 기침 및 감기약, 다이어트 보조제, 그리고 카페인을 포함하고 있는 흥분제는 항콜린성 효과를 증폭시킵니다.

약물의 상호작용과 부작용 Drug interaction & side effects

항콜린성 약물과 특정 약물을 함께 복용하면 상호작용이 발생할 수 있다.

- 아만타딘은 항콜린성 부작용을 증폭시킬 수 있다.
- 레보도파의 흡수가 감소하여 파킨슨증의 증상과 징후 악화가 발생할 수 있다.
- 항정신병약물과 항콜린성 약물을 함께 복용할 경우 두 가지 약물 모두의 효과가 감소할 수 있다. 항콜린성 부작용 발생률 또한 증가할 수 있다.
- 알코올은 중추신경계 억제를 증가시킨다.

30%에서 50%의 환자에서는 항콜린성 약물의 용량 의존적 부작용이 경미하게 나타난다. 입마름이 트리헥시페니딜에 대한 용량 의존적 부작용일 수 있다. 고령 환자들은 항콜린성 약물과 관련된 중요한 인지 및 기타 부작용을 경험할 수 있으며, 항콜린성 약물의 높은 부하는 더 젊은 파킨슨병 환자에서 인지 장애 및 걷기 일시정지(freezing of gait, FOG)와 연관이 있다.

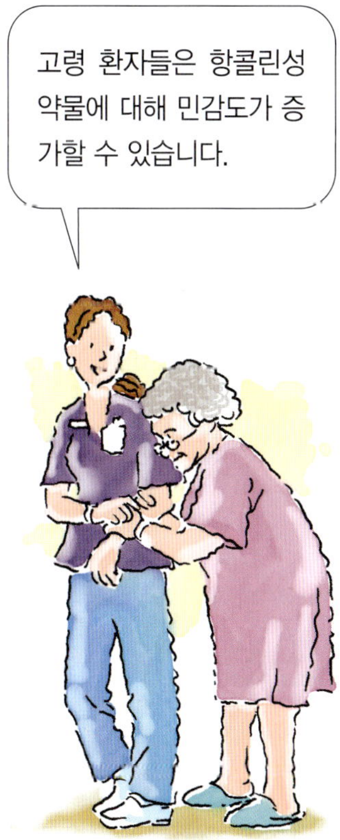
고령 환자들은 항콜린성 약물에 대해 민감도가 증가할 수 있습니다.

항콜린성 약물에 대한 일반적인 부작용 중 일부는 다음과 같다.

- 혼란, 안절부절, 초조 및 흥분, 졸음 또는 불면증, 빈맥, 두근거림, 변비, 구역과 구토, 소변정체, 안압의 증가에 따른 시야흐림, 동공 확장
- 항콜린성 약물에 대한 감수성 관련 반응은 두드러기 및 알레르기성 발진을 포함할 수 있다.
- 고령자 환자 중에서는 항콜린성 약물에 대한 증가된 민감도가 발생할 수 있다. 인지 혼란, 흥분, 걷기 일시정지 그리고 때로 환각과 같은 정신병 증상이 포함될 수 있다.

도파민계 약물 Dopaminergic drugs

도파민계 약물 안에는 화학적으로 관련이 없는 약물들을 포함되어 있다. 이러한 약물들은 수용체 부위에서 도파민의 효과를 증폭시키며, 파킨슨병 증상 치료에 유용하다. 약물의 예로는

- 도파민의 대사 전구체인 레보도파(levodopa, Sinemet)
- 카르비도파(carbidopa)–레보도파, 카르비도파와 레보도파로 구성된 복합 약물
- 도파민 활성을 지닌 항바이러스 약물인 아만타딘(amantadine)
- 맥각 유형의 도파민 작용제인 브로모크립틴(bromocriptine, Cycloset, Parlodel)
- 맥각 유형이 아닌 도파민 작용제인 로피니롤(ropinirole, Requip)과 프라미펙솔 다이드로염화물(pramipexole dihydrochloride, Mirapex)
- B형 MAO 억제제인 세레길린 염화물(selegiline hydrochloride, Emsam, Zelapar)

서론 Introduction

항콜린성 약물과 마찬가지로, 도파민계 약물은 위장관에서 흡수되어 혈류로 전달되고 뇌의 작용부위에 전달된다. 경구 투여 후 레보도파, 카르비도파-레보도파, 프라미펙솔, 아만타딘은 대부분이 위장관에서 흡수되지만 브로모크립틴은 약물의 약 28%만 흡수된다.

레보도파는 식사와 함께 복용하면 흡수가 느려지고 감소한다. 식이 아미노산들은 레보도파의 효과를 감소시킬 수 있다. 경구 투여된 세레질린의 약 73 %가 흡수된다. 레보도파는 체내 조직에 널리 분포된다. 카르비도파-레보도파와 프라미펙솔(Mirapex) 또한 널리 분포된다. 아만타딘은 타액, 비강 분비물, 그리고 모유에 분포된다.

도파민계 약물은 체내 다양한 부위에서 광범위하게 대사되고 간과 신장, 또는 둘 모두에서 배설된다. 도파민 작용 약물은 두 가지 방법 중 한 가지로 뇌에서 작용하여 운동 기능을 개선한다: 도파민 농도의 증가 혹은 도파민 신경전달의 강화.

레보도파는 혈액-뇌 장벽을 통과하고 뇌 내 효소에 의해 도파민으로 변환되기 전에는 비활성 상태이다. 카르비도파는 레보도파 말초변환을 차단하여 더 많은 레보도파를 뇌로 운반할 수 있도록 하여 레보도파의 효과를 향상시킨다.

다른 도파민 작용 약물들은 각기 다른 작용기전을 가지고 있다.

- 아만타딘은 작용기전이 명확하지 않다.
- 브로모크립틴, 로피니롤, 그리고 프라미펙솔은 뇌의 도파민 수용체를

자극한다.

- 세레길린은 B형 MAO 활동을 억제하는 등의 기전으로 인해 도파민 작용을 증가시킬 수 있다.

도파민 작용 약물은 뇌에서 도파민 농도를 증가시켜 운동 기능을 개선하거나 도파민 신경전달을 증진시킴으로써 작용합니다. 벌써 좋아진 것 같은데요!

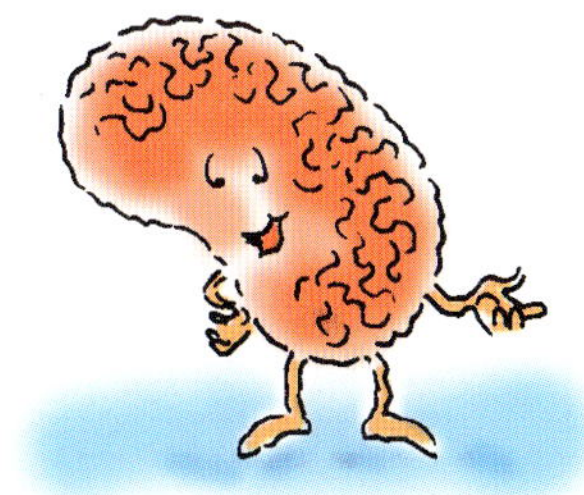

약물의 치료 작용 Pharmacotherapeutics

진전이 주된 증상인 경증 파킨슨병 환자에게는 항콜린제나 아만타딘이 일반적으로 처방된다. 레보도파의 분해를 차단하여 레보도파의 지속 시간을 연장하는 세레길린은 레보도파와 함께 사용하기도 한다. 세레길린은 신경 보호 특성과 파킨슨병의 진행을 늦추는 잠재력으로 인해 초기 파킨슨 장애에도 사용된다. 일반적으로 도파민계 약물은 심한 파킨슨병을 앓고 있는 환자나 항콜린성 약물만으로 반응이 없는 환자에게 사용된다.

파킨슨병 치료에 사용되는 가장 효과적인 약물은 레보도파이다. 레보도파 반응에 기복(fluctuation)이 발생할 경우 용량 조정 및 투여 빈도 증가를 시도할 수 있다. 환자의 유전적 성별과 같은 변수는 용량 반응에 영향을 줄 수 있다.

카르비도파를 레보도파와 함께 투여할 때 레보도파의 용량을 줄일 수 있어 위장관 및 심혈관 부작용의 위험을 감소시킬 수 있다. 레보도파는 주로 파킨슨병의 표준 치료로서 카르비도파와 함께 병용된다.

아만타딘, 레보도파, 프라미펙솔, 브로모크립틴 등의 일부 도파민계 약물에서 파킨슨 위기(갑작스러운 뚜렷한 임상 악화) 및 생명을 위협하는 합병증[근육 경직, 체온상승, 빈맥, 정신 변화, 혈청 크레아틴인산화효소 상승을 보이는 신경이완제악성증후군(neuroleptic malignant syndrome)과 유사한 증후군]을 유발하지 않으려면 점진적으로 용량을 줄이는 것이 필요할 수 있다.

약물의 상호작용과 부작용 Drug interaction & side effects

도파민계 약물들은 많은 다른 약물들과 상호작용하여 잠재적으로 치명적인 반응을 일으킬 수 있다. 몇 가지 예시는 다음과 같다.

- 피리독신(Ridoxine, 비타민 B_6), 페니토인, 벤조디아제핀, 레세르핀, 그리고 파파버린과 함께 복용 시 레보도파의 효과가 감소될 수 있다.
- 트리닐시프로민과 같은 A형 MAO 억제제와 동시에 복용 시 고혈압 위기 위험이 증가될 수 있다.
- 페노티아진, 싸이오틱센, 할로페리돌, 록사핀과 같은 항정신병약물은 레보도파의 효과를 감소시킬 수 있다.
- 아만타딘은 항콜린제 약으로 인한 혼란 및 환각과 같은 부작용을 강화시킬 수 있고, 레보도파의 흡수를 감소시킬 수 있다.

- 세레길린과 메페리딘을 권장 용량보다 높게 함께 복용할 경우 치명적 반응을 일으킬 수 있다.

도파민계 약물에 대한 부작용은 처방된 약물에 따라 다양하다.

- 레보도파: 구역과 구토, 기립성 저혈압, 식욕부진, 신경이완제악성증후군, 부정맥, 과민성, 혼동
- 아만타딘: 기립성 저혈압과 변비
- 브로모크립틴: 지속적인 기립성 저혈압, 심실 빈맥, 서맥, 협심증의 악화
- 세레길린: 두통, 불면, 어지러움, 구토, 부정맥
- 로피니롤 및 프라미펙솔: 기립성 저혈압, 어지러움, 혼동, 불면

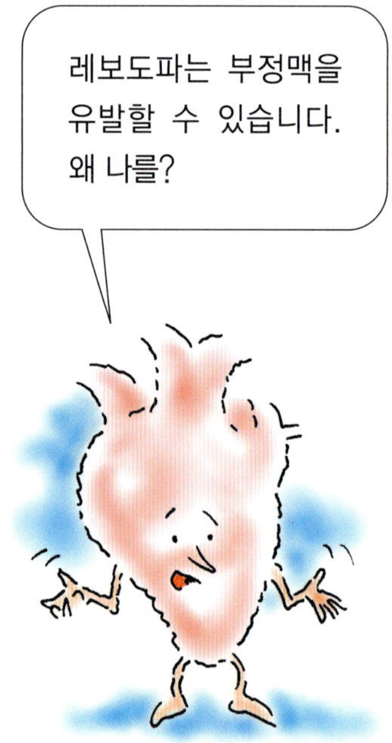

COMT 억제제 COMT inhibitors

COMT 억제제는 카르비도파-레보도파 치료의 부가요법으로 사용된다. 두 가지 선택: 현재 두 가지 COMT 억제제가 사용되는데 다음과 같다.

- 톨카폰(tolcapone, Tasmar)
- 엔타카폰[entacapone; Comtan, Stalevo(카르비도파, 레보도파, 그리고 엔타카폰)]

서론 Introduction

톨카폰과 엔타카폰은 위장관에서 신속하게 흡수되며, 음식은 생체 이용률을 감소시킨다. 간에서 거의 완전히 대사되어 비활성 대사체로 배출된다.

톨카폰과 엔타카폰은 COMT의 선택적이고 가역적인 억제제로, 레보도파 대사의 주요 효소인 COMT의 활성을 억제한다. COMT의 억제는 레보도파의 약동학을 변경시켜 혈장 레보도파 농도를 지속시킨다. 이로 인해 뇌에서 더 지속된 도파민 자극이 발생하고 파킨슨병의 증상과 징후가 개선된다.

약물의 치료 작용 Pharmacotherapeutics

카르비도파-레보도파에 톨카폰 또는 엔타카폰을 첨가할 수 있다. COMT 억제제는 단독으로 사용할 때 파킨슨증의 치료 효과가 없으며 항상 카르비도파-레보도파와 병용해야 한다. COMT 억제제를 첨가하면 일반적으로 카르비도파-레보도파의 용량을 줄여야 한다.

COMT 억제제의 급속한 중단은 파킨슨증 위기로 이어질 수 있으며 근육의 강직, 고열, 빈맥, 혼동 및 혈청 크레아틴인산화효소 상승 같은 신경이완제악성증후군과 유사한 증상을 유발할 수 있다. 빠른 중단을 피

하기 위해 용량을 서서히 줄이는 것이 제안된다.

약물의 상호작용과 부작용 Drug interaction & side effects

COMT 억제제는 여러 가지 약물과 상호작용을 일으킬 수 있다. 몇 가지 예시는 다음과 같다.

- COMT 억제제는 A형 MAO 억제제와 동시에 사용해서는 안 되지만 세레길린과 함께 사용할 수 있다.
- 카테콜아민 약제와 COMT 억제제를 병용하면 중대한 부정맥이 발생할 수 있다.
- CNS 억제제와 함께 사용하면 중추신경 효과가 추가될 수 있다.
- 엔타카폰은 철을 킬레이트(chelate)하므로 철의 흡수가 감소할 수 있다.
- 엔타카폰과 브로모크립틴 사용과 섬유화(fibrotic) 합병증이 관련이 있을 수 있다.
- 도파민계 약물치료 중인 환자에게 COMT 억제제를 사용할 때 기립성 저혈압의 가능성이 증가할 수 있다.

COMT 억제제의 일반적인 부작용에는 다음이 포함된다: 구토, 이상운동, 설사, 갈색-주황색 소변 변색(엔타카폰), 운동과다증 또는 운동감소증.

COMT 억제제에 대한 생명을 위협하는 반응에는 급성 간부전이 포함된다. 이 위험 때문에 톨카폰은 레보도파 치료에 반응 변동을 경험하며 다른 보조요법에 반응이 없거나 다른 보조요법에 대한 적절한 후보가 아닌 파킨슨병 환자에게만 사용되어야 한다.

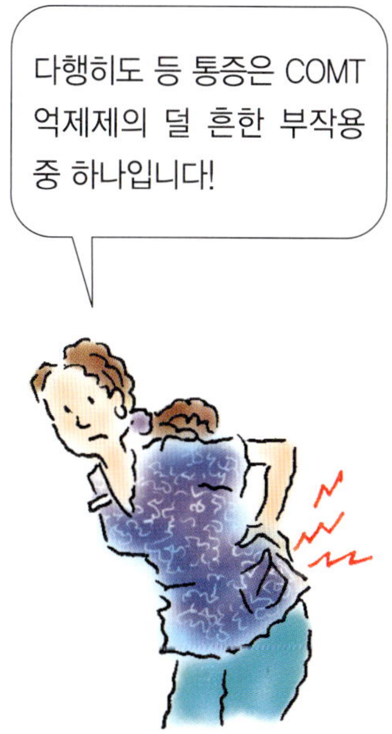
다행히도 등 통증은 COMT
억제제의 덜 흔한 부작용
중 하나입니다!

항경련제 Anticonvulsant drugs

항경련제는 신경근육 전달을 억제한다. 다음과 같은 경우에 처방될 수 있다.

- 만성 뇌전증의 장기 관리(반복되는 발작)
- 뇌전증으로 인하지 않은 외상이나 뇌수술 후 발작

일부 항경련제는 긴급한 뇌전증지속상태(status epilepticus)의 응급 처치에 사용된다. 뇌전증의 치료는 한 가지 약물로 시작해야 하고, 발작이 통제되거나 부작용이 문제가 될 때까지 용량을 서서히 늘려가야 한다.

하이단토인 Hydantoins

가장 많이 처방되는 항경련제 약인 페니토인[(phenytoin(Dilantin)], 페니토인 나트륨[phenytoin sodium(Cerebyx, Phenytek)], 포스페니토인[fosphenytoin(Sesquient)]이 하이단토인에 속한다.

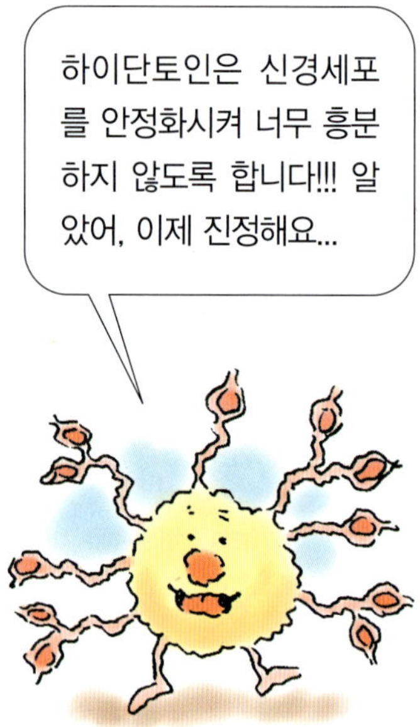
하이단토인은 신경세포를 안정화시켜 너무 흥분하지 않도록 합니다!!! 알았어, 이제 진정해요...

서론 Introduction

하이단토인의 약동학은 약물에 따라 다르다.

1. 페니토인: 천천히 시작해서 빠른 끝

   페니토인은 경구 및 근육주사 후에 천천히 흡수된다. 페니토인은 빠르게 모든 조직에 분포되며 단백질에 많이(90%) 결합된다. 페니토인은 간에서 대사된다. 비활성 대사체는 담즙으로 배설되고 그 후 위장관에서 재흡수된다. 하지만 결국에는 소변으로 배출된다.

2. 포스페니토인: 단기 해결책

   포스페니토인은 단기간 주사 또는 정맥주사용으로 권장된다. 이것은 체내 전체에 넓게 분포되며 많이(90%) 단백질에 결합되고 간에서 대사되어 소변으로 배출된다. 대부분의 경우 하이단토인 항경련제는 신경세포를 안정화시켜 과도한 흥분을 방지한다.

약물의 치료 작용 Pharmacotherapeutics

페니토인은 효과적이며 상대적으로 낮은 독성 때문에 가장 많이 처방되는 항경련제이며 다음과 같은 환자를 치료하기 위한 우선적인 약물 중 하나이다.

- 복합부분발작[complex partial seizure, **정신운동**(*psychomotor*) 또는 **측두엽 발작**(*temporal lobe seizures*)]
- 강직간대(tonic clonic) 발작

페니토인 대사를 맡는 효소계는 포화될 수 있다. 용량 변경은 혈중 농도에 불균형한 변화를 일으킬 수 있다. 페니토인과 포스페니토인은 뇌전증지속상태에서 초기 정맥 벤조디아제핀 투여 후에 선택되는 장기 작용 항경련제이다.

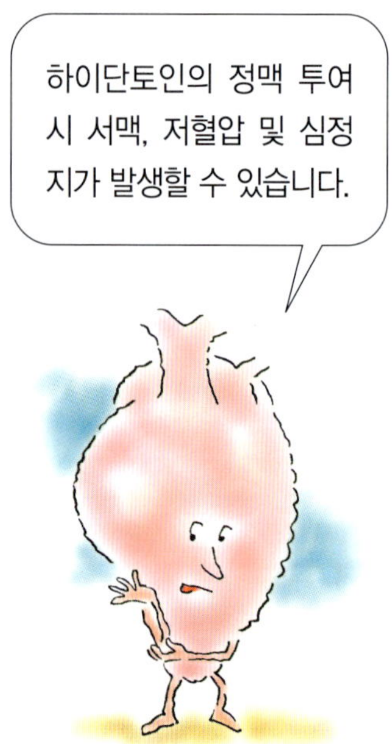

약물의 상호작용과 부작용 Drug interaction & side effects

페니토인은 페노바비탈, 디아조사이드, 테오필린, 카르바마제핀, 리팜핀, 항산제, 그리고 수크라페이트와 병용할 때 효과가 감소된다.

하이단토인에 대한 부작용에는 다음이 포함된다.

- 졸음, 실조, 민감성 및 안절부절, 두통, 안구진탕, 어지러움 및 현기

증, 조음장애(dysarthria), 구토와 구역, 복통, 식욕부진, 심방 및 심실 전도 기능 저하, 심실세동(중독 상태에서), 서맥, 저혈압 및 심정지(정맥 투여 시), 과민 반응

바르비투르산염 Barbiturates

예전에 가장 널리 사용된 항경련제 중 하나였던 장기 작용 바르비투르산염 페노바비탈(phenobarbital)은 이제 그 진정작용으로 인해 덜 사용되고 있다. 페노바비탈은 때로는 뇌전증의 장기적인 치료를 위해 사용되며, 하이단토인이 효과적이지 않을 때 뇌전증지속상태를 치료하기 위해 선택적으로 처방된다.

페노바르비탈과 화학적으로 가까운 바르비투르산염 유도 항경련제의 구조적 유사체인 프리미돈(primidone, Mysoline)도 뇌전증의 장기적인 치료에 사용된다.

서론 Introduction

각각의 바르비투르산염은 조금씩 다른 약동학적 특성들을 가지고 있다. 페노바비탈은 위장관에서 느리기는 하지만 잘 흡수된다. 최고 혈장농도는 단일 투여 후 8~12시간 후에 나타난다. 혈청단백질에 20~45%가 결합되며 뇌를 포함한 다른 조직에도 유사한 비율로 결합한다. 간은 페노바비탈의 약 75%를 대사하고, 25%는 변환되지 않은 채 소변으로 배설된다.

프리미돈 용량의 약 60~80%가 위장관에서 흡수되고, 체내 조직에 고르게 분포된다. 약은 혈장에서 소량이 단백질에 결합된다. 프리미돈은 간에서 두 가지 활성대사물인 페노바비탈과 페닐에틸말론아미드(phenylethylmalonamide, PEMA)로 대사된다. 15~25%의 프리미돈은 대사없이 소변으로 배설되고 15~25%는 페노바비탈 형태로, 50~70%는 PEMA 형태로 배설된다.

바르비투르산염은 최면 효과를 일으키지 않는 용량에서 항경련 작용을 나타낸다. 이러한 이유로, 바르비투르산염은 주로 뇌전증을 치료하는데 사용될 때 중독을 유발하지 않다. 바르비투르산염은 연접후 흥분을 줄여 발작 문턱값을 향상시킨다.

약물의 치료 작용 Pharmacotherapeutics

바르비투르산염 항경련제는 다음과 같은 상황에서 효과적인 대체요법으로 사용된다.

- 부분성 간질, 긴장간대경련, 열성 간질.
- 뇌전증지속상태를 치료하기 위해서도 정맥투여 페노바비탈을 사용한다. 바르비투르산염 항경련제는 소발작을 치료하는 데 효과가 없다.
- 프리미돈은 페노바르비탈보다 이점이 없으며, 환자가 페노바비탈의 부작용을 참을 수 없을 때 사용된다.

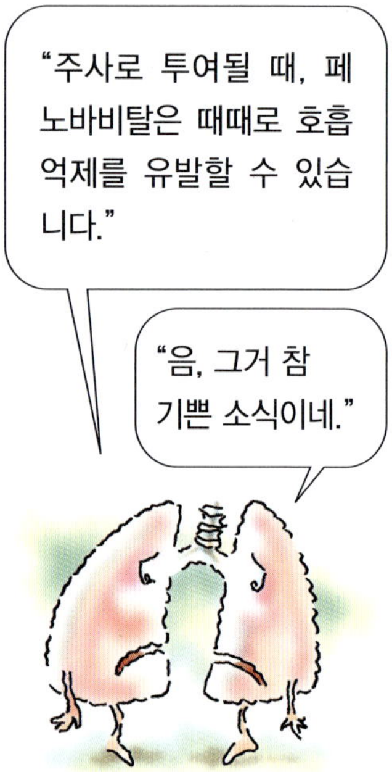
"주사로 투여될 때, 페노바비탈은 때때로 호흡억제를 유발할 수 있습니다."
"음, 그거 참 기쁜 소식이네."

약물의 상호작용과 부작용 Drug interaction & side effects

페노바비탈의 부작용은 다음과 같다.

- 졸음, 무기력, 어지러움, 안구진탕, 혼동 및 실조(대량 투여 시), 후두연축, 호흡 억제 및 저혈압(정맥으로 투여 시).
- 프리미돈은 페노바비탈과 동일한 중추신경계 및 위장 부작용을 유발할 수 있다. 또한 급성 정신병, 탈모, 발기부전 및 골연화증을 일으킬 수 있다.
- 모든 세 가지 바르비투르산염 항경련제는 과민 반응 발진 및 다른 발진, 루푸스양 증후군(염증성 질환) 및 림프절 확대를 유발할 수 있다.

이미노스틸벤 Iminostilbenes

카르바마제핀(Carbatrol, Tegretol)은 가장 일반적으로 사용되는 이미노스틸벤 항경련제이다. 다음을 효과적으로 치료한다.

- 부분 및 전신 긴장간대발작
- 혼합 발작 유형
- 복잡부분발작(일차선택치료)

서론 Introduction

카르바마제핀은 장관으로부터 천천히 흡수되며, 간에서 cytochrome P-450 3A4(CYP3A4)에 의해 대사되며, 소변으로 배설된다. 반감기는 매우 다양하다. 카르바마제핀의 항경련 효과기전은 페니토인과 유사하다.

약물의 치료 작용 Pharmacotherapeutics

카르바마제핀은 성인과 어린이 모두에게 다음을 치료하는 데 선택할 수 있는 약이다.

- 전신 경련, 단순 및 복잡부분발작.
- 카르바마제핀은 삼차신경통[돌발삼차신경통(tic douloureux), 삼차신경을 따라 발생하는 괴로운 얼굴 통증이 특징]을 치료할 때 통증을 완화시키며, 양극성 정서장애 및 간헐폭발장애(intermittent explosive

disorder)와 같은 일부 정신질환에 유용할 수 있다. 카르바마제핀은 소발작이나 근간대발작을 증가시킬 수 있으며 이러한 유형의 발작 치료에 권장되지 않는다.

약물의 상호작용과 부작용 Drug interaction & side effects

카르바마제핀은 경구 항응고제, 할로페리돌, 부프로피온, 라모트리진, 삼환계 항우울제, 호르몬 피임제, 독시사이클린, 펠바메이트, 테오필린, 및 발프로산을 포함한 여러 약물의 효과를 감소시킬 수 있다.

가끔 심각한 혈액 독성이 발생한다. 카르바마제핀은 삼환계 항우울제와 구조적으로 관련되어 있기 때문에 유사한 독성을 유발하고 행동과 감정에 영향을 줄 수 있다. 두드러기와 스티븐스-존슨 증후군(잠재적으로 치명적인 염증 질환)이 발생할 수 있다. 발진은 가장 흔한 과민 반응이다.

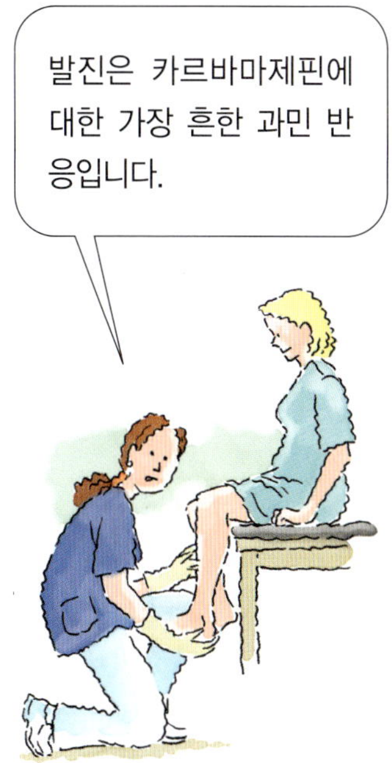
발진은 카르바마제핀에 대한 가장 흔한 과민 반응입니다.

벤조디아제핀 Benzodiazepines

항경련 효과를 제공하는 네 가지 벤조디아제핀 약물은 다음과 같다.

- 디아제팜(diazepam, 비경구적 투여, Diastat, Valium)
- 클로나제팜(clonazepam, Klonopin)
- 클로라제페이트(clorazepate, Tranxene)
- 로라제팜(lorazepam, Ativan)

뇌전증의 지속적인 치료에는 클로나제팜만이 권장된다. 디아제팜은 급성 뇌전증지속상태의 치료에 제한되어 있고 계속 반복되는 발작에 대해 직장으로 투여된다. 정맥 로라제팜은 급성 뇌전증지속상태의 치료에 대한 최선의 선택 약물로 간주된다. 클로라제페이트는 부분발작 치료의 부가제로 처방된다.

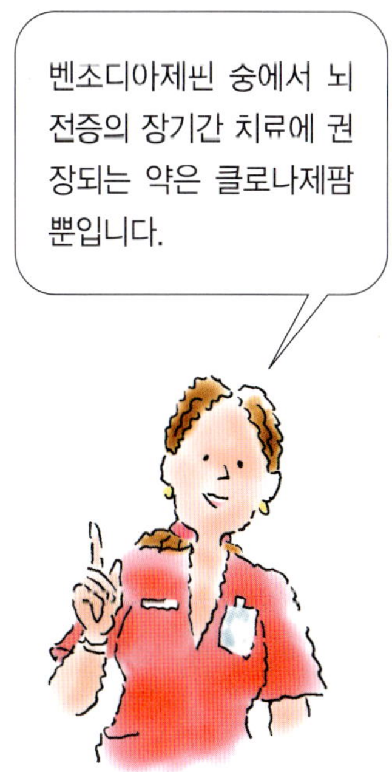
벤조디아제핀 중에서 뇌전증의 장기간 치료에 권장되는 약은 클로나제팜뿐입니다.

서론 Introduction

환자는 벤조디아제핀을 경구, 경구 외, 또는 특수한 상황에서 직장으로 투여할 수 있다. 이러한 약물은 장관에서 빠르고 거의 완전히 흡수되지만 서로 다른 속도로 분포된다. 벤조디아제핀은 간에서 여러 가지 대사체로 분해되어 그 후 소변으로 배설된다. 벤조디아제핀은 태반을 쉽게 통과하여 모유로 배설된다.

벤조디아제핀은 다음과 같은 작용을 가진다: 항경련제, 항불안제, 진정제 – 수면제, 근이완제.

약물의 상호작용과 부작용 Drug interaction & side effects

벤조디아제핀을 중추신경계 억제제와 복용하면 진정 및 기타 중추억제 효과가 강화된다. 이로 인해 운동 기능 손상, 호흡 억제, 그리고 고용량에서는 사망이 발생할 수 있다.

벤조디아제핀에 대한 가장 흔한 부작용 반응에는 다음이 포함된다: 졸음, 혼동, 실조, 쇠약, 어지러움, 안구진탕, 현기증, 기절, 조음장애, 두통, 진전, 멍한 모습.

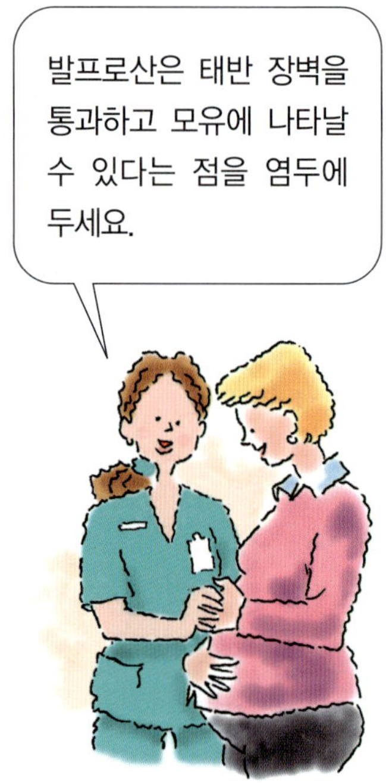
발프로산은 태반 장벽을 통과하고 모유에 나타날 수 있다는 점을 염두에 두세요.

카복실산 유도체 Carboxylic acid derivatives

이 종류의 약물은 다음과 같다.

- 발프로에이트(valproate, 발프로에이트 나트륨)
- 발프로산(valproic acid)
- 디발프록세스(divalproex, 데파코트)

서론 Introduction

발프로에이트는 위에서 빠르게 발프로산으로 변환된다. 디발프록세스는 발프로산의 전구체로, 위장관에서 발프로산으로 분리된다. 발프로산은 간효소 억제제이다. 이 약은 잘 흡수되며 단백질에 강하게 결합되고, 간에서 대사된다. 대사체와 대사되지 않은 약물은 소변으로 배설된다.

발프로산은 태반 장벽을 쉽게 통과하여 모유에 나타날 수 있다. 발프로산의 작용기전은 아직 알려지지 않았다.

약물의 치료 작용 Pharmacotherapeutics

발프로산은 소발작, 근간대성발작, 긴장간대발작, 부분발작의 장기 치료를 위해 처방된다.

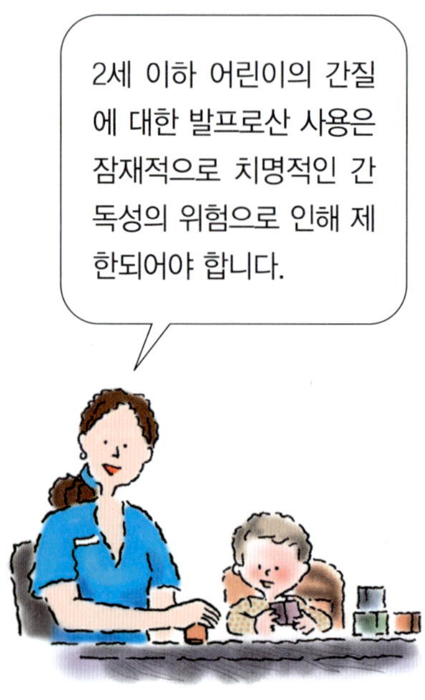
2세 이하 어린이의 간질에 대한 발프로산 사용은 잠재적으로 치명적인 간독성의 위험으로 인해 제한되어야 합니다.

약물의 상호작용과 부작용 Drug interaction & side effects

발프로산 사용 시 흔하지는 않지만 치명적인 간독성이 발생할 수 있다. 2세 미만의 소아는 간독성이 발생할 위험이 있다. 발프로산에 대한 대부분의 다른 부작용 반응에는 다음이 포함된다: 구역과 구토, 설사 또는 변비, 진정, 어지러움, 실조, 두통, 근육 쇠약, 혈중 암모니아 농도 상승.

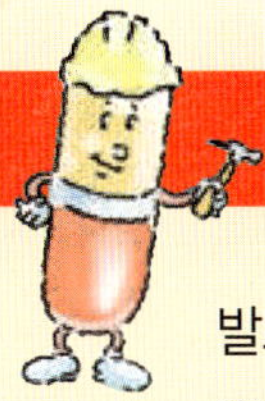

약물 작용

발프로산의 항경련 특성은 항경련 특성을 시험하는 다른 화합물의 운반체로 사용되는 중 발견되었다. 구조적으로 발프로산은 다른 항경련제와는 다르다. 그 작용기전은 완전히 밝혀지지 않았다.

1-(아미노메틸) 사이클로헥산아세틱산
1-(Aminomethyl) cyclohexaneacetic acid

1-(아미노메틸) 사이클로헥산아세틱산 약물군에는 가바펜틴(gabapentin, 뉴런틴)이 포함된다. 이 약물은 GABA 효현제로 설계되었지만 정확한 작용기전은 알려지지 않았다. 이 약물은 뇌전증을 가진 성인 및 3세 이상의 소아의 부분성 발작 치료의 부가요법으로 승인되었다. 가바펜틴은 또한 당뇨병 신경병증 및 대상포진 신경통, 다발성 경화증과 관련된 진전, 양극성 장애, 편두통 예방, 파킨슨병의 치료에도 사용된다.

서론 Introduction

가바펜틴은 위에서 쉽게 흡수된다. 생체이용률은 용량에 비례하지 않고, 용량이 증가할수록 생체이용도가 감소한다. 가바펜틴은 대사되지 않고 오로지 신장에 의해 배설된다.

약물의 치료 작용 Pharmacotherapeutics

가바펜틴은 성인 및 3세 이상의 소아에서 부분 및 이차 전신 발작을 가진 환자들에 대한 보완요법으로 사용된다.

약물의 상호작용과 부작용 Drug interaction & side effects

가바펜틴의 부작용으로는 주로 다음이 포함된다: 피로, 수면, 어지러움, 실조, 백혈구감소증.

페닐트리아진 Phenyltriazine

라모트리진(lamotrigine, Lamictal)은 페닐트리아진 약물군에 속하며 화학적으로 다른 항경련제와는 관련이 없다. 라모트리진은 미국 식품의약국(FDA)에서 부분 발작을 가진 성인의 부가요법 및 2세 이상의 소아에서 전신발작 또는 Lennox-Gastaut 증후군을 위해 승인되었다.

서론 Introduction

라모트리진은 신속하게 체내에 흡수된다. 간에서 대사되며 신장으로 배설된다. 다른 대사효소를 유도하는 항경련제 약물이 함께 복용될 때 청소율이 증가한다. 라모트리진의 정확한 작용기전은 알려지지 않았지만, 사용 의존적인 나트륨 통로 차단, 신경전달물질인 글루타메이트와 아스파르트산의 방출 억제작용이 연관되어 있다고 여겨진다.

약물의 치료 작용 Pharmacotherapeutics

라모트리진은 2세 이상의 소아 또는 Lennox-Gastaut 증후군을 가진 성인들을 위한 전신발작의 부가요법으로 승인되었다. 성인에서 단독요법으로 전환하여 사용될 수 있다. 라모트리진은 많은 종류의 전신발작에 효과적일 수 있지만 근간대성 발작을 악화시킬 수 있다.

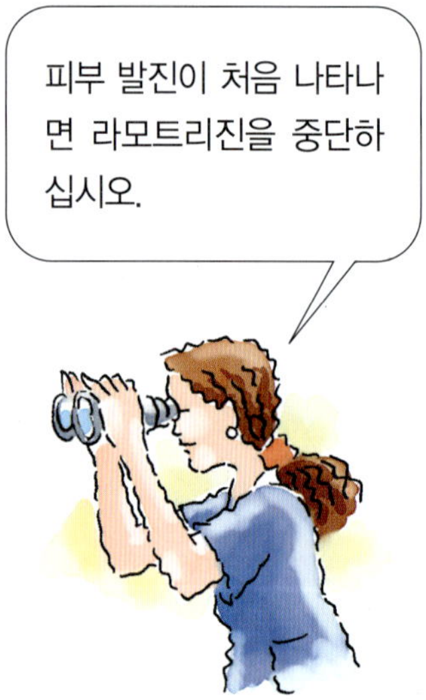
피부 발진이 처음 나타나면 라모트리진을 중단하십시오.

약물의 상호작용과 부작용 Drug interaction & side effects

라모트리진의 부작용으로는 주로 다음이 포함된다: 어지러움, 실조, 졸음, 두통, 복시,구역, 구토, 발진.

라모트리진 사용으로 다양한 종류의 발진이 발생할 수 있으며, 이 중에는 스티븐스-존슨 증후군이 포함된다. 이 약물은 현재 발진에 관한 "블랙 박스" 경고를 포함하고 있다.

카르복사미드 Carboxamide

옥스카르바제핀(oxcarbazepine)은 카르바마제핀과 화학적으로 유사하지만 간효소 유도작용이 적다. 옥스카르바제핀은 성인에서 부분 발작을 위한 부가요법 또는 단독요법으로, 어린이에서는 부분 발작을 위한 부가요법으로 사용된다.

서론 Introduction

옥스카르바제핀(Oxtellar XR, Trileptal)은 완전히 흡수되며 간 효소를 통해 약리적 활성을 가지 대사물로 광범위하게 대사된다. 주로 신장을 통해 배설된다. 옥스카르바제핀의 정확한 작용기전은 알려지지 않았지만, 항경련 작용은 나트륨 민감성 통로의 차단을 통한 뇌 내 발작 전파 방지를 통해 일어나는 것으로 여겨진다.

약물의 치료 작용 Pharmacotherapeutics

옥스카르바제핀은 부분발작을 가진 4세 이상 어린이와 성인을 대상으로 부가요법으로 FDA 승인을 받았으며 성인을 대상으로 단독요법으로도 사용된다. 카르바마제핀과 마찬가지로 전신발작에 효과가 있지만 근간대성 및 소발작을 악화시킬 수 있다.

신장 기능 저하 환자(청소면적이 30 mL/분 이하) 및 신장 기능 위험 환자(노인 환자와 같은)에게는 용량을 줄여야 한다.

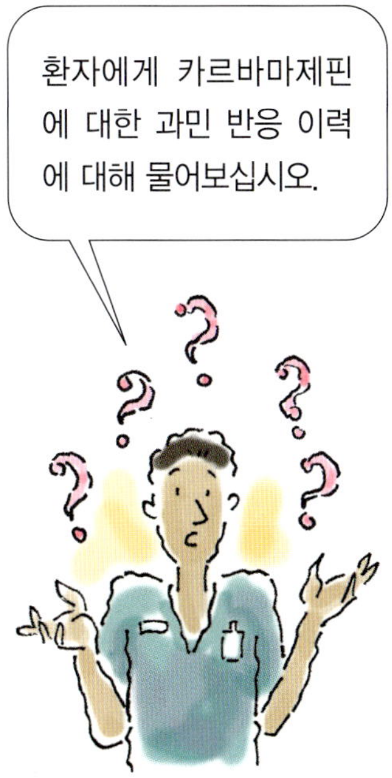
환자에게 카르바마제핀
에 대한 과민 반응 이력
에 대해 물어보십시오.

약물의 상호작용과 부작용 Drug interaction & side effects

옥스카르바제핀에 대한 부작용으로는 주로 다음이 포함된다: 졸음, 어지러움, 복시, 실조, 구역, 구토, 보행이상, 떨림, 발작의 악화, 복통.

카르바마제핀에 알레르기 반응이 있는 환자 중에 약 20%에서 30%가 옥스카르바제핀에 과민 반응을 경험할 수 있다.

설판산염 치환 단당류 Sulfamate-substituted monosaccharides

설판산염 치환 단당류는 다른 항경련약 종류와 구조적으로 구별된다. 이 약물의 효과는 다른 항경련약과 같이 경련 발생 임계치를 높이는 대신 발작의 확산을 차단하는 데에 있다. 이 약물 종류는 천연 단당류인 D-과당으로부터 유래한다. 토피라메이트(topiramate, Topamax)는 이 종류의 항경련약이다.

서론 Introduction

토피라메이트는 체내에서 빠르게 흡수된다. 간에서 일부가 대사되고 대부분 변하지 않은 채로 소변으로 배설된다. 신장 손상 환자(크레아티닌 청소율이 70 mL/분 미만)의 경우 토피라메이트 용량을 감량해야 한다.

토피라메이트는 전압 의존성 나트륨 통로 차단, GABA 수용체의 활동 증대, 글루타메이트 수용체 길항을 통해 작용하는 것으 로 여겨진다.

약물의 치료 작용 Pharmacotherapeutics

토피라메이트는 성인과 2세 이상의 어린이를 대상으로 부분발작 및 일차 전신 긴장간대 발작의 부가요법으로 승인되었으며, Lennox-Gastaut 증후군을 앓는 소아도 대상으로 한다.

약물의 상호작용과 부작용 Drug interaction & side effects

정신운동성 저하, 단어를 찾는데 어려움, 집중력 저하 및 기억력 저하 등이 흔하며 약물 중단이 필요할 수 있다. 시작용량을 적게 하고 천천히 적정하면(titrate) 이러한 효과를 최소화할 수 있다.

중대하지만 드문 부작용은 다음과 같다: 빈혈, 간부전, 땀감소증, 고열, 열사병, 신결석.

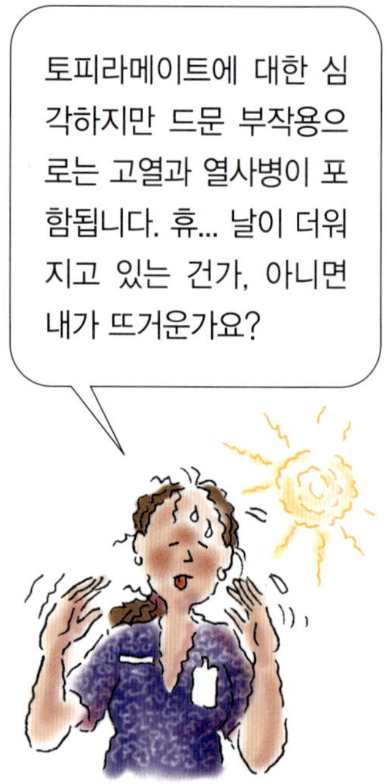
토피라메이트에 대한 심각하지만 드문 부작용으로는 고열과 열사병이 포함됩니다. 휴... 날이 더워지고 있는 건가, 아니면 내가 뜨거운가요?

석시니미드 Succinimide

석시니미드인 에토숙시마이드(ethosuximide, 자론틴)는 소발작 치료에 사용된다. 에토숙시마이드는 이 적응증에 대한 최적의 약물로 간주된다.

서론 Introduction

석시니미드는 위장관에서 쉽게 흡수되며 간에서 대사되어 요로 배설된다. 대사산물은 비활성이라고 여겨진다. 성인의 에토숙시마이드의 소실 반감기는 약 60시간이고 어린이의 경우 30시간 정도이다. 에토숙시마이드는 발작 문턱값을 높이며 운동피질과 기저핵의 신경전달을 억제함으로써 특징적인 극서파복합체(spike and wave complex) 패턴을 억압한다. 소발작이 적응증이다.

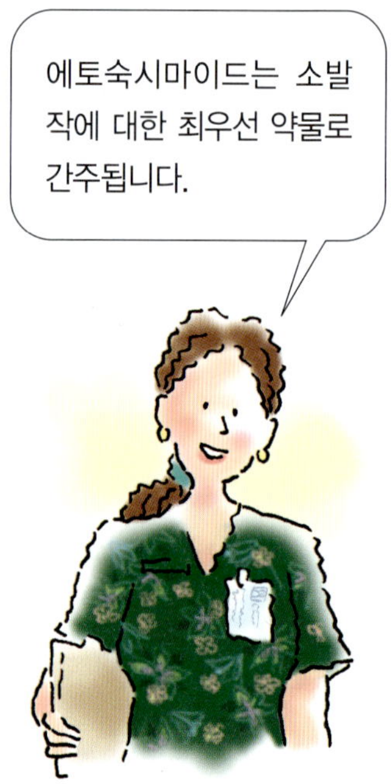
에토숙시마이드는 소발작에 대한 최우선 약물로 간주됩니다.

약물의 치료 작용 Pharmacotherapeutics

에토숙시마이드의 유일한 적응증은 소발작 치료이다. 이 유형의 발작 장애에 대한 선택된 치료이지만 통제하기 어려운 소발작의 경우 발프로산과 병합하여 사용된다.

약물의 상호작용과 부작용 Drug interaction & side effects

에토숙시마이드는 일반적으로 잘 부작용이 거의 없다. 가장 흔한 부작용으로는 식욕부진, 구역 및 구토(경우에 따라 40%까지)가 포함된다. 다른 흔한 부작용으로는 다음이 포함된다: 졸음과 피로, 무기력, 어지러움, 딸꾹질, 두통, 기분 변화.

항편두통제 Antimigraine drugs

편두통은 주기적인 두통 장애 중 하나로, 편측에 통증이 있고, 통증은 두근거리는 혹은 박동성으로 보통 묘사된다. 편두통은 전조(aura)로 시작될 수 있다. 일반적으로 편두통과 관련된 다른 증상으로는 빛이나 소리에 대한 민감도, 구역, 구토, 변비 또는 설사가 있다.

현재의 이론은 편두통 증상이 혈관 확장이나 활성화된 삼차신경계의 신경에서 혈관 활성 물질과 염증유발물질이 방출되어 일어나는 것이라고 제안하고 있다.

급성 편두통을 치료하는 것은 이미 시작된 공격을 변화시키는 것을 목표로 하거나(중재적 및 증상적 치료) 또는 공격이 시작되기 전에 예방하는 것(만성 편두통의 경우처럼)을 목표로 한다. 중재적 치료에는 진통제(아스피린과 아세트아미노펜), 비스테로이드 항염증제제(nonsteroidal anti-inflammatory drugs, NSAID), 어고타민(ergotamine, 카페르고트), 5-HT 효현제, 그리고 기타 약제[콧속투여 부토파놀, 메토클로프라마이드[metoclopramide(Reglan)], 그리고 코르티코스테로이드 등]가 포함될 수 있다. 예방적 치료에는 베타-아드레날린 수용체 차단제, 삼환계 항우울제, 발프로산, 그리고 NSAID 등이 포함될 수 있다.

이에 더하여, 만성 편두통의 장기 치료에는 여러 약물요법이 사용된다. 베타-차단제, 항우울제 및 항경련제 약물들이 만성 편두통의 치료에서 주요 약물로 가장 언급되고 있다. 이러한 종류 중에서, 일차 치료에 널리 사용되는 특정 약물로는 프로프라놀롤, 아미트리프틸린, 토피라메이트 및 발프로산이 있다.

기억하기

편두통과 두통을 구별하는 방법은 무엇인가요? 환자가 다음 핵심 증상을 가졌는지 확인하기 위해 PAIN을 외워 살펴보세요:

- 통증(Pain)
- 전조(Aura)
- 빛에 예민(Irritated by light)
- 메스꺼움(Nausea)

5-HT 효현제 5-HT agonists

트립탄계 약물(*triptans*)로 널리 알려진 5-HT 효현제는 중등도에서 심한 편두통의 처치로 선호되는 치료법이다. 이 계열의 약물에는 다음이 포함된다.

- 알모트립탄(almotriptan, Almotriptan Malate)
- 에레트립탄(eletriptan, Relpax)
- 프로바드립단(frovatriptan, Frova)
- 나라트립탄(naratriptan, Amerge)
- 리자트립탄(rizatriptan, Maxalt)
- 수마트립탄(sumatriptan, Imitrex)
- 졸미트립탄(zolmitriptan, Zomig)

서론 Introduction

트립탄들을 비교할 때 주요한 약동학적 특징은 효과 시작 및 작용 지속 시간이다. 대부분의 트립탄은 약 2시간의 반감기를 가지고 있으며, 알모트립탄 및 에레트립탄은 3~4시간의 반감기를 가지고 있고, 나라트립탄은 약 6시간의 반감기를 가지고 있으며, 프로바트립탄은 가장 긴 반감기(25시간)와 가장 지연된 작용이 있다.

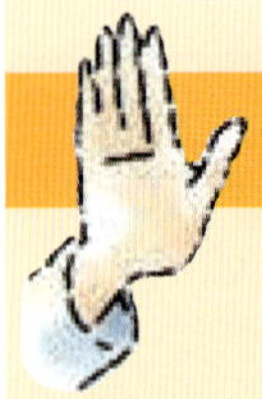

약을 주기 전에!

트립탄의 대응조치

환자에게 트립탄을 투여하기 전에 다음의 금기 사항을 알고 계십시오:

강력한 금기

트립탄은 혈관 폐색 질환(심근경색, 안정형 협심증, 뇌경색 또는 명확한 혈관 폐색증상이 있는 환자), 관상동맥 경련증(프린즈메탈 변이성 협심증 포함) 또는 기타 중대한 기저 심혈관 질환과 일치하는 증상이나 소견이 있는 환자에게는 금기사항이다.

뇌졸중 불허용

뇌졸중 증후군(어떤 유형의 뇌졸중이나 일과성 뇌경색) 또는 말단 혈관 질환(허혈성 장질환을 포함)을 앓고 있는 환자나 혈압이 통제되지 않는 환자 또는 반신마비성 또는 바닥막(basilar) 편두통을 앓고 있는 환자에게는 트립탄을 처방해서는 안 된다.

심장이 약하지 않은 환자에게 투여

트립탄은 관상동맥질환(coronary artery disease, CAD) 또는 CAD 위험요소[고혈압, 고콜레스테롤혈증, 흡연, 비만, 당뇨병, 관상동맥질환 강력한 가족력 또는 연령(수술적 또는 생리적으로 폐경한 여성과 남성 중 40세 이상의 경우 위험률이 증가함]을 앓거나 CAD 위험요소를 가진 환자에게 권장되지 않는다.

약물의 상호작용과 부작용 Drug interaction & side effects

트립탄을 복용할 때 다음 약물의 상호작용이 가능하다.

- 다른 5-HT_1 작동제 어고타민 함유 혹은 어고타민 약물(다이하이드로 어고타민과 같은) 치료 후 24시간 이내에 트립탄을 투여하면 혈관 경련 반응이 지속될 수 있다.
- 강력한 CYP3A4 억제제(케토코나졸, 이트라코나졸, 네파조돈, 클래

리스로마이신, 리토나비르, 그리고 넬피나비르 등)로 치료받은 환자가 적어도 72시간 동안 에레트립탄을 사용해서는 안 된다.

- 알모트립탄, 리자트립탄, 수마트립탄, 그리고 졸미트립탄은 MAO 억제제와 함께 사용하거나 그 복용을 멈춘 후 2주 이내에 사용해서는 안 된다.
- 드물지만, 시탈로프람, 플루옥세틴, 플루보사민, 파로세틴, 그리고 세르트라린과 같은 SSRI는 5-HT_1 작동제와 병용 투여 시 쇠약, 과민반사, 그리고 조화운동불능(incoordination)을 유발할 수 있다고 보고되었다.

트립탄의 부작용으로는 다음이 있다: 저림(tingling), 따뜻한 또는 뜨거운 느낌 또는 화끈거림, 코와 목의 불편함, 시각 장애, 감각이상, 어지러움, 쇠약과 피로, 졸음, 가슴 통증 또는 압박, 목 또는 인후 통증, 턱 통증 또는 압박, 입마름, 소화 불량, 구역, 땀, 주사 부위 반응(피하성 수마트립탄), 맛 장애(콧속투여 수마트립탄).

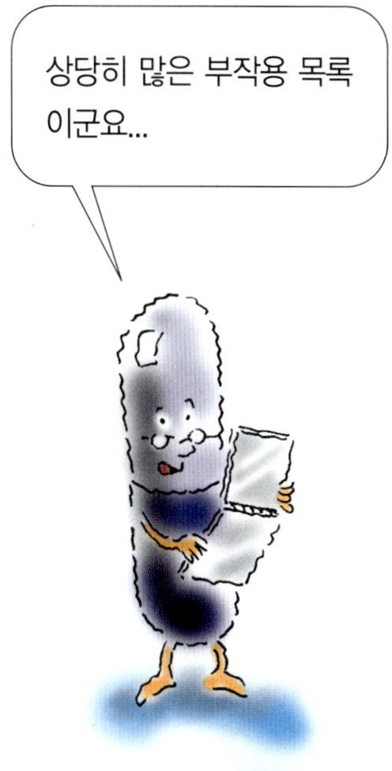
상당히 많은 부작용 목록이군요...

어고타민 제제 Ergotamine preparations

어고타민 및 이의 유래물은 편두통의 중단 또는 증상 치료로 사용될 수 있다.

편두통에 사용되는 일반적인 제제는 다음과 같다.

- 어고타민 – 설하투여 또는 경구투여 또는 직장투여(카페인과 병용) (Cafergot, Migranal)
- 다이하이드로어고타민 – 주사제 또는 코 내용액(Embolex)

서론 Introduction

어고타민은 위장관에서 부분적으로 흡수된다. 다이하이드로어고타민의 콧속투여형은 빠르게 흡수된다. 피하주사 후 혈장농도가 최고치에 도달하는 데는 45분이 소요되며, 투여량의 90%는 혈장단백에 결합된다. 어고타민은 간에서 대사되며, 생성물의 90%가 담즙으로 배설된다. 어고타민 유도체의 편두통 억제 효과는 신경원발적 염증 차단으로 인한 것으로 여겨진다. 이러한 약물은 또한 세로토닌, 도파민 그리고 알파-아드레날린 수용체에서 부분효현제 또는 길항제로 작용한다.

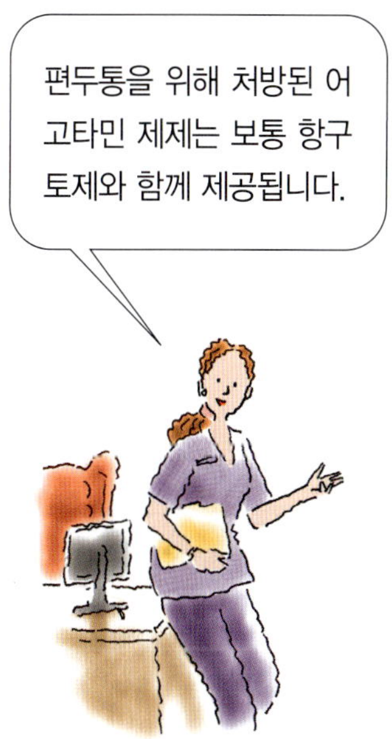
편두통을 위해 처방된 어고타민 제제는 보통 항구토제와 함께 제공됩니다.

약물의 치료 작용 Pharmacotherapeutics

어고타민 제제는 편두통, 편두통 변종 및 군발두통과 같은 혈관성 두통을 예방하거나 치료하는 데 사용된다. 다이하이드로어고타민은 편두통의 빠른 조절을 원할 때, 또는 다른 경로가 바람직하지 않을 때 사용된다.

약물의 상호작용과 부작용 Drug interaction & side effects

어고타민 유도체의 부작용은 다음을 포함한다: 구역, 구토, 무감각, 저림, 근육통, 다리 쇠약, 가려움.

어고타민 유도체의 장기적 복용은 맥각중독, 괴사 및 재발성 두통으로 이어질 수 있다.

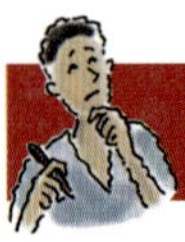

퀴즈

1. 수막내투여 바클로펜을 갑자기 중단하였을 때 나타날 수 있는 진단결과는 무엇인지 고르시오.

A. 변동된 정신 상태
B. 체온 감소
C. 근육경축
D. 과도한 반동성 경직
E. 동공 확장

정답 A, C, D. 수막내투여 바클로펜의 갑작스러운 중단은 변동된 정신 상태, 고열(체온 감소가 아님), 근경축, 그리고 과도한 반동성 경직을 일으킬 수 있다. 동공 확장은 수막내투여 바클로펜의 갑작스러운 중단에 영향을 받지 않다.

2. 부분발작을 앓고 만성 신부전 병력이 있는 83세 환자가 옥스칼바제핀을 처방받았다. 간호사가 이 약물 투여 전 고려할 정보는 무엇인지 고르시오.

A. 신기능이 저하되어 있거나 위험성을 가진 환자에서는 용량 조절이 필요하다.
B. 이 약물은 일부 환자들에게 불면증을 유발할 수 있으므로 안전 조치가 필요하다.
C. 이 약물에 대해 혈액 내 농도를 모니터링할 필요는 없다.
D. 이 약물은 치료 중단을 위해 천천히 줄일 필요가 없으며, 급작스럽게 중단될 수 있다.

정답 A. 신기능 변경이 있거나 실제 신장 질환을 앓는 환자, 그리고 신기능 또는 신부전 위험이 있는 환자(노인 등)에게 투여 시 용량 감소가 필요하다.

3. 48세 환자에게 뇌전증을 치료하기 위해 페니토인이 처방되었다. 이 약물에 대해 교육할 때, 환자의 어떠한 발언에 대해 간호 개입이 더 필요한지 고르시오.

A. "나는 처방대로 이 약을 정확히 복용하고 의사 감독 없이 중단하지 않겠습니다."
B. "처방이 바뀌면 이 약의 일반명과 상표명을 바꿔도 상관없습니다."
C. "이 약을 복용하면 소변이 변색될 수 있다는 것을 알고 있습니다."
D. "이 약을 복용하는 동안 구강 위생을 잘 지켜야 합니다."

정답 B. 환자는 이 약물의 브랜드나 용량 형태를 변경해서는 안 된다. 부작용을 방지하거나 약의 효과 감소를 막기 위해 동일한 브랜드를 복용하는 것이 중요하다.

4. 비탈분극성 신경근육 차단제의 효과를 변경할 수 있는 약물은 무엇인지 고르시오.

A. 아스피린
B. 세팔로스포린 항생제
C. 마취제
D. 아세트아미노펜

정답 C. 마취제를 병용하면 이 약물의 신경근육 차단을 촉진하거나 과장할 수 있다. 또한 아미노글리코사이드 항생제 병용사용도 같은 효과를 줄 수 있다.

6장

정신질환 약물

Psychotropic drugs

약물 및 정신질환 Drugs and psychiatric disorders

이 장에서는 수면, 심리 및 정신 장애를 치료하는 데 사용되는 약물에 대해 논의한다. 이러한 장애에는 불안, 불안 장애, 우울증을 포함한 기분 장애, 주의력 결핍 과잉 행동 장애(ADHD) 및 정신 질환이 포함된다.

진정제 및 최면 약물 Sedative and hypnotic drugs

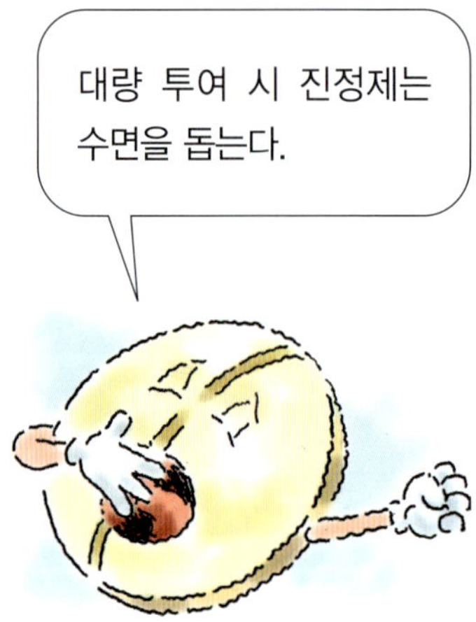

진정제(*hypnotic drugs*)는 중추신경 억제제로 뇌 활동을 늦추어 활동 및 이완을 늦추는 것이다. 진정제 사용 시 어느 정도의 졸음이 일반적으로 동반된다. 진정제 및 최면제로 사용되는 합성 약물의 세 가지 주요 종류는 다음과 같다.

- 벤조디아제핀(benzodiazepines)
- 바르비투르산염(barbiturates)
- 비벤조디아제핀-바르비투르산염 약물(nonbenzodiazepine-nonbarbiturate drugs)

벤조디아제핀 Benzodiazepines

불안 및 불면증을 치료하는 것 외에도, 벤조디아제핀은 흥분, 경련, 근육 경련 및 알코올 투여 증상을 치료하는 데 사용할 수 있다. 또한 의료 또는 치과 시술 전에 진정제로 사용될 수 있다. 진정 또는 최면 효과를 위해 사용되는 벤조디아제핀은 다음과 같다.

- 알프라졸람(alprazolam, Xanax)
- 클로나제팜(clonazepam, Klonopin)
- 디아제팜(diazepam, Valium)

- 로라제팜(lorazepam, Ativan)

주로 최면 효과를 위해 사용되는 약물은 다음과 같다.

- 에스타졸람(estazolam, 출판 당시 상표명 없음)
- 플루라제팜(flurazepam, 출판 당시 상표명 없음)
- 테마제팜(temazepam, Restoril)
- 잘레플론(zaleplon, Sonata)

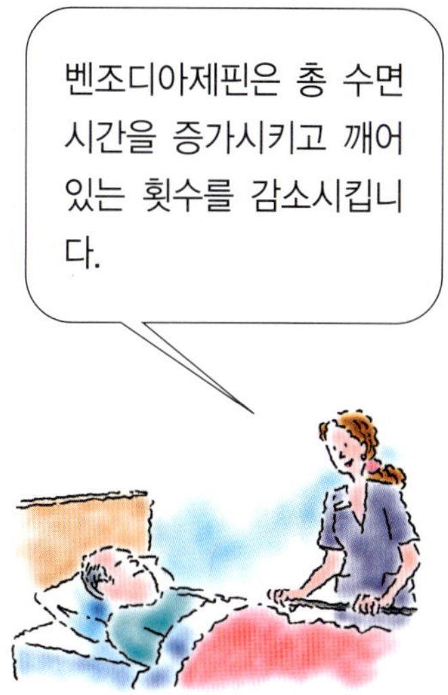
벤조디아제핀은 총 수면 시간을 증가시키고 깨어 있는 횟수를 감소시킵니다.

서론 Introduction

벤조디아제핀은 위장관에서 빠르고 완전히 흡수되어 전신에 널리 분포되며, 뇌로 신속히 들어간다. 흡수 속도가 약이 얼마나 빨리 작용할지 결정한다. 벤조디아제핀은 일반적으로 경구로 투여되지만, 환자가 즉각 진정이 필요할 때와 같은 특정 상황에서는 비경구적으로도 제공될 수 있다. 모든 벤조디아제핀은 간에서 대사되어 주로 소변으로 배설된다.

벤조디아제핀이 뇌의 그물체활성계(reticular activating system, RAS)에서 감마-아미노부티르산(GABA)의 결합을 강화함으로써 진정 효과를 일으킨다고 생각되고 있다. 이 RAS는 깨어 있는 상태와 주의(attention)와 연관성이 있다.

약물의 치료 작용 Pharmacotherapeutics

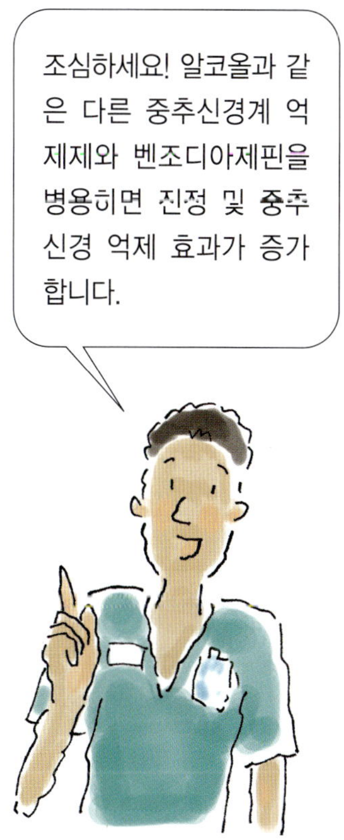
조심하세요! 알코올과 같은 다른 중추신경계 억제제와 벤조디아제핀을 병용하면 진정 및 중추신경 억제 효과가 증가합니다.

벤조디아제핀의 임상 적응증은 다음과 같다.

- 급성 불안 상태 및 공황 장애와 같은 불안 장애 치료
- 불면증 치료(단기간에만)
- 알코올 금단증상 치료
- 뇌전증지속상태(status epilepticus) 치료
- 근육 이완 유도
- 수술 전 안정 촉진

약물의 상호작용과 부작용 Drug interaction & side effects

중추신경계 억제제(알코올, 바르비투르산염, 항경련제와 같은)는 부가적 중추신경계 억제를 일으킬 수 있다. 다른 중추신경계 억제제와(특히 알코올과) 함께 벤조디아제핀을 복용할 때, 증진된 진정 및 중추신경계 억제 효과가 나타난다. 이로 인해 의식 수준(level of consciousness, LOC) 감소, 정신상태 손상, 근육 조정 능력 저하, 운동 조정 장애, 말의 더듬거림, 호흡 억제 및 사망을 포함할 수 있다. 플루마제닐(flumazenil) 약물은 벤조디아제핀 과다 복용에 의한 중추신경계 억제를 되돌리기 위한 해독제로 사용될 수 있다.

벤조디아제핀은 다음 부작용을 일으킬 수 있다.

- 중추신경계 억제, 진정, 인지 기능 감소, 어지러움, 실소(운동 조정 장애)
- 역설 반응 및 기억상실증(이전에 언급됨)
- 의도치 않은 주간 졸음, 잔여 졸림, 각성 시 반응 시간 저하 및 재발성 불면증도 발생할 수 있다.

벤조디아제핀은 고령 환자에게 신중하게 사용되어야 한다.

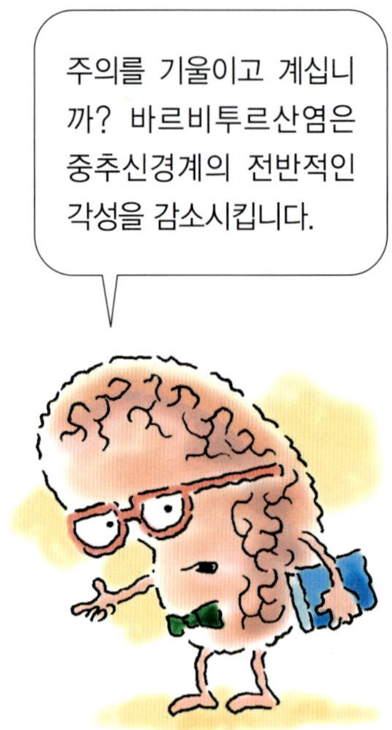
주의를 기울이고 계십니까? 바르비투르산염은 중추신경계의 전반적인 각성을 감소시킵니다.

바르비투르산염 Barbiturate

바르비투르산염의 주요 약리작용은 중추신경계의 전반적인 각성을 감소시키는 것이다. 진정제 및 수면제로 사용되는 바르비투르산염에는 다음이 포함된다.

- 페노바비탈(phenobarbital, 출판 당시 상품명이 없음); 주로 발작을 치료하거나 예방하는 데 사용된다.
- 세코바비탈(secobarbital, 세코날; 발행 당시 이 약물은 출시 일정이 없어 백오더 상태로 제공되지 않음)

낮은 용량의 바르비투르산염은 뇌의 감각 및 운동 피질을 억제하여 졸음을 유발한다. 고용량에서는 중추신경계의 모든 수준을 억제할 수 있는 능력으로 인해 호흡 억제 및 사망을 일으킬 수 있다.

서론 Introduction

바르비투르산염은 위장관에서 잘 흡수된다. 신속하게 분포되며 간에서 대사되고 소변으로 배설된다. 진정제와 수면제와 마찬가지로 바르비투르산염은 뇌의 감각 피질을 억제하며 운동 활동을 감소시키며 대뇌 기능을 변경하고 졸음, 진정 및 수면을 유발한다.

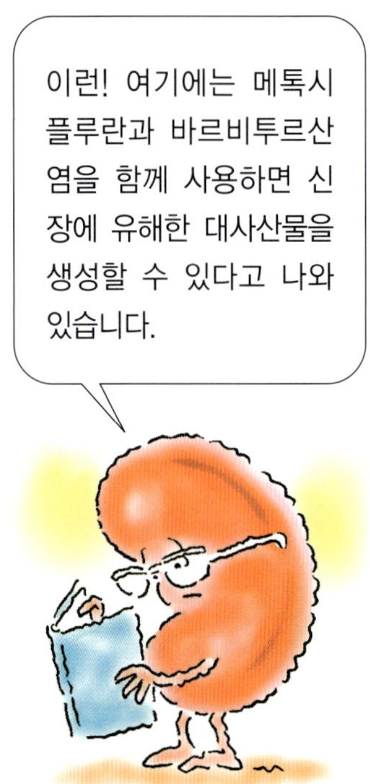
이런! 여기에는 메톡시플루란과 바르비투르산염을 함께 사용하면 신장에 유해한 대사산물을 생성할 수 있다고 나와 있습니다.

약물의 치료 작용 Pharmacotherapeutics

과거에는 불안 또는 불면증을 치료하기 위해 바르비투르산염이 상대적으로 일반적으로 사용되었다. 오늘날 이러한 상황을 치료하기 위한 더 안전한 많은 약물이 시장에 나와 있기 때문에, 다른 치료 방법이 실패한 경우를 제외하고는 바르비투르산염이 이러한 목적으로 자주 사용되지는 않는다. 진정제와 수면제 특성으로 인해, 이러한 약물은 주로 다음과 같은 경우에 사용된다.

- 기타 항경련제로 반응이 없는 발작
- 수술 전 진정 및 마취 유도

바르비투르산염에 대한 내성은 벤조디아제핀에 대한 내성보다 더 빨리 발생한다. 심리적 의존은 적은 용량의 투여로도 발생할 수 있다.

약물의 상호작용과 부작용 Drug interaction & side effects

바르비투르산염은 많은 다른 약물과 부작용적 상호작용을 할 수 있으며, 다른 약물의 혈중 농도를 증가하거나 감소시켜 중독의 증가나 효능의 감소로 이어질 수 있다. 새로운 약물을 처방하기 전에 항상 의사와 상의하라. 상호작용은 다음과 같은 약물들과 발생할 수 있다.

- 진정제, 수면제, 벤조디아제핀, 항히스타민제 및 아편유사제와 같은 중추신경계 억제제(이들은 치명적일 수 있는 과도한 중추신경계 억제를 유발할 수 있음)

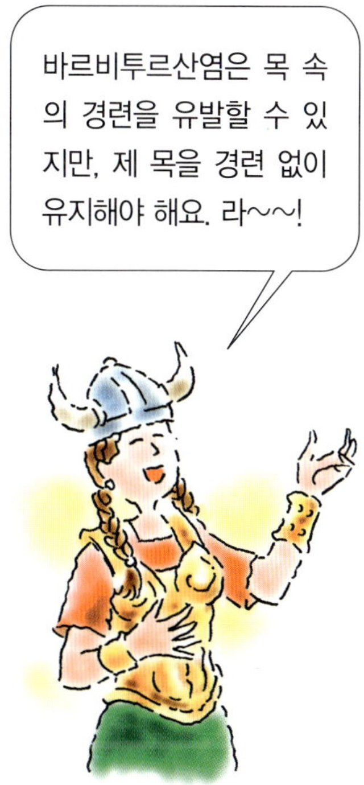
바르비투르산염은 목 속의 경련을 유발할 수 있지만, 제 목을 경련 없이 유지해야 해요. 라~~!

바르비투르산염은 광범위한 부작용을 일으킬 수 있다. 중추신경계 반응은 다음을 포함한다.

- 졸음, 나른함, 두통, 우울증 및 자살 생각, 정신 상태 변화, 불안, 흥분 및 환각(드물게)

심혈관 효과는 다음을 포함한다.

- 경증(mild)의 서맥, 저혈압

호흡 효과는 다음을 포함한다.

- 저호흡, 후두(목 속의 경련)와 기관지의 경련, 호흡 속도 감소, 심한 호흡 억제

비벤조디아제핀 약물들("Z 약물")
Nonbenzodiazepine drugs("Z drugs")

비벤조디아제핀, 일명 "Z 약물"로 불리는 약물들은 간단한 불면증의 단기 치료를 위한 수면제로 작용한다. 이러한 약물들은 항불안, 근육 이완, 또는 항뇌전증 특성을 갖고 있지 않다. 이러한 약물들은 다음을 포함한다.

- 에스조피클론(eszopiclone)
- 잘레플론(zaleplon)
- 졸피뎀(zolpidem)

비벤조디아제핀들은 일반적으로 단기 사용을 목적으로 한다. 그러나 졸피뎀은 필요한 경우 장기 관리에 안전하다는 증거가 있다. 환자에게 최적의 수면 솔루션을 찾기 위해 의료인들과 협력하도록 교육해야 한다.

서론 Introduction

비벤조디아제핀은 위장관에서 빠르게 흡수된다. 간에서 대사되고 요로로 배설된다. 비벤조디아제핀들의 작용기전은 완전히 알려져 있지 않다. 이러한 약물들은 중추신경계에서 GABA의 작용을 증대시키는 것으로 보인다.

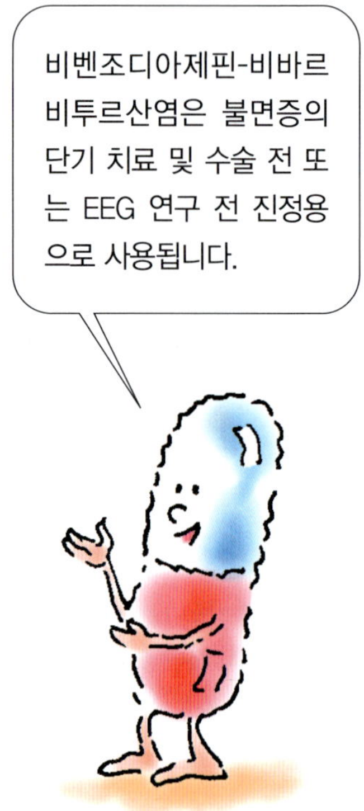
비벤조디아제핀-비바르비투르산염은 불면증의 단기 치료 및 수술 전 또는 EEG 연구 전 진정용으로 사용됩니다.

약물의 상호작용과 부작용 Drug interaction & side effects

비벤조디아제핀과 다른 중추신경계 억제제(알코올 포함)를 함께 사용할 때 주로 발생하는 약물의 상호작용은 중추신경계 억제의 부가작용으로 인한 졸음, 호흡 억제, 혼수, 그리고 사망이 발생할 수 있다.

비벤조디아제핀과 관련된 일부 일반적인 부작용은 다음과 같다.

- 구토, 위 점막 자극, 주간 졸음 및 넘어질 위험성의 증가, 잠자는 상태에서 먹거나 차를 운전하는 것과 같은 이상한 행동을 포함하는 정신 상태 변화

불안해소 약물 Antianxiety drugs

불안해소 약물 또는 항불안제(anxiolytic)라 불리는 약물들은 미국에서 가장 많이 처방되는 약물 중 일부이다. 급성 불안 및 불안장애를 치료하는 데 사용할 수 있다. 불안해소 약물의 세 가지 주요 유형은 다음과 같다.

- 벤조디아제핀
- 바르비투르산염(일반적으로 불안해소로 사용되지는 않음)
- 부스피론(buspirone)

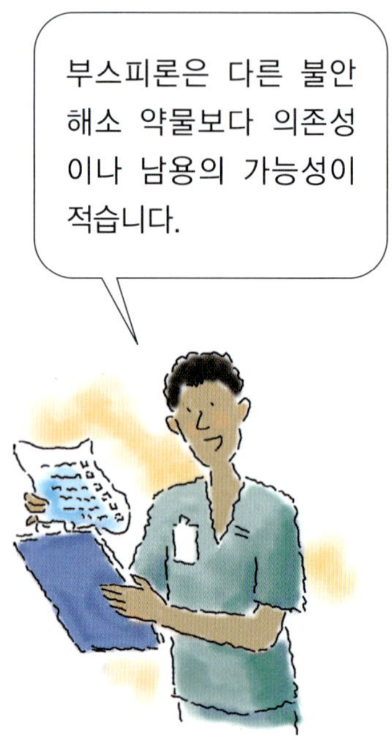
부스피론은 다른 불안해소 약물보다 의존성이나 남용의 가능성이 적습니다.

벤조디아제핀과 바르비투르산염은 이 장 이전에 진정 및 수면제로서 논의되었지만, 이들은 불안을 치료하는 데에도 사용될 수 있다. 이전 부분에서 언급된 바와 같이, 일반적인 벤조디아제핀(약 이름이 "am"으로 끝난다)에는 다음이 포함된다.

- 알프라졸람(alprazolam, Xanax)
- 클로나제팜(clonazepam, Klonopin)
- 디아제팜(diazepam, Valium)
- 로라제팜(lorazepam, Ativan)

부스피론 Buspirone

부스피론은 아자스피로데칸다이온(azaspirodecanedione) 유도체 약물 종류에 속하는 약물이다. 이 약물의 구조와 작용기전은 다른 불안해소 약물들과 다르다. 부스피론에는 다음과 같은 여러 장점이 있다.

- 벤조디아제핀 및 바르비투르산염보다 진정효과가 더 적음
- 알코올이나 진정-수면제와 병용 시 상호작용 CNS 억제 효과가 더 적음(그러나 여전히 알코올이나 진정-수면 약물과 함께 복용하는 것은 권장하지 않음)
- 의존성이나 남용 가능성이 더 적음

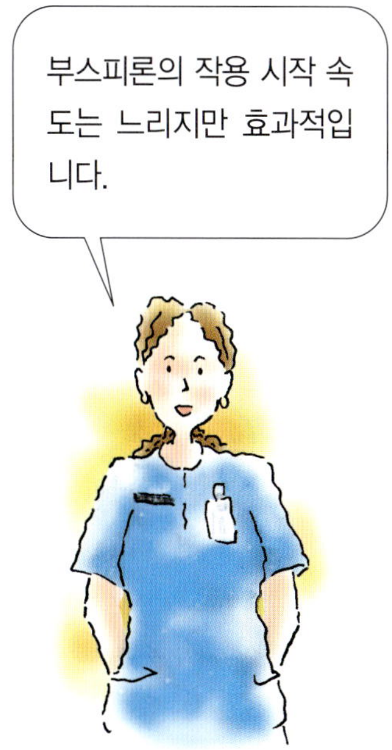
부스피론의 작용 시작 속도는 느리지만 효과적입니다.

서론 Introduction

부스피론은 빠르게 흡수되며, 광범위한 초회 통과 효과를 겪고, 적어도 하나의 활성 대사물질로 간에서 대사된다. 이 약물은 소변 및 대변으로 배설된다. 부스피론의 정확한 작용기전은 아직 알려져 있지 않지만, 부스피론의 불안해소 효과는 뇌의 불안 및 공포 회로에서 세로토닌 활동을 강화하는 것과 관련이 있다. 부스피론은 또한 도파민의 이용성에 영향을 줄 것으로 보인다.

약물의 치료 작용 Pharmacotherapeutics

부스피론은 범불안장애(generalized anxiety disorder)를 치료하는 데 사용된다. 이전에 벤조디아제핀을 복용하지 않은 환자들이 부스피론에 더 잘 반응하는 것으로 보인다. 이 약물은 또한 공황 장애, 일반적인 공포증, 그리고 강박 증상에 효과적이다.

부스피론의 작용은 느리게 시작한다. 이는 부스피론이 불안으로부터 빠른 완화가 필요한 경우에는 효과가 없다는 것을 의미한다.

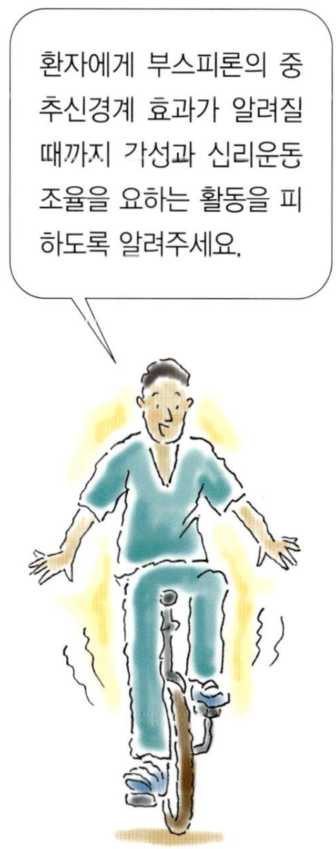
환자에게 부스피론의 중추신경계 효과가 알려질 때까지 가성과 신리운동 조율을 요하는 활동을 피하도록 알려주세요.

약물의 상호작용과 부작용 Drug interaction & side effects

다른 불안해소 약물과 달리 부스피론은 알코올이나 다른 중추신경계 억제제와 독성 부가 효과가 없다. 그럼에도 불구하고 알코올과 부스피론을 동시에 복용하는 것은 권장되지 않는다. 부스피론을 MAO 억제제와 함께 복용할 경우 악성 고혈압 반응이 발생할 수 있다. 환자의 복용약물을 주의 깊게 확인하고, MAO 억제제가 처방된 경우 의료인에게 통보해야 한다.

항우울제 및 정서안정제 약물 Antidepressant and mood stabilizer drugs

항우울제 약물과 정서안정제 약물은 정서장애를 치료하는 데 사용된다. 모든 항우울제는 작용 시작이 느리다. 항우울제는 정서 증상을 완화하는 데 1~4주 이상이 걸리지만 부작용이 즉시 발생할 수 있다. 특정 항우울제는 예민한 개인들에게 조증 사건(높아진 에너지, 창의성, 행복감을 느끼는 상태)를 유발할 수 있다. 일부 항우울제는 불안 장애의 일차 치료제로 자주 사용된다. 모든 항우울제는 특히 십대와 젊은 성인에서 자살적 사고 위험을 증가시킬 가능성이 있는 부작용이 있다.

단극성(unipolar) 장애는 임상 우울증의 임상적 특징을 가지고 있으며 다음으로 치료된다.

- 선택적 세로토닌 재흡수억제제(selective serotonin reuptake inhibitors, SSRI)
- 세로토닌-노르에피네프린 재흡수억제제(serotonin-norepinephrine reuptake inhibitors, SNRI)
- 삼환계 항우울제(tricyclic antidepressants, 덜 사용됨)
- MAO 억제제(MAO inhibitors, 아주 적게 사용됨)

양극성(bipolar) 우울증은 풍부한 기분과 높은 에너지 및 창의력을 갖는 조울증 기간과 극도의 슬픔, 죄책감, 절망을 겪는 우울증 기간으로 특징 지어진다. 다음과 같이 치료된다.

- 리튬(lithium, Lithobid)
- 발프로에이트(valproate, Depakote)
- 퀴티아핀(quetiapine, Seroquel)
- 라모트리진(lamotrigine, Lamictal)

SSRIs

세로토닌 선택적 재흡수억제제(selective serotonin reuptake inhibitors, SSRIs)는 다른 항우울제 하위 분류들과 비교하여 부작용이 적은 항우울제 그룹이다. 임상 우울증과 불안 장애의 치료에 대해 일차 요법이다. 현재 사용 가능한 일부 SSRIs는 다음과 같다.

- 시탈로프람(citalopram, Celexa)
- 에스시탈로프람(escitalopram, Lexapro)
- 플루옥세틴(fluoxetine, Prozac)
- 플루복사민(fluvoxamine, Luvox)
- 파록세틴(paroxetine, Paxil)
- 설트랄린(sertraline, Zoloft)

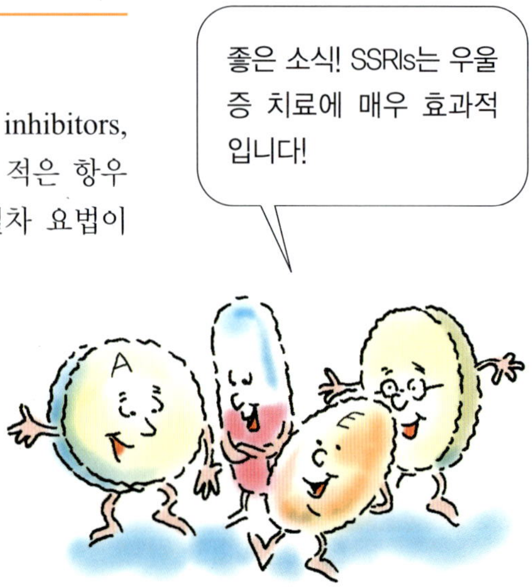
좋은 소식! SSRIs는 우울증 치료에 매우 효과적입니다!
A

서론 Introduction

SSRIs는 경구 투여 후 거의 완전히 흡수된다. 주로 간에서 대사되고 소변으로 배설된다.

SSRIs는 신경전달물질 세로토닌의 신경세포 재흡수를 억제한다.

약물의 치료 작용 Pharmacotherapeutics

SSRIs는 주요 우울증, 강박성격 장애 및 특정 불안 장애를 치료하는 데 사용된다.

약물의 상호작용과 부작용 Drug interaction & side effects

SSRI와 다른 약물들의 상호작용은 SSRI가 삼환계 항우울제, 항정신병 약물을 포함하는 다양한 약물들의 대사를 책임지는 간효소를 경쟁적으로 억제하기 때문에 일어난다.

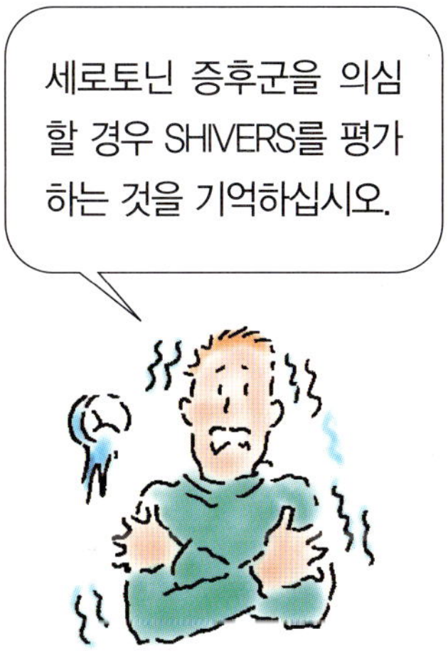
세로토닌 증후군을 의심할 경우 SHIVERS를 평가하는 것을 기억하십시오.

SHIVERS에 주의하세요.

SSRI의 독성 부작용 중 하나는 세로토닌 증후군이다. 이 증후군은 몸에 세로토닌이 너무 많이 축적될 때 발생하며, 이는 종종 두 가지 세로토닌 작용성 약물 간의 약물 상호작용의 결과이다. 증상을 기억하기 위해 SHIVERS라는 단어를 기억하라.

- 오한(Shivering)
- 과민반사(Hyperreflexi)
- 체온 상승(Increased temperature)
- 생명징후 불안정성(Vital signs instability)
- 뇌병증(Enccphalopathy, 흥분, 혼돈, 혼란)
- 안절부절(Restlessness, 심한 자세 조정 장애)
- 땀(Sweating, 다한증)

다음 약물들을 SSRI와 함께 복용하면 세로토닌 증후군 발병 위험이 증가한다.

- MAO 억제제(강한 위험)
- 다른 항우울제, 특히 SNRI 및 부프로피온
- 항편두통약
- 진통제, 특히 아편유사제
- 항구토제
- 약용 식품, 특히 세인트 존스 워트(St. John's wort)
- 비처방 감기약 및 기침약
- 불법 약물(암페타민, 코카인 등)

환자가 세로토닌 증후군을 의심하면 다음 복용량을 보류하고 즉시 의사에게 연락한다.

SSRI 사용과 관련된 일반적인 부작용에는 불안, 위장 불쾌감, 입마름, 불면, 졸음 및 성기능 장애가 포함된다. 부작용을 평가할 때 다음 7가지 항목을 기억하라.

- 위장 불쾌감(구토, 설사)
- 성기능 장애(여성의 경우 특히 무극치감장, 지연된 사정)
- 세로토닌 증후군
- 수면 문제(불면)
- 자살사고
- 스트레스(불안, 흥분)
- 체중 증가

임신 중이거나 임신을 고려 중인 환자에게 임신 중 SSRI 사용에 대해 건강 관리 제공자와 상의해야 한다. 환자들에게 SSRI을 갑자기 중단할 경우 불쾌한 증상이 발생할 수 있음을 가르쳐야 한다.

SSRI 중단 증후군

SSRI를 급격히 중단할 경우 **SSRI 중단 증후군**(*SSRI discontinuation syndrome*)이라는 상태가 발생할 수 있다. 이 증후군은 약물의 급격한 중단이나 용량의 현저한 감소를 시도하는 환자 중 약 20%에서 발생한다(Gabriel & Sharma, 2017). SSRIs 중에서 중단 증후군이 가장 빈번하게 발생하는 것은 파록세틴이며, 가장 드물게 발생하는 것은 플루옥세틴이다(Gabriel & Sharma).

암기법 **FINISH**는 다음 증상들을 요약한다.

- 독감과 유사한 증상(**F**lulike symptoms): 무기력, 피로, 두통, 관절통
- 불면증(**I**nsomnia, 생생한 꿈과 함께)
- 구역(**N**ausea)
- 불균형(**I**mbalance, 어지러움, 현기증)
- 감각 이상(**S**ensory disturbances, 타는 듯한, 혹은 저린 느낌)
- 과민 증상(**H**yperarousal, 불안, 민감성, 떨림, 공격성, 울음 발작)

대처 방법

이 증후군은 자연 소실되는 경향이 있다. 치료를 받으면 보통 2~3주 내에 해결된다. 몇 주 동안 약물 용량을 천천히 줄이면 이를 예방할 수 있다.

약물복용 주의사항

MAO 억제제 중단

환자가 다른 항우울제(플루옥세틴을 제외한)에서 MAO 억제제로 전환하는 경우, MAO 억제제를 시작하기 전에 2주의 대기 기간을 권장한다. 환자가 플루옥세틴에서 MAO 억제제로 전환하는 경우, MAO 억제제를 시작하기 전에 5~6주의 대기 기간을 권장한다.

삼환계 항우울제(TCA) Tricyclic antidepressants(TCAs)

TCA는 우울증을 치료하는 데 사용된다. 다음이 포함된다.

- 아미트리프틸린(amitriptyline, Elavil)
- 아목사핀(amoxapine, 출판 시점의 상품명 없음)
- 데시프라민(desipramine, Norpramin)
- 독세핀(doxepin, Silenor)
- 이미프라민 염산염(imipramine hydrochloride, Tofranil)
- 노르트리프틸린(nortriptyline, Pamelor)
- 프로트리프틸린(protriptyline, 출판 시점의 상품명 없음)
- 트리미프라민(trimipramine, 출판 시점의 상품명 없음)

서론 Introduction

모든 TCA는 약리적으로 활성을 가지며, 그들의 대사물 중 일부도 활성을 가진다. 경구 투여 시 완전히 흡수되지만 초회통과효과를 겪는다.

초회통과 효과로 인해 약물은 위장관에서 간으로 이동하여 순환에 들어가기 전에 부분적으로 대사된다. TCA는 간에서 광범위하게 대사되어 마지막에는 비활성 화합물로 소변으로 배출된다. 소량의 활성 약물만이 소변으로 배출된다. 이러한 약물들의 매우 높은 지방용해성은 약물이 신체에 널리 분포되고 느리게 배설되며 긴 반감기를 가진 이유를 설명해준다. 이러한 긴 반감기는 과다 복용 시 치명적 위험성을 증가시킨다. TCA는 중추신경계 내의 노르에피네프린과 세로토닌이 연접전 신경세포로 재흡수되는 것을 막아 둘의 양을 증가시키는 것으로 생각된다. 재흡수 방지로 인해 연접 내에서 이러한 신경전달물질의 농도가 증가하여 우울감을 완화한다.

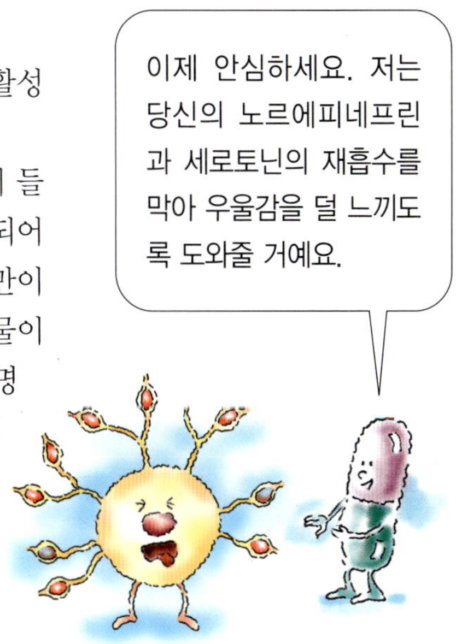
이제 안심하세요. 저는
당신의 노르에피네프린
과 세로토닌의 재흡수를
막아 우울감을 덜 느끼도
록 도와줄 거예요.

약물의 치료 작용 Pharmacotherapeutics

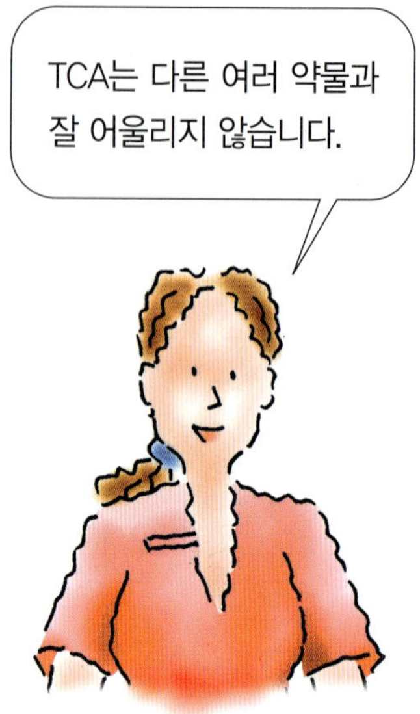
TCA는 다른 여러 약물과
잘 어울리지 않습니다.

TCA는 주로 주요 우울증 장애(MDD) 발작을 치료하는 데 사용된다. 체중 감소, 식욕부진 또는 불면증이 동반된 서서히 시작된 우울증을 치료하는 데 특히 효과적이다. 증상 완화는 약물을 시작한 후 1~4주 후에 시작된다.

TCA는 1형 양극성 장애 환자의 임상 우울증 급성 발작을 치료할 때 기분안정제와 함께 사용되면 유용할 수 있다. 양극성 장애 환자에게 TCA를 단독으로 사용해서는 안 되며, 조증 증상이 악화될 위험이 있다. TCA는 광장공포증을 가진 공황장애, 신경통(예: 당뇨병 신경병증, 대상포진 후 신경통), 강박성격 장애, 유뇨증, 야뇨증, 혼합 요실금, 섬유근육통(다른 치료가 효과 없는 경우)과 같은 질환을 치료하고 편두통을 예방하는 데 사용된다.

약물의 상호작용과 부작용 Drug interaction & side effects

TCA는 여러 가지 흔히 사용되는 약물과 상호작용한다.

- TCA는 암페타민 및 교감신경작용제의 카테콜아민 효과를 증가시켜 고혈압을 유발할 수 있다.
- 바르비투르산염은 TCA의 대사를 촉진하고 혈중 농도를 낮출 수 있다.
- 시메티딘(Tagamet)은 간에서 TCA의 대사를 저해하여 중독 위험을 증가시킬 수 있다.
- 알코올은 진정을 증가시키면서 TCA의 항우울 작용을 차단한다.
- 에피네프린(Adrenalin, Auvi-Q, EpiPen) 또는 클로니딘(Catapres, Catapres-TTS-1, Catapres TTS-2, Catapres TTS-3, Kapvay)을 TCA와 함께 사용하면 혈압이 치명적으로 높아질 수 있다.
- 아세틸콜린 차단제 사용은 마비성 장폐색을 유발할 수 있다.

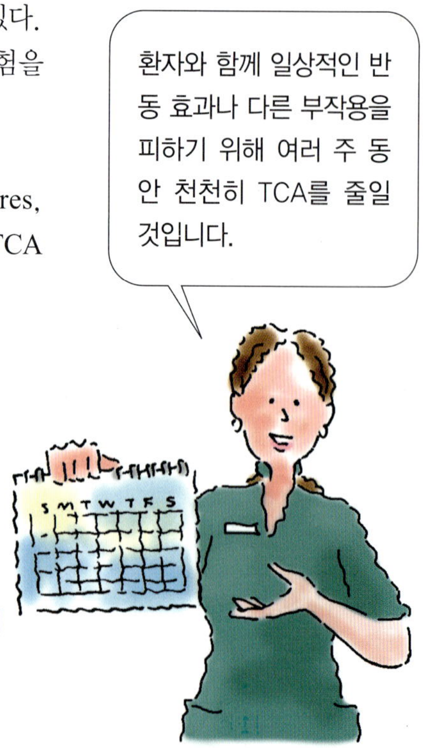
환자와 함께 일상적인 반동 효과나 다른 부작용을 피하기 위해 여러 주 동안 천천히 TCA를 줄일 것입니다.
S M T W T F S

TCA의 유해 효과를 기억하는 방법은 TCASS를 기억하는 것이다.

- 혈소판감소증(**T**hrombocytopenia, 드물게 발생)
- 심장(**C**ardiac)
  - 부정맥, 기립성 저혈압, 심근경색
- 항콜린 및 항히스타민(**A**nticholinergic and antihistamine)
  - 빈맥, 입마름, 시야가 흐려짐, 방광 저류 및 변비, 성 기능 장애
- 발작(**S**eizure)
- 진정(**S**edation)

우울증을 완화하는 다른 약물들
Other drugs that relieve depression

오늘날 사용되는 여러 종류의 추가 항우울제가 있다. 일부는 다음과 같다.

- 아미노케톤(aminoketone) 약인 부프로피온(bupropion, 웰뷰트린, 자이반)
- 세로토닌-노르에피네프린 재흡수 억제제인 벤라팍신(venlafaxine, 에펙서)과 둘록세틴(duloxetine, 심발타)
- 트리아조로피리딘(triazolopyridine) 유도체 약물인 트라조돈(trazodone, 출판 시점에는 상표명 없음)

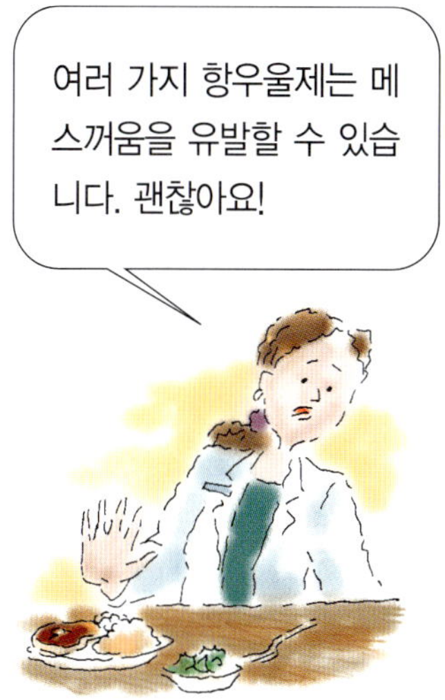
여러 가지 항우울제는 메스꺼움을 유발할 수 있습니다. 괜찮아요!

서론 Introduction

이러한 약물이 어떻게 작용하는지에 대한 많은 부분은 아직 완전히 이해되지 않았다.

약물의 상호작용과 부작용 Drug interaction & side effects

모든 이러한 항우울제는 MAO 억제제와 병용할 때 심각하고 치명적인 반응을 일으킬 수 있다. 이러한 각 약물은 다른 약물과 병용할 때 개별적이고 특정한 위험 요인을 내포한다.

- 부프로피온은 거식증 또는 외상성 뇌손상(traumatic brain injury, TBI) 등 발작 위험 증가 환자에게 금기이다.
- 부프로피온은 레보도파, 페노티아진 또는 TCA와 병용할 때 발작을 포함한 부작용 발생 위험이 증가한다.
- 부프로피온은 벤라팍신과 함께 사용해서는 안 되며 발작 발생 위험이 증가한다.
- 벤라팍신은 암페타민/덱스터암페타민(애더롤)과 함께 사용해서는 안 되는데 그 이유는 벤라팍신이 암페타민 효과를 향상시켜 급한 생각, 불안 및 안절부절을 유발할 수 있기 때문이다.
- 트라조돈과 벤라팍신은 함께 투여해서는 안 되며, 세로토닌 증후군 발생 위험이 증가할 수 있다.

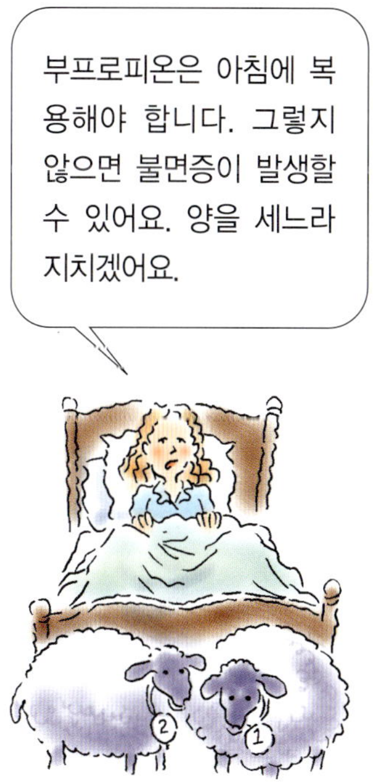
부프로피온은 아침에 복용해야 합니다. 그렇지 않으면 불면증이 발생할 수 있어요. 양을 세느라 지치겠어요.
2
1

리튬 Lithium (Lithobid)

리튬은 양극성 장애에 관련된 조울증을 예방하거나 치료하는 데 사용되는 안정적인 기분 조절제이다. 리튬의 발견은 이 질환을 치료하는 데 있어서의 중요한 성과였다.

서론 Introduction

경구 투여 시 리튬(Lithobid)은 신속하고 완전히 흡수되어 체내 조직으로 분포된다. 리튬은 대사되지 않고 주로 신장을 통해 변화 없이 체외에 배설된다. 리튬의 정확한 작용기전은 알려지지 않았다.

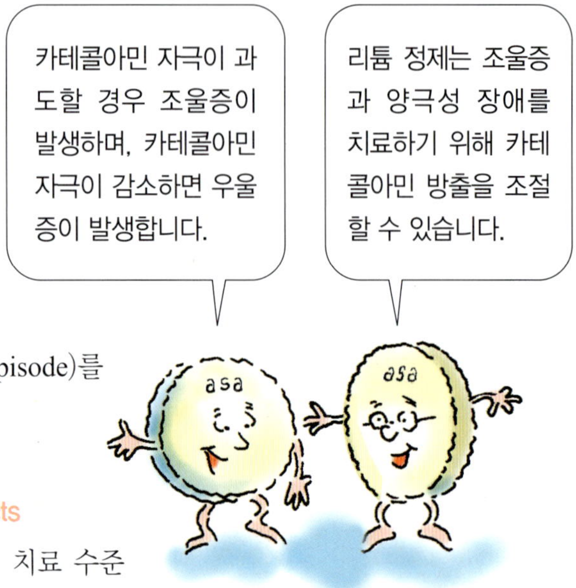

약물의 치료 작용 Pharmacotherapeutics

리튬은 양극성 장애와 관련된 조울증 및 혼합 삽화(episode)를 치료하고 이상적인 유지 치료로 사용된다.

약물의 상호작용과 부작용 Drug interaction & side effects

리튬(Lithobid)은 좁은 치료적 안전 폭을 가지고 있다. 치료 수준보다 조금 높은 혈중농도도 위험할 수 있다. 이 좁은 치료 범위로 인해 다른 약물과의 심각한 상호작용이 발생할 수 있다.

- 리튬을 티아지드 및 고리이뇨제, 비스테로이드 항염증제(NSAID)와 함께 복용할 경우 리튬 중독 위험이 증가할 수 있다.

극도로 염분 제한 식이를 하거나 탈수되었거나 과도한 발한이나 설사 등으로 나트륨을 상당히 잃고 있는 환자는 리튬 중독에 취약하다. 반면에 나트륨 섭취 증가는 리튬의 치료 효과를 줄일 수 있다.

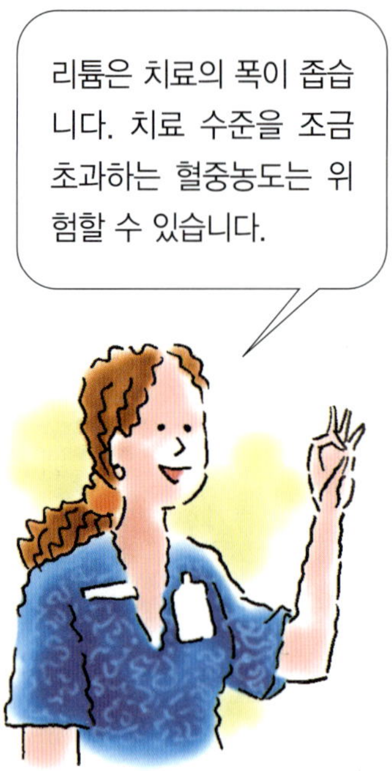
리튬은 치료의 폭이 좁습니다. 치료 수준을 조금 초과하는 혈중농도는 위험할 수 있습니다.

리튬의 단기 사용에 따른 일반적인 부작용은 다음과 같다.

- 졸음, 설사, 어지러움, 두통, 갈증 증가, 근육 쇠약, 구토와 구역, 떨림, 체중 증가

장기 사용 후에 나타날 수 있는 부작용에는 갑상선 기능 저하와 드문 경우 신장 독성이 포함된다.

독성이 의심될 때는 약물을 중단하고 리튬의 혈중농도를 검사하도록 하고, 응급 처방이 필요한 경우 처방 의사에게 연락한다. 리튬 중독의 증상에는 심한 구역, 구토, 설사 및 다음과 같은 신경학적 소견이 있다: 실조, 혼동, 뇌증, 근간대성 경련, 비경련성 뇌전증지속상태, 진행성인 근육 약화, 발작, 계속되거나 악화되는 떨림.

항정신병 약물 Antipsychotic drugs

항정신병 약물은 조현병 관련 스펙트럼 장애, 조울증 및 기타 정신병에서 나타날 수 있는 환각, 망상, 편집증 및 사고 장애와 같은 정신병적 증상을 통제할 수 있다.

정신병을 치료하는 약물은 다음과 같이 불릴 수 있다.

- **항정신병 약물**(*antipsychotic*), 그들이 정신병의 징후와 증상을 완화시키고 때로는 제거할 수 있기 때문에
- **신경이완제**(*neuroleptic*), 그들이 뇌의 신경 기능을 억제하기 때문에

무슨 이름으로 불리든, 모든 항정신증 약물은 주요한 두 그룹 중 하나에 속한다.

- 1세대 항정신병 약물[정형(typical)이라고도 함]
- 2세대 항정신병 약물[비정형(atypical)이라고도 함]

정형 항정신병 약물 Typical antipsychotics

페노티아진(phenothiazines)과 비페노티아진을 포함한 정형 항정신증 약물은 더 작은 분류로 나눌 수 있다. 많은 임상의는 페노티아진이 유발하는 부작용의 차이 때문에 세 가지 다른 약물 범주로 취급되어야 한다고 믿는다.

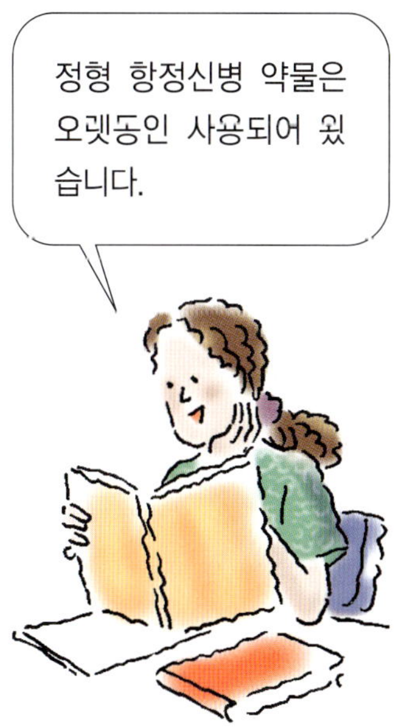
정형 항정신병 약물은
오렛동인 사용되어 왔
습니다.

- **지방족계열**(*Aliphatic*)은 주로 진정과 항콜린효과를 유발하며 저효능 약물이다. 이에는 클로르프로마진(chlorpromazine, Thorazine)과 같은 약물이 포함된다.
- **피페라진**(*Piperazines*)은 주로 추체외로운동 반응을 유발하며 플루페나진 디카노에이트(fluphenazine decanoate), 플루페나진 염산염(fluphenazine hydrochloride), 퍼페나진(perphenazine) 및 트리푸테라진 염산염(trifluoperazine hydrochloride)을 포함한다.
- **피페리딘**(*Piperidines*)은 주로 진정, 항콜린성 및 심장효과를 유발하며 티오리다진(thioridazine)을 포함한다.

서론 Introduction

일반적인 항정신병 약물은 불규칙하게 흡수되지만 매우 지질 용해성이 높다. 따라서 많은 조직으로 분포되어 뇌에서 매우 높은 농도로 발견된다. 모든 일반적인 항정신병 약물은 간에서 대사되어 소변과 담즙으로 배설된다. 지방 조직이 천천히 누적된 페노티아진 대사물질을 혈장으로 방출하므로 페노티아진은 중단된 후 최대 3개월 동안 효과를 발생시킬

수 있다.

일반적인 항정신병 약물의 작용기전은 완전히 이해되지 않지만, 연구자들은 이러한 약물이 뇌의 연접후 도파민 수용체를 차단함으로써 작용한다고 믿는다.

페노티아진 및 비페노티아진의 항정신병 효과는 변연계에서의 수용체 차단으로부터 비롯된다. 그들의 항구토 효과는 뇌의 연수에 위치한 화학 수용체 유발 지점(chemoreceptor trigger zone)에서의 수용체 차단으로 인한 것이다. 페노티아진은 또한 추체외로계(뇌 피질과 척수 신경로를 연결하는 운동 경로)를 자극한다. 벤즈트로핀, 베타 차단제, 항콜린 약물 및/또는 항히스타민제와 같은 항파민슨 약물을 사용하여 추체외로 부작용을 관리할 수 있다.

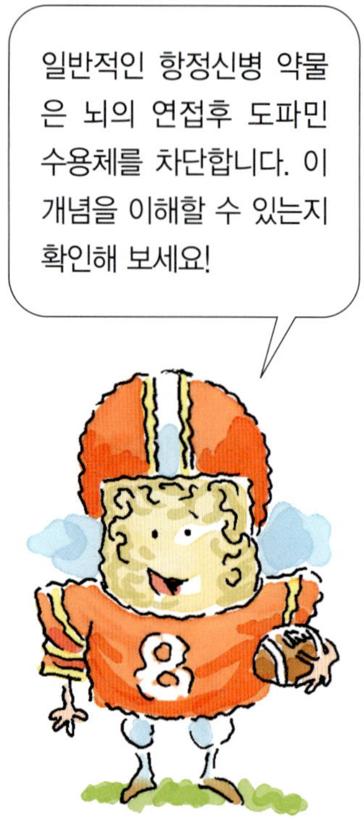
일반적인 항정신병 약물은 뇌의 연접후 도파민 수용체를 차단합니다. 이 개념을 이해할 수 있는지 확인해 보세요!
8

약물의 치료 작용 Pharmacotherapeutics

페노티아진은 주로 다음을 위해 사용된다.

- 조현병 스펙트럼 장애 치료
- 심한 불안, 초조한 또는 공격적인 환자를 진정시키는 데 사용된다.

할로페리돌(haloperidol, Haldol) 및 피모자이드(pimozide)는 투렛 증후군을 치료하는 데 승인되었다.

중대한 문제

페노티아진은 다양한 종류의 약물과 상호작용할 수 있으며 심각한 영향을 줄 수 있다.

- 중추신경억제제와 함께 복용할 때 혼미(stupor)와 같은 증상이 나타날 수 있는 등 중추신경억제효과가 증가할 수 있다.
- 페노티아진을 항콜린성 약물과 함께 복용하는 경우, 입마름과 변비와 같은 항콜린성 효과가 증가할 수 있으며 페노티아진의 항정신증 효과가 감소할 가능성이 있다.
- 페노티아진은 레보도파의 항파킨슨 효과를 감소시킬 수 있다.

약물의 상호작용과 부작용 Drug interaction & side effects

페노티아진은 체중 증가, 포도당 이상, 근긴장이상증(dystonia), 좌불안석(akathisia), 지연성 운동이상증(tardive dyskinesia) 및 추체외로증후군(extrapyramidal syndrome, EPS)을 포함한 부작용이 있다. EPS는 치료 초반 며칠 뒤에 나타날 수 있으며, 지연이상운동증은 수 년간의 치료 후 발생할 수 있다. 신경이완제 악성 증후군(NMS)은 생명을 위협하는 우려사항이다. 페노티아진 사용은 소변의 분홍색 또는 갈색 변색을 유발할 수도 있다. 대부분의 비페노티아진은 페노티아진과 동일한 부작용을 유발한다.

제2세대 항정신병 약물 Second-generation antipsychotics

제2세대(비정형) 항정신증 약물은 다양한 정신질환을 치료하기 위해 설계된 약물이다. 이들에는 다음이 포함된다.

- 클로자핀(clozapine, Clozaril)
- 루라시돈(lurasidone, Latuda)
- 올란자핀(olanzapine, Zyprexa)
- 리스페리돈(risperidone, Risperdal)
- 쿠에타핀(quetiapine, Seroquel)
- 지프라시돈(ziprasidone, Geodon)
- 브렉스피프라졸(brexpiprazole, Rexulti)
- 아리피프라졸(aripiprazole, Abilify)

서론 Introduction

비정형 항정신병 약물은 경구 투여 후 흡수된다. 간에서 대사된다. 많은 제2세대 항정신병 약물의 대사물은 비활성이며, 리스페리돈(Risperdal)은 활성 대사물을 갖고 있다. 이들은 혈장 단백질에 강하게 결합되어 있으며 소변에서 제거되며, 소량은 대변으로 제거된다.

제2세대 항정신병약물은 일반적으로 도파민 수용체를 차단하지만 제1세대 항정신병 약물에 비해 그 정도가 낮아 추체외로 부작용이 훨씬 더 적게 나타난다. 게다가, 이들은 세로토닌 수용체 활성도 차단한다. 이러한 작용은 조현병과 관련된 양성 및 음성 증상을 치료하는 데 도움이 된다.

약물의 치료 작용 Pharmacotherapeutics

비정형 항정신병 약물은 조현병 스펙트럼 장애 환자에 대한 초기 치료로 간주되며 동일하거나 향상된 효과 및 개선된 내약성 때문에 사용된다. 또한 급성 흥분, 양극성 장애(리튬 또는 발프로산과 병용으로 자주 사용), 자폐증과 관련된 민감성, 치료 내성 우울증을 치료하는 데 사용된다.

약물의 상호작용과 부작용 Drug interaction & side effects

사이트크롬 P-450 효소계를 변경하는 약물은 일부 비정형 항정신병 약물의 대사를 변경할 수 있다.

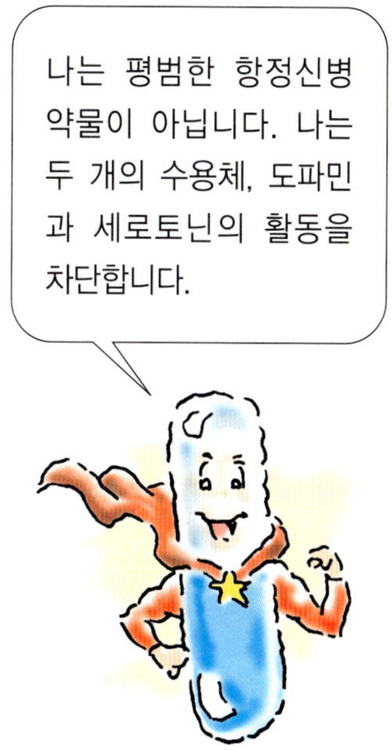
나는 평범한 항정신병 약물이 아닙니다. 나는 두 개의 수용체, 도파민과 세로토닌의 활동을 차단합니다.

약물복용 주의사항

항정신병 약물을 복용할 때, 햇빛, 발광등, 또는 태닝 친대에 노출될 경우 광선 민감 반응이 발생할 수 있음을 가르쳐 주세요.

블랙 박스 경고

항정신병 약물

치매 환자에게 처방될 때, 항정신병 약물은 사망 위험(심혈관 질환 또는 감염성 질환)을 증가시킬 수 있다. 이러한 약물은 치매 관련 정신병을 가진 환자에게 사용이 승인되지 않았다.

모든 항정신병약물은 많은 수용체에 영향을 미치기 때문에 다양한 부작용을 유발할 수 있다. 제2세대 항정신병 약물은 제1세대 항정신병 약물보다 부작용이 적지만, 이러한 부작용을 모니터링하고 보고하는 것이 여전히 중요하다. 예시로는 다음이 있다.

- 중추신경계 부작용(대량 투여 시의 진정 및/또는 호흡 억제; 경련)
- 항아드레날린 부작용(기립성 저혈압, 어지러움, 피로)
- 항콜린성 부작용(입마름, 흐릿한 시야, 요저류, 변비, 빈맥)
- 추체외로 증상(EPS)(근긴장이상증, 파킨슨증후군, 좌불안석, 지연성 운동장애)
- 대사/호르몬 영향(이상지질혈증, 체중 증가, 고혈당증 – 모두 심혈관 질환 위험을 증가시킴)
- 신경이완제 악성 증후군(NMS)
- 혈액학적 영향(혈액 질환)
- 심혈관 영향(QT 간격 연장)

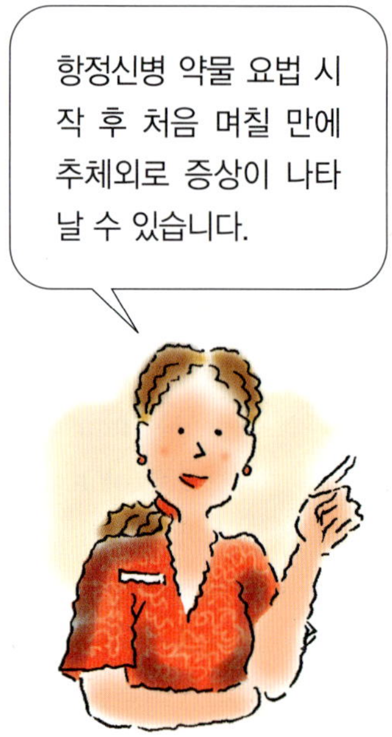
항정신병 약물 요법 시작 후 처음 며칠 만에 추체외로 증상이 나타날 수 있습니다.

자극제 Stimulants

자극제는 주의력결핍 과다행동 장애(ADHD)를 치료하는 데 사용되는데, 이는 주의산만, 충동성 및 과다활동으로 특징 지어지는 상태이다. 다양한 종류의 자극제가 있다. 대표적인 예시로는 다음이 있다.

- 덱스트로암페타민(dextroamphetamine, Dexedrine)
- 메틸페니데이트(methylphenidate, Ritalin, Concerta, Quillivant)
- 혼합 암페타민 염류(mixed amphetamine salts, Mydayis)
- 복합 제품[예: 아더롤(Adderall), 암페타민과 덱스트로암페타민의 혼합]

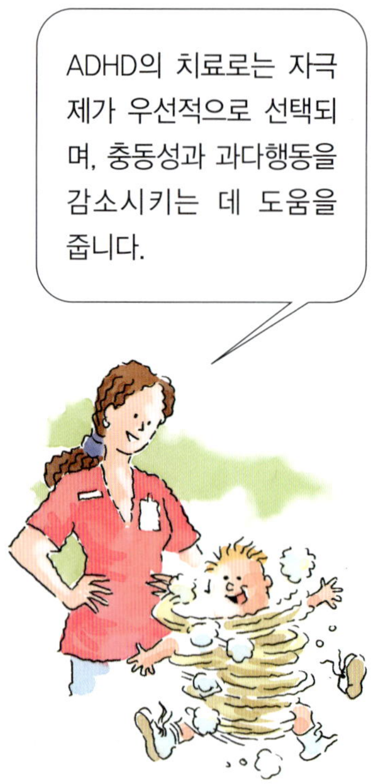
ADHD의 치료로는 자극제가 우선적으로 선택되며, 충동성과 과다행동을 감소시키는 데 도움을 줍니다.

서론 Introduction

자극제는 위장관에서 잘 흡수되어 체내에 널리 분포된다. 그러나 메틸페니데이트는 상당한 초회 통과 효과를 겪는다. 자극제는 간에서 대사되며 주로 소변으로 배설된다. 자극제는 도파민과 노르에피네프린 수준을 증가시키거나 도파민과 노르에피네프린의 다시 흡수를 차단하거나 연접전 방출을 증대시켜 작용한다고 여겨진다. 또는 MAO를 억제함으로써 작용할 수도 있다.

약물의 치료 작용 Pharmacotherapeutics

자극제는 ADHD의 치료로 선택된다. 주의력을 향상시킴으로써 학교나 직장에서의 성과를 향상시킬 수 있으며, 충동성과 과다활동을 감소시키는 데 도움이 된다.

자극제 남용은 중독 위험을 증가시키므로 처방된 용량을 철저히 준수하는 환자를 신중히 모니터링 해야 합니다.

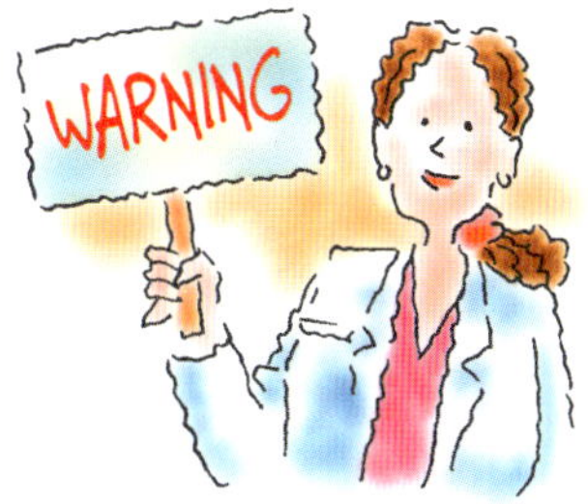

약물의 상호작용과 부작용 Drug interaction & side effects

자극제 사용은 물질 남용 장애 발병 위험을 증가시키므로 환자를 긴밀히 모니터링해야 한다. 자극제는 성장에 영향을 줄 수 있으므로 어린이의 키와 몸무게 변화를 주의 깊게 모니터링해야 한다. 짧게 작용하는 자극제의 경우, 약물을 하루 중 늦은 시간에 복용할 경우 불면증 발생 위험이 있다. 부작용에는 다음이 포함된다.

- 중추신경계 자극(불안, 떨림, 불면, 발작)
- 심혈관 영향(빈맥, 두근거림, 부정맥)
- 위장 영향(식욕 감소로 인한 체중 감소, 입맛 없음, 불쾌한 맛, 복부 불쾌감, 설사)
- 드물게 나타나는 영향(발진, 혈소판 감소증, 정신병 발병)

자극제를 복용하는 환자들에게는 카페인 함유 음료(라테 등)를 삼가야 합니다! 카페인은 이러한 약물의 효과를 증폭시킵니다.

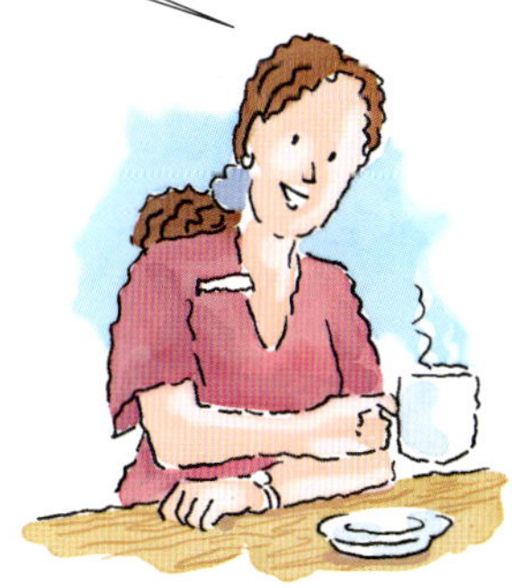

퀴즈

1. 할로페리돌을 복용하는 환자가 발열과 근육 경직을 보고하는 경우, 간호사가 선날할 정보는 무엇인지 고르시오.

A. 약을 중지하고 가장 가까운 응급실로 가십시오.
B. 다음 24시간 동안 4시간마다 체온을 측정하십시오.
C. 수분을 섭취하고 증상은 2~3일 내에 해결되어야 합니다.
D. 다음 복용량을 건너뛰고 내일 다시 전화하십시오.

정답 A. 발열과 근육 경직은 신경이완제 악성 증후군(NMS)과 연관된 증상으로, 즉각적인 치료가 필요한 응급 상황이므로 멈추고 가장 가까운 응급실로 이동해야 한다. 체온을 측정하고 수분을 섭취하며 다음 복용량을 건너뛰는 것은 모두 NMS 치료를 지연시키는 지시사항이며, 치료를 받지 않으면 치명적일 수 있다.

2. 트라닐시프로민(Parnate)을 복용하는 환자가 간호사로부터 식이 교육을 받은 후, 음식 선택을 보여줄 때 간호사가 개입해야 하는 환자의 선택은 무엇인지 고르시오.

A. 신선한 생선, 당근, 바닐라 푸딩
B. 사과 주스, 감자 튀김, 신선한 파인애플
C. 햄버거, 샐러드, 밀크쉐이크
D. 요거트, 살라미, 슬라이스 아보카도

정답 D. 살라미, 요거트 및 아보카도는 타이라민이 풍부한 음식이다. 트라닐시프로민(Parnate)과 같은 MAO 억제제를 복용하는 환자는 고혈압 위기를 예방하기 위해 타이라민이 풍부한 음식을 피해야 한다. 생선, 당근, 바닐라 푸딩, 사과 주스, 감자 튀김, 파인애플, 햄버거, 샐러드, 밀크쉐이크는 타이라민이 풍부하지 않으므로 간호사가 개입할 필요가 없다.

3. 플루옥세틴(Prozac)의 부작용 중 간호사가 이 약물을 복용하기 시작할 환자에게 강조할 부작용은 무엇인지 고르시오.

A. 떨림
B. 느린 움직임
C. 성 기능 장애
D. 뒤틀린 움직임

정답 C. 플루옥세틴(Prozac)은 SSRI 약물이다. 이 카테고리의 약물은 종종 성 기능 장애와 관련이 있다. 떨림, 느린 움직임, 뒤틀린 움직임은 일반적으로 항정신병 약물과 연관된 추체외로 증상이다.

4. 간호사가 몇 달 동안 설트랄린(Zoloft)을 복용하던 환자를 간호 중이다. 간호사가 건강 관리 제공자에게 신고할 우선 순위 평가 발견은 무엇인지 고르시오.

A. 설사
B. 발열
C. 현기증
D. 불면증

정답 B. 세로토닌 증후군의 증상은 SHIVERS 두문자어와 일치한다: 오한, 과다굽힘증, 체온 상승, 생체 반응 불안정, 뇌병증, 안절부절, 땀. 따라서 발열이 건강 관리 제공자에게 우선적으로 보고되어야 할 사항이다. 설사, 현기증, 불면증은 설트랄린(Zoloft)과 관련된 예상 부작용이다

5. 우울증으로 61세 환자에게 아미트리프틸린을 처방하려고 한다. 간호사가 기대하는 진단 검사는 어떤 것이 약물요법 시작 전에 요청될 것으로 예상할 수 있는지 고르시오.

A. 심전도

B. CBC

C. 기본 대사 패널

D. 두부 CT 스캔

정답 A. 아미트리프틸린은 QRS 연장 및 부정맥을 포함한 용량 의존적인 심장 기능 변화를 일으킬 수 있다; 간호사는 약물요법이 시작되기 전에 심전도가 실시될 것으로 예상할 것이다. 다른 건강 관련 문제가 없는 경우, CBC, 기본 대사 패널, 두부 CT 스캔은 아미트리프틸린을 시작하기 전에 필요하지 않다.

7장

통증조절 약물

Pain medications

약물 및 통증 조절 Drugs and pain control

통증 조절에 사용되는 약물은 아세트아미노펜과 같은 순한 일반의약품(OTC) 제제부터 강력한 전신 마취제까지 다양하며 약물 종류는 다음과 같다.

- 비마약성 진통제, 해열제 및 비스테로이드성 항염증제(nonsteroidal anti - inflammatory drugs, NSAIDs)
- 오피오이드 작용제(opioid agonist) 및 길항제(opioid antagonist)
- 마취제(anesthetic drugs)

비마약성 진통제, 해열제 및 비스테로이드성 항염증제 Nonopioid analgesics, antipyretics, and NSAIDs

비마약성 진통제, 해열제 및 비스테로이드성 항염증제는 광범위한 진통제 그룹이며 통증 조절 외에도 해열 및 항염증 효과를 나타낸다. 그들은 단독으로 또는 보조 약물로 사용할 수 있다.

이러한 약물은 천장 효과가 있으며 신체적 의존성은 없다.

- 살리실산염[salicylates(아스피린, aspirin)]
- 아세트아미노펜(acetaminophen)
- NSAID[비선택적(nonselective) 및 선택적(selective)]
- 페나조피리딘 염산염(phenazopyridine hydrochloride), 요로 진통제(urinary tract analgesic)

살리실산염 Salicylates

서론 Introduction

살리실산염은 가장 일반적으로 사용되는 진통제 중 하나이며 통증을 조절하고 발열과 염증을 줄이는 데 사용된다. 아스피린은 염증치료에 가장 일반적으로 사용되는 살리실산염이다(Karch, 2020).

경구로 복용하면 살리실산염은 주로 소장의 상부에서 흡수되고 위에서 부분적으로 흡수되며 서방형 및 장용성 살리실산염 제제는 음식 또는 위에서 제산제에 의해 흡수가 지연된다. 장용 코팅 제품은 천천히 흡수되어 급성 질환에는 적합하지 않으며, 위장관 출혈이 적고 류마티스나 골관절염과 같은 장기 치료에 더 적합할 수 있다(Karch, 2020).

약물의 치료 작용 Pharmacotherapeutics

살리실산염의 다양한 효과는 다양한 작용 메커니즘에서 비롯된다. 약물은 주로 cyclooxygenase-1(COX-1) 및 cyclooxygenase-2(COX-2)로 알려진 두 효소를 차단하여 프로스타글란딘의 합성을 억제하여 발열과 통증 및 염증을 완화한다. 살리실산염의 반감기는 종류에 따라 15분에서 12시간이다(Karch, 2020).

살리실산염인 아스피린은 혈소판 응집에 필요한 물질인 트롬복산 A_2의 생성을 방해하여 혈소판 응집(혈소판이 덩어리를 형성하는 것)을 억제한다. 아스피린은 심근경색(myocardial infarction, MI) 시 혈액을 묽게 하여 혈액을 순환시키고 재발성 MI 또는 급성 허혈성 뇌졸중과 같은 질병을 예방하는 데 사용될 수 있다(Abramson, 2021). 또한 최근 임상시험에서는 아스피린이 대장암 예방에 도움이 될 수 있음을 보여주었다(Spencer et al., 2021).

약물의 상호작용과 부작용 Drug interaction & side effects

살리실산염은 단백질 결합이 높기 때문에 일반적으로 결합하는 위치에서 해당 약물을 대체하여 다른 많은 단백질 결합 약물과 상호작용할 수 있다. 이것은 결합되지 않은 활성 약물의 혈청 농도를 증가시켜 약리학적 효과를 증가시키며, 다음과 같은 약물의 상호작용을 보여준다.

- 경구용 항응고제[예: 와파린(warfarin)], 헤파린(heparin), 메토트렉세이트(methotrexate), 경구 항당뇨병제 및 인슐린은 살리실산염과 함께 복용할 때 독성 위험이 증가한다.
- 프로베네시드(probenecid), 설핀피라존(sulfinpyrazone), 스피로노락톤(spironolactone)은 살리실산염과 함께 복용할 때 효과가 감소할 수

있다.

- 코르티코스테로이드(corticosteroids)는 혈장 살리실산 수치를 감소시키고 궤양의 위험을 증가시킬 수 있다.
- 알칼리성 약물과 제산제는 살리실산 수치를 감소시킬 수 있다.
- 안지오텐신 전환 효소(ACE) 억제제와 베타-아드레날린 차단제(일반적으로 베타 차단제라고 함)의 항고혈압 효과는 살리실산염과 병용할 때 감소할 수 있다.
- NSAID는 살리실산염과 함께 복용할 때 치료 효과가 감소하고 GI의 위험이 증가할 수 있다.

살리실산염에 대한 가장 흔한 부작용에는 위장관 통증, 메스꺼움, 구토 및 출혈 경향이 포함된다. 또한 장기간 복용 시 청력상실과 시각 장애, 과호흡(빠른 호흡)이 나타나며, 수두 또는 독감과 유사한 증상이 있는 어린이에게 라이 증후군이 나타날 수 있다.

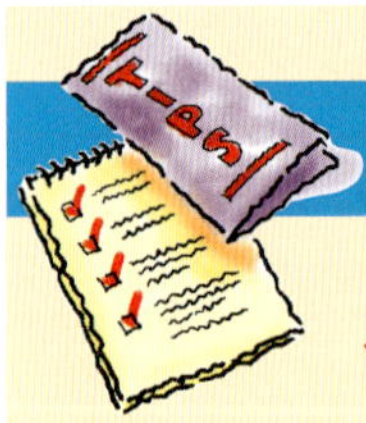

환자 교육

살리실산염

살리실산염 처방 시 환자 및 가족과 함께 검토할 특이 사항:

- 장기간 고용량 치료를 받는 경우 적절한 수분 섭취를 유지하고 점상 출혈, 잇몸 출혈 및 위장관 출혈의 징후를 관찰하고 부드러운 칫솔을 사용한다.
- 다양한 OTC 제제에 아스피린이 포함되어 있음을 유의하고, 아스피린 복용 시 다양한 약물 상호작용이 발생할 수 있으므로 아스피린이 함유된 한약이나 일반의약품을 복용하기 전에 처방자 또는 약사에게 확인한다.
- 약물 치료 중에는 알코올 섭취를 피한다.
- 약물 치료 중에는 카페인 섭취를 제한한다.
- 원하는 효과를 얻으려면 지시에 따라 약을 복용하고 약물요법의 이점이 2~4주 동안 눈에 띄지 않을 수 있음을 알아둔다.
- 위장 장애를 예방하기 위해 음식이나 우유와 함께 약을 복용한다.
- 심각하거나 지속적인 부작용에 대해 의사에게 알린다.
- 집에 약을 안전하게 보관하고 아스피린 섭취는 어린이 중독의 주요 원인이므로 아스피린 및 기타 약물은 어린이의 손이 닿지 않는 곳에 보관한다. 어린이가 있는 가정에서는 어린이 보호 용기를 사용한다.
- 살리실산염을 장기간 복용할 경우 임상시험에서 혈액 요소 질소 및 크레아티닌 수치, 간 기능 및 CBC를 모니터링하기 위한 의사의 지시를 반드시 따른다.

아세트아미노펜 Acetaminophen

서론 Introduction

아세트아미노펜은 진통 및 해열 효과를 나타내는 OTC 약물로 감기 및 인플루엔자와 관련된 통증 및 증상을 치료하기 위해 처방된다. 아세트아미노펜의 통증 조절 효과는 프로스타글란딘 합성 억제와 시상하부의 열 조절 중추에 직접 작용하여 해열작용을 나타낸다.

약물의 치료 작용 Pharmacotherapeutics

아세트아미노펜은 열을 내리고 두통, 근육통 및 일반적인 통증을 완화하는 데 사용된다. 또한 어린이의 발열 및 독감과 유사한 증상을 치료하기 위해 선택되는 약물이다.

약물의 상호작용과 부작용 Drug interaction & side effects

- 와파린과 같은 경구용 항응고제 및 혈전 용해제의 효과를 약간 증가시킬 수 있다.
- 페니토인(phenytoin), 바르비투르산염(barbiturates), 카바마제핀(carba-mazepine), 리팜핀(rifampin), 이소니아지드(isoniazid)와 함께 아세트아미노펜 투여 시 간독성 위험이 증가되고 만성적으로 알코올 사용에서도 간독성 위험은 증가한다.
- 루프 이뇨제와 지도뷰딘(zidovudine)과 함께 투여 시 효과가 감소될 수 있다.

대부분의 환자는 살리실산염과 달리 아세트아미노펜은 위 자극이나 출혈을 거의 일으키지 않으나 간 독성을 일으킬 수 있으므로 총 일일 복용량을 모니터링 해야 한다. 또한 피부 발진 또는 기타 심각한 피부 반응, 메스꺼움, 구토, 복통, 변비 등이 나타날 수 있다.

환자 교육

아세트아미노펜

아세트아미노펜 약물에 대해 환자 및 가족과 함께 검토해야 할 특이 사항:

- 2세 미만의 어린이에게 약물을 투여하기 전에 의사와 상의한다.
- 약물은 단기간 사용한다는 점에 유의하고 어린이에게 5일 이상, 성인에게 10일 이상 투여할 경우 의사와 상의해야 한다.
- 의사의 지시가 없는 한 고열(39.5℃ 이상), 3일 이상 지속되는 열 또는 재발성 열에 이 약을 사용하지 않는다.
- 고용량이나 의사의 감독 없이 장기간 사용하면 간이 손상될 수 있다는 점에 유의하고 과도한 알코올성 음료 섭취는 간독성의 위험을 증가시킬 수 있다.
- OTC 및 처방약을 포함하여 일일 아세트아미노펜 섭취량을 추적하여 간독성의 위험이 있으므로 일일 아세트아미노펜 총 권장량을 초과하지 않는다.
- 피부 발진이나 반응이 나타나면 약물의 사용을 중지하고 의사의 진찰을 받는다.
- 임신한 경우 진통제 복용을 신중히 고려하고 의료서비스 제공자와 약물 사용에 대해 상의하고 이 약은 권장 복용량을 초과하지 않는 한 모유 수유 여성의 단기요법에 안전하며 모유에서 낮은 수준(용량의 1% 미만)으로 발견된다는 점에 유의한다.

NSAIDs

NSAID는 일반적으로 염증을 치료하는 데 사용되며 항염 작용은 아스피린과 동일하고 진통 및 해열 효과가 있다.

비선택적 NSAID는 cyclooxygenase-1(COX-1) 및 cyclooxygenase-2(COX-2)를 차단하여 프로스타글란딘 합성을 억제하며 이러한 약물에는 인도메타신(indomethacin), 이부프로펜(ibuprofen), 디클로페낙(diclo-fenac), 에토돌락(etodolac), 페노프로펜(fenoprofen), 플루르비프로펜(flurbiprofen), 케토프로펜(ketoprofen), 케토록락(ketorolac), 메페남산(mefenamic acid), 멜록시캄(meloxicam), 나부메톤(nabumetone), 나프록센(naproxen) 등이 포함된다.

선택적 NSAID는 COX-2효소를 선택적으로 차단하여 프로스타글란딘 합성을 억제하며 COX-2 선택적 억제는 비선택적 NSAID에 의한 COX-1 억제와 관련된 부작용을 유발하지 않으면서 진통 및 항염증 효과를 나타낸다.

주요 약물

NSAID: 이부프로펜

작용

- 다양한 화학적 매개체(예: 브래디키닌 및 히스타민)로 인해 통증 수용체를 민감하게 만드는 프로스타글란딘의 합성을 억제한다.
- 프로스타글란딘의 말초 및 중추에서 합성을 억제한다.
- 염증 시 프로스타글란딘 합성 및 방출을 억제한다.
- 중추신경계에서 프로스타글란딘 합성을 억제하여 해열 효과를 나타낸다.

적응증

- 류마티스관절염
- 생리통
- 골관절염
- 소아 관절염
- 경증에서 중등도의 통증
- 발열

비선택적 NSAID Nonselective NSAIDs

서론 Introduction

염증성 질환은 세포막에서 프로스타글란딘을 생성 및 방출하여 통증을 유발하나 비선택적 NSAID는 프로스타글란딘 합성 및 시클로옥시게나제 활성을 억제하여 진통과 항염효과를 나타낸다. NSAID는 아라키돈산을 프로스타글란딘으로 전환시키는 COX-1 및 COX-2의 동종효소를 모두 억제한다. COX-1은 위벽을 유지하는 프로스타글란딘을 생성하는 반면 COX 2는 염증 반응을 매개하는 프로스타글란딘을 생성한다. COX-1억제는 NSAID에 의해 유발되는 위장 독성과 관련이 있는 반면 COX-2억제는 통증과 염증을 완화한다(Karch, 2020).

약물의 치료 작용 Pharmacotherapeutics

NSAID는 주로 염증과 통증을 완화하는 데 사용되며 해열을 위해 일부

약을 주기 전에!

비선택적 NSAIDs 경고

환자에게 NSAID를 투여하기 전에 특수 집단에 대한 위험을 알고 있어야 한다.

- **어린이**: 일부 NSAID는 어린이에게 사용하지 않는 것이 좋다.
- **고령자**: 궤양의 위험은 나이에 따라 증가한다.
- **임산부 및 수유부**: NSAIDs는 금기이며 신생아에게 잠재적인 부작용을 일으킬 수 있으며 많은 NSAIDs가 모유로 배설된다.
- **관상동맥우회술을 받고 있거나 최근에 심장마비나 뇌졸중을 앓은 환자**에게 NSAID를 사용하면 심장 발작이나 뇌졸중의 위험이 증가할 수 있다.

처방된다.

- 강직성 척추염(척추에 영향을 미치는 염증성 관절 질환)
- 중등도에서 중증의 류마티스성 관절염(주변 관절의 염증성 질환)
- 고관절, 어깨 또는 기타 큰 관절의 골관절염(퇴행성 관절 질환)
- 급성 통풍성 관절염(관절에 요산염 침전물)
- 월경통
- 편두통
- 활액낭염
- 건염
- 경증에서 중등도의 통증

약물의 상호작용과 부작용 Drug interaction & side effects

NSAIDs와 상호작용하는 많은 약물이 있으며, 이 중 특히 인도메타신(indomethacin), 피록시캄(piroxicam), 술린닥(sunlindac) 등은 상호작용이 많은 약물이므로 주의하여 투여해야 한다. NSAIDs는 단백질 결합률이 높아 다른 단백질 결합 약물들과 상호작용하기 쉽다. 모든 NSAID는 복통 및 출혈, 졸음, 간독성과 같은 부작용을 일으킨다.

환자 교육

비선택적 NSAID

비선택적 NSAID에 대해 환자 및 가족과 함께 검토할 특정 사항:

- 원하는 효과를 얻기 위해 지시에 따라 약물을 복용한다. 일부 유형의 치료의 이점은 2~4주 동안 달성되지 않을 수 있다.
- GI 부작용을 줄이기 위해 식사 우유와 함께 약을 복용한다.
- 권장 일일 복용량을 초과하지 말고 12세 미만의 어린이에게 약을 주지 말고 처방자와 상의하지 않고 장기간 약을 복용하지 않는다.
- 아스피린, 알코올 또는 코르티코스테로이드와 함께 약물을 사용하면 GI 부작용의 위험이 증가할 수 있다.
- 짙은 색 대변, 혈뇨 또는 비정상적인 출혈(예: 잇몸)과 같은 위장관 출혈의 징후와 증상을 인식하고 보고한다.
- 자외선 차단제를 사용하고, 보호복을 착용하고, 치료 중 햇빛에 장기간 노출되는 것을 피한다.
- 장기요법으로 약물을 복용할 경우 특히 혈액 요소 질소 및 크레아티닌 수치, 간 기능 및 CBC 모니터링의 필요성에 대해 처방자와 확인한다.

선택적 NSAID Selective NSAIDs

서론 Introduction

COX-2에 의해 생성되는 프로스타글란딘은 통증 및 염증과 관련이 있다. 선택적 NSAID(COX-2 억제제라고도 함)는 COX-2를 선택적으로 차단하여 통증과 염증을 완화하는 NSAID로 비선택적 NSAID보다 위 손상과 같은 부작용이 적다(Karch, 2020). 현재 사용 가능한 선택적 NSAID는 셀레콕시브(celecoxib)이며 단백 결합도가 높아 알부민과 일차적으로 결합하여 조직에 광범위하게 분포된다.

약물의 치료 작용 Pharmacotherapeutics

셀레콕시브는 주로 통증과 염증을 감소시키는 데 사용된다. 골관절염, 류마티스 관절염, 급성 통증, 원발성 생리통 등의 치료에 특히 유효하다.

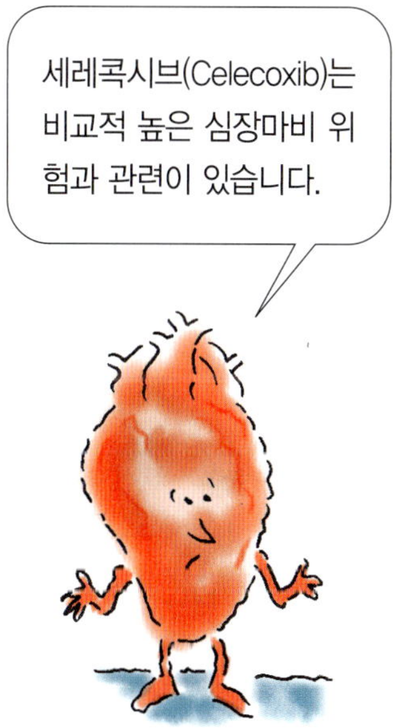
세레콕시브(Celecoxib)는
비교적 높은 심장마비 위
험과 관련이 있습니다.

약물의 상호작용과 부작용 Drug interaction & side effects

셀레콕시브는 간에서 대사되기 때문에 약물 상호작용이 나타난다.

- 셀레콕시브는 리튬 제거율을 감소시켜 리튬 독성을 유발할 수 있다.
- ACE 억제제와 이뇨제의 효과를 감소시킨다.
- 셀레콕시브를 와파린과 함께 복용하면 PT 수치가 증가하여 출혈 합병증이 발생할 수 있다.
- 소화불량, 복통, 위장관 궤양, 체액 저류, 고혈압, 현기증, 두통과 같은 부작용이 나타날 수 있다.

환자 교육

선택적 NSAID

선택적 NSAID 또는 COX-2 약물에 대해 환자 및 가족과 함께 검토할 특정 사항:

- 치료를 시작하기 전에 술폰아미드, 아스피린 또는 기타 NSAID에 대한 알레르기 반응의 병력을 보고한다.
- 위장관 출혈 징후(혈뇨, 소변이나 대변의 혈액, 흑색의 타르 대변 등), 흉통, 뇌졸중 유사 증상, 발진 또는 설명할 수 없는 체중 증가 또는 부종의 징후를 처방의에게 즉시 보고한다.
- 이 약을 복용하는 동안 임신했거나 임신할 계획이 있는 경우 처방자에게 알린다.
- 배탈이 발생하면 음식과 함께 약을 복용한다.
- COX-2 억제제를 포함한 모든 NSAID는 간에 악영향을 미칠 수 있음을 유의하고 간 독성의 징후와 증상에는 메스꺼움, 피로, 기면, 가려움증, 황달, 우상복부 압통, 감기 같은 증상이 포함되며 이러한 징후와 증상이 나타나면 치료를 중단하고 즉시 의학적 조언을 구한다.
- 지속적인 통증 완화를 느끼려면 며칠이 걸릴 수 있음을 유의한다.
- 처방자가 먼저 승인하지 않는 한 다른 약물, OTC 제품 또는 약초요법을 복용하지 않는다.
- 모든 의료 서비스 제공자에게 이 약을 복용하고 있음을 알린다.
- 알코올은 위장 자극과 출혈 위험을 증가시키므로 알코올 음료의 사용을 피하거나 최소화한다.

오피오이드 작용제, 혼합작용제-길항제 및 길항제
Opioid agonists, agonists-antagonists, and antagonists

오피오이드라는 단어는 아편유래 식물의 파생물 또는 천연 마약을 모방한 합성 약물을 의미하며 **오피오이드 작용제**[**마약성 작용제**(*narcotic agonists*)라고도 함]에는 유사한 특성을 가진 아편 유도체 및 합성 약물이 포함된다. 의식을 잃지 않고 통증을 완화하거나 줄이는 데 사용된다. 일부 오피오이드 작용제는 진해 및 지사 효과가 있다.

혼합 작용제-길항제(*mixed opioid agonist-antagonists*)라고 하는 일부 오피오이드 진통제는 작용제 및 길항제 특성을 가지고 있다. 작용제 성분은 통증을 완화하고 길항제 성분은 독성 및 약물 의존의 위험을 감소시킨다. 이러한 혼합 오피오이드 작용제-길항제는 호흡 억제 및 약물 남용의 위험을 줄인다.

오피오이드 길항제(*opioid antagonist*)는 진통제가 아니다. 이들은 오피오이드 작용제의 효과를 차단하고 이러한 약물에 의해 생성되는 호흡기 및 중추신경계 억제와 같은 약물 부작용을 역전시키는 데 사용된다.

그러나 진통 효과를 역전시켜 환자의 통증을 재발시키기도 한다. 오피오이드 길항제에는 날록손과 날트렉손이 포함된다(Karch, 2020).

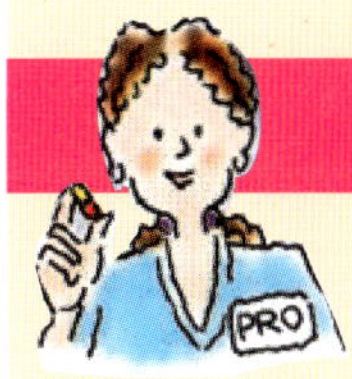

주요 약물

오피오이드 작용제: 모르핀

작용

- CNS의 아편 수용체에 작용

적응증

- 중등도에서 중증의 통증

간호 고려사항

- 환자에게 진정, 행복감발작, 현기증, 악몽, 서맥, 쇼크, 심정지, 메스꺼움, 변비, 구토, 혈소판 감소증 및 호흡 억제.
- 오피오이드 길항제(날록손)와 소생 장비를 사용할 수 있도록 유지한다.

오피오이드 작용제 Opioid agonists

서론 Introduction

오피오이드 작용제의 경구 투여는 위장관에서 쉽게 흡수되며 말초 및 중추신경계의 아편 수용체 부위(뮤 수용체 또는 카파 수용체)에 결합하여 통증을 감소시킨다. 이러한 약물이 뮤 수용체를 자극하면 무통증, 호흡 억제, 행복감, 진정 및 신체적 의존성이 발생하는 반면 카파 수용체의 자극은 진통, 진정, 불쾌감 및 GI 운동성 감소를 유발한다. 수용체 결합은 진통 및 기침 억제의 치료 효과뿐만 아니라 호흡 억제 및 변비와 같은 부작용을 일으킬 수도 있다. 또한 얼굴, 머리 및 목에서 혈관을 확장시키며 뇌의 기침 중추를 억제하여 진해 효과를 일으키고 기관지 근육을 수축시킨다. 이러한 효과가 과도하게 생성되면 부작용이 될 수 있다. 예를 들어 혈관이 너무 많이 확장되면 저혈압이 발생할 수 있다.

- 코데인(codeine)
- 구연산 펜타닐(fentanyl citrate)
- 하이드로코돈(hydrocodone)

- 하이드로모르폰 염산염(hydromorphone hydrochloride)
- 레보르파놀 타르타르산염(levorphanol tartrate)
- 메페리딘 염산염(meperidine hydrochloride)
- 메타돈 염산염(methadone hydrochloride)
- 황산모르핀(morphine sulfate)
- 옥시코돈(oxycodone)
- 레미펜타닐(remifentanil)
- 트라마돌(tramadol)

약물의 치료 작용 Pharmacotherapeutics

오피오이드 작용제는 급성, 만성 및 말기 질환의 심한 통증을 완화하기 위해 처방되며, 때때로 설사를 조절하고 기침을 억제하기 위해 처방된다. 메타돈은 오피오이드 중독 시 일시적으로 사용된다. 펜타닐 및 레미펜타닐과 같은 오피오이드는 전신 마취의 유도 및 유지에 사용된다. 펜타닐은 암 환자의 돌발성 통증에 처방될 수 있으며 비강 스프레이, 설하 또는 경피 패치 경로를 통해 전달될 수 있다.

약물의 상호작용과 부작용 Drug interaction & side effects

오피오이드 작용제의 진통 효과에 영향을 미칠 수 있는 약물에는 아미트립틸린, 페니토인, 디아제팜 및 리팜핀이 포함되며 삼환계 항우울제 또는 항콜린제를 오피오이드 작용제와 함께 복용하면 심각한 변비와 소변 정체가 발생할 수 있다. 알코올, 진정제, 최면제 및 마취제와 같이 호흡을 감소시키는 다른 물질과 함께 오피오이드 작용제를 사용하면 환자의 호흡 억제 위험이 증가할 수 있다.

오피오이드 작용제의 용량이 증가함에 따라 호흡률과 호흡의 깊이가 감소하며, 이는 주기적인 불규칙 호흡을 유발하거나 민감한 환자에게 천식 발작을 유발할 수 있으며 홍조,기립성 저혈압, 동공 수축, 중추신경계 기능 저하, 메스꺼움 및 구토와 같은 부작용을 유발할 수 있다.

환자 교육

오피오이드 작용제

오피오이드 작용제 약물에 대해 환자 및 가족과 함께 검토해야 할 특정 사항:

- 처방된 대로 정확하게 약물을 복용하고 원하는 효과를 경험하지 못하거나 심각한 부작용을 경험하는 경우 처방자에게 연락한다.
- 침대에서 일어나 걸을 때 조심하고 약물의 효과가 알려질 때까지 위험한 활동을 피한다.
- 오피오이드 작용제를 복용하는 동안 알코올은 부가적인 중추신경계 억제를 유발하므로 피한다.
- 변비를 예방하려면 식단에서 섬유질을 늘리고 대변 연화제를 사용한다.
- 호흡기 합병증을 피하기 위해 2시간마다 심호흡을 하고 기침을 하며 자세를 바꾼다.
- 계속되는 통증을 보고한다.

혼합 오피오이드 작용제-길항제
Mixed opioid agonist-antagonists

혼합 아편유사제 작용제-길항제는 독성 효과와 의존성을 줄이면서 통증을 완화하기 위해 투여된다. 순수한 오피오이드 작용제보다 오용 가능성이 적은 것으로 나타나나, 부토르파놀(butorphanol)과 펜타조신(pentazocine)은 보고에 따르면 의존성을 유발한다. 혼합 아편유사제 작용제-길항제 약물은 다른 오피오이드 작용제를 복용하는 만성 통증 환자에게 사용하지 않는 것이 좋으며 정확한 작용 메커니즘은 알려져 있지 않다. 또한 약물 의존 위험이 낮기 때문에 때때로 오피오이드 작용제 대신 처방되며, 일부 부작용을 일으킬 수 있지만 호흡 억제와 변비를 유발할 가능성이 적다. 오피오이드 오용 이력이 있는 환자는 금단 증상을 유발할 수 있으므로 혼합 오피오이드 작용제-길항제인 펜타조신, 날부핀 및 부토파놀을 투여해서는 안 된다. 그러나 금단 증상을 예방하고 오피오이드 의존성을 관리하기 위해 부프레노르핀 설하제제가 승인되었으며, 오피오이드 작용제-길항제에 대한 가장 흔한 이상 반응은 메스꺼움, 구토, 어지러움, 진정 및 행복감이다.

오피오이드 길항제 Opioid antagonists

오피오이드(아편유사제) 길항제는 아편제 수용체에 결합하지만 수용체를 자극하지 않으며 아편제제보다 아편제 수용체에 대해 더 작용을 잘

한다. 그 결과 아편유사제, 엔케팔린, 엔도르핀이 효과를 발휘하는 것을 방지한다.

- 날록손 염산염(naloxone hydrochloride)
- 날트렉손 염산염(naltrexone hydrochloride)
- 메틸날트렉손(methylnaltrexone)

날록손(naloxone)은 오피오이드 과다복용을 관리하기 위한 선택 약물이며 호흡 저하 및 진정 작용을 역전시키고 투여 후 몇 초 내에 환자의 활력 징후를 안정시키는 데 도움을 준다. 메틸날트렉손(methylnaltrexone)은 오피오이드에 의한 변비 치료에 사용된다.

마취제 Anesthetic drugs

마취제는 크게 전신 마취제, 국소 마취제, 도포성 마취제로 나눌 수 있다. 전신 마취제는 흡입 마취제와 정맥주사 마취제로 나뉜다.

흡입 마취제 Ihalation anesthetics

서론 Introduction

가장 일반적으로 사용되는 흡입 마취제는 다음과 같다.

- 데스플루란(desflurane)
- 세보플루란(sevoflurane)
- 할로탄(halothane)
- 이소플루란(isoflurane)
- 아산화질소(nitrous oxide)

흡입 마취제의 흡수 및 제거율은 혈중 용해도에 따라 결정되며 폐에서 혈액으로 들어가 다른 조직에 분포된다. 특히 뇌, 간, 신장 및 심장과 같이 혈류량이 많은 장기에 가장 빠르게 분포한다. 흡입 마취제는 주로 중추신경계에서 작용하여 의식 상실, 감각 자극(통증 포함)에 대한 반응 상실 및 근육 이완을 일으키며, 심혈관계와 같은 다른 기관계에도 영향을 미칠 수 있다.

흡입 마취제는 정맥주사 마취제보다 마취 깊이를 더 정확하고 신속하게 제어할 수 있기 때문에 수술시 가장 일반적으로 사용된다.

약물의 치료 작용 Pharmacotherapeutics

흡입 마취제는 약물에 대한 과민성, 간 질환 또는 악성 고열증(골격근 경직 및 고열을 특징으로 하는 잠재적으로 치명적인 마취 합병증)이 있는 환자에게 금기이며 임신 중이거나 수유 중인 환자는 주의해서 사용해야 한다.

약물의 상호작용과 부작용 Drug interaction & side effects

흡입 마취제와 관련된 가장 중요한 약물 상호작용은 중추신경계, 심장 또는 호흡 억제 약물과의 상호작용으로 중추신경계 억제, 심장 부정맥 또는 호흡 억제를 유발하여 환자 상태를 악화시킬 수 있다.

흡입 마취제에 대한 가장 흔한 이상 반응은 정상 용량에 대한 환자의 과장된 반응으로 갑작스럽게 체온 상승을 나타내는 악성 고열증으로 흡입 마취제에 대한 심각하고 예상치 못한 반응이다.

수술 후 환자는 착란, 진정, 저 체온증을 포함하여 다른 중추신경계 억제제에서 볼 수 있는 것과 유사한 반응을 경험할 수 있다.

정맥주사 마취제 IV anesthetics

서론 Introduction

정맥주사 마취제는 일반적으로 외래 수술과 같이 짧은 기간 동안만 마취가 필요할 때 사용되며 신속한 마취 유도를 촉진한다.

- 바르비투르산염(멕토헥시탈, 티오펜탈)[barbiturates(methohexital, thiopental)]
- 벤조디아제핀(미다졸람)[benzodiazepines(midazolam)]
- 해리제(케타민)[dissociatives(ketamine)]
- 최면제(에토미데이트, 프로포폴)[hypnotics(etomidate, propofol)]
- 오피오이드(펜타닐, 수펜타닐)[opiates(fentanyl, sufentanil)]

약물의 치료 작용 Pharmacotherapeutics

정맥주사 마취제는 작용 시간이 짧기 때문에 외래 수술을 포함한 짧은 수술 절차에 사용된다.

바르비투르산염, 벤조디아제핀(benzodiazepines) 및 에토미데이트(etomidate)는 중추신경계 신경전달물질인 감마-아미노부티르산(GABA)에 대한 반응을 증가시키며, 경계를 제어하는 뇌간의 망상 활성화 시스템의 자극에 대한 뇌의 반응을 억제한다.

바르비투르산염은 중추신경계 뉴런의 흥분성을 억제하며, 통증이 없을 것으로 예상되는 수술에서 단독으로 사용되며 약물의 보조제로도 사용된다.

벤조디아제핀(benzodiazepines)은 진정 작용과 기억상실증을 유발하지만 통증 완화 효과는 없다.

미다졸람(midazolam)은 수술 전 진정제로 사용되고 불안해소, 진정 및 기억상실을 촉진하며 중추신경계 및 호흡 억제, 저혈압, 현기증, 심정지와 같은 부작용 유발할 수 있다.

케타민(ketamine)은 뇌의 피질과 변연계에 직접 작용하여 현실과 분리감(해리감각)을 유발하며 마취를 유도하고 강력한 진통효과와 함께 많은 약물과 상호작용을 일으킬 수 있다. 또한 회복 기간 연장, 비합리적인 행동, 흥분, 환각 및 방향 감각 상실을 포함한 시청각 지각의 왜곡, 자기 자신으로부터 분리된 느낌, 심박수 증가, 고혈압, 떨림, 발작과 같은 다양한 부작용을 유발할 수 있다.

에토미데이트(etomidate)는 마취를 유도하고 아산화질소와 같은 낮은 효능의 흡입 마취제를 보조하기 위해 사용되며 딸꾹질, 기침, 근육 경련, 메스꺼움 및 구토와 같은 부작용을 나타낸다.

프로포폴(propofol)은 지속 시간이 짧으며 잔류 및 진정 효과가 적지만 호흡 억제, 서맥, 딸꾹질, 기침 근육 경련, 저혈압, 주사 부위 통증과 같은 부작용을 유발할 수 있다.

오피오이드(opiates)는 진통효과를 제공하고 다른 마취제를 보충하며 fentanyl은 중추신경계와 호흡억제, 부정맥 등을 유발할 수 있다.

국소 마취제 Local anesthetics

서론 Introduction

국소 마취제는 신체의 특정 부위의 통증을 예방하거나 완화하기 위해 투여하며 일반적으로 노인이나 쇠약한 환자를 위한 전신 마취의 대안으로 사용된다. 또한 모든 신경의 자극을 차단하여 신경전달에 필요한 탈분극 능력을 상실하여 마취 효과를 나타낸다.

국소 마취제는 아미드계 약물과 에스테르계 약물로 분류할 수 있다.

- 아미드계 약물(amide drug, 분자 구성의 일부로 질소를 포함)
  - 부피바카인(bupivacaine), 로피바카인(ropivacaine), 리도카인(lidocaine), 레보부피바카인(levobupicaine), 메피바카인(mepivacaine), 프릴로카인(prilocaine)
- 에스테르계 약물(ester drug, 분자 구성의 일부로 산소를 포함)

- 프로카인(procaine), 클로로프로카인(chloroprocaine), 테트라카인(tetracaine)

국소 마취제는 광범위하게 흡수되며 전신에 분포된다.

약물의 치료 작용 Pharmacotherapeutics

국소 마취제는 질병 또는 부상으로 인한 통증을 예방하고 완화하는 데 사용되며 진통제로 완화할 수 없는 심한 통증에 사용된다. 고령자나 만성폐쇄성폐질환, 중증근무력증 등 호흡기능에 영향을 미치는 질환이 있는 환자의 수술 시 전신 마취제보다 일반적으로 선호된다. 일부 시술의 경우 국소 마취제는 혈관을 수축시키는 에피네프린(epinephrine)과 같은 약물과 함께 사용된다. 혈관 수축은 국소 출혈을 조절하고 마취제의 흡수를 줄이는 데 도움이 되며 흡수 감소는 해당 부위에서 마취제의 작용을 연장하고 분포 및 중추신경계 작용을 제한할 수 있다(Garmon & Huecker, 2020).

약물의 상호작용과 부작용 Drug interaction & side effects

국소 마취제는 다른 약물과 중요한 상호작용을 거의 일으키지 않지만 부작용을 일으킬 수 있다.

용량에 따라 중추신경계 반응으로 안절부절, 혼돈, 어지러움, 시야 흐림, 진전, 초조, 경련 등이 나타난다. 또한 용량 관련 심혈관 반응으로는 심근 억제, 서맥, 부정맥, 저혈압, 심혈관 허탈 및 심정지가 나타날 수 있다.

도포성 마취제 Topical anesthetics

서론 Introduction

도포성 마취제는 손상되지 않은 피부나 점막에 직접 도포하며 경미한 통증을 예방하거나 완화하는 데 사용된다. 리도카인(lidocaine) 및 테트라카인(tetrecaine)과 같은 일부 주사 가능한 국소 마취제도 도포성 마취제로 효과적이다.

- 벤조카인(benzocaine)
- 프로카인(procaine)
- 다이클로닌(dyclonine)
- 에틸 클로라이드(ethyl chloride)
- 멘톨(menthol)

- 벤질 알코올(benzyl alcohol)

도포성 마취제는 신경 전달을 차단하여 마취효과를 나타낸다. 에틸 클로라이드(ethyl chloride) 스프레이를 바르면 조직의 표면이 동결되어 냉감 수용체를 자극하고 동결 부위의 신경 말단을 차단한다. 멘톨(menthol)은 감각 신경 종말을 선택적으로 자극하여 시원한 감각과 일부 국소 통증 완화를 유발한다.

약물의 치료 작용 Pharmacotherapeutics

- 통증, 특히 경미한 화상 통증 완화 또는 예방
- 가려움증 및 자극 완화
- 주사 전 부위 마취
- 요로 카테터와 같은 관을 삽입하기 전에 점막 표면 마비

약물의 상호작용과 부작용 Drug interaction & side effects

모든 도포성 마취제는 과민 반응을 일으킬 수 있으며 발진, 가려움증, 두드러기, 입과 목의 부기, 호흡 곤란을 유발할 수 있다.

- 벤질 알코올(benzyl alcohol)은 피부 자극 반응을 일으킬 수 있다.
- 에틸 클로라이드(ethyl chloride)와 같은 냉매는 동상을 유발할 수 있다.

환자 교육

국소 마취제

국소 마취제에 대해 환자 및 가족과 함께 검토해야 할 특정 사항:

- 처방된 신체 부위와 처방된 상태에만 제제를 사용한다.
- 깨끗한 부위에 국소 마취제를 바르고 국소 자극, 발진 또는 두드러기를 피하기 위해 지시된 만큼만 약을 바른다.
- 스프레이를 사용하는 경우 증기를 흡입하거나 음식 근처에 뿌리거나 열원 근처에 보관하지 않는다.
- 약이 효과가 없으면 처방자에게 알린다.
- 약물이나 국소 마취제에 대한 알레르기가 있으면 의료 제공자에게 알린다.

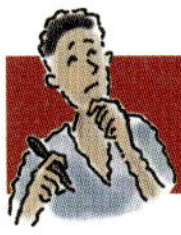

퀴즈

1. 한 간호사가 전신마취로 인한 부작용을 경험한 환자에 대해 보고를 받는다. 간호사가 예상할 수 있는 환자의 상태에 해당되는 것을 고르시오.

A. 발작
B. 청색증
C. 빈호흡
D. 심박수 증가
E. 메스꺼움 및 구토

정답 E. 전신마취를 수반하는 수술 후, 환자는 메스꺼움 및 구토를 포함하여 다른 중추신경계 억제제에서 생성되는 것과 유사한 부작용/이상 반응을 경험할 가능성이 가장 높다.

2. 간호사가 환자에게 처방된 염산 부프레노르핀을 투여 후 환자가 오피오이드를 남용하고 있음을 보여주는 증상을 고르시오.

A. 변비 B. 요실금 C. 금단 증상 D. 과민 반응

정답 C. 혼합된 오피오이드 작용제-길항제는 오피오이드 작용제의 효과를 중화할 수 있기 때문에 오피오이드 작용제에 의존하는 환자에게 금단 증상을 유발할 수 있다.

3. 간호사가 오피오이드를 과다 복용한 환자를 돌보고 있다. 간호사가 투약할 준비를 해야 하는 약물을 고르시오.

A. 날록손 B. 날부핀 C. 펜타조신 D. 부토르파놀

정답 A. 날록손은 오피오이드 과다복용을 관리하기 위해 선택하는 약물이다.

4. 간호사가 가족에게 아스피린 사용 시 약물 안전에 대해 가르치고 있다. 간호사가 교육에 포함시킬 일반적인 부작용은 무엇인지 고르시오.

A. 방광 감염
B. 현기증 및 시력 변화
C. 메스꺼움, 구토 및 위장 장애
D. 호흡 속도 및 깊이 증가

정답 C. 아스피린은 일반적으로 메스꺼움, 구토 및 위장 장애와 같은 위장관 부작용을 일으킨다.

8장

항염증 약물, 항알레르기 약물, 면역조절 약물

Anti-inflammatory, antiallergy, and immunosuppressant drugs

약물과 면역체계 Drugs and immune system

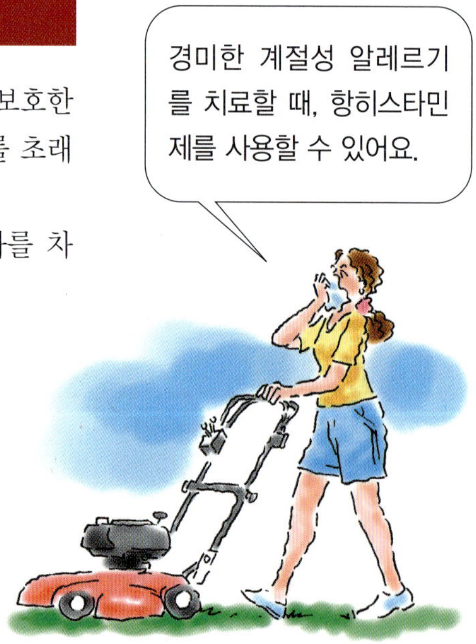
경미한 계절성 알레르기를 치료할 때, 항히스타민제를 사용할 수 있어요.

면역과 염증 반응을 통해 몸에 침입하는 외부물질로부터 신체를 보호한다. 몇몇 특정 약물은 이러한 반응을 조절하여 다음과 같은 변화를 초래한다.

- **항히스타민제**(*antihistamines*)는 표적세포에서 히스타민의 효과를 차단한다.
- **코르티코스테로이드**(*corticosteroids*)는 면역 반응을 억제하고 염증을 감소시킨다.
- 비코르티코스테로이드 **면역억제제**(*immunosuppresants, noncorticosteroids*)는 이식 장기의 거부 반응을 방지하고 자가면역질환을 치료하는 데 사용될 수 있다.
- **요산배설촉진제**(*uricosurics*)는 통풍 발작(gout attack)의 발생빈도를 조절한다.

항히스타민제 Antihistamines

항히스타민제(antihistamines)는 일반적으로 **알레르기 반응**(*allergic reaction*)으로 알려진 즉시형 과민 반응(immediate hypersensitivity reaction, 제1형 과민 반응)에서 나타나는 히스타민 작용을 차단한다.

히스타민-1 수용체 길항제 Histamine-1 receptor antagonists

항히스타민(*antihistamine*)이라는 용어는 히스타민-1(H_1) 수용체의 길항제로 작용하는 약물을 의미한다. 이 약물은 체내의 H_1 수용체 부위를 두고 히스타민과 경쟁하는 것을 의미하지만, 이미 수용체에 결합한

히스타민을 대체하지는 못한다.

화학구조에 의한 분류는 다음과 같다.

- 에탄올아민(*ethanolamines*): 클레마스틴 푸마르산염(clemastine fumarate), 디멘히드리네이트(dimenhydrinate), 디펜히드라민 염산염(diphenhydra-mine hydrochloride)
- 알킨아민(*alkylamines*): 브롬페니라민(brompheniramine), 클로르페니라민(chlorpheniramine), 덱스클로르페니라민(dexchlorpheniamine)
- 페노티아진(*phenothiazines*): 프로메타진 염산염(promethazine hydro-chloride)
- 피페리딘(*piperidines*): 세리티진(cetirizine), 시프로헵타딘 염산염(cyproheptadine hydrochloride), 데스로라타딘(desloratadine), 펙소페나딘(fexofenadine), 로라타딘(loratadine), 메클리진 염산염(meclizine hydrochloride)
- 기타: 히드록시진 염산염(hydroxyzine hydrochloride), 히드록시진 파모에이트(hydroxyzine pamoate)

서론 Introduction

1. Fexofenadine, desloratadine, loratadine은 비진정성 antihistamines이다. 이 약물들은 혈액-뇌장벽을 거의 통과하지 못하기 때문에 중추신경계에 적게 분포한다. 그 결과, 다른 antihistamines보다 진정효과가 덜 나타난다.
2. H_1-수용체 길항제는 주효세포(알레르기 증상을 유발하는 세포)에 있는 H_1-수용체를 두고 히스타민과 경쟁하여 히스타민의 작용이 나타나지 않도록 차단한다. H_1-수용체 길항제는 다음과 같은 작용으로 효과를 나타낸다.
   - 작은 혈관에 대한 히스타민의 작용 차단
   - 세동맥 이완과 조직의 충혈 완화
   - 혈장 단백질과 혈장이 모세혈관 밖으로 누출(모세혈관 투과성)을 감소시켜 부종 완화
   - 히스타민에 대한 대부분의 평활근 반응 억제(특히 기관지, 위장관 및 혈관의 평활근 수축 억제)
   - 피부 신경말단에 작용하여 히스타민에 의한 발적과 소양증 등의 증상 완화
   - 부신수질 자극 억제, 자율신경 자극 억제, 눈물샘과 침샘 등 외분비선 분비 억제
3. 몇 가지 antihistamines는 뇌에 분포하는 H_1-수용체에 높은 친화력을 갖고 있어 중추신경효과를 위해 사용된다. 이들 약물에는 diphenhydramine,

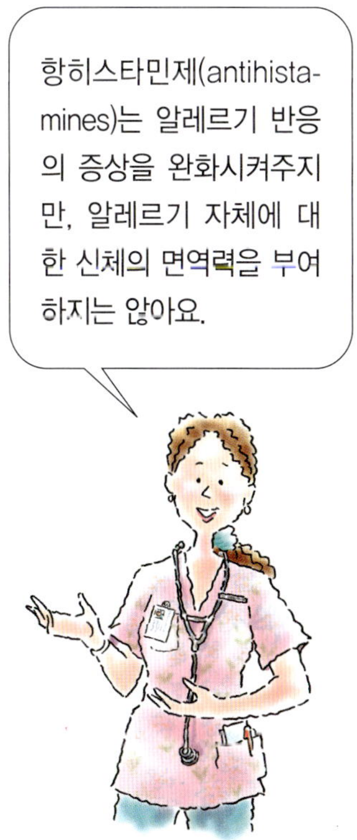
항히스타민제(antihista-mines)는 알레르기 반응의 증상을 완화시켜주지만, 알레르기 자체에 대한 신체의 면역력을 부여하지는 않아요.

dimenhydrinate, promethazine과 다양한 piperidine 유도체들이 포함된다 [항히스타민제(Antihistamines): 디펜히드라민(Diphenhydramine) 참조].

4. H_1-수용체 길항제는 위에 분포하는 수용체가 H_1-수용체가 아닌 H_2-수용체이기 때문에 위의 벽세포 분비에는 작용하지 않는다.

약물의 치료 작용 Pharmacotherapeutics

1. Antihistamines는 다음과 같은 제1형 과민 반응에 의한 증상을 치료하는 데 사용된다.
   - 알레르기성 비염(국소 과민 반응으로 인한 콧물, 눈 가려움)
   - 혈관신경성 비염(알레르기나 감염이 원인이 아닌 비염)
   - 알레르기성 결막염(눈점막의 염증)
   - 두드러기(urticaria, hives)
   - 혈관부종(손, 발, 얼굴의 점막하 부종)
2. 다른 치료적 목적으로 antihistamines를 사용할 수 있다.
   - 일차적으로 진토제(구토와 메스꺼움 조절)로 사용한다.
   - 아나필락시스 반응의 심각한 증상이 조절된 후 보조 치료제로 사용할 수 있다. 예를 들면, 어지러움과 약물에 의한 추체외로 반응(비정상적인 불수의운동) 치료에 diphenhydramine을 사용할 수 있다.

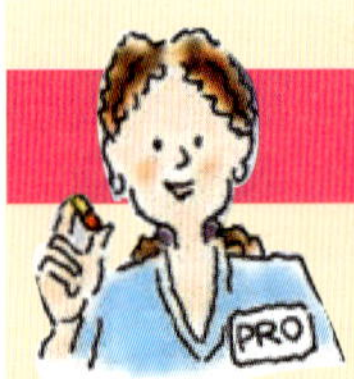

주요 약물

항히스타민제(Antihistamines): 디펜히드라민(Diphenhydramine)

작용

- 기관지, 위장관, 자궁, 대혈관의 평활근에 분포되어 있는 H_1-수용체에 결합하기 위해 히스타민과 경쟁하며, 세포의 수용체에 결합하여 수용체와 히스타민의 결합을 저해하여 항히스타민 작용을 나타낸다.
- 히스타민의 작용으로 인한 모세혈관 투과성 증가와 이에 따른 부종, 히스타민의 내인성 분비로 인한 발적 및 가려움증을 억제하지만, 직접 히스타민을 변화시키거나 분비를 방해하지는 않는다.

적응증

- 비염
- 알레르기 증상
- 멀미
- 파킨슨병

간호 시 주의사항

- 기면상태, 진정작용, 오심, 입안건조와 같은 일반적인 약물 부작용을 관찰한다.
- 흔하지는 않지만 심각한 부작용인 혈소판 감소증, 무과립구증, 기관지 분비물의 진해짐 및 아나필락시스 쇼크가 있을 수도 있다.
- 착란, 섬망, 낙상의 위험이 있는 노인 환자는 주의 깊게 관찰하고, 소아 환자에 대해서는 용량 계산을 주의 깊게 확인해야 한다.
- 전립선 비대증, 천식, 만성폐쇄성 폐질환, 갑상선기능항진증, 심혈관 질환, 고혈압이 있는 환자에게는 특별한 주의가 필요하다.

약물의 상호작용과 부작용 Drug interaction & side effects

1. Antihistamines는 epinephrine의 혈관수축작용을 억제하거나 역전시켜서 혈관확장, 심박수 증가, 치명적인 저혈압을 유발할 수 있다.
2. Antihistamines는 aminoglycoside 약물과 고용량의 salicylate 약물에 의한 내이독성(청력에 손실을 줄 수 있는 효과)의 증상이나 증후를 감출 수 있다.
3. Antihistamines는 진정제나 알코올과 같은 중추신경억제제의 진정작용과 호흡억제작용을 증가시킬 수 있다.
4. Loratadine은 macrolide계 항생제(예: erythromycin)나 fluconazole, ketoconazole, itraconazole, miconazole, cimetidine, ciprofloxacin, clarithromycin과 병용하면 심장에 심각한 영향을 미칠 수 있다.
5. Antihistamines(fexofenadine, loratadine, desloratadine은 제외)의 흔한 부작용은 중추신경억제작용이다: 현기증, 피로감, 협동운동장애, 근육 약화
6. 위장관 부작용: 상복부 불쾌감, 식욕 부진, 오심과 구토, 변비, 설사, 입, 코, 인후의 건조
7. 심혈관 부작용: 저혈압, 고혈압, 빈맥, 부정맥
8. 민감도 부작용: 과민 반응

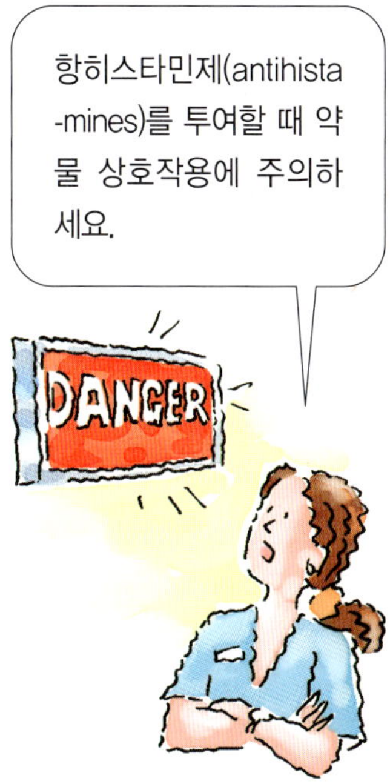
항히스타민제(antihista
-mines)를 투여할 때 약
물 상호작용에 주의하
세요.
DANGER

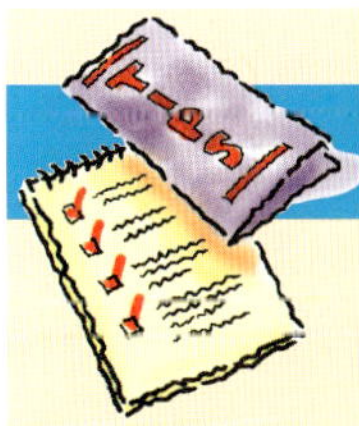

환자 교육

항히스타민제(Antihistamines)

항히스타민 약물이 처방되면 다음 사항을 교육한다.

- 항히스타민 약물복용 중에는 중추신경계에 영향을 미칠 수 있는 카페인, 니코틴, 알코올, 신경안정제, 진정제, 진통약, 수면제를 피한다.
- 입안이 건조해지는 것을 완화하기 위해 온수로 헹구거나, 인공 침, 얼음 조각, 무과당 껌, 사탕을 이용한다.
- 멀미를 예방하기 위한 목적이라면 여행 30분 전에 약물을 복용한다.
- 불면증 치료를 위해 사용할 경우, 잠자기 20분 전에 복용한다.
- 중추신경계 효과가 완전히 나타날 때까지 운전과 같은 활동은 피한다.
- 피부 진단 검사를 받는 경우, 검사 정확도를 위해 검사 전에 항히스타민제 복용을 중단해야 한다면 미리 상의하도록 한다.
- 내성이 생기면 다른 항히스타민 약물로 변경해야 하므로 의료진에게 바로 알린다.
- 광과민 반응이 발생할 수 있으므로 자외선 차단제를 사용하거나 보호의류를 착용한다.
- 모유 수유 중에는 부작용의 위험이 있으므로 diphe-nhydramine이 함유된 제품(약국판매용이나 피부에 바르는 형태 포함)을 사용하지 않도록 한다.

코르티코스테로이드 Corticosteroids

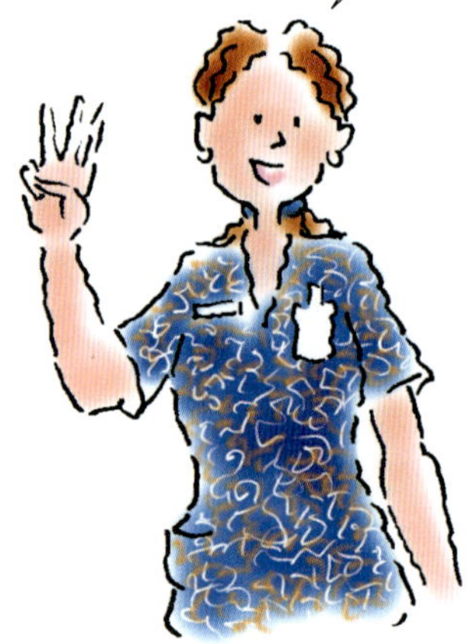

코르티코스테로이드(corticosteroids)는 면역 반응을 억제하고 염증 반응을 감소시킨다. 천연 혹은 합성 형태로 사용할 수 있다. 천연 코르티코스테로이드(natural corticosteroids)는 부신피질에서 생산되는 호르몬이다. 대부분의 코르티코스테로이드 약물은 이런 호르몬을 합성한 형태이다.

- 코르티손(cortisone)과 덱사메타손(dexamethasone)과 같은 당질코르티코이드 혹은 글루코코르티코이드(glucocorticoids)는 탄수화물, 지방 및 단백질 대사에 영향을 미친다.
- 알도스테론(aldosterone)과 초산 플루드로코티손(fludrocortisone acetate)와 같은 무기질코르티코이드 혹은 미네랄코르티코이드(mineralocortico-ids)는 전해질 및 체액 평형을 조절한다.

당질코르티코이드(글루코코르티코이드) Glucocorticoids

대부분의 glucocorticoids는 부신피질에서 분비되는 호르몬의 합성 유사체이다. 주로 항염증작용, 대사작용 및 면역억제작용을 한다: 베클로메타손(beclomethasone), 베타메타손(betamethasone), 부데소니드(budesonide), 코티손(cortisone), 덱사메타손(dexamethasone), 플루티카손(fluticasone), 히드로코르티손(hydrocortisone), 메틸프레드니솔론(methylprednisolone), 프레드니솔론(prednisolone), 프레드니손(prednisone), 트리암시놀론(triamcinolone).

서론 Introduction

1. Glucocorticoids는 과민 반응과 면역 반응을 억제하는데 다음과 같은 과정으로 면역 반응을 억제한다고 생각한다.
   - 세포 매개성 면역 반응을 억제하거나 방해함
   - 백혈구, 단핵구 및 호산구 수 감소
   - 면역글로불린의 세포 표면 수용체와의 결합 감소
   - 인터루킨 합성 저해
2. Glucocorticoids는 염증 반응에 의한 발적, 부종, 열감 및 압통을 감소시킨다. 이는 세포 수준에서 리소좀막(용해소체막)을 안정(소화효소를 함유하는 세포내 구조)시켜서 가수분해된 효소가 세포로 방출되지 않도록 저장한다.
3. Glucocorticoids는 모세혈관에서 혈장의 누출을 막고, 다형핵백혈구(미생물을 죽이고 소화시키는 세포)의 이동을 저해하며 식균작용(고형 물질의 파괴와 세포의 섭취)을 억제한다.

4. Glucocorticoids는 손상되었거나 감염된 조직에서 항체 형성을 억제하고, 히스타민 합성, 섬유아세포 발생, 콜라겐 침착, 모세혈관 확장 및 모세혈관 투과성을 저해한다[메틸프레드니솔론(methylprednisolone)은 어떻게 작용하는가 참조].

약물의 치료 작용 Pharmacotherapeutics

Glucocorticoids는 부신피질기능부전 환자에게 대체요법으로 사용된다. 또한 알레르기 반응, 장기이식 및 자가면역질환에 면역 억제를 하기 위해서, 그리고 관절염, 천식, 만성폐쇄성폐질환과 같은 염증 감소가 필요한 질환에 처방된다. 또한 혈액과 림프계에 대한 효과를 위해서도 처방된다.

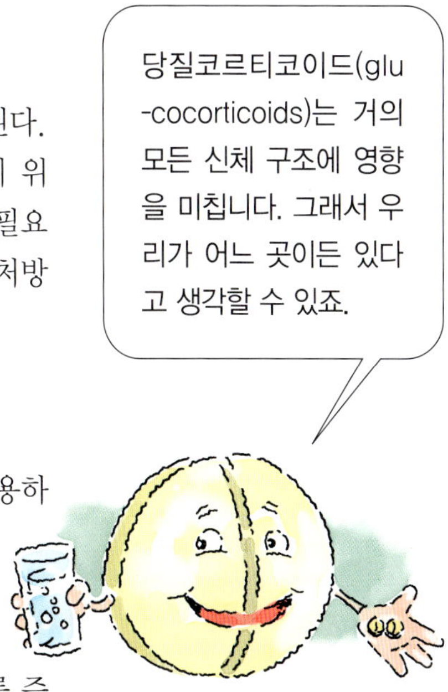
당질코르티코이드(glu-cocorticoids)는 거의 모든 신체 구조에 영향을 미칩니다. 그래서 우리가 어느 곳이든 있다고 생각할 수 있죠.

약물의 상호작용과 부작용 Drug interaction & side effects

1. COVID-19 백신 및 다른 백신을 접종할 때, glucocorticoids를 복용하면 백신의 효과가 저하될 수 있다.
2. 고리 이뇨제는 glucocorticoid의 칼륨 배출 효과를 증가시킨다.
3. 혈당강하제의 효과가 감소되어 혈당이 상승할 수 있다.
4. 에스트로겐 및 에스트로겐 함유 피임제는 glucocorticoid의 효과를 증가시킨다.
5. Glucocorticoids는 salicylates의 혈중 농도와 작용을 감소시킨다.
6. Glucocorticoids는 NSAIDs 혹은 salicylates와 병용할 때 위장관 출혈, 위궤양 및 장 천공의 위험이 증가한다.
7. Glucocorticoids는 거의 모든 신체기관에 영향을 미친다. 장기간 또는 고용량으로 복용할 때 광범위한 부작용이 더 잘 나타난다: 불면증, 나트륨과 수분 정체 증가, 칼륨 배설 증가, 면역 반응과 염증 반응 억제, 골다공증, 위장관 출혈, 위궤양 및 장 천공, 상처 치유 저해, 안압 증가 및 녹내장, 고혈압, 성격 변화, 감염에 대한 취약성 증가, 당뇨병, 고지질혈증, 부신 위축, 시상하부의 뇌하수체축 억제, 쿠싱 징후와 증상(예: 들소형육봉, 달덩이 얼굴, 혈당상승).

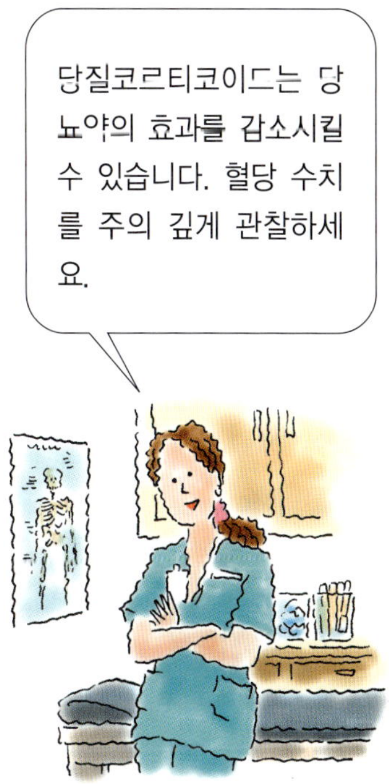
당질코르티코이드는 당뇨약의 효과를 감소시킬 수 있습니다. 혈당 수치를 주의 깊게 관찰하세요.

※ **금단증상의 위험**: Corticosteroids를 갑자기 중단하면 금단증상이 나타날 수 있다. 염증 재발, 피로, 허약, 관절통, 열, 현기증, 기면증, 우울증, 실신, 기립성 저혈압, 호흡곤란, 식욕부진, 저혈당 등의 증상이 나타날 수 있다. 장기간 투여할 때 스트레스 증가나 갑작스런 약물 중단으로 급성 부신기능부전을 야기할 수 있다. 장기간 투여 후의 갑작스러운 약물 중단은 치명적일 수 있다.

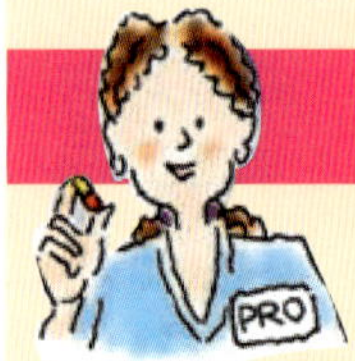

주요 약물

코르티코스테로이드(Corticosteroids): 프레드니손(Prednisone)

작용

- 백혈구 리소좀막 안정, 면역 반응 억제, 골수 자극, 단백질, 지방 및 탄수화물 대사에 영향을 미침으로써 염증을 감소시킨다.

적응증

- 심한 염증
- 면역억제

간호 시 주의사항

- 다행감, 불면증, 심부전, 혈전색전증, 위궤양, 급성부신기능부전 등과 같은 부작용을 관찰한다.
- 달덩이 얼굴, 들소형 육봉(buffalo hump), 중심부 비만, 가는 머리카락, 감염 감수성의 증가 등 쿠싱(Cusing)증후군의 증상이 나타나는지를 관찰한다.
- 환자의 체중, 혈압 및 혈청 전해질을 관찰하고 변화를 파악한다.
- 약물이 감염의 징후를 감출 수 있음을 인지한다.
- 장기간 투여 후에 약 용량을 서서히 감량한다.

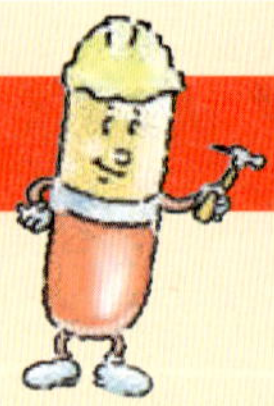

약물 작용

메틸프레드니솔론(Methylprednisolone)은 어떻게 작용하는가

조직이 손상되면 보통 조직 자극, 부종, 염증, 흉터 조직을 형성한다. Methylprednisolone은 조직 손상의 이러한 초기 반응을 상쇄시켜 치유를 촉진한다.

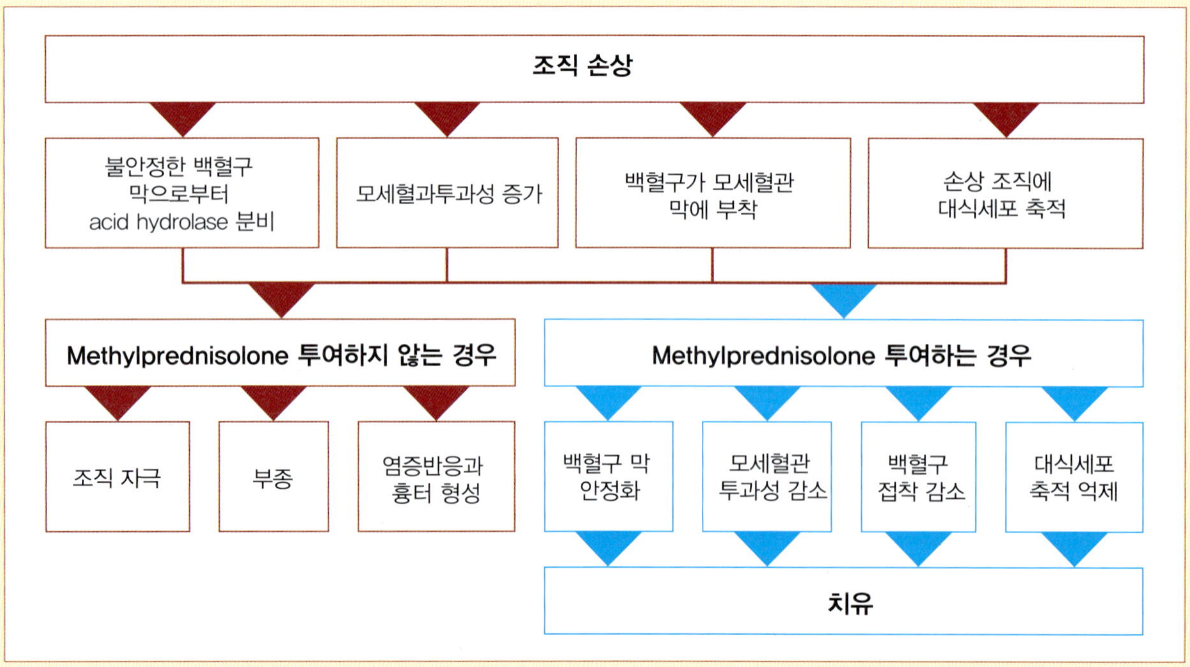

무기질코르티코이드(미네랄코르티코이드) Mineralocorticoids

무기질코르티코이드[미네랄코르티코이드(mineralocorticoids)]는 전해질과 수분 균형에 영향을 미친다. Mineralocorticoids의 하나인 초산 플루드로코르티손(fludrocortisone acetate)는 부신피질에서 분비되는 호르몬의 합성유사체이다.

서론 Introduction

Fludrocortisone acetate는 신장의 원위세뇨관에서 나트륨 재흡수를 증가시키고 칼륨과 수소이온의 분비를 증가시켜 체액과 전해질 균형에 영향을 미친다.

환자 교육

코르티코스테로이드(Corticosteroids)

Corticosteroids가 처방된 경우 대상자와 보호자에게 다음 사항을 교육한다.

- 처방된 대로 약물을 복용하고 갑자기 약물을 중단하지 않는다. 한 번 복용을 안했을 경우, 다음 복용 시 복용량을 두 배로 하지 않는다. 정기적인 복용 일정에 따라 복용을 계속하고 의료진의 지시에 따른다.
- 복용을 하지 않거나 갑자기 약물을 중단할 경우 합병증을 유발할 수 있다(특히 장기 투여의 경우). 정기적 복용 일정을 변경할 때는 의료진에게 알리는 것이 중요하다.
- 스트레스 증가 상태일 경우 의료진에게 알려야 한다. 일시적으로 용량을 조절할 필요가 있을 수 있다.
- 경구로 투여하는 약물은 음식과 함께 복용한다.
- 갑작스러운 체중 증가, 부종, 치유 지연, 검은색 대변, 출혈, 타박상, 시야 흐림, 감정 변화 등 기타 이상 증상이 있으면 기록한다.
- 장기간 복용을 하는 경우 고단백질, 고칼슘, 고칼륨 및 저탄수화물, 저나트륨 식이를 하도록 한다.
- Corticosteroids 투약 중이고 스트레스 상황에서는 전신적인 glucocorticoids 투여가 필요하다는 의료카드를 항상 착용한다.
- 장기간 복용 시 쿠싱 증후군의 징후와 증상(체중 증가 혹은 얼굴 부종)을 관찰하고 즉시 보고한다.
- 피로, 근무력, 관절 통증, 열, 식욕부진, 오심, 호흡곤란, 현기증, 실신 등 부신 기능부전의 초기 징후에 주의한다.
- 초기 부작용을 발견, 질병 상태를 평가하고 약물 반응을 평가할 수 있도록 정기적으로 검진을 받는다. 복용량을 조절할 수도 있다.
- 의사와 상의없이 다른 약물, 일반 의약품, 약초제품을 복용하지 않는다.
- 골다공증을 예방하거나 늦출 수 있는 활동이나 운동에 대해 의료진에게 자문을 구한다.
- 감염의 징후와 증상을 보고한다.
- 약물복용 중 술을 먹지 않도록 한다.

약물의 치료 작용 Pharmacotherapeutics

Fludrocortisone acetate는 부신피질 기능부전(glucocorticoids, mineraloc-orticoids, androgens 분비 감소) 환자를 위한 대체요법으로 사용된다. Fludrocortisone acetate는 환자의 전해질 균형이 회복된 후 선천성 염손실 부신성기 증후군(salt-losing congenital adrenogenital syndrome)(cortisol 결핍과 aldosterone 생산결핍이 특징) 치료를 위해서도 사용한다.

약물의 상호작용과 부작용 Drug interaction & side effects

Mineralocorticoids와 관련된 약물 상호작용 및 부작용은 glucocorticoids와 유사하다.

면역억제제 Immunosuppressants

동종이식(일란성 쌍둥이가 아닌 두 사람 사이의 이식)을 받은 환자의 면역 반응을 억제하기 위해 사용하는 여러 약물은 자가면역질환(자기에 대항하는 부적절한 면역 반응이 발생하는 질환)을 치료하기 위해서도 사용한다. 여기에 해당하는 약물은 다음과 같다.

1. 아나킨라(anakinra)
2. 아자티오프린(azathioprine)
3. 바실릭시맙(basiliximab)
4. 사이클로스포린(cyclosporine)
5. 다클리주맙(daclizumab)
6. 림프구 면역글로불린(lymphocyte immune globulin)[말 유래 항-사람 흉선면역글로불린 ATG (Equine)]
7. 미코페놀레이트 모페틸(mycophenolate mofetil)
8. 시롤리무스(sirolimus)
9. 타크로리무스(tacrolimus)
10. 치모글로불린(thymoglobulin)[토끼유래 항-사람흉선면역글로불린 antithymocyte globulin (rabbit)]

서론 Introduction

1. Mycophenolate mofetil은 간에서 활성 대사산물인 mycophenolic acid로 대사되며, 이후 비활성 대사산물로 더 대사되어 소변과 담즙으로 배설된다. Mycophenolic acid가 많아지면 신독성이 증가할 수 있다.
2. 면역억제제가 어떻게 효과를 나타내는지 현재까지 아직 밝혀지지 않

았지만, 다음과 같은 과정을 거치게 된다.

- Azathioprine은 아미노산인 퓨린의 대사에 길항하여 RNA와 DNA의 구성과 합성을 저해한다. 또한 조효소의 합성과 기능을 방해한다.
- Cyclosporine은 보조 T 세포(helper T cells)와 억제 T 세포(suppressor T cells)를 방해하는 것으로 생각된다.
- ATG는 혈액 내의 항원 반응 T 세포를 제거하거나 T 세포의 기능을 변경할 수 있다.

3. 신장 동종이식을 받은 환자에서 azathioprine은 세포 매개성 과민 반응을 억제하고 항체 생산을 다양하게 변화시킨다. Anakinra, basiliximab, daclizumab은 인터루킨 활동을 차단한다. Mycophenolate는 T, B 림프구의 반응을 억제하고 B 림프구의 항체 형성을 저해하여 염증 부위나 이식거부 부위에 백혈구가 응집하는 것을 억제한다. Sirolimus는 항원과 사이토카인 자극에 반응하는 T 림프구의 활성화와 증식을 억제하고, 이로써 항체 형성도 억제한다.

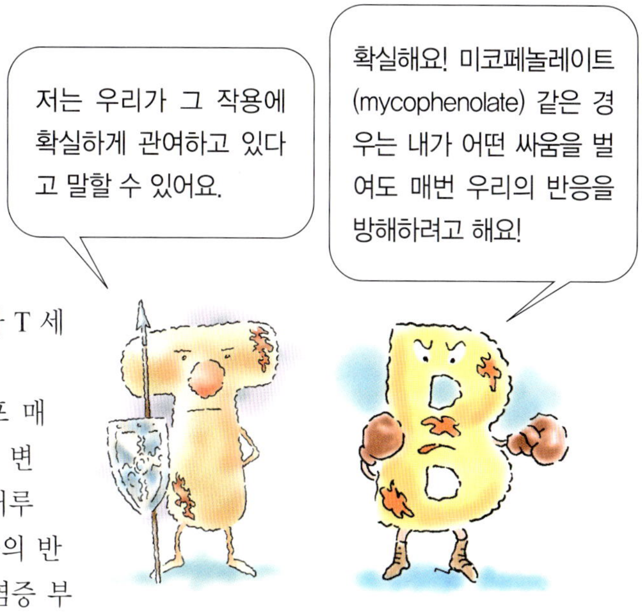
저는 우리가 그 작용에 확실하게 관여하고 있다고 말할 수 있어요.
확실해요! 미코페놀레이트(mycophenolate) 같은 경우는 내가 어떤 싸움을 벌여도 매번 우리의 반응을 방해하려고 해요!

약물의 치료 작용 Pharmacotherapeutics

면역억제제는 주로 장기 이식을 받은 환자에서 거부 반응을 방지하기 위해 사용된다. Cyclophosphamide는 기본적으로 암 치료에 사용되고, anakinra는 적어도 한 가지 이상의 항류마티스성 약물을 복용해 온 중등도 또는 중증의 활동성 류마티스 관절염을 앓는 성인에게 투여될 수 있다.

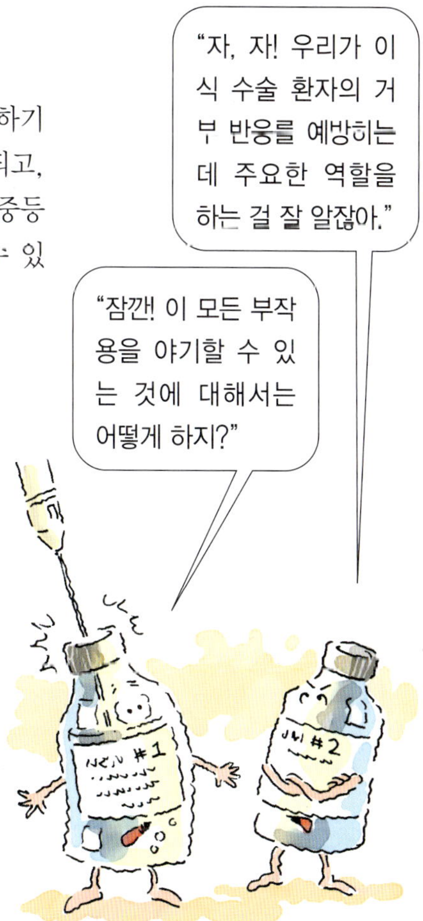
"자, 자! 우리가 이식 수술 환자의 거부 반응를 예방하는 데 주요한 역할을 하는 걸 잘 알잖아."
"잠깐! 이 모든 부작용을 야기할 수 있는 것에 대해서는 어떻게 하지?"

약물의 상호작용과 부작용 Drug interaction & side effects

1. Allopurinol은 azathioprine의 혈중 농도를 증가시킨다.
2. Verapamil은 sirolimus의 혈중 농도를 증가시킨다.
3. Cyclosporine의 농도는 ketoconazole, calcium channel blocker, cimetidine, 합성대사스테로이드(anabolic steroid), 호르몬 피임제(hormonal contraceptivies), erythraomycin, metoclopramide에 의해 증가될 수 있다.
4. Voriconzole과 sirolimus를 병용투여하면 voriconzole이 cytochrome P450 3A4 효소를 억제하여 sirolimus의 혈중 농도가 증가하기 때문에 이 두 약물의 병용투여는 금기사항이다.
5. 제산제나 cholestyramine과 함께 투여할 때 mycophenolate의

흡수는 감소한다. Mycophenolate를 acyclovir와 병용투여할 때 특히 신장 장애가 있는 환자의 경우 두 약물 모두 농도가 증가한다.

6. Cyclosporine과 acyclovir, aminoglycosides, amphotericin B와 병용할 때 신장 독성 위험이 증가한다.
7. Cyclosporine 이나 sirolimus를 복용 중일 때, corticosteroids를 제외한 다른 면역억제제와 같이 투여하면 감염과 림프종 발생 위험이 증가한다.
8. Barbiturate, rifampin, phenytoin, sulfonamide, trimethoprim은 cyclosporine과 sirolimus의 혈장 농도를 감소시킨다.
9. Cyclosporine 을 digoxin과 병용할 때 혈중 digoxin 농도가 증가할 수 있다.
10. ATG, anakinra, basiliximab, daclizumb, thymoglobulin을 다른 면역억제제와 함께 병용하면 감염 및 림프종 발생 위험이 증가한다. Anakinra 요법은 활동성 감염이나 호중구 감소증 환자에게 시행해서는 안 된다.
11. 모든 면역억제제는 과민 반응을 일으킬 수 있다. 부작용으로 독감과 유사한 증상(오심, 구토, 위장관 장애, 열, 오한, 설사 등)이 해당되며, 일부 약물은 골수 억제, 간독성, 혈전증, 백혈구 감소증 또는 저혈소판증을 일으킬 수 있다.

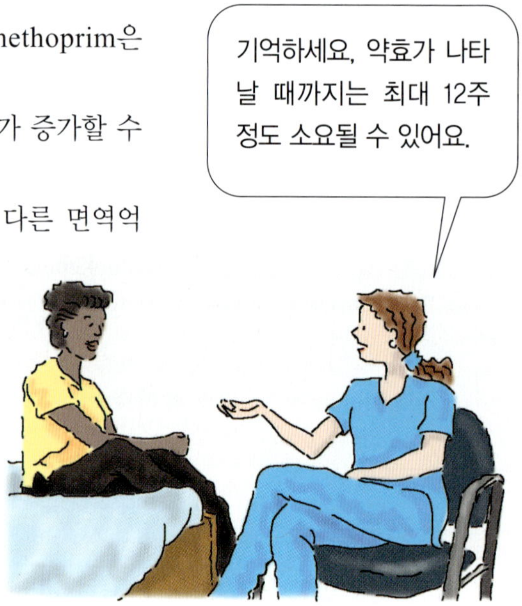
기억하세요, 약효가 나타날 때까지는 최대 12주 정도 소요될 수 있어요.

요산배설촉진제 Uricosurics

요산배설촉진제(uricosurics)와 기타 통풍 치료제(other antigout drugs)는 요산에 대한 작용을 통해 항염증 효과를 나타낸다. 혈중 요산 증가(고요산혈증)는 염증성 관절염의 특징적인 형태인 통풍을 유발한다. 고요산혈증은 요산 생산 증가나 신장에서의 요산 배출 감소로 인해 발생한다.

요산배설촉진제 Uricosuric drug

요산배설촉진제는 소변으로 요산 배출을 증가시킨다. 통풍 발작의 예방과 조절이 요산배설촉진제의 주된 목적이지만 급성 통풍 발작에는 사용하지 않는다. 잘 알려진 요산배설촉진제 중 하나는 프로베네시드(probenecid)이다.

서론 Introduction

Probenecid는 신장의 근위곡요세관에서 요산의 재흡수를 감소시킨다. 이로 인해 요산이 소변으로 배출되어 혈청 내 요산 농도가 감소한다.

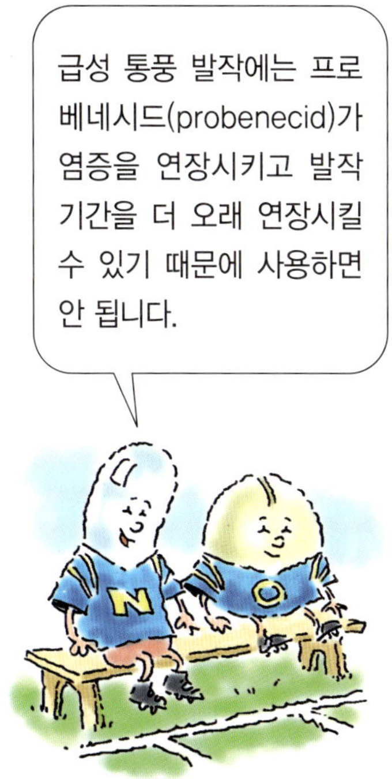
급성 통풍 발작에는 프로베네시드(probenecid)가 염증을 연장시키고 발작 기간을 더 오래 연장시킬 수 있기 때문에 사용하면 안 됩니다.

약물의 치료 작용 Pharmacotherapeutics

1. Probenecid의 적응증은 통풍 증상, 통풍(관절 내 침착물로 인해 하나 이상의 관절에 염증 발생)이다.
2. Probenecid는 급성 통풍 발작에는 투여해서는 안 된다. 급성기에 복용하면 염증이 연장될 수 있다. 약물투여 초기나 혈중 요산 농도가 급격하게 변할 때 급성 통풍 발작의 가능성이 커질 수 있으므로 초기 3~6개월 동안에는 콜키신(colchicine)을 투여한다.

약물의 상호작용과 부작용 Drug interaction & side effects

1. Cephalosphorins, penicillins, sulfonamides의 효과를 증가시키고 연장시킬 수 있다.
2. 항암제를 같이 복용할 때 혈청 요산 농도가 증가할 수 있다.
3. Probenecid는 methotrexate의 혈중 농도를 증가시켜 독성 반응이 나타날 수 있다.
4. Probenecid의 부작용에는 요산 결석 형성(통풍의 급성 발작), 빈혈, 재생불량빈혈, 용혈 빈혈, 백혈구 감소, 두통, 오심, 구토 등이 있다.

기타 통풍치료제 Other antigout drugs

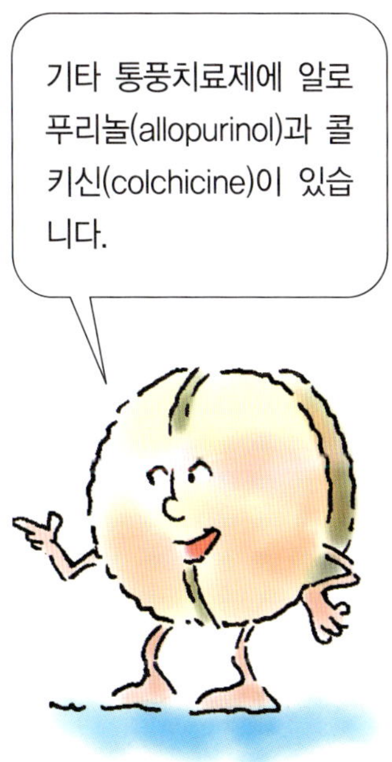
기타 통풍치료제에 알로푸리놀(allopurinol)과 콜키신(colchicine)이 있습니다.

1. 알로푸리놀(allopurinol)은 요산 생산을 감소시켜 통풍 발작을 예방하기 위해 사용된다.
2. 콜키신(colchicine)은 염증을 일으키는 백혈구의 역할을 방해한다.
3. 페북소스타트(febuxostat)는 통풍 환자의 고요산혈증을 지속적으로 관리하기 위해 사용된다.

서론 Introduction

1. Allopurinol과 대사산물인 oxypurinol은 요산 생성 효소인 xanthine oxidase를 저해하여 요산 생성을 줄임으로써 고요산혈증의 위험을 감소시킨다.
2. Colchicine은 요산일나트륨(monosodium urate) 결정이 침착된 관절 조직의 염증 반응을 감소시키는 것으로 보인다. Colchicine은 관절 염증부위로의 백혈구 이동을 억제함으로써 효과를 나타낸다. 이는 백혈

구의 식작용과 젖산 생성을 줄여서 요산결정침착을 줄이고 염증을 감소시킨다.

3. Febuxostat는 치료용량에서 퓨린과 피리미딘 합성과 대사에 관여하는 효소를 억제하는 것은 아니지만 혈청 요산 농도를 감소시킨다.

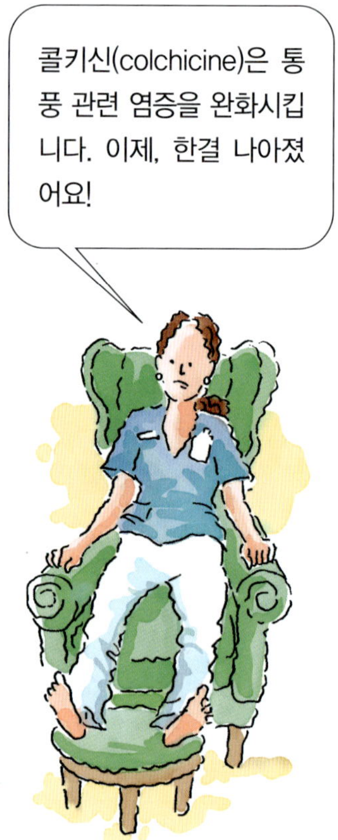
콜키신(colchicine)은 통풍 관련 염증을 완화시킵니다. 이제, 한결 나아졌어요!

약물의 치료 작용 Pharmacotherapeutics

1. Allopurinol은 급성 통풍 발작을 예방할 수 있으며 요산 배설 촉진제와 함께 소량 병용투여되기도 한다. 이외에 다음과 같은 경우에 사용된다.
   - 암이나 백혈병 치료하는 동안 및 혈액 이상으로 발생할 수 있는 통풍과 고요산혈증
   - 일차 혹은 이차적인 요산염신장병(통풍의 동반 징후와 증상이 있는 경우 혹은 아닌 경우)
   - 요산결석 형성의 예방과 치료
   - 최대 용량의 요산 배설 촉진제 투여에도 잘 반응하지 않거나 알레르기 반응이나 약물내성이 있는 대상자 치료
2. Colchicine은 통풍 발작성 염증을 감소시킨다. 신속하게 투여하면 통증을 완화하는 데 특히 효과적이다. 또한 colchicine을 allopurinol이나 probenecid 투여 초기 몇 달간 사용하면 급성 통풍 발작을 예방할 수 있다.
3. Febuxostat는 만성 고요산혈증에 사용한다.

약물의 상호작용과 부작용 Drug interaction & side effects

1. Colchicine은 다른 약물과 상호작용하지 않는다.
2. Allopurinol과 febuxostat는 mercaptopurine과 azathioprine의 혈청 농도를 증가시켜 독성의 위험을 높일 수 있다.
3. Allopurinol을 다른 약물과 함께 사용할 때 다음과 같은 심각한 약물 상호작용이 일어날 수 있다.
   - Allopurinol은 경구용 항응고제의 효과를 증폭시킨다.
   - 안지오텐신 전환 효소 억제제는 allopurinol의 과민 반응 위험을 증가시킨다.
   - 혈청 theophylline 농도를 증가시킨다.
   - Cyclophosphamide와 allopurinol를 함께 투여하면 골수 억제의 위험이 증가한다.
4. Allopurinol의 가장 일반적인 부작용은 발진이다.
5. Colchicine을 장기 투여하면 골수 억제를 일으킬 수 있다.
6. 그 외 부작용은 오심과 구토, 설사, 간헐적 복통 등을 유발할 수 있다.

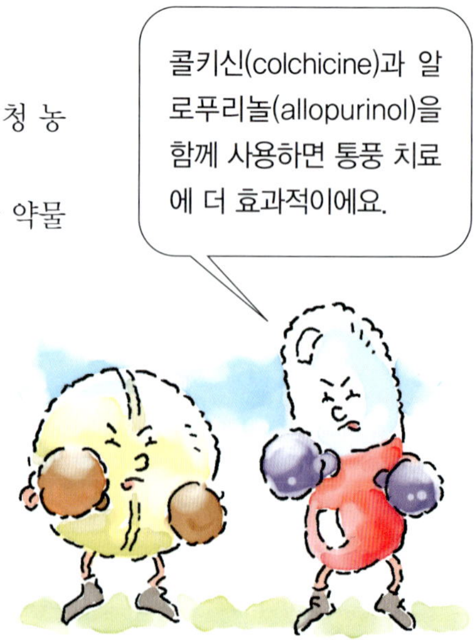
콜키신(colchicine)과 알로푸리놀(allopurinol)을 함께 사용하면 통풍 치료에 더 효과적이에요.

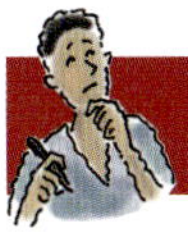

퀴즈

1. 디곡신(digoxin), 푸로세미드(furosemide), 디아제팜(diazepam), 아목시실린(amoxicillin)을 복용 중인 환자에게 항히스타민제를 처방하고자 할 때, 항히스타민제와 상호작용할 가능성이 가장 높은 약물을 고르시오.

   A. Digoxin B. Furosemide C. Diazepam D. Amoxillin

정답 C. 항히스타민제는 약물과 상호작용하며, 때로는 생명에 위협이 될 수 도 있다. 중추신경계 억제제인 Diazepam과 약물 상호작용하여 진정효과와 호흡억제 효과를 증가시킬 수 있다.

2. 다음 중 알로푸리놀(allopurinol)과 상호작용하는 약물을 고르시오.

   A. 경구용 항응고제 B. 항히스타민제 C. 강심제 D. 혈당강하제

정답 A. Allopurinol은 경구용 항응고제의 효과를 증가시킨다. 또한 항히스타민제, 강심제 혹은 혈당강하제와는 상호작용을 하지 않는다.

3. 만성폐쇄성폐질환(COPD) 환자가 호흡 곤란과 천명을 보인다. 이때 처방될 것으로 예상되는 약물을 고르시오.

   A. 펙소페나딘(fexofenadine)
   B. 메틸프레드니솔론(methylprednisolone)
   C. 알로푸리놀(allopurinol)
   D. 디펜히드라민(diphenhydramine)

정답 B. 천명은 폐 내 기도의 염증이 있음을 나타낸다. Methylprednisolone은 폐 조직의 염증을 감소시킨다. Fexofenadine은 알레르기에, allopurinol은 통풍에, diphenhydramine은 경증 알레르기에 사용된다.

4. 부신기능부전으로 초산 플루드로코르티손(fludrocortisone acetate)을 복용 중인 환자에게서 면밀히 관찰해야 할 전해질에 해당되는 것을 모두 고르시오.

   A. 칼륨 B. 나트륨 C. 칼슘 D. 인
   E. 마그네슘 F. 염소

정답 A, B. Fludrocortisone acetate은 신장에서 나트륨의 재흡수와 칼륨의 배설에 영향을 미치므로 면밀하게 해당 전해질을 관찰해야 한다.

9장

심혈관계 약물

Cardiovascular drugs

심혈관계 및 약물 Drugs and the cardiovascular system

심혈관계의 구성요소에는 심장, 동맥, 모세혈관, 정맥 및 림프관이 포함된다. 이러한 구조물은 생명유지를 위한 산소와 영양소를 세포에 운반하고, 대사 폐기물을 제거하며, 호르몬을 몸의 한 부분에서 다른 부분으로 운반한다.

심혈관 기능을 개선하는 데 사용되는 약물 유형은 다음과 같다.

- 수축촉진약(inotropic drug)
- 항부정맥 약물(antiarrhythmic drugs)
- 항협심증 약물(antianginal drugs)
- 항고혈압 약물(antihypertensive drugs)
- 이뇨제(diuretics, 완전한 논의는 12장을 참조)
- 항고지혈증 약물(antilipemic drugs)

수축촉진약 Inotropic drugs

수축촉진약은 근육 조직의 세기 또는 수축성에 영향을 미친다. 결과적으로, 그들은 심장 수축의 힘을 증가시킨다(이를 양성 수축촉진작용이라고 함). 심장 당화물[cardiac glycosides, 디곡신(digoxin)], 포스포다이에스터분해효소 억제제[phosphor-diesterase(PDE) inhibitors, 밀리노네(milrinone)], 베타 아드레날린 수용체 작용제[도부타민(dobutamine), 에피네프린(epinephrine)]은 수축촉진약의 종류이다. 디곡신은 유일한 경구 수축촉진 작용 약물이다.

심장 당화물은 또한 심박수 및 방실(atrioventricular, AV) 결절을 통한 전기 자극 전도를 늦출 수 있다. 이를 통해, 심장 박동을 조절하고 심장 박동이 너무 빨라지지 않도록 도와줄 수 있다.

심장 당화물 Cardiac glycosides

심장 당화물은 식물에서 얻은 물질인 디기탈리스에서 유래한 의약품 종류이다. 가장 널리 사용되는 심장 당화물은 디곡신이다.

디곡신은 저에게 실제로 힘을 줍니다.

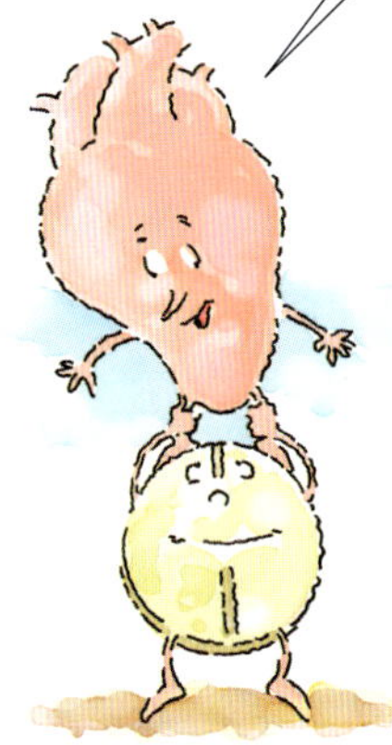

서론 Introduction

디곡신은 체내에 널리 분포되며, 심장 근육, 간 및 신장에서 약물농도가 가장 높다. 디곡신은 혈장 단백질에 약하게 결합된다. 대부분의 약은 변화 없이 신장에서 배설된다. 디곡신은 세포막에서 작용하여 세포내 칼슘을 증가시켜 강한 심장 수축을 가능케하여 심부전을 치료하는 데 사용된다.

디곡신은 중추신경계에 작용하여 심박수를 늦추어 상심실 부정맥(심장 전도 체계의 다발갈래(bundle branch) 위쪽에서 시작된 비정상인 심장 리듬)인 심방세동 및 심방조동과 같은 질병에 유용하다. 또한 세포 전도 체계의 세포가 자극을 전달할 수 없는 기간인 불응기(refractory period)를 증가시킨다.

약물의 치료 작용 Pharmacotherapeutics

심부전 및 상심실 부정맥을 치료하는 것 외에, 디곡신은 돌발심방빈맥(paroxysmal atrial tachycardia) 및 심방세동을 치료하는 데 사용된다.

약물의 상호작용과 부작용 Drug interaction & side effects

많은 약물이 디곡신과 상호 작용할 수 있다. 디곡신을 복용할 때 베타-아드레날린 수용체 차단제 및 칼슘 통로 차단제를 복용하면 심한 서맥과 부정맥을 유발할 수 있다. 신경근육차단제인 석시니콜린(Anectine)과 갑상선 제제인 레보티록신(Synthroid)은 디곡신과 병용할 때 부정맥의 위험을 증가시킬 수 있다.

심장 당화물은 좁은 치료 지수(안전한계)를 가지고 있으므로 디곡신 중독을 유발할 수 있다. 디곡신 중독을 예방하기 위해 용량은 환자의 혈청 디곡신 농도를 기반으로 맞춰져야 한다.

디곡신 중독의 증상과 증상에는 다음이 포함된다: 구역과 구토, 복통, 설사, 두통, 과민성, 우울증, 불면증, 혼동, 시력 변화(흐릿하거나 노란 시야), 부정맥(서맥), 완전 심장 차단.

부하용량

디곡신(Lanoxin)은 반감기가 길기 때문에 상심실 부정맥 환자같이 신속한 효과가 필요한 환자에게 즉각적인 약효를 위해 부하용량이 주어져야 한다. 높은 초기 용량을 투여하면 혈중 최소 효과 농도에 더 빨리 도달할 수 있다. **참고:** 부하용량 투여는 독성을 예방하기 위해 심부전 환자에서는 피해야 한다.

디곡신 중독

항독소

디곡신 면역 Fab는 특이적인(specific) 디곡신 항체에서 유래한 항원 결합 단편(antigen–binding fragment, Fab)이다. 용량은 혈청 디곡신 농도 또는 섭취된 디곡신의 추정량에 따라 결정된다.

항부정맥제 Antiarrhythmic drugs

항부정맥제는 부정맥(정상 심장 리듬의 이상)을 치료하는 데 사용된다. 많은 항부정맥제는 치료해야 할 부정맥을 악화시키거나 유발할 수도 있다. 따라서 이 치료의 이득은 항상 그 위험과 대조되어야 한다. 항부정맥제는 네 가지 종류로 분류된다: I(IA, IB 및 IC를 포함), II, III, IV.

Class I 항부정맥제는 항부정맥제의 가장 많은 약이 포함된 종류이며, 나트륨 통로 차단제로 구성되어 있다. Class I 약제들은 일반적으로 IA, IB 및 IC 클래스로 세분화된다. 돌발상심실빈맥(paroxysmal supraventricular tachycardia, PSVT)을 치료하는 방실 결절 차단제인 아데노신은 이러한 분류에 속하지 않는다.

많은 항부정맥제가 실제로 치료해야 하는 부정맥을 악화시킬 수 있기 때문에 항부정맥제의 이익은 항상 위험과 비교되어야 해요.

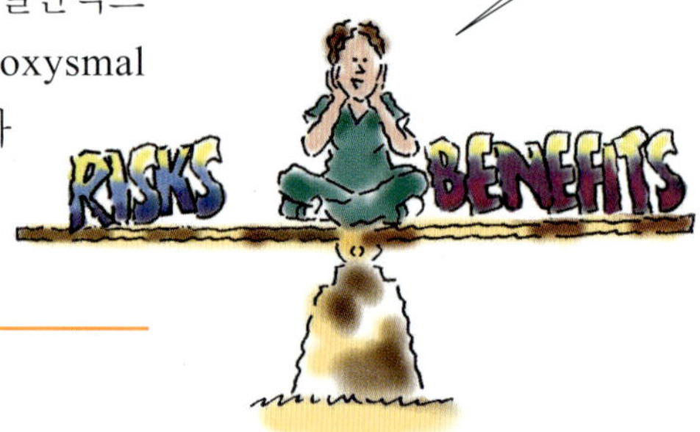

Class IA 항부정맥제 Class IA antiarrhythmics

Class IA 항부정맥제는 다양한 심방 및 심실부정맥을 치료하는 데 사용된다. Class IA 항부정맥제에는 다음이 포함된다.

- 디소피라미드 인산염(disopyramide phosphate, Norpace)
- 프로케인아마이드 염화물(procainamide hydrochloride)
- 퀴니딘(quinidine, 황산염, 글루코네이트) – 널리 사용되지 않음

서론 Introduction

경구 투여될 때 Class IA 약제는 빠르게 흡수되고 대사된다. 이 약물들이 빠르게 작용하기 때문에 이들 약물의 서방제형이 존재하여 치료용량을 유지하는 데 도움을 준다. 이러한 약물은 모든 체내 조직을 통해 분포된다. 그러나 퀴니딘은 혈액-뇌장벽을 통과하는 유일한 약물이다. 모든 Class IA 항부정맥제는 간에서 대사되며 콩팥에서 변경되지 않은 채 배설된다.

Class IA 항부정맥제는 심근세포막을 변하게 하고 박동조율기 세포에 대한 자율신경계 통제를 방해함으로써 부정맥을 통제한다.

Class IA 항부정맥제는 심방 및 방실결절의 부교감 자극도를 차단한다. 부교감신경계 자극은 심장 박동을 늦추기 때문에 부교감신경계를 차단하는 약제는 AV 결절의 전도 속도를 증가시킨다.

심전도율 증가는 빠른 심방 활동이 있는 경우(예: 심방세동) 심실 심박수가 위험한 증가를 일으킬 수 있다. 이렇게 증가된 심실 심박수는 항부정맥제의 심방 부정맥을 정상 리듬으로 돌리는 작용을 상쇄시킬 수 있다.

퀴니딘은 혈액-뇌장벽을 통과하는 유일한 class 1A 항부정맥제입니다. 나도 매일 새로운 것을 배우는 법이죠!

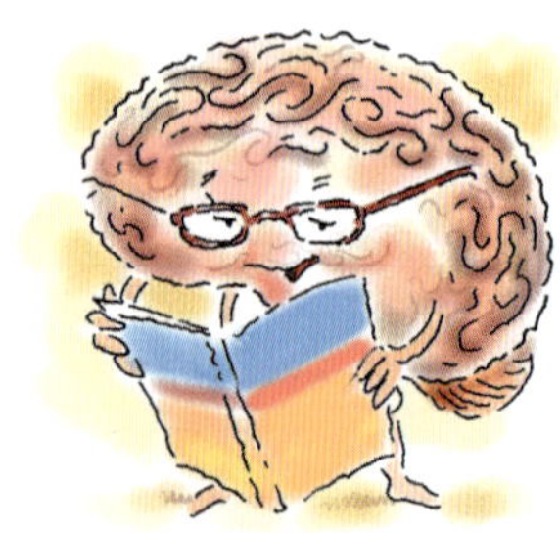

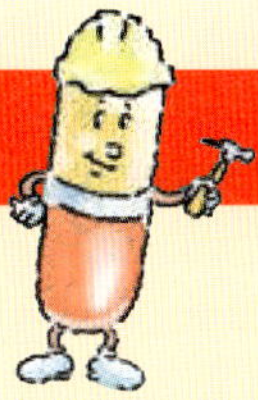

약물 작용

Class I 항부정맥제는 어떻게 작용하는가?

모든 Class I 항부정맥제는 활동 전위 동안 세포막의 나트륨 통로를 차단하여 이웃 심근세포를 따라 전달되는 신호의 전도를 방해하고 더 큰 안정화 효과를 주어서 부정맥을 억제한다. 아래 그림으로 설명한 대로 심장의 활동 전위는 다섯 단계(0부터 4까지)로 나타난다. Class I 항부정맥제는 활동 전위의 다양한 단계에서 효과를 발휘하며, 세포가 재분극이 일어나기 전에 열려 있거나 비활성화된 나트륨 통로에 빨리 결합하여 작용한다. 이들은 주로 빈맥유형의 심장리듬에 가장 효과적이다.

Phase 0: 이 단계 동안 나트륨이 세포로 들어가고 신속한 탈분극이 일어난다. Class IA 및 IB 항부정맥제는 활동 전위의 이 단계를 느리게 한다; Class IC 항부정맥제는 이 단계를 크게 느리게 한다.

Phase 1: 이 단계 동안 나트륨 통로가 비활성화된다.

Phase 2: 이 고원 기간 동안 나트륨 농도가 균형을 이룬다.

Phase 3: 이는 칼륨이 세포 밖으로 나가고 재분극이 일어나는 시기이다. Class IA 항부정맥제는 이 단계 동안 나트륨 통로를 차단하기 위해 작용한다. 나트륨-칼륨 펌프를 통한 능동 수송으로 칼륨이 세포 안으로 되돌아가고 나트륨이 세포 외로 복원하기 시작한다.

Phase 4: 이 단계에서는 칼륨이 세포를 떠난 상태로 세포막은 나트륨에 비투과성이며 휴지 전위가 복원된다. 그러면 주기가 다시 시작된다.

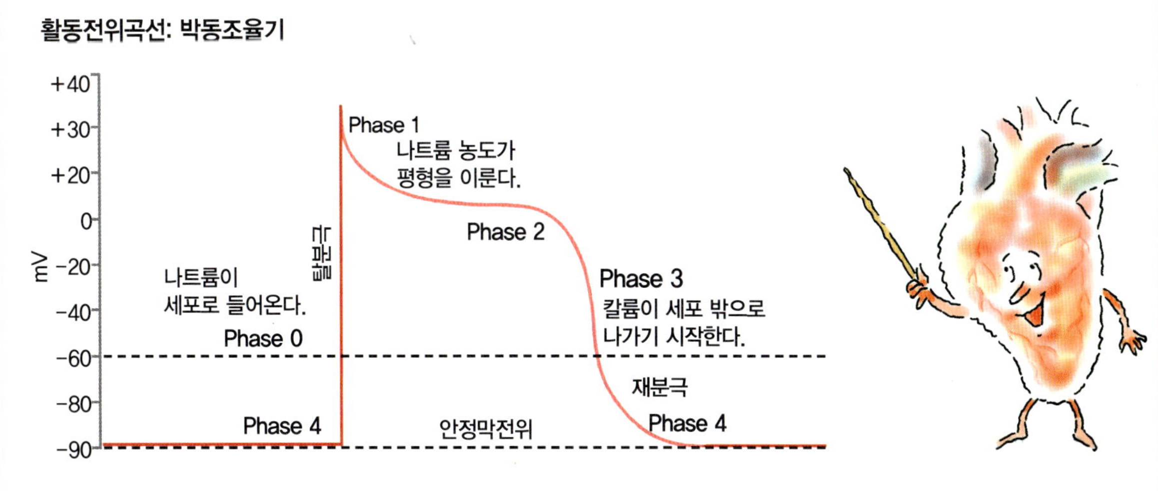

약물의 치료 작용 Pharmacotherapeutics

Class IA형 항부정맥제는 조기 심실 수축, 심실 빈맥, 심방 세동, 심방 조동, 돌발 심방 빈맥과 같은 특정 부정맥을 치료하는 데 사용된다.

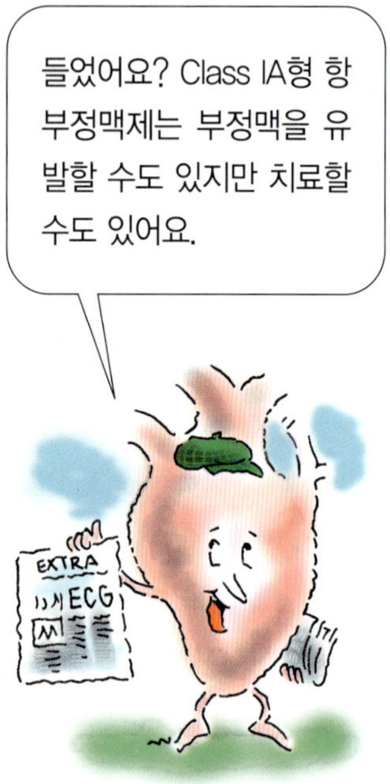

약물의 상호작용과 부작용 Drug interaction & side effects

Class IA형 항부정맥제는 다른 약물과 다양한 방식으로 상호작용할 수 있다.

- 디소피라미드(Norpace)와 베라파밀과 함께 복용 시 추가 심근 저하를 유발할 수 있으므로, 심부전 환자에서 피해야 한다.
- Class IA형 항부정맥제를 다른 항부정맥제(예: 베타-아드레날린 차단제)와 병용 시 부정맥(특히 서맥) 발생 위험이 증가할 수 있다.
- 퀴니딘과 신경근 차단제를 함께 복용 시 근육 이완이 증가한다.
- 퀴니딘은 디곡신 중독 위험을 증가시킨다.
- 자몽은 퀴니딘의 대사를 지연시킬 수 있다.

Class IA형 항부정맥제, 특히 퀴니딘은 설사, 경련, 구역, 구토, 식욕부진 및 쓴 맛과 같은 위장 증상을 일반적으로 유발한다. 아이러니하게도 I형 항부정맥제는 부정맥을 치료하는 것뿐만 아니라 부정맥을 유발할 수도 있다.특히 기존 심장차단을 악화시킬 수 있는 심전도 지연을 유발할 수 있다.

Class IB 항부정맥제 Class IB antiarrhythmics

Class IB 항부정맥제에는 멕시레틴(mexiletine)과 리도카인(lidocaine, Xylocaine)이 포함되어 있다; 멕시레틴은 경구 약물로 사용할 수 있으며, 리도카인은 정맥 내 및 경구 형태로 사용할 수 있다. 리도카인은 또한 피부용, 경막내 및 피부내 마취제로 사용될 수 있다.

서론 Introduction

멕시레틴은 경구 투여 후 장관에서 잘 흡수된다.

블랙 박스 경고: 사망률 증가가 있음: 생명을 위협하는 심실 부정맥에 사용을 제한하십시오. ■

리도카인(Xylocaine)은 뇌를 포함한 신체 전반에 광범위하게 분포된다.

Class IB 클래스 항부정맥제는 간에서 대사되고 소변으로 배설된다. 멕시레틴은 또한 모유로 배설된다. Class IB 약물들은 심장의 탈분극-재분극 주기 중 탈분극 단계 동안 나트륨 이온의 빠른 유입을 차단함으로써 작용한다. 이로 인해 불응기가 감소되어 부정맥의 위험을 줄어들게 된다. Class IB 항부정맥제가 푸르키네 섬유(심장 전도계 안 섬유) 및 심근세포에 영향을 미치기 때문에 이들은 심실 부정맥을 치료하는 데에만 사용된다.

약물의 치료 작용 Pharmacotherapeutics

Class IB 항부정맥제는 심실 이소성 박동(ectopic beat), 심실빈맥, 그리고 심실 세동을 치료하는 데 사용된다.

약물의 상호작용과 부작용 Drug interaction & side effects

Class IB 항부정맥제는 페니토인, 프로프라놀롤, 프로케인아마이드, 그리고 퀴니딘과 같은 다른 항부정맥제와 함께 투여될 때 부가 또는 길항효과가 나타날 수 있다.

- 리팜핀은 멕실레틴의 효과를 감소시킬 수 있다.
- 테오필린은 멕실레틴과 함께 투여될 때 테오필린의 혈장 농도가 증가한다.
- 멕실레틴과 베타-아드레날린 차단제 또는 디소피라미드을 함께 사용하면 심장 수축력을 감소시킬 수 있다.

Class IB 항부정맥제에 대한 부작용에는 다음이 포함된다.

- 졸음, 어지러움, 이상감각, 감각 장애, 저혈압, 서맥

멕실레틴에 대한 부작용/유해 반응에는 저혈압, 방실차단, 서맥, 혼동, 실조, 복시, 구역, 구토, 떨림, 그리고 어지러움도 포함된다. 또한 리도카인 중독은 발작, 호흡 및 심장 정지를 유발할 수 있다.

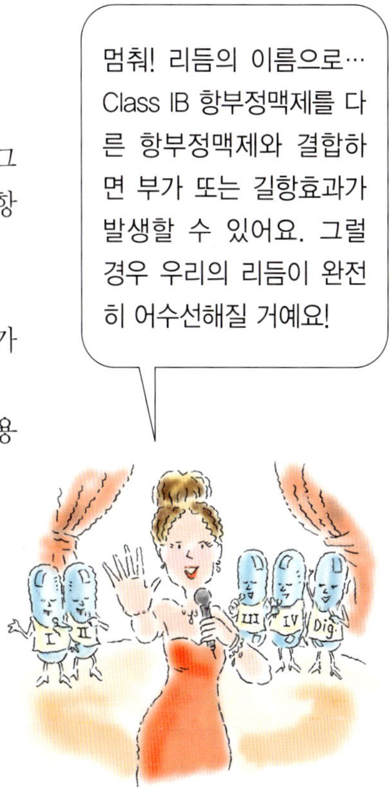
멈춰! 리듬의 이름으로…
Class IB 항부정맥제를 다른 항부정맥제와 결합하면 부가 또는 길항효과가 발생할 수 있어요. 그럴 경우 우리의 리듬이 완전히 어수선해질 거예요!
I
II
III
IV
Dig

Class IC 항부정맥제 Class IC antiarrhythmics

Class IC 항부정맥제는 심한 또는 치료저항성의 심실 부정맥을 치료하는 데 사용된다. Class IC 항부정맥제에는 다음이 포함된다.

- 플레카이니드 아세테이트(flecainide acetate)
- 프로파페논염화물(propafenone hydrochloride)

서론 Introduction

경구 투여 후 Class IC 항부정맥제는 잘 흡수되어 다양한 정도로 분포되며 아마도 간에서 대사된다. 프로파페논을 제외한 것들은 주로 신장을 통해 배설되는데, 프로파페논은 주로 대변으로 배설된다. Class IC 항부정맥제는 주로 심장 전도계의 전도를 늦춘다.

약물의 치료 작용 Pharmacotherapeutics

Class IB 항부정맥제와 마찬가지로 Class IC 항부정맥제는 생명을 위협하는 심실부정맥을 치료하는 데 사용된다. 또한 상심실 부정맥을 치료하는 데 사용된다.

플레카이니드와 프로파페논은 구조성 심장 질환을 가진 환자에서 PSVT를 예방하는 데도 사용될 수 있다.

약물의 상호작용과 부작용 Drug interaction & side effects

Class IC 항부정맥제는 다른 항부정맥제와 병용 투여할 때 부가 효과를 나타낼 수 있다. 여기 몇 가지 다른 상호작용이 있다.

- 디곡신(Lanoxin)과 병용 사용 시 플레카이니드와 프로파페논은 디곡신 독성 위험을 증가시킬 수 있다.
- 퀴니딘은 프로파페논의 효과를 증가시킬 수 있다.

Class IC 항부정맥제는 신규 부정맥 발생 및 기존 부정맥 악화와 같은 심각한 유해 반응을 유발할 수 있다. 이러한 약물은 구조성 심장 결함이 있는 환자에게 투여하지 않는다. 다른 심혈관 계통의 유해 반응에는 두근거림, 호흡 곤란, 가슴 통증, 심부전 및 심정지가 있다.

프로파페논은 베타-아드레날린 차단 특성을 가지고 있어 기도 경련을 유발할 수도 있다. 위장 관련 유해 반응으로는 복통, 속쓰림, 구역과 구토 등이 포함된다.

Class II 항부정맥제 Class II antiarrhythmics

Class II 항부정맥제는 베타-아드레날린 길항제로 이루어져 있다. 이들은 베타-아드레날린 차단제 또는 베타 차단제로도 알려져 있다. 부정맥제로 사용되는 베타-아드레날린 차단제에는 다음이 포함된다.

- 메토프롤롤 석시네이트(metoprolol succinate, Toprol XL)와 메토프롤롤 타르트레이트(metoprolol tartrate, Lopressor)
- 에스모롤(esmolol, Brevibloc)
- 프로프라놀롤(propranolol, Inderal)

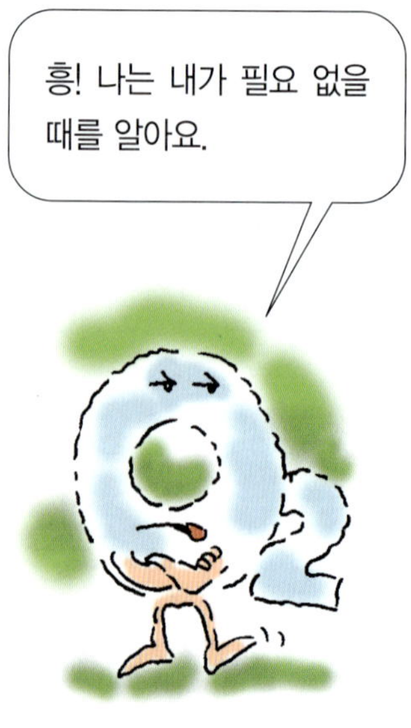

서론 Introduction

메토프롤롤(Lopressor)과 프로프라놀롤(Inderal)은 경구 투여 후 거의 완전히 위장관에서 흡수된다. 정맥 주사로만 투여할 수 있는 에스모롤(Brevibloc)은 즉시 신체 전체에 작용 가능하다. 메토프롤롤 타르트레이트는 정맥 주사용으로 사용 가능하다.

에스모롤은 혈액-뇌장벽을 통과할 수 없다. 프로프라놀롤은 높은 지방용해도를 가지고 있으며 쉽게 혈액-뇌장벽을 통과하기 때문에 생생한 꿈이라는 부작용이 나타난다. 프로프라놀롤은 상당한 초회통과 효과를 겪어 이 약물의 작은 부분만이 신체에 분포한다.

에스모롤은 적혈구에서만 대사되며, 1%만이 소변으로 배설된다. 아세부톨롤의 약물은 대략 50%가 대변으로 배출된다. 프로프라놀롤의 대사산물들도 소변으로 배설된다.

Class II 항부정맥제는 심장의 전도 체계에서 베타-아드레날린 수용체 부위를 차단한다. 그 결과, 굴심방결절의 자발적 발화(자동성) 능력이 느려진다. 방실결절과 다른 심근세포가 전기신호를 받고 전도하는 능력(전도성)도 감소된다.

Class II 항부정맥제는 심장 수축력을 감소시킨다. 심장이 더 약하게 박동하면 작업을 수행하는 데 많은 산소가 필요하지 않게 된다.

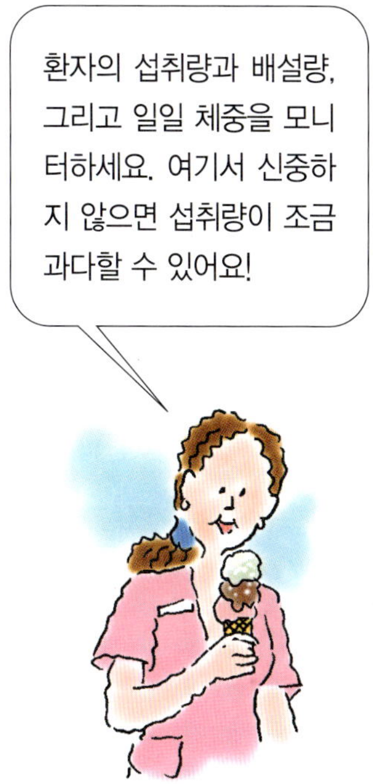
환자의 섭취량과 배설량, 그리고 일일 체중을 모니터하세요. 여기서 신중하지 않으면 섭취량이 조금 과다할 수 있어요!

약물의 치료 작용 Pharmacotherapeutics

Class II 항부정맥제는 심방세동, 심방조동, 돌발 심방빈맥 환자들의 심실 박동을 늦춘다.

약물의 상호작용과 부작용 Drug interaction & side effects

Class II 항부정맥제는 다양한 약물의 상호작용을 일으킬 수 있다.

- 교감신경작용제와 함께 복용할 경우 Class II 항부정맥제의 효과가 감소할 수 있다.
- 베타-아드레날린 차단제를 베라파밀이나 다른 항부정맥제 또는 항고혈압제와 함께 투여할 경우 심장을 억제하여 저혈압, 서맥, 방실차단 및 심장무수축을 유발할 수 있다.
- 에스모롤을 디곡신과 복용할 경우 디곡신 중독 위험이 증가한다.

Class II 항부정맥제의 일반적인 유해 반응으로는 다음이 포함된다: 부정맥, 서맥, 심부전, 저혈압,구역, 구토, 설사 등과 같은 위장 장애 반응, 기관지 수축, 피로감.

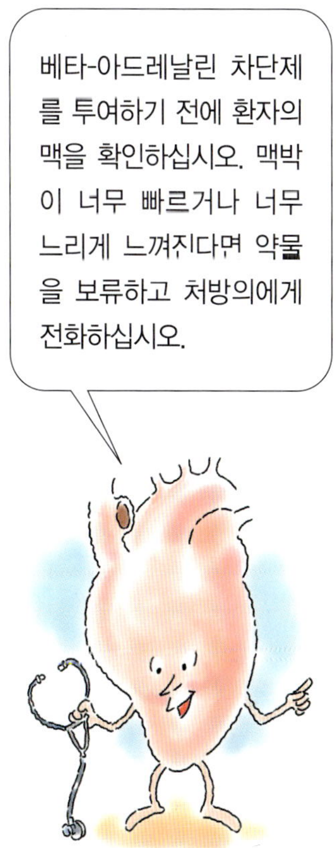
베타-아드레날린 차단제를 투여하기 전에 환자의 맥을 확인하십시오. 맥박이 너무 빠르거나 너무 느리게 느껴지다면 약물을 보류하고 처방의에게 전화하십시오.

Class III 항부정맥제 Class III antiarrhythmics

Class III 항부정맥제는 심실부정맥을 치료하는 데 사용된다. 이 종류에 속하는 약물로는 아미오다론(amiodarone, Pacerone), 도페틸라이드(dofetilide, Tikosyn), 이부틸리드(ibutilide, Corvert), 소탈롤(sotalol, Betapace) 등이 포함된다.

소탈롤은 특정 수용체에 특이적 친화력이 없는 비선택적 베타-아드레날린 차단제(Class II)이며, Class III의 특성 또한 가지고 있다. Class III 항부정맥 효과가 더 우세하기 때문에 소탈롤은 일반적으로 Class III 항부정맥제로 분류된다.

서론 Introduction

Class III 항부정맥제의 흡수는 매우 다양하다. 경구 투여 후 아미오다론은 다양한 속도로 느리게 흡수된다. 이 약물은 광범위하게 분포된다.

소탈롤도 60%부터 100%까지 느리게 흡수된다. 도페틸라이드는 위장관에서 매우 잘 흡수되어 거의 100% 전체 흡수율을 갖는다. 이부틸리드는 정맥으로만 투여되며 100%의 흡수를 보여준다.

약물의 치료 작용 Pharmacotherapeutics

Class III 항부정맥제는 심실 부정맥에 사용된다.

약물의 상호작용과 부작용 Drug interaction & side effects

Class III 항부정맥제는 다음과 같은 약물 상호작용이 발생할 수 있다.

- 아미오다론은 퀴니딘, 프로케인아마이드, 페니토인 수준을 증가시킨다.
- 아미오다론은 디곡신 중독의 위험을 증가시킨다.
- 이부틸리드는 불응기 연장 가능성으로 인해 다른 Class I 또는 Class III 항부정맥제와 4시간 이내에 투여해서는 안 된다.
- 소탈롤은 드로페리돌과 함께 투여해서는 안 된다. 해당 조합으로 인해 생명을 위협하는 부정맥 위험이 증가할 수 있다.
- 정맥 아미오다론을 너무 빨리 투여할 경우 심한 저혈압이 발생할 수 있다.

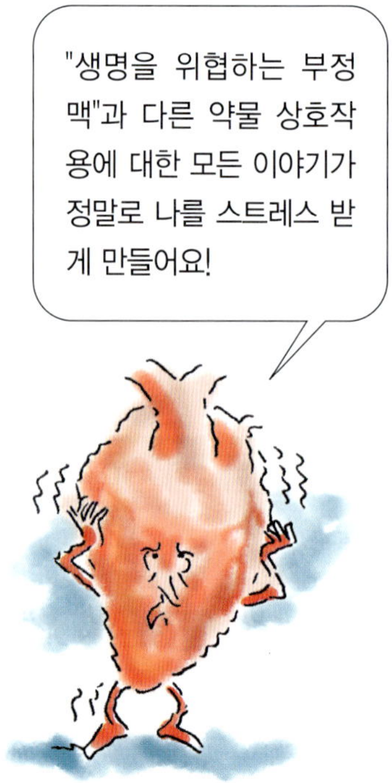

Class III 항부정맥제, 특히 아미오다론의 부작용/유해 반응은 다양하게 나타나며 흔히 약물 중단으로 이어진다. 흔한 부작용은 부정맥의 악화이다.

다음은 각 약에 따른 다른 유해 반응이다.

- 아미오다론은 저혈압, 부정맥, 구역, 식욕부진을 유발할 수도 있다. 환자 중 15%에서 심한 폐 독성이 발생할 수 있으며, 치명적일 수 있다. 시력 장애와 각막 미세 침착 또한 나타날 수 있다.

아미오다론의 블랙 박스 경고: 잠재적 폐 독성, 간독성, 부정맥 유발효과; 부하용량 투여를 위한 입원 및 용량 변경 시 입원을 강하게 권고 ■

Class IV 항부정맥제 Class IV antiarrhythmics

Class IV 항부정맥제는 칼슘 통로 차단제로 이루어져 있다. 부정맥을 치료하는 데 사용되는 칼슘 통로 차단제에는 베라파밀(verapamil)과 딜티아젬(diltiazem)이 포함된다.

베라파밀과 딜티아젬(Cardizem)은 신속한 심실 반응 속도를 가진 상심실 부정맥을 치료하는 데 사용된다.

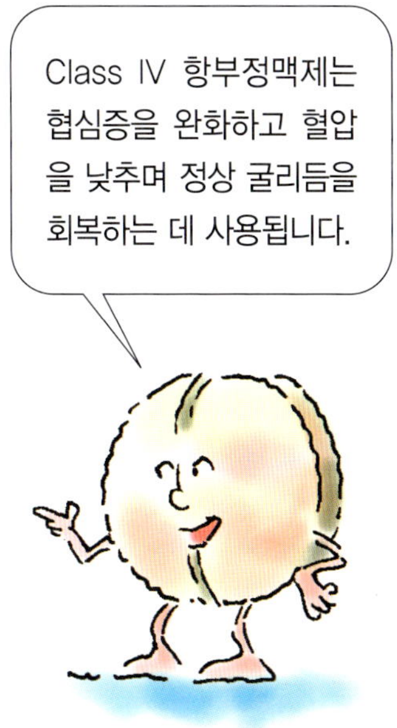

서론 Introduction

Class IV 항부정맥제는 경구 투여 후 위장관에서 신속하고 완전히 흡수되며, 전신 순환에 도달하는 양은 약 20%에서 35%에 불과하다. Class IV 항부정맥제는 간에서 대사되며 소변에서 대사되지 않은 약물과 활성 대사 생성물로 배설된다. Class IV 항부정맥제는 심장 및 평활근 세포를 통과하는 칼슘 이온 유입을 억제하여 심근 수축성과 산소 수요를 감소시킨다. 또한 관상동맥과 소동맥을 확장시킨다.

약물의 치료 작용 Pharmacotherapeutics

이 종류의 약물은 협심증을 완화하고 혈압을 낮추며 정상 굴리듬을 회복하는 데 사용된다.

약물의 상호작용과 부작용 Drug interaction & side effects

다음 약물 상호작용이 Class IV 항부정맥제와 발생할 수 있다.

- 마취제는 Class IV 항부정맥제의 효과를 증폭시킬 수 있다.
- 딜티아젬(Cardizem)은 디곡신 수치를 증가시킬 수 있다. 환자와 약물 수치를 모니터링하십시오.
- 프로프라놀롤(Inderal) 및 다른 베타-아드레날린 차단제는 딜티아젬과 함께 심부전이나 심장전도 시간 연장을 유발할 수 있으므로 주의하여 함께 사용해야 한다.
- 혈압강하제 및 퀴니딘을 사용할 때 베라파밀과 함께 사용할 경우 혈압을 모니터링해야 한다.
- 디소피라미드, 플레카이니드 그리고 프로프라놀롤 및 다른 베타-아드레날린 차단제를 베라파밀과 함께 사용할 경우 심부전을 유발할 수 있다.
- 자몽주스는 베라파밀 수치를 증가시킬 수 있다.
- 베라파밀은 알코올의 효과를 강화시킬 수 있으므로 동시에 복용하는 것을 권장하지 않는다.

Class IV 항부정맥제 복용 중 발생할 수 있는 다음 부작용이 있다.

경미한 부작용

- 어지러움, 두통, 저혈압, 변비, 구토, 발진

심각한 부작용

- 심부전, 서맥, 방실차단, 심실 무수축, 심실세동, 폐부종

아데노신 Adenosine

아데노신은 급성 PSVT가 적응증인 주사용 항부정맥 약물이다.

서론 Introduction

정맥 내 투여 후, 아데노신은 신속하게 몸 전체로 분포되고, 적혈구 내부 및 혈관 내피세포에서 대사된다.

아데노신은 굴심방결절의 심박동조율 활동을 억누르며 심장 박동수를 감소시키고, 방실결절이 심방에서 심실로 전기신호를 전달하는 능력을 감소시킨다.

약물의 치료 작용 Pharmacotherapeutics

아데노신은 방실결절이 연관된 재진입성 빈맥에 특히 효과적이다. 아데노신은 90% 이상의 PSVT 환자에도 효과적이다. 주로 심장조직의 덧우회로(accessory bypass tract)와 연관된 부정맥(심박동의 시작점이 심실위인 짧은 기간 동안의 빠른 심박동)을 치료하는 데 사용된다. 이러한 상황의 예로는 Wolff-Parkinson-White 증후군이 있다.

약물의 상호작용과 부작용 Drug interaction & side effects

아데노신은 다양한 약물 상호작용이 있다.

- 메틸잔틴은 아데노신의 효과를 길항하므로 환자는 더 많은 아데노신 투여가 필요할 수 있다.
- 디피리다몰 및 카르바마제핀은 아데노신의 효과를 증폭시킴으로 더 적은 아데노신 용량이 필요할 수 있다.
- 아데노신을 카르바마제핀과 함께 투여할 때, 심장차단의 위험이 증가할 수 있다.
- 카페인과 테오필린은 아데노신의 효과를 감소시킬 수 있다.

아데노신은 안면홍조, 호흡 곤란, 어지러움, 호흡곤란 및 가슴 불쾌감을 유발할 수 있다(아데노신은 방실결절이 관련된 재진입성 빈맥에 특히 효과적이다).

항협심증 약물 Antianginal drugs

협심증의 주증상은 가슴통증이지만, 협심증을 치료하는 약물들은 진통제가 아니다. 오히려, 항협심증 약물은 심근산소수요(심장이 작업을 하는 데 필요한 산소량)를 감소시킴으로써 혹은 심장 산소공급을 증가시킴으로써 혹은 둘 모두를 통해 협심증을 치료한다.

이 장에서 다루는 세 가지 항협심증 약물의 종류들은 다음과 같다.

- 질산염(급성 협심증 치료용)
- 베타-아드레날린 수용체 차단제(협심증의 장기적 예방용)
- 칼슘 통로 차단제(다른 약들이 협심증을 예방하지 못할 때 사용됨)

질산염 Nitrates

질산염은 급성 협심증 증상의 완화를 위한 선택 약물이다. 협심증 치료에 흔히 처방되는 질산염에는 다음이 포함된다.

- 이소소르비드 이질산염(isosorbide dinitrate, Isordil)
- 이소소르비드 일질산염(isosorbide mononitrate, Imdur)
- 니트로글리세린(nitroglycerin)

서론 Introduction

질산염은 다양한 방법으로 투여될 수 있다. 설하로(혀 아래에), 볼로, 혹은 혀 에어로졸(혀 위나 혀 아래에 분사)로 투여된 질산염은 입안의 점막의 풍부한 혈류 때문에 거의 안전히 흡수된다. 질산염 캡슐을 삼키면 위장관의 점막을 통해 흡수되며, 절반 정도만 혈류에 들어간다.

질산염은 정맥의 평활근과 동맥을 이완시킨다. 질산염은 다음과 같은 방식으로 작용한다.

- 정맥이 확장되면 심장으로 돌아가는 혈액량이 줄어든다. 이에 따라, 심실이 가득 찬 시기인 이완기 말기에 심실에 있는 혈액의 양이 줄어든다(수축 직전 심실에 있는 혈액량을 전부하라고 한다).
- 전부하를 줄이므로, 질산염은 심실 크기와 심실 벽의 장력을 줄인다(좌심실이 혈액을 펌핑하기 위해 덜 늘어나도 됨). 그 결과, 이는 심장의 산소 요구를 줄인다.

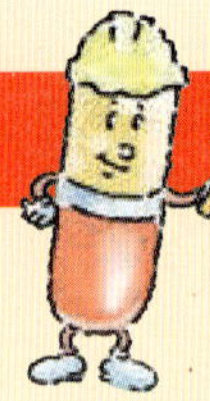

약물 작용

항협심증 약물은 어떻게 작용하는가?

협심증은 심근에 심장의 주요 산소공급원인 관상동맥이 충분한 산소를 공급하지 못할 때 발생한다. 이로 인해 심장의 작업 부담이 증가하며 심박수, 전부하(이완기 말기 심실의 혈액량), 후부하(심실에서 나오는 동맥에서 오는 압력), 그리고 심근 수축력이 증가한다. 항협심증약물 은 이 네 가지 요소 중 하나 이상을 감소시킴으로써 협심증을 완화시킨다. 이 그림은 항협심증 약물이 심혈관계에 어떻게 작용하는지를 요약한 것이다.

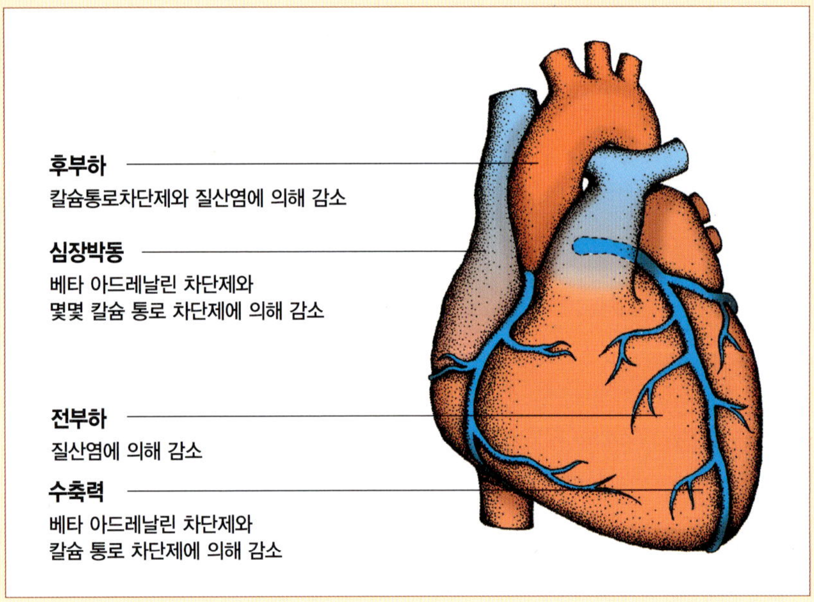

약물의 치료 작용 Pharmacotherapeutics

질산염은 협심증을 완화하고 예방하는 데 사용된다. 니트로글리세린과 같은 신속하게 흡수되는 질산염은 급성 협심증을 완화하기 위한 선택약물이다. 이들은 작용이 신속하며 복용이 쉬우며 저렴하다.

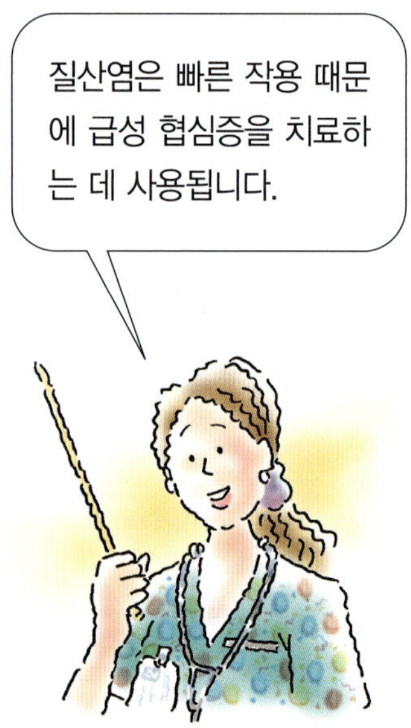
질산염은 빠른 작용 때문에 급성 협심증을 치료하는 데 사용됩니다.

약물의 상호작용과 부작용 Drug interaction & side effects

다음은 질산염과 발생할 수 있는 약물 상호작용이다.

- 심각한 저혈압이 알코올과 상호 작용할 때 발생할 수 있다.
- 실데나필은 과도한 저혈압 효과를 일으킬 가능성 때문에 질산염과 24시간 이내에 복용해서는 안 된다.

- 칼슘 통로 차단제와 질산염을 함께 사용할 때는 기립성 저혈압(일어선 상태에서 혈압이 떨어지는 현상)이 나타날 수 있다. 어지러움, 기절 또는 흐릿한 시야가 일어날 수 있다.

질산염에 대한 대부분의 유해 반응은 심혈관계 시스템의 변화에서 비롯된다. 반응은 대개 복용량을 줄이면 사라진다. 두통은 가장 흔한 유해 반응이다. 저혈압이 발생할 수 있으며 어지러움과 심장 박동이 빨라질 수 있다. 기립성 저혈압, 빈맥, 홍조, 두근거림 및 과민 반응이 올 수 있으므로 모니터링이 필요하다.

베타-아드레날린성 길항제 Beta-adrenergic antagonists

베타-아드레날린성 길항제(**베타-아드레날린 차단제**, *beta-adrenergic blockers*)는 협심증의 장기적 예방을 위해 사용되며 고혈압 치료에 사용되는 약물 중 주요 유형 중 하나이다. 베타-아드레날린성 길항제에는 다음이 포함된다.

- 아테놀롤(atenolol, Tenormin)
- 카베딜롤(carvedilol, Coreg)
- 메토프롤롤 타르트레이트(metoprolol tartrate, Lopressor)
- 나돌롤(nadolol, Corgard)
- 프로프라놀롤 염산염(propranolol hydrochloride, Inderal)

서론 Introduction

메토프롤롤과 프로프라놀롤은 대부분 위장관으로부터 흡수되는 반면, 아테놀롤이나 나돌롤의 투여량의 절반 미만이 흡수된다. 이러한 베타-아드레날린 수용체 차단제들은 넓게 분포된다.

프로프라놀롤과 메토프롤롤은 간에서 대사되며, 대사 생성물은 소변으로 배설된다. 카베딜롤은 간에서 대사되고 담즙 및 대변으로 배설된다. 아테놀롤과 나돌롤은 대사되지 않고 변하지 않은 채 소변과 대변으로 배설된다.

베타-아드레날린성 길항제는 혈압을 낮추고 심근 및 전도계의 베타-아드레날린 수용체 부위를 차단한다. 이로써 심박수를 감소시키고 심장 수축력을 낮추어 산소 수요를 줄인다.

약물의 치료 작용 Pharmacotherapeutics

베타-아드레날린성 길항제는 협심증의 장기적 예방을 위해 권장된다. 급성 심근증후군에서 메토프롤롤은 정맥 내 주사로 주어진 후 경구투여로 이어질 수 있다. 카베딜롤과 메토프롤롤은 심부전에 권장된다. 베타-아드레날린성 길항제는 고혈압 치료를 위한 일차 치료법이다.

약물의 상호작용과 부작용 Drug interaction & side effects

여러 약물이 베타-아드레날린성 길항제와 상호작용한다.

- 항산제는 베타-아드레날린성 길항제의 흡수를 지연시킨다.
- NSAID는 베타-아드레날린성 길항제의 저혈압 효과를 감소시킬 수 있다.
- 리도카인 독성은 베타-아드레날린성 길항제와 함께 복용 시 발생할 수 있다.
- 인슐린과 경구 당뇨약의 요구량은 베타-아드레날린성 길항제에 의해 변경될 수 있다.
- 비선택적 베타-아드레날린성 길항제에 의해 테오필린의 기관확장 작용을 줄어들 수 있다.

베타-아드레날린성 길항제의 부작용은 다음을 포함한다.

- 서맥, 협심증, 심부전 및 부정맥, 특히 방실차단, 현기증, 체액 저류, 말초부종, 쇽, 구역과 구토, 설사, 세기관지의 유의한 수축.
- 베타-아드레날린성 길항제를 갑자기 중단하면 협심증, 고혈압, 부정맥 및 급성 심근 경색을 유발할 수 있다.

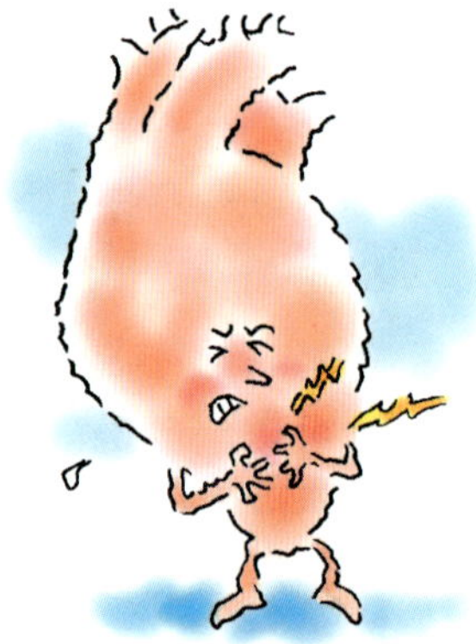
베타-아드레날린성 길항제를 갑자기 중단하지 마십시오. 그렇게 하면 협심증, 고혈압을 유발할 수 있습니다.

칼슘 통로 차단제 Calcium channel blockers

칼슘 통로 차단제는 다른 항협심증약물(antianginal)의 효과가 없는 협심증을 예방하는 데 널리 사용된다. 몇 가지의 칼슘 통로 차단제는 또한 항부정맥제로 사용되며 고혈압 치료에도 사용된다.

협심증 치료에 사용되는 칼슘 통로 차단제로는 다음이 있다.

- 암로디핀(amlodipine besylate, Norvasc)
- 딜티아젬(diltiazem, Cardizem)
- 니카르디핀(nicardipine, Cardene)
- 니페디핀(nifedipine, Procardia)
- 베라파밀(verapamil)

서론 Introduction

경구 투여 시 칼슘 통로 차단제는 빠르고 거의 완전히 흡수된다. 그러나, 초기 통과효과로 인해 이러한 약물의 생체이용률은 훨씬 낮다. 칼슘 통로 차단제는 모두 간에서 빠르고 거의 완전히 대사된다.

칼슘 통로 차단제는 심근 세포막과 혈관 평활근 세포막의 칼슘 이온

통과를 방지한다. 이로써 관상동맥과 말초동맥을 확장시켜 심장의 수축력을 감소시키고 심장의 작업 부하를 줄인다. 또한 칼슘 통로 차단제는 후부하를 줄여 심장의 산소 수요를 감소시킨다. 일부 칼슘 통로 차단제(딜티아젬과 베라파밀)는 굴심방결절과 심방결절을 통한 전도를 늦춤으로써 심박동을 감소시키며, 느린 심장박동은 심장의 산소요구를 추가로 감소시킨다.

약물 작용

칼슘 통로 차단제의 작용 방식

칼슘 통로 차단제는 심근의 산소 공급을 증가시키고 심장 자극 형성을 늦춘다. 이러한 효과를 이 약물들이 느린 칼슘통로(slow calcium channel)를 차단함으로써 일으킨다고 보고된다. 이 작용은 심근 및 혈관 평활근세포막을 통한 외부 칼슘 이온의 유입을 억제한다. 이 칼슘 차단은 관상동맥(그리고 정도는 덜하지만 말단동맥 및 소동맥)을 확장시켜 후부하를 감소시키고 심근의 산소 공급을 증가시킨다.

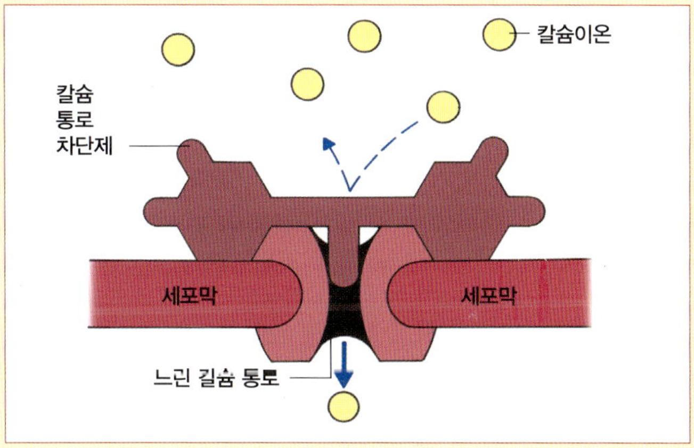

약물의 치료 작용 Pharmacotherapeutics

칼슘 통로 차단제는 협심증의 장기적 예방을 위해만 사용되며 흉통의 단기적 완화를 위해 사용되지 않는다. 칼슘 통로 차단제는 프린츠메탈 협심증 예방에 특히 효과적이다.

약물의 상호작용과 부작용 Drug interaction & side effects

칼슘 통로 차단제로 다음과 같은 약물 상호작용이 발생할 수 있다.

- 칼슘 염 및 비타민 D는 칼슘 통로 차단제의 효과를 감소시킨다.
- 비탈분극성 차단제는 칼슘 통로 차단제와 병용 시 근이완 효과를 증대시킬 수 있다.
- 베라파밀과 딜티아젬은 디곡신 독성 위험을 증가시키고 카르바마제핀 작용을 증진시킬 수 있다.

다른 항협심증 약물과 마찬가지로, 칼슘 통로 차단제에서 심혈관 반응이 가장 흔하고 심각한 부작용이다. 가능한 부작용은 기립성 저혈압, 심부전, 저혈압, 서맥 및 방실차단과 같은 부정맥을 포함한다. 다른 가능한 부작용에는 어지러움, 두통, 홍조, 쇠약 및 지속적인 말초부종이 포함될 수 있다.

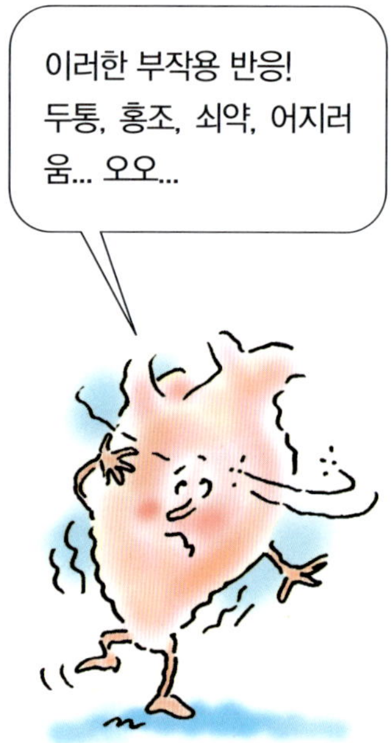
이러한 부작용 반응!
두통, 홍조, 쇠약, 어지러움... 오오...

고혈압 약물 Antihypertensive drugs

고혈압 약물은 수축기 혈압, 이완기 혈압 또는 둘 다가 상승하는 장애인 고혈압을 치료하는 데 사용된다.

다양한 약물군이 고혈압 치료에 효과적임이 임상시험을 통해 입증되었다.

- 이뇨제[주로 티아지드(thiazide) 이뇨제]
- 안지오텐신 전환 효소(angiotensin-converting enzyme, ACE) 억제제
- 안지오텐신 수용체 차단제(angiotensin-receptor blockers, ARBs)
- 베타-아드레날린성 길항제(beta-adrenergic antagonists)
- 칼슘 통로 차단제(calcium channel blocker)

이러한 약물이 효과적이지 않은 경우, 치료는 교감신경차단제(베타-아드레날린성 길항제 이외의), 직접 혈관확장제, 선택적 알도스테론 수용체 차단제, 또는 약물들의 병합치료로 계속된다.

안지오텐신 전환 효소(ACE) 억제제
Angiotensin-converting enzyme inhibitors

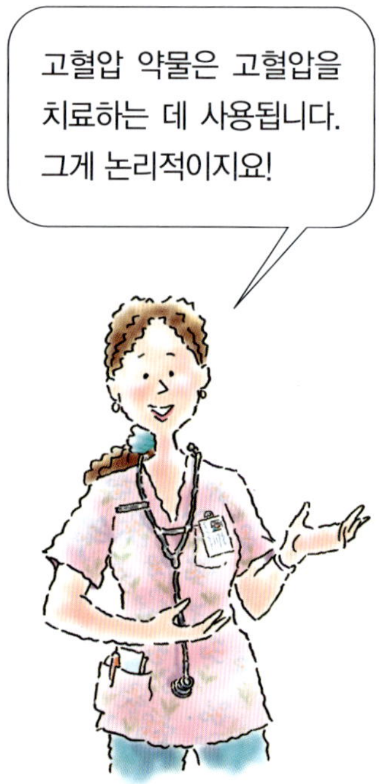
고혈압 약물은 고혈압을 치료하는 데 사용됩니다. 그게 논리적이지요!

ACE 억제제는 레닌-안지오텐신 활성 시스템(RAAS)을 차단함으로써 혈압을 낮춘다. 흔히 처방되는 ACE 억제제로는 다음이 있다.

- 베나제프릴(benazepril, Lotensin)
- 카프토프릴(captopril)
- 에날라프릴(enalapril, Vasotec)
- 포시노프릴 나트륨(fosinopril sodium)
- 리시노프릴(lisinopril, Zestril)
- 모엑시프릴(moexipril)
- 퀴나프릴 염산염(quinapril hydrochloride), 아큐프릴(Accupril)
- 라미프릴(ramipril, Altace)
- 트란도라프릴(trandolapril)

서론 Introduction

ACE 억제제는 위장관에서 흡수되어 대부분의 신체 조직으로 분포되며 간에서 약간 대사되고 신장을 통해 배설된다. 라미프릴은 대변으로도 배설된다. 에날라프릴랏(enalaprilat)은 유일한 정맥투여 ACE 억제제이다.

ACE 억제제는 안지오텐신 I를 안지오텐신 II로 전환하는 것을 방지한다. 안지오텐신 II는 주요한 혈관수축제로 말초 저항을 증가시키고 알도스테론 배출을 촉진한다(이는 나트륨 및 물 저류를 촉진한다). 안지오텐신 II가 줄어들면 소동맥이 확장되어 말초 혈관 저항이 감소한다.

알도스테론 분비를 줄임으로써, ACE 억제제는 나트륨과 물의 배설을 촉진하여 심장이 펌핑해야 하는 혈액량을 감소시키고 혈압을 낮춘다.

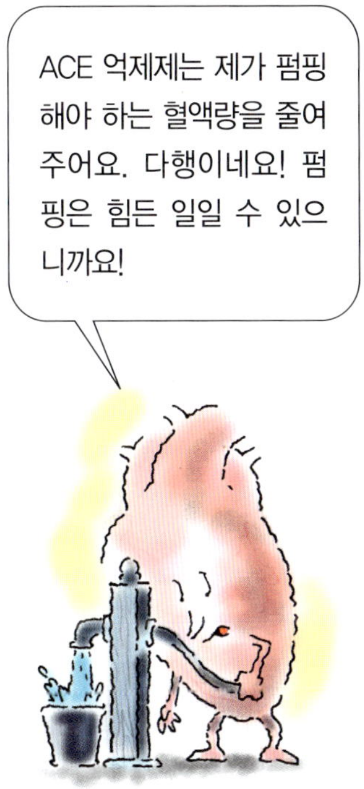
ACE 억제제는 제가 펌핑해야 하는 혈액량을 줄여주어요. 다행이네요! 펌핑은 힘든 일일 수 있으니까요!

약물의 치료 작용 Pharmacotherapeutics

ACE 억제제는 고혈압에 단독으로 사용되거나 티아지드 이뇨제와 같은 다른 약제와 함께 사용될 수 있다. 이들은 베타-아드레날린성 길항제나 이뇨제가 효과적이지 않을 때 흔히 사용된다.

모든 ACE 억제제는 심부전이 적응증이며 다음과 같은 상황에서 사용된다.

- 좌심실의 수축기능 부전(금기 또는 불내성이 없는 한)
- 심부전 증상이 없는 좌심실의 수축기능 부전
- 급성 심근경색 후(특히 이전 심근 손상이 있는 환자에서) 사망률 감소
- 좌심실 기능장애(최근이나 오래된 경우)에서 좌심실 확장과 명백한 심부전 발생을 예방

약물의 상호작용과 부작용 Drug interaction & side effects

ACE 억제제는 다른 심혈관약물들과 여러 유형의 상호작용을 일으킬 수 있다.

- 모든 ACE 억제제는 이뇨제와 베타-아드레날린성 길항제 등 다른 항고혈압제들의 혈압강하 효과를 강화시킬 수 있다. 또한 혈중 리튬 농도를 증가시켜 리튬 중독을 유발할 수 있다.
- ACE 억제제가 칼륨 보존성 이뇨제, 칼륨 보충제 또는 칼륨 함유 염 대체물과 함께 사용될 때 고칼륨혈증이 발생할 수 있다.
- ACE 억제제는 다른 처방 및 비처방 약물들과 상호작용할 수 있다. 예를 들어 ACE 억제제를 복용 중인 환자는 NSAID를 피해야 한다. NSAID는 ACE 억제제의 항고혈압 효과를 감소시키는 것뿐 아니라 신기능을 변경시킬 수 있다.
- 식사는 ACE 억제제의 흡수를 감소시킨다.

ACE 억제제는 다음과 같은 유해 반응을 일으킬 수 있다.

- 마른 기침, 두통, 피로감, 지속성 혈관부종, 위장이상 반응, 혈중 칼륨 농도 증가, 목에서 이상감각, 혈액요소질소 및 혈청 크레아티닌 수치(신기능 지표)의 일시적 상승.
- 태아 순환에 문제를 일으킬 수 있으며 임신의 제2 또는 제3 삼분기 동안 투여해서는 안 된다.

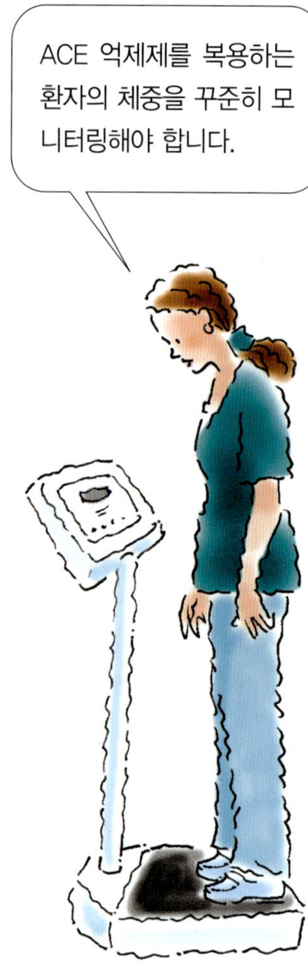
ACE 억제제를 복용하는
환자의 체중을 꾸준히 모
니터링해야 합니다.

안지오텐신 II 수용체 차단제

Angiotensin II receptor blocking agents(ARB)

ARB는 안지오텐신 II의 혈관수축 효과를 차단하여 혈압을 낮춘다. 이용 가능한 ARBs는 다음과 같다.

- 칸데살탄 시렉세틸(candesartan cilexetil, Atacand)
- 이르베살탄(irbesartan, Avapro)
- 로살탄(losartan, Cozaar)
- 올미살탄(olmesartan, Benicar)
- 텔미살탄(telmisartan, Micardis)
- 발살탄(valsartan, Diovan)

서론 Introduction

ARBs는 다양한 약동학적 특성을 가지며, 모두 혈장 단백질에 높은 결합력을 보인다. ARBs는 RAAS(레닌-안지오텐신-알도스테론 시스템)에 간섭함으로써 작용한다. 그들은 안지오텐신 II와 안지오텐신 II 수용체 사이의 결합을 선택적으로 차단한다. 이는 혈관 수축 및 알도스테론 분비 효과를 막아 혈압을 낮춘다

ARBs는 안지오텐신 I를 안지오텐신 II로 전환하는 데 필요한 ACE 생성을 억제하지 않으며, 혈관 확장제인 브라디키닌을 분해하지 않는다.

약물의 치료 작용 Pharmacotherapeutics

ARBs는 고혈압 치료를 위해 홀로 사용되거나 이뇨제와 같은 다른 약제와 함께 사용될 수 있다. 발살탄은 ACE 억제제에 대한 대체약으로 또는 심부전 관리를 위해 사용될 수 있다. 이르베살탄과 로살탄은 2형 당뇨병 환자에게 특히 신장 보호 효과 때문에 권장된다.

약물의 상호작용과 부작용 Drug interaction & side effects

다음과 같은 약물 상호작용이 ARB와 관련될 수 있다.

- NSAID는 ARB의 항고혈압 효과를 감소시킬 수 있다.
- 리팜핀은 로살탄의 대사를 증가시켜 항고혈압 효과를 감소시킬 수 있다.
- 칼륨 보충제는 ARB와 함께 사용될 때 고칼륨혈증 위험을 증가시킬 수 있다.
- 리튬을 복용한 로살탄은 리튬 농도를 증가시킬 수 있다.

ARBs의 부작용에는 다음이 포함된다.

- 두통, 피로, 기침 및 목 간지럼, 혈관부종, 위장관 반응, 혈중 칼륨 증가, 단기간의 혈액요소질소 및 혈청 크레아티닌 수치 상승.

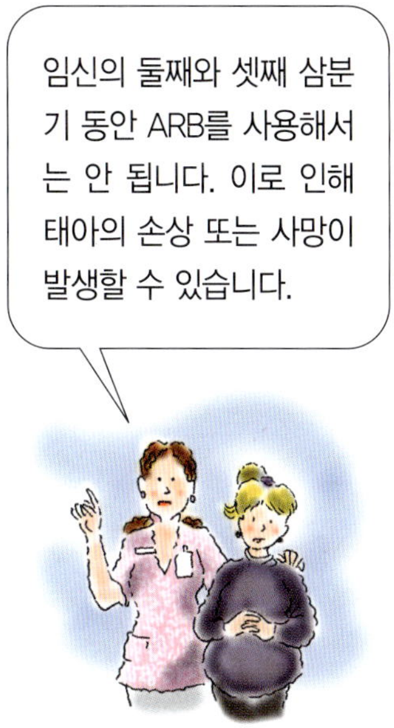
임신의 둘째와 셋째 삼분기 동안 ARB를 사용해서는 안 됩니다. 이로 인해 태아의 손상 또는 사망이 발생할 수 있습니다.

베타-아드레날린성 길항제 Beta-adrenergic antagonists

베타-아드레날린성 길항제 또는 베타-아드레날린 차단제는 고안압을 포함한 고혈압을 치료하는 주요한 약물 유형 중 하나이다. 이들은 또한 협심증의 장기 예방을 위해 사용된다. 고혈압 치료에 사용되는 베타-아드레날린 차단제로는 다음이 포함된다.

- 아세부톨롤(acebutolol)
- 아테놀롤(atenolol)
- 베타솔롤(betaxolol)
- 비소프로롤(bisoprolol)
- 카르테올롤(carteolol)
- 메토프롤롤 타르트레이트(metoprolol tartrate)
- 나돌롤(nadolol)
- 핀돌롤(pindolol)
- 프로프라놀롤 염산염(propranolol hydrochloride)
- 티몰롤(timolol)

서론 Introduction

베타-아드레날린성 길항제의 약동학은 약물에 따라 달라진다. 아세부톨롤, 베타솔롤, 카르테올롤, 메토프롤롤, 핀돌롤, 프로프라놀롤, 그리고 티몰롤은 대부분 소화관에서 흡수되지만 아테놀롤이나 나돌롤의 흡수량은 반 이하이다. 비소프로롤의 소화관 흡수는 대략 80% 정도이다.

아세부톨롤, 카르테올롤, 프로프라놀롤, 메토프롤롤, 그리고 티몰롤은 간에서 대사되며 그 대사산물은 소변으로 배설된다. 아테놀롤과 나돌롤은 대사되지 않고 변화 없이 소변과 대변으로 배설된다. 베타솔롤은 간에서 대사되며 주로 소변으로 배설된다. 비소프로롤은 일부는 신장으로 배설된다. 약물의 약 50%가 소변으로 배설되고 약 2%는 대변으로 배설된다. 핀돌롤은 간에서 대사되며(투여량의 약 65%), 투여량의 약 35%~50%는 변하지 않은 채로 소변으로 배설된다.

베타-아드레날린성 길항제는 혈압을 낮추고 심근 및 전도계에서 베타-아드레날린 수용체 부위를 차단한다. 이로써 심박수가 감소되고 심근 수축력이 줄어들어 산소 수요를 감소시킨다.

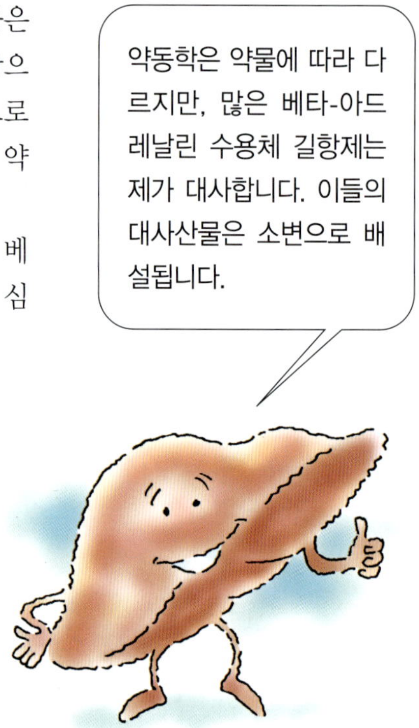
약동학은 약물에 따라 다르지만, 많은 베타-아드레날린 수용체 길항제는 제가 대사합니다. 이들의 대사산물은 소변으로 배설됩니다.

약물의 치료 작용 Pharmacotherapeutics

베타-아드레날린성 길항제는 고혈압 치료의 일차 치료법으로 사용되며 장기적인 협심증 예방에도 권장된다.

약물의 상호작용과 부작용 Drug interaction & side effects

여러 약물이 베타-아드레날린성 길항제와 상호작용한다.

- 항산제는 흡수를 지연시킨다.
- NSAID는 베타-아드레날린성 길항제의 혈압강하 효과를 감소시킬 수 있다.
- 베타-아드레날린성 길항제와 함께 복용할 때 리도카인 중독이 발생할 수 있다.
- 인슐린 및 경구 당뇨병 약물의 요구량은 베타-아드레날린성 길항제에 의해 변경될 수 있다.
- 비선택적 베타-아드레날린성 길항제는 테오필린의 기관확장효과를 저해시킨다.
- 베타-아드레날린성 길항제가 이뇨제와 함께 복용될 때 저혈압 효과가 증가할 수 있다.

베타-아드레날린성 길항제에 대한 부작용은 다음과 같다.

- 서맥, 협심증, 심부전 및 부정맥, 특히 심실 차단, 기절, 체액 저류, 말초부종, 어지러움, 쇼크, 구역과 구토, 설사, 세기관지의 유의한 수축
- 베타-아드레날린성 길항제를 갑자기 중단하면 협심증, 고혈압, 부정맥 및 급성 심근경색이 유발될 수 있다.

칼슘 통로 차단제 Calcium channel blockers

칼슘 통로 차단제는 고혈압 치료에 흔히 사용된다. 몇 가지 약물은 부정맥을 치료하고 다른 항협심약물의 효과가 없는 협심증을 예방하는 데

사용된다.

고혈압 치료에 사용되는 칼슘 통로 차단제
- 암로디핀 베실레이트(amlodipine besylate, Norvasc)
- 딜티아젬(diltiazem, Cardizem)
- 이스라디핀(isradipine)
- 니카르디핀(nicardipine, Cardene)
- 니페디핀(nifedipine, Procardia)
- 니솔디핀(nisoldipine, Sular)
- 베라파밀(verapamil)

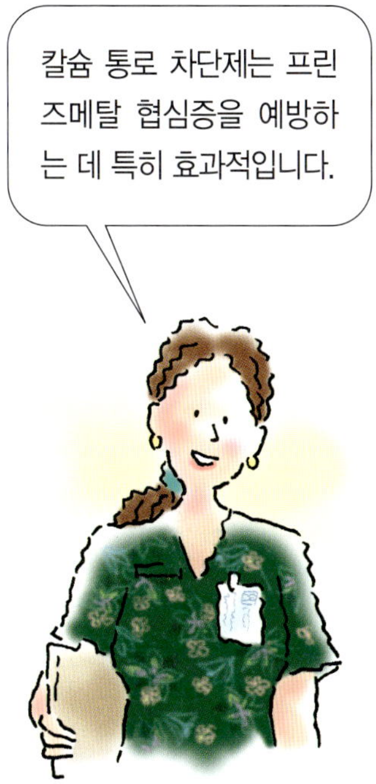
칼슘 통로 차단제는 프린즈메탈 협심증을 예방하는 데 특히 효과적입니다.

서론 Introduction

경구 투여 시 칼슘 통로 차단제는 빠르고 거의 완전히 흡수된다. 그러나 초기 통과 효과로 인해 이러한 약물의 생체 이용율은 상당히 낮다. 음식물은 암로디핀의 흡수를 30% 감소시키고 고지방 음식물은 니솔디핀의 최고 농도를 증가시킨다.

모든 칼슘 통로 차단제는 간에서 빠르고 거의 완전히 대사되며 주로 소변으로 배설된다. 칼슘 통로 차단제는 심근세포막 및 혈관 평활근세포를 통과하는 칼슘 이온의 통과를 막는다. 장 수축력이 감소하고 심장의 작업량이 줄어들며 혈압이 하강한다. 칼슘 통로 차단제는 동맥수축을 방지하여 후부하를 감소시키고, 결과적으로 심장의 산소 요구량이 줄어든다.

일부 칼슘 통로 차단제(딜티아젬과 베라파밀)는 굴심방결절과 방실결절을 통한 전도를 늦추어 심박수를 낮춘다. 더 낮은 심박수는 심장의 추가 산소 요구량을 줄인다.

약물의 치료 작용 Pharmacotherapeutics

칼슘 통로 차단제는 고혈압 치료 및 협심증의 장기적 예방에 사용된다. 흉통의 단기적인 완화를 위해 사용해서는 안 되며, 칼슘 통로 차단제는 특히 프린즈메탈 협심증을 예방하는 데 매우 효과적이다.

약물의 상호작용과 부작용 Drug interaction & side effects

다음은 칼슘 통로 차단제와 함께 발생할 수 있는 약물 상호작용이다.
- 칼슘 염 및 비타민 D는 칼슘 통로 차단제의 효과를 감소시킨다.
- 비탈분극성 차단제와 함께 복용 시 칼슘 통로 차단제의 근육 이완 효과가 향상될 수 있다.

가능한 유해 반응에는 두통, 어지러움, 쇠약, 기립성 저혈압, 심부전, 저혈압, 말초부종, 두근거림, 빈맥과 같은 부정맥이 포함된다. 딜티아젬과 베라파밀에서는 서맥 및 심방차단도 발생한다.

이뇨제 약물 Diuretic drugs

12장에서 특정 이뇨제 유형에 대한 구체적인 정보를 확인할 수 있다.

교감신경차단제 Sympatholytic drugs

교감신경차단제에는 교감신경계를 억제하거나 차단하여 혈압을 낮추는 여러 유형의 약물이 포함되어 있다. 그들은 작용 부위나 기전에 따라 분류되며 다음과 같은 것들을 포함한다.

- 중추작용 교감신경계 억제제[클로니딘 염산염(clonidine hydrochloride)] 및 메틸도파(methyldopa)
- 알파-아드레날린 수용체 차단제[도사조신(doxazosin)], 펜톨라민(phen-tolamine), 프라조신(prazosin) 및 테라조신(terazosin)
- 혼합 알파-베타-아드레날린 수용체 차단제[카베딜롤(carvedilol) 및 라베탈롤(labetalol)]

서론 Introduction

대부분의 교감신경차단제는 위장관으로부터 잘 흡수되어 널리 분포되며 간에서 대사되며 주로 소변으로 배설된다. 모든 교감신경차단제는 교감신경계 자극을 억제하는데 이로써 말초혈관이 확장되거나 심박출량이 감소되어 혈압이 낮아진다.

약물의 치료 작용 Pharmacotherapeutics

베타-아드레날린성 길항제와 이뇨제로 혈압을 통제할 수 없는 경우 베타-아드레날린성 길항제(프라조신과 같은) 또는 혼합 알파-베타-아드레날린 수용체 차단제(라베탈롤과 같은)를 사용할 수 있다.

약물의 상호작용과 부작용 Drug interaction & side effects

교감신경차단제는 다음과 같은 약물 상호작용을 일으킬 수 있다.

- 클로니딘은 중추신경억제제와 병용 시 중추신경억제를 악화시킬 수 있다.
- 카베틸롤은 당뇨병 치료제와 병용 시 과도한 저혈당 효과가 나타날

수 있다.

- 카베틸롤은 칼슘 통로 차단제 및 디곡신과 병용 시 디곡신 수치 상승이 나타날 수 있다.
- 카베틸롤은 리팜핀과 병용 시 카베틸롤 수치가 감소한다.

교감신경차단제는 중요한 부작용을 일으킬 수 있다. 교감신경차단제에 대한 가능한 부작용은 종류에 따라 다양하다. 예를 들어 알파-아드레날린 차단제는 저혈압을 일으킬 수 있다.

중추신경작용 약물의 부작용에는 다음이 포함된다.

- 우울증, 무기력, 부종, 간 기능 장애, 마비 및 저림, 현기증

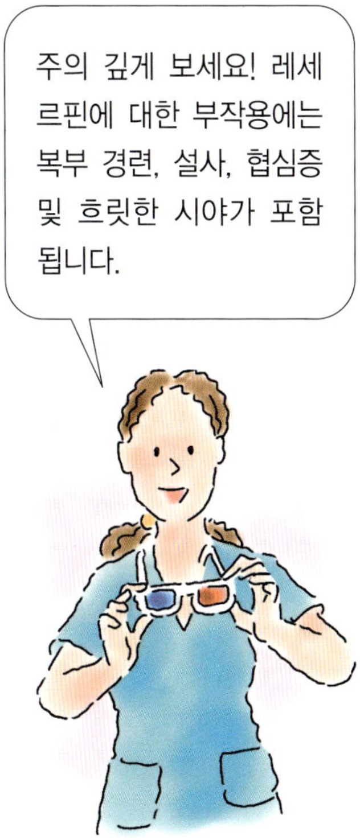
주의 깊게 보세요! 레세르핀에 대한 부작용에는 복부 경련, 설사, 협심증 및 흐릿한 시야가 포함됩니다.

직접 혈관확장제 Direct vasodilators

직접 혈관확장제는 수축기 및 이완기 혈압을 감소시킨다. 이들은 동맥, 정맥 또는 양쪽에 작용한다. 이러한 약물의 예시로는 다음이 있다.

- 하이드랄라진(hydralazine)
- 미녹시딜(minoxidil)
- 니트로프루사이드(nitroprusside)

하이드랄라진과 미녹시딜은 대부분 저항성 또는 반응성 고혈압을 치료하는 데 사용된다. 니트로프루사이드는 고혈압 위기에 사용된다.

서론 Introduction

대부분의 혈관확장제 약물은 빠르게 흡수되고 잘 분포된다. 모두 간에서 대사되며 대부분은 신장을 통해 배설된다.

직접 혈관 확장제는 말초 혈관 평활근을 이완시켜 혈관을 확장시킨다. 이로써 혈관의 직경이 증가하고 총 말초 저항이 감소하여 혈압을 낮춘다.

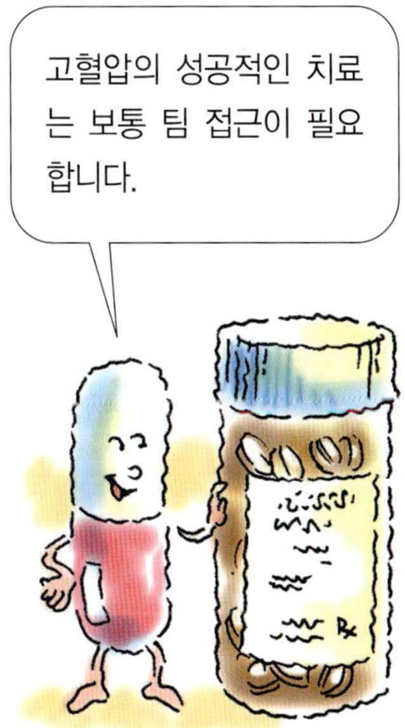
고혈압의 성공적인 치료는 보통 팀 접근이 필요합니다.

약물의 치료 작용 Pharmacotherapeutics

혈관확장제 약물은 고혈압을 치료하는 데 혼자 사용되는 경우는 드물다. 그들은 대부분 중등도에서 심각한 고혈압 환자를 치료하는 다른 약물과 결합하여 사용된다(고혈압 위기).

약물의 상호작용과 부작용 Drug interaction & side effects

혈관확장제와의 상호작용은 거의 발생하지 않는다. 그러나 발생할 수 있는 것 중 일부는 다음과 같다.

- 하이드랄라진과 미녹시딜은 메틸도파와 같은 다른 항고혈압제와 함께 사용될 때 항고혈압 효과가 증가한다.

• 니트로프루사이드와 같은 질산염이 함께 사용될 때 혈관확장제는 추가 효과를 낼 수 있다.

직접 혈관확장제는 일반적으로 교감신경계의 반사 활성화와 관련된 부작용을 일으킨다. 혈압이 낮아지면 교감신경계가 자극되어 혈관 수축 및 빠른 심박수 증가와 같은 보상 조치가 발생한다.

교감신경 자극에 대한 기타 반응에는 다음이 포함된다.

• 두근거림, 협심증, 부종, 유방 통증, 피로, 두통, 발진, 심한 심장막 삼출(pericardial effusion)

선택적 알도스테론 수용체 길항제

Selective aldosterone-receptor antagonist

유일한 선택적 알도스테론 수용체 길항제인 에플레레논(eplerenone, Inspra)은 혈장 레닌 및 혈청 알도스테론을 지속적으로 증가시킨다. 이로써 알도스테론의 레닌 분비에 대한 음성 되먹임 기전을 억제한다.

서론 Introduction

에플레레논의 혈장 단백 결합률은 50%로, 경구 투여 후 주로 알파-1-산성 당단백질(alpha-1-acid glycoprotein)에 결합된다. 약물의 대사는 사이토크롬 P450(cytochrome P450) isoform 3A4(CYP3A4)에 의해 통제되며 투여량의 5% 미만이 변화 없이 소변 및 대변으로 배설된다. 에플레레논은 RAAS의 중요한 부분인 알도스테론의 결합을 차단한다. 알도스테론은 나트륨 재흡수를 통해 혈압 증가를 유발한다.

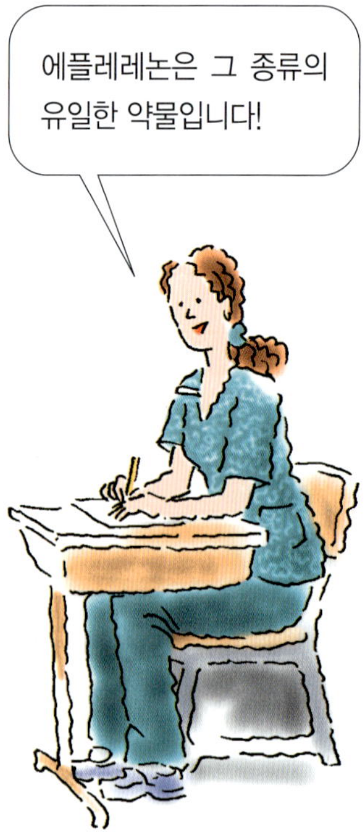

약물의 치료 작용 Pharmacotherapeutics

에플레레논은 혈압을 낮추는 데 사용된다.

약물의 상호작용과 부작용 Drug interaction & side effects

에플레레논 치료 시 CYP3A4 억제제(에리트로마이신, 사퀴나비르, 베라파밀, 플루코나졸 등)와 함께 복용할 경우 에플레레논 수치가 증가할 수 있다. 에플레레논은 과다한 고칼륨혈증을 유발할 수 있으며(부정맥을 일으킬 수 있음), 기침, 설사, 피로, 질출혈, 유방 부종을 일으킬 수 있다.

항지질증 약물 Antilipemic drugs

항지질증 약물은 콜레스테롤, 중성지방 및 인지질과 같은 지질의 혈액 중 농도가 과도하게 높을 때 이를 낮추기 위해 사용된다. 혈청 지질 수준이 높을 때 관상 동맥 질환 발병 위험이 증가한다. 이러한 약물은 적절한 식이, 체중 감량, 운동 및 기저 질환의 치료와 함께 사용된다.

항지질증 약물 종류는 다음과 같다.

- 담즙 포획 약물(bile-sequestering drugs)
- 피브린산 유도체(bile-sequestering drugs)
- 3-하이드록시-3-메칠글루타릴 코엔자임 A(3-hydroxy-3-methylglutaryl coenzyme A, HMG-CoA) 환원효소 억제제
- 니코틴산(nicotinic acid)
- 콜레스테롤 흡수 억제제(cholesterol absorption inhibitors)

담즙 포획 약물 Bile-sequestering drugs

담즙 포획 약물로는 콜레스티라민(cholestyramine), 콜레세벨람(colesev-elam) 및 콜레스티폴 염화물(colestipol hydrochloride)이 있다. 이러한 약물은 지방 조직 아래에 있는 과다한 담즙산을 제거하는 수지이다.

서론 Introduction

담즙 포획 약물은 위장관에서 흡수되지 않다. 대신 장에서 담즙산과 결합하여 약 5시간 동안 장에 남아 있고 최종적으로 대변으로 배설된다.

담즙 흡착 약물은 저밀도 지질단백(low-density lipoprotein, LDL)의 혈중 수준을 낮춘다. 이러한 약물은 장에서 담즙산과 결합하여 불용성 화합물을 형성하고 이를 대변으로 배설한다. 담낭 내 담즙산 농도가 낮아지면 전구체인 콜레스테롤를 사용해 보다 많은 담즙산을 합성하도록 유도된다. 소장은 지질을 유화시키고 암죽미립(chylomicron)을 형성하기 위해 담즙산이 필요하기 때문에, 담즙산이 대체될 때까지 모든 지질 및 지용성 약물의 흡수가 감소한다.

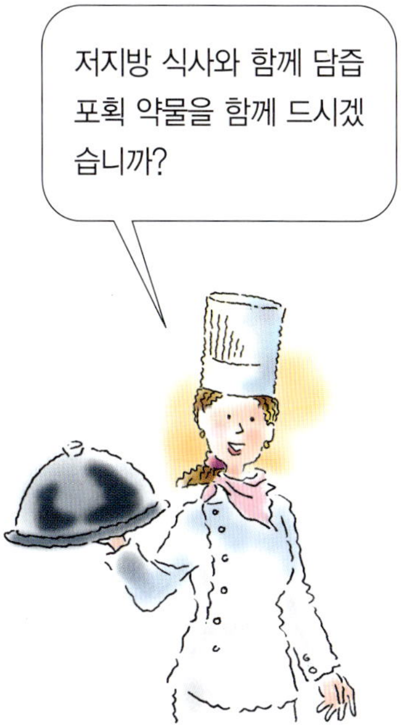
저지방 식사와 함께 담즙 포획 약물을 함께 드시겠습니까?

약물의 치료 작용 Pharmacotherapeutics

담즙 포획 약물은 LDL 수치를 식이 변화를 통해 낮출 수 없는 환자에서 IIa형 과다 고지질단백혈증(가족성 고콜레스테롤혈증) 환자 중 LDL 수치를 식이 변화를 통해 낮출 수 없는 환자를 치료하기 위한 주요 약물이다. 혈중 콜레스테롤 수치가 관상 동맥 질환의 심각한 위험을 나타내는 환자는 아마도 이러한 약물 중 하나를 식이 보조로 필요로 할 가능성이

가장 높을 것이다.

약물의 상호작용과 부작용 Drug interaction & side effects

담즙 포획 약물은 다음과 같은 약물 상호작용을 일으킨다.

- 담즙 흡착 약물은 비타민 A, D, E, 및 K와 같은 지용성 비타민의 흡수를 줄일 수 있다. 비타민 K의 흡수 부족은 프로트롬빈 시간에 상당한 영향을 줄 수 있으며, 출혈 위험이 증가할 수 있다.

담즙 포획 약물의 단기 부작용은 비교적 가벼우며, 장기간 사용시 심각한 부작용이 발생할 수 있다. 장기요법으로 인한 부작용은 심한 대변매복(fecal impaction), 구역, 설사 및 치질(hemorrhoid) 자극을 포함한 위장관 부작용이 있다.

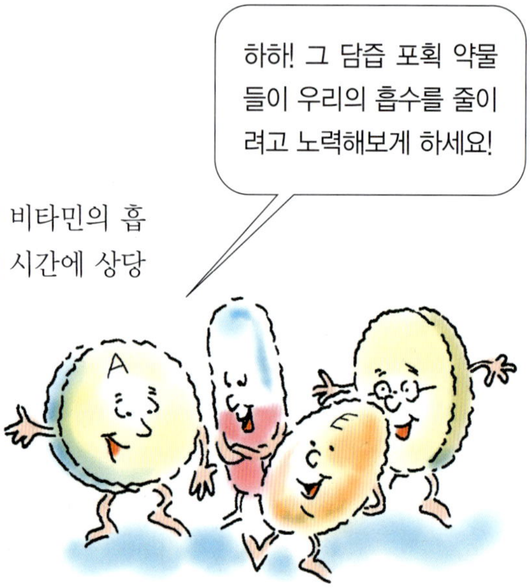
하하! 그 담즙 포획 약물들이 우리의 흡수를 줄이려고 노력해보게 하세요!
A

피브린산 유도체 Fibric acid derivatives

피브린은 여러 종류의 곰팡이로부터 생산된다. 피브린산의 두 유도체는 페노피브레이트(fenofibrate)와 젬피브로질(gemfibrozil)이다. 이러한 약물은 높은 중성지방 농도를 낮추고, 더 적은 정도로는 저밀도 지질단백 농도를 줄이는 데 사용된다.

서론 Introduction

페노피브레이트와 젬피브로질은 위장관으로부터 쉽게 흡수된다. 페노피브레이트는 빠른 가수분해를 거치고, 젬피브로질은 간에서 광범위한 대사를 겪는다. 두 약물 모두 소변으로 배설된다.

이러한 약물들의 정확한 작용기전은 알려져 있지 않지만, 피브린산 유도체들이 다음을 할 수 있다고 생각된다.

- 콜레스테롤 생산을 초기 단계에 줄일 수 있음
- 조직으로부터 콜레스테롤을 이동시킬 수 있음
- 콜레스테롤 배설을 증가시킬 수 있음
- 지질단백의 합성과 분비를 감소시킬 수 있음
- 중성지방의 합성을 감소시킬 수 있음

젬피브로질은 두 가지 다른 효과를 낼 수 있다.

- 혈중 고밀도 지질단백(HDL) 수치를 증가시킨다("좋은" 콜레스테롤이다).
- 혈청의 추가 콜레스테롤 용해 능력을 증가시킨다.

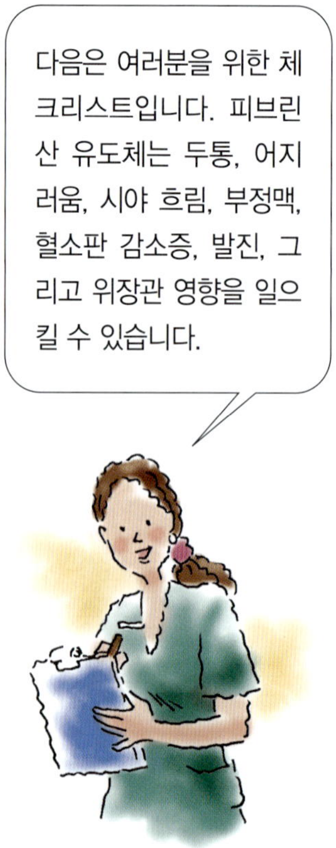
다음은 여러분을 위한 체크리스트입니다. 피브린산 유도체는 두통, 어지러움, 시야 흐림, 부정맥, 혈소판 감소증, 발진, 그리고 위장관 영향을 일으킬 수 있습니다.

약물의 치료 작용 Pharmacotherapeutics

피브린산 유도체는 주로 중성지방 수치, 특히 초저밀도지단백질(very-low-density lipoprotein)을 감소시키며, 이차적으로 혈중 콜레스테롤 수치를 낮추는 데 사용된다.

중성지방 수치 감소 능력으로 인해, 피브린산 유도체는 II형, III형, IV형 및 경증 V형 과다 지질단백혈증 환자 치료에 유용한다.

약물의 상호작용과 부작용 Drug interaction & side effects

피브린산 유도체에 대한 부작용 및 이상 반응에는 두통, 어지러움, 시야 흐림, 부정맥, 혈소판 감소증, 발진이 포함된다. 위장관 영향은 상복부 통증, 소화불량, 구역, 구토, 그리고 설사 또는 변비가 포함된다.

HMG-CoA 환원효소 억제제 HMG-CoA reductase inhibitors

그들의 이름에서 알 수 있듯이, HMG-CoA 환원효소 억제제(또는 스타틴으로도 알려져 있음)는 콜레스테롤 합성을 방해하여 지질 수치를 낮춘다. 이러한 약물에는 아토르바스타틴 칼슘(atorvastatin calcium, Lipitor), 플루바스타틴 나트륨(fluvastatin sodium), 로바스타틴(lovastatin), 피타바스타틴(pitavastatin), 프라바스타틴 나트륨(pravastatin sodium), 로수바스타틴(rosuvastatin, Crestor), 그리고 심바스타딘(simvastatin, Zocor)이 포함된다.

서론 Introduction

프라바스타틴을 제외한 HMG-CoA 환원효소 억제제들은 혈장 단백질에 높게 결합한다. 모두 초회통과대사를 거친다. 그들의 특정한 약동학적 특성은 약간씩 다르다.

HMG-CoA 환원효소 억제제들은 콜레스테롤 생합성의 초기 속도제한 단계인 HMG-CoA를 메발로네이트(mevalonate)로 변환하는 효소를 억제한다.

약물의 치료 작용 Pharmacotherapeutics

스타틴 약들은 주로 LDL 콜레스테롤 수치를 낮추고 총 혈중 콜레스테롤 수치를 낮추는 데 사용된다. 이러한 약물들은 또한 HDL 콜레스테롤 수치를 약간 상승시킨다.

콜레스테롤 수치를 낮추는 능력으로 인해, 스타틴은 일차성 고콜레스테롤혈증(type IIa, IIb)의 치료에 적합하다.

LDL 및 총 콜레스테롤에 미치는 영향으로 인해, 이러한 약물들은 심혈관 사건의 기본 및 이차적 예방을 위해 사용된다.

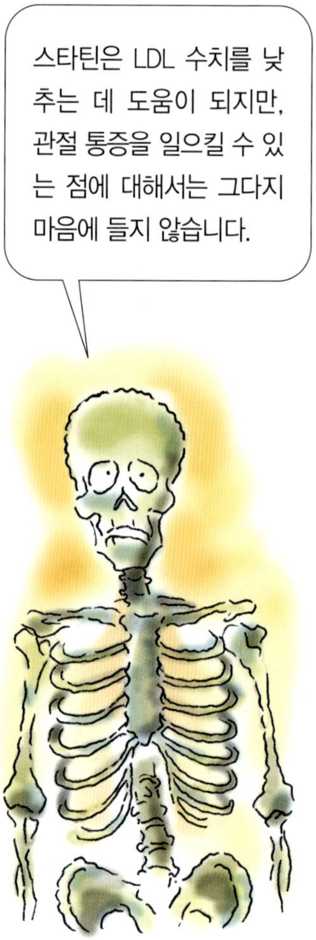
스타틴은 LDL 수치를 낮추는 데 도움이 되지만, 관절 통증을 일으킬 수 있는 점에 대해서는 그다지 마음에 들지 않습니다.

약물의 상호작용과 부작용 Drug interaction & side effects

다음과 같은 약물 상호작용이 발생할 수 있다.

- 아토르바스타틴, 심바스타틴, 또는 로바스타틴은 나이아신, 에리트로마이신, 클래리스로마이신, 면역억제제 약물(특히 사이클로스포린), 젬피브로질, 이트라코나졸, 케토코나졸, 또는 플루코나졸과 병용되면 근육병증(근육의 소멸과 약화) 또는 횡문근용해증(콩팥기능부전을 유발할 수 있는 고도로 치명적인 골격근 소실)의 위험이 증가할 수 있다.
- 모든 HMG-CoA 환원효소 억제제는 담즙 포획 약물(콜레스티라민, 콜레스티폴, 콜리세벨람) 복용 1시간 전 혹은 4시간 후 복용되어야 한다.
- 로바스타틴과 심바스타틴은 와파린과 함께 병용되면 출혈 위험을 증가시킬 수 있다.

HMG-CoA 환원효소 억제제는 간 기능 검사결과를 변경하여 아스파르테이트 아미노전이효소, 알라닌 아미노전이효소, 알칼라인 산성효소, 그리고 빌리루빈 수치를 높일 수 있다. 다른 간 영향에는 췌장염, 간염, 그리고 간경화가 포함될 수 있다.

근육통은 가장 흔한 근골격 효과이다. 그러나 관절통과 근육 경련도 발생할 수 있다. 드물지만 잠재적으로 심각한 반응으로는 근육병증과 횡문근용해증이 포함된다.

니코틴산 Nicotinic acid

나이아신으로도 알려진 니코틴산은 중성지방 및 아포지단백질 B-100 수준을 낮추고 HDL 수준을 높이는 수용성 비타민이다.

서론 Introduction

니코틴산은 간에서 빠른 대사를 거쳐 활성 및 비활성 대사체로 이동한다. 약물의 약 75%가 소변으로 배설된다. 니코틴산이 중성지방 및 아포지단백질 수준을 낮추는 방식은 잘 알려져 있지 않다.

약물의 치료 작용 Pharmacotherapeutics

니코틴산은 주로 췌장염의 고위험군인 IV형 또는 V형 고지질혈증 환자에서 중성지방 수치를 낮추기 위한 보조제로 사용된다. 또한, 이 약물은 고콜레스테롤혈증을 앓는 환자에서 콜레스테롤 및 LDL 수준을 낮추는데 사용될 수 있다. LDL 목표치를 달성하고 원하는 HDL 수준 미만인 환자에서 HDL 수준을 높이기 위해 다른 항지질제와 일반적으로 병용하여 사용된다.

이 항지질증제는 니코틴산에 과민 반응을 보이는 환자 및 간 또는 신장 기능이상이 있는 환자, 활성 소화궤양 환자, 통풍, 심장질환, 근육장애, 또는 동맥 출혈이 있는 환자에게 사용할 수 없다. 또한 니코틴산이 고혈당을 유발할 수 있기 때문에 당뇨병 환자에게 처방되지 않는다.

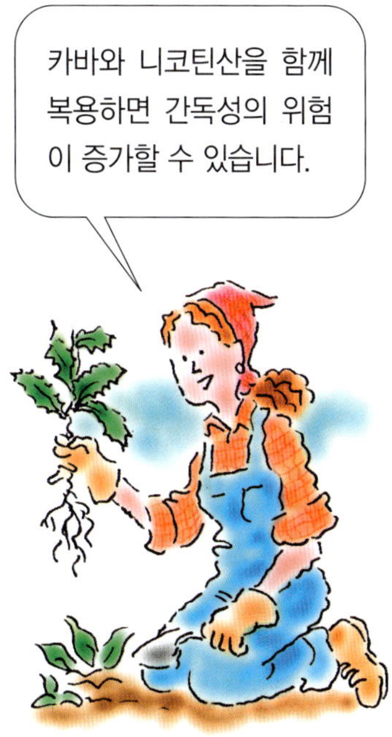

약물의 상호작용과 부작용 Drug interaction & side effects

니코틴산과 관련된 다음과 같은 약물 상호작용이 발생할 수 있다.

- 니코틴산과 HMG-CoA 환원효소 억제제를 함께 복용할 경우 근육 소모와 약화, 근육병증 또는 심각한 골격근 소실에 의한 신부전 또는 횡문근용해증의 위험이 증가할 수 있다.
- 콜레스티라민과 같은 담즙 포획 약물은 니코틴산과 결합하여 그 효과를 감소시킬 수 있다.
- 니코틴산과 병용하여 투여할 경우 카바는 간독성의 위험을 증가시킬 수 있다.

고용량의 니코틴산은 혈관 확장을 유발하고 홍조를 일으킬 수 있다. 니코틴산은 간독성을 유발할 수 있으며, 이 부작용의 위험은 연장방출형태(extended-release form)에서 더 클 수 있다. 다른 부작용으로는 구토, 구토, 설사, 상복부 또는 가슴 하부 통증이 포함될 수 있다.

콜레스테롤 흡수 억제제 Cholesterol absorption inhibitors

그들의 이름이 보여주는 대로, 콜레스테롤 흡수 억제제는 장에서 콜레스테롤 및 관련 식물 스테롤의 흡수를 억제한다. 에제티미브(ezetimibe)가 이 분류에 속하는 약물이다.

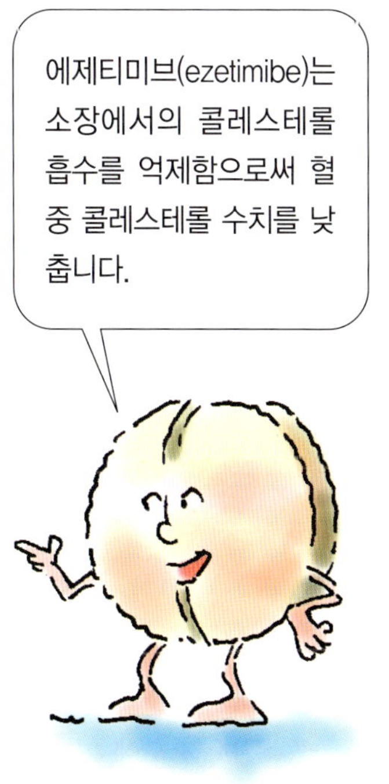

서론 Introduction

에제티미브(Zetia)는 흡수되어 결합반응(conjugation)에 의해 활성형태로 광범위하게 변하고, 혈장 단백질에 높게 결합된다. 이 약물은 주로 소장에서 대사되며 담즙 및 신장경로를 통해 배설된다.

에제티미브는 소장에서의 콜레스테롤 흡수를 억제함으로써 혈중 콜레스테롤 수치를 낮춘다.

에제티미브은 소장의 솔가장자리(brush border)에서 작용하여 콜레스테롤의 흡수를 억제한다.

약물의 치료 작용 Pharmacotherapeutics

에제티미브는 일차성 고콜레스테롤혈증 및 동형접합 시토스테롤혈증 치료를 위해 단독으로 식이요법과 병행하여 투여될 수 있다. 또한 에제티미브는 일차성 고콜레스테롤혈증 및 동형접합 가족성 고콜레스테롤혈증 치료를 위해 HMG-CoA 환원효소 억제제에 더하여 보조요법으로 사용된다.

에제티미브는 HMG-CoA 환원효소 억제제의 최대용량 요법으로 원하는 목표치 달성이 어려운 환자들에게 총 콜레스테롤 및 LDL을 더욱 낮추고 HDL 콜레스테롤을 더욱 증가시키는 데 도움이 된다.

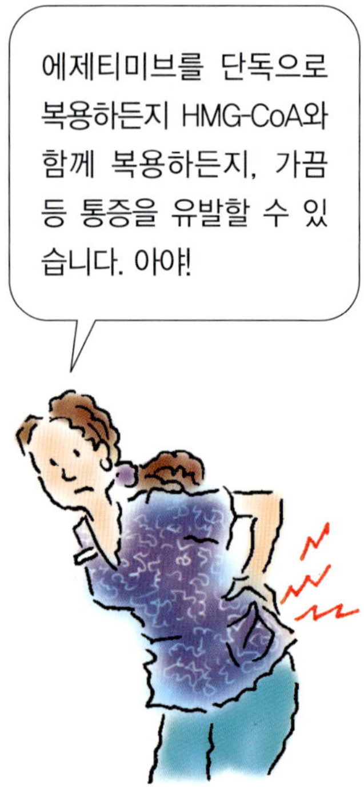
에제티미브를 단독으로 복용하든지 HMG-CoA와 함께 복용하든지, 가끔 등 통증을 유발할 수 있습니다. 아야!

약물의 상호작용과 부작용 Drug interaction & side effects

콜레스티라민은 에제티미브의 효과를 감소시킬 수 있다. 페노피브레이트, 젬피브로질 및 사이클로스포린은 에제티미브의 농도를 증가시킬 수 있다.

에제티미브에 대한 가장 흔한 이상 반응으로는 다음이 있다.

- 피로, 복통, 설사, 인후염, 부비동염, 관절통 및 등 통증, 기침

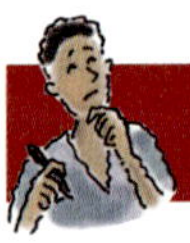

퀴즈

1. 환자가 설하 니트로글리세린을 처방받아 퇴원할 때, 어떤 환자 발언이 추가 교육이 필요함을 나타내는지 고르시오.

   A. "약을 내 입에 뿌리기 전에 흔들 것입니다."
   B. "가슴이 아프면 이 약을 사용할 수 있습니다."
   C. "15분 내에 3회 분사해도 가슴이 아프다면 119로 전화해야 합니다."
   D. "이 약을 혀 위나 혀 밑에 뿌릴 수 있습니다."

정답 A. 설하 니트로글리세린은 투여전에 흔들어서는 안 된다. 이 환자 발언은 간호사로부터 추가 교육이 필요하다. 다른 모든 발언은 정확하다.

2. 가슴통증 치료를 위해 혈관 내로 니트로글리세린을 복용하고 있는 환자가 두통을 호소한다. 적절한 간호 조치는 무엇인지 고르시오.

   A. 니트로글리세린 주사량을 줄이기 위해 천천히 용량조절
   B. 심박수 평가
   C. 의료진에 통보
   D. 경우에 따라 타이레놀 투여

정답 D. 질산염은 두통이 가장 흔한 부작용이다. 질산염은 뇌와 두개골 사이 뇌막층의 혈관을 확장시킨다. 가장 적절한 간호 조치는 두통 통증을 치료하기 위해 경우에 따라 타이레놀을 투여하는 것이다. 환자가 가슴통증이 계속되는 경우에는 니트로글리세린 주사량을 줄이는 것은 적절하지 않다. 간호사는 심박수를 평가할 수 있지만, 두통 발생은 심박수와 관련이 없을 가능성이 높다. 타이레놀이 환자의 두통을 치료하지 못하는 경우 의료진에 통보할 필요가 없다.

3. ACE 억제제와 연관된 생명을 위협하는 반응은 무엇인지 고르시오.

A. 발작
B. 성 기능 이상
C. 어지러움
D. 혈관부종

정답 D. ACE 억제제에서 일어날 수 있는 생명을 위협하는 부작용은 혈관부종이다. 이는 부종으로 인해 기도가 막힐 수 있기 때문에 생명을 위협한다. ACE 억제제로 인한 어지러움은 저혈압의 징후일 수 있다. 어지러움은 생명을 위협하지 않는다. 성 기능 이상은 ACE 억제제로 인해 발생할 수 있지만, 이는 생명을 위협하는 반응은 아니다. 발작은 ACE 억제제와 관련성이 적다.

4. 주임 간호사가 새 간호사들 한 그룹에 디곡신(digoxin)에 대해 가르치고 있다. 간호사가 포함할 가르침은 무엇입니까? 해당되는 모든 것을 고르시오.

A. 이 약은 넓은 치료 지수를 갖는다.
B. 디곡신은 심방세동 환자의 심박수를 조절하는 데 자주 사용된다.
C. 디곡신 브랜드는 서로 교환 가능하다.
D. 시각 변화는 디곡신 중독의 징후이다.
E. 디곡신 과다복용 또는 중독에 대한 해독제는 없다.

정답 B, D. 디곡신에 대해 가르칠 때, 간호사는 디곡신이 넓은 치료 안전 지수가 아닌 좁은 치료 안전 지수를 갖고 있다는 사실을 포함할 것이다. 환자가 너무 많이 복용할 경우 디곡신 중독을 유발하거나 치명적일 수 있다. 디곡신은 심박수를 조절하는 데 사용될 수 있다. 디곡신의 브랜드와 형태는 다르다. 브랜드들은 서로 교환할 수 없다. 시각 변화는 디곡신 중독의 징후이며, 디곡신 중독에 사용될 수 있는 해독제가 있다.

10장

호흡기계 약물

Respiratory drugs

약물과 호흡기계 Drugs and the respiratory system

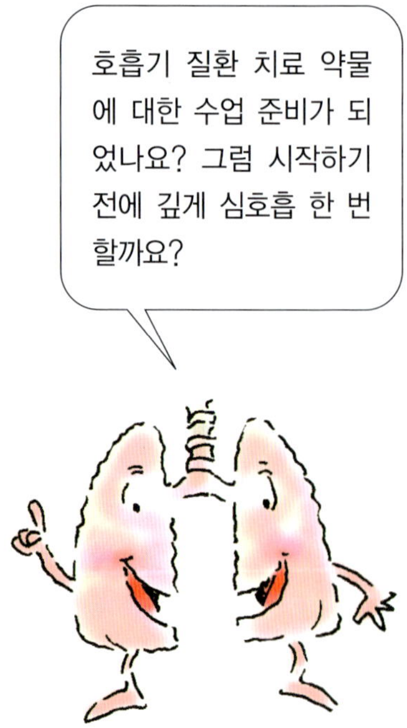

호흡기계(respiratory system)는 코에서 폐포의 모세혈관까지 이어지는 관(tube) 형태로서 외부 공기에서 산소(oxygen, O_2)를 체내로 전달하고 신체 내부에서 발생하는 이산화탄소(carbon dioxide, CO_2)를 배출하는 가스교환(gas exchange)의 필수 기능을 수행한다.

호흡기계 질환에서 증상을 개선시키는 데 사용되는 약물들은 흡입 형태 또는 전신에 작용하는 형태의 제제로 아래와 같이 구분된다.

- 베타$_2$-아드레날린 수용체 작동제
- 콜린수용체 길항제
- 코르티코스테로이드 제제
- 류코트리엔 조절약물
- 비만세포 기능제어 약물
- 메틸잔틴(크산틴)
- 거담제 및 진해제

이외 항히스타민제, 염증억제제, 알러지 억제약물 및 면역억제 약물들이 사용된다.

베타$_2$-아드레날린 수용체 작동제 β_2-adrenergic agonists

축약해서 베타$_2$-작동제(효현제)라고 불리며 천식(asthma) 및 만성폐쇄성 질환(chronic obstructive pulmonary disorders, COPD)과 관련된 증상의 치료에 사용한다.

서론 Introduction

기관지 평활근은 외부 또는 내부 자극에 의해 수축하게 되는데, 기관의 구경이 축소되어 공기의 흐름을 방해하므로 기관지 평활근을 이완시키는 역할을 하는 약물이 효과적이다. 만성폐쇄성 질환 치료약물은 작용 기간에 따른 단기작용 약물과 장기작용 약물로 구분된다.

1. 짧은 작용 기간을 갖는 속효성 베타$_2$ 수용체 작동제(short acting beta$_2$-agonist, SABA)는 급성기 치료에 사용되며 알뷰테롤(albuterol)은 전신 혹은 흡입제형으로, 레발뷰테롤(levalbuterol)은 흡입제형으로, 털뷰탈린(terbutaline)은 전신으로 사용된다.
2. 장기간 효과가 지속되는 베타$_2$ 수용체 작동제(long acting beta$_2$-agonist, LABA)는 환자의 장기간 호흡개선을 목적으로 사용되며, 알뷰테롤, 폴모테롤(formoterol), 살메테롤(salmeterol) 등이 흡입제형으로 사용된다.
3. 또한 장기간 효과가 지속되는 흡입제형의 베타$_2$ 수용체 작동제와 더불어 항콜린제제 및 코르티코스테로이드를 포함하는 조합제제(combi-nation therapeutics)는 환자의 증상 개선 및 유지에 효과적이다.

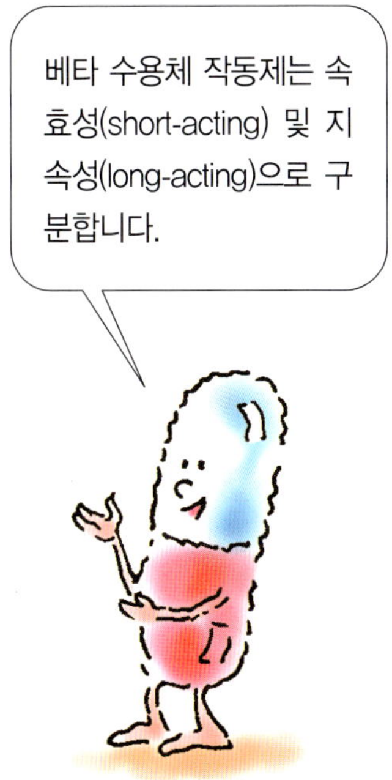
베타 수용체 작동제는 속효성(short-acting) 및 지속성(long-acting)으로 구분합니다.

약물의 치료 작용 Pharmacotherapeutics

1. 흡입 제형의 속효성 베타$_2$ 작동제(SABA)는 천식(asthma) 환자의 증상을 빠르게 완화시키는 데 효과적인 약물이다. 천식 외에 만성폐쇄성 질환(COPD)에도 필요에 따라 처방되며, 운동유발성 천식의 예방에도 효과적이다.
2. 일상생활에서 일부 만성폐쇄성 환자는 정해진 시간마다 흡입 제형의 속효성 베타$_2$ 수용체 작동제를 지속적으로 사용하는데, 속효성 제제의 장기간 사용은 천식조절이 안 될 수 있는 경우가 생기는데, 이때는 치료 방법의 재평가가 필요하다(Lemanske, 2019).
3. 지속성 베타$_2$ 수용체 작동제(LABA)는 염증억제제(항염증약물), 특히 흡입용 코르티코스테로이드와 병용하는 경우 천식 조절에 효과적이다. 특히 환자가 야간 수면 시간에 천식 증상을 보이는 경우에 효과적인데, 천식 발작을 지연시키는 예방에는 효과적이지만 급성 천식 증상의 개선에는 효과가 없다. 지속성 제제는 천식 발작을 예방하는 것이 목적으로, 천식 발작이 진행되는 경우에는 완화효과가 거의 없으므로 응급 흡입기로 사용해서는 안 된다.

약물의 상호작용과 부작용 Drug interaction & side effects

1. 아드레날린성 β수용체 길항제(beta blockers, BBs)는 일반적으로 고혈압 치료에 처방되는데, 베타$_2$ 작동제의 기관지 확장 효과를 감소시

키기 때문에 반드시 주의해서 사용해야 한다.

2. 속효성 베타$_2$ 작동제의 부작용은 역설적 기관지 경련(paradoxical bron-chospasm), 빈맥(tachycardia), 심계항진(palpitation), 떨림(tremor), 입마름(xerostomia) 등이 있다.
3. 지속성 베타$_2$ 작동제의 부작용은 기관지 경련(bronchospasm), 빈맥, 심계항진, 고혈압(hypertension), 떨림 등이 있다.

베타$_2$수용체 작동제 치료환자의 간호관리

1. 치료 전 환자의 호흡상태를 평가하고 치료 시작 전과 이후 최대 호기량 판독 값을 정기적으로 평가하도록 한다.
2. 환자의 과거 병력 및 가족 병력을 확인하여 부작용의 발생 또는 약물 상호작용 발생에 대해 주의한다.
3. 규칙적이고 균일한 호흡 수와 리듬이 나타나는 것으로 호흡 패턴이 개선되는 것을 확인하고, 유속, 산소포화도 및 동맥혈 가스(ABG) 수준을 점검한다.
4. 환자의 호흡이 불충분하거나 상태가 악화되면 보고한다. 약물에 의해 두통이 발생하는 경우 진통제를 처방하는 것도 유용하다.
5. 환자와 가족에게 급성 천식발작 동안 기관지 경련이 나타나는 경우 이를 해소시킬 목적으로 지속성 베타$_2$ 수용체 작동제를 사용하지 않도록 교육한다.
6. 흡입 제형의 경우 환자가 흡입 후 몇 초 동안 숨을 참는 것을 가르치도록 하고, 다시 약물을 흡입하기까지 2분 이상 간격을 두도록 교육한다.

환자 교육

기관지확장제(Bronchodilators)

기관지확장제를 처방하면 다음 사항을 교육한다.

- 일부 약물은 기분이 좋아지더라도 12시간마다 복용해야 하며, 알부테롤과 같은 약물은 급성 발작에만 사용해야 한다.
- 운동으로 인한 기관지 경련을 예방하기 위해 처방된 약을 운동 30~60분 전에 복용한다.
- 약이 더 이상 충분한 완화를 제공하지 않거나 하루에 4회 이상 흡입이 필요한 경우, 이는 천식 증상이 악화되고 있다는 신호이므로 의료인에게 문의하고, 약의 복용량을 임의로 늘리지 않는다.
- 처방자의 동의 없이 기관지 확장제를 다른 약물, 일반의약품 또는 약초요법과 함께 복용하지 않는다.
- 정량 흡입기를 적절하게 사용하려면 다음 지침을 따라야 한다.
  - 비강과 목구멍을 비우고, 숨을 내쉬며 폐에서 최대한 많은 공기를 배출한다.
  - 마우스피스를 입에 잘 넣고 흡입기에서 복용량을 방출하면서 깊이 흡입한다.
  - 몇 초간 숨을 참은 후 마우스피스를 떼어내고 천천히 숨을 내쉰다.
  - 실수로 약품이 눈에 들어가지 않도록 주의하고, 이는 일시적으로 시력이 흐려질 수 있다.
- 두 번 이상의 흡입을 지시하는 경우, 각 흡입 사이에 최소 2분의 간격을 유지한다.
- 코르티코스테로이드 흡입기를 사용하는 경우 기관지 확장제를 먼저 사용한 다음 약 5분 정도 기다린 후 코르티코스테로이드를 사용하는데, 이 과정을 통해 기관지 확장제는 공기 통로를 최대로 개방할 수 있어 효과적인 코르티코스테로이드 효과가 나타난다.
- 다음 복용 시간이 거의 다 된 경우를 제외하고 생각나는 대로 놓친 복용량을 복용하는데, 이 경우 놓친 복용량을 건너뛰도록 하며, 절대로 놓친 용량을 보충할 목적으로 복용량을 두 배로 늘리면 안 된다.
- 가능하다면 정량 흡입기와 함께 스페이서 장치를 사용하여 약물 효과를 더 높이십시오. 매번 사용 후 장치를 세척하고 건조시키는 것을 수행한다.

항콜린성 약물 Anticholinergics

콜린성 무스카린 수용체(muscarinic cholinergic receptor)에 작용하는 아세틸콜린(acetylcholine, ACh) 및 기타 콜린성 작동제(cholinergic agonists)의 작용을 경쟁적으로 길항(competitive antagonism)하는 약물로서, 기관지 점막의 점액질의 분비 또는 분비물의 점도를 증진시키므로 천식과 만성폐쇄성 질환에는 일반적으로 사용되지 않지만 이프라트로피움(ipratropium)이 유일하게 처방된다.

서론 Introduction

흡입용 이프라트로피움 브로마이드(ipratropium bromide)는 쌕쌕거림(wheezing), 호흡곤란(difficulty breathing), 흉부 압박감(chest tightness) 및 기침(coughing)을 예방할 목적으로 만성폐쇄성 질환(COPD) 환자에게 주로 사용되는 기관지 확장제(brongchodilator)로 베타$_2$ 수용체 작동제의 보조제로서 사용될 수도 있다(Dweik, 2021).

이프라트로피움은 위장관에서 최소한 흡수되며, 흡입제형으로 제공되기 때문에 국소적 효과만 나타낸다. 교감신경계 자극은 없고 부교감신경계 작용을 차단한다.

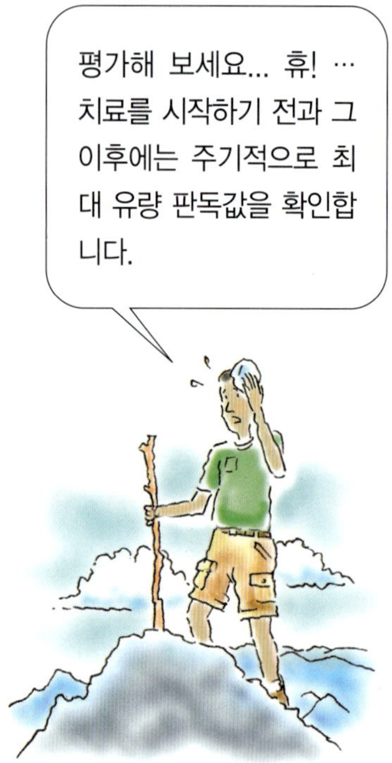
평가해 보세요... 휴! … 치료를 시작하기 전과 그 이후에는 주기적으로 최대 유량 판독값을 확인합니다.

약물의 치료 작용 Pharmacotherapeutics

기관지에 있는 호흡기 평활근의 무스카린 수용체 작용을 차단하여 기관지 확장을 유발한다(Dweik, 2021).

이프라트로피움은 만성폐쇄성 환자에게 사용되는 약물이지만, 천식 치료를 위한 보조요법으로 사용할 수도 있다. 하지만 장기간 사용하기에는 효과적이지 않다. 일반적으로 SABA와 함께 사용되며, 콧물 치료에서 비강 내 분무형태로 사용된다.

약물의 상호작용과 부작용 Drug interaction & side effects

이프라트로피움은 흡입제형으로 사용되어 약물 상호작용 가능성은 적지만, 다른 항무스카린 약물(muscarinic antagonists) 또는 항콜린약물(anticholinergics)과 함께 사용하는 경우 주의해야 한다.

항콜린약물의 아주 흔한 부작용으로는 신경질(nervousness), 빈맥(tachy-cardia), 메스꺼움 및 구토(nausea and vomiting), 현기증(dizziness), 두통(headache), 과도한 사용으로 초래되는 역설적 기관지 경련(paradoxical bronchospasm), 배뇨곤란(difficulty urinating), 변비(constipation) 및 구강건조(dry mouth) 등이 나타난다.

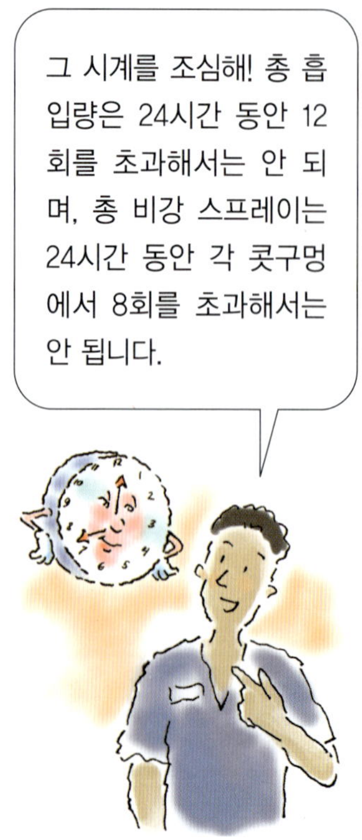
그 시계를 조심해! 총 흡입량은 24시간 동안 12회를 초과해서는 안 되며, 총 비강 스프레이는 24시간 동안 각 콧구멍에서 8회를 초과해서는 안 됩니다.

항콜린성 약물 치료환자의 간호관리

1. 치료 전 환자의 호흡상태를 평가하고 치료 시작 전과 이후 최대 호기량 판독 값을 정기적으로 평가하도록 한다.
2. 환자의 과거 병력 및 가족 병력을 확인하여 부작용의 발생 또는 약물 상호작용 발생을 주의한다. 규칙적이고 균일한 호흡 수와 리듬이 나타나는 것으로 호흡 패턴이 개선되는 것을 확인하고, 유속, 산소포화도 및 동맥혈 가스(ABG) 수준을 점검한다.
3. 환자의 호흡이 불충분하거나 상태가 악화되면 보고한다. 약물에 의해

두통이 발생하는 경우 진통제를 처방하는 것도 유용하다. 급성 기관지 경련이 나타나는 경우 효과가 없다는 것을 유의하자.

4. 24시간 동안 12회를 초과하여 투약하지 않도록 하고 각 콧구멍에 8회를 초과하지 않도록 한다. 1회 이상 흡입을 지시한 경우 다시 약물을 흡입하기까지 2분 이상 경과되어야 하며, 두 종류 이상의 흡입제를 투약하는 경우 항상 기관지 확장제를 먼저 투약하고 5분 경과 후에 투여한다.
5. 약물이 기관지 경련을 완화시키지 못하는 경우 의사에게 알리도록 한다. 이프라트로피움 사용할 때에는 환자에게 눈을 감도록 지시한다. 약물이 눈에 들어가는 경우 급성 협각녹내장(narrow-angle glaucoma)을 유발시킬 가능성이 크다.

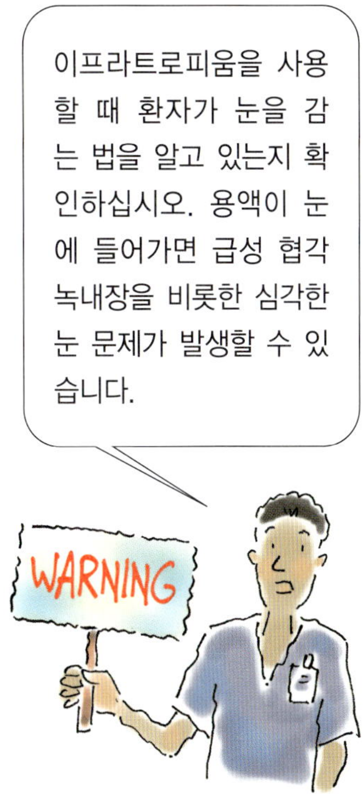
이프라트로피움을 사용할 때 환자가 눈을 감는 법을 알고 있는지 확인하십시오. 용액이 눈에 들어가면 급성 협각녹내장을 비롯한 심각한 눈 문제가 발생할 수 있습니다.
WARNING

코르티코스테로이드 Corticosteroids

천식 증상의 단기 및 장기 조절을 위한 흡입형태 또는 전신작용 제제로 사용되는 염증억제제(anti-inflammatory agents, 항염증약물)이다. 효능이 각기 다른 다양한 약물들이 포함되는데

1. 흡입용 제형에는 베클로메타존 디프로피오네이트(beclomethasone dipr-opionate), 뷰데소니드(budesonide), 시클레소니드(ciclesonide), 플루티카손 프로피오네이트(fluticasone propionate), 트리암시놀론 아세토니드(triamcinolone acetonide), 모메타손(mometasone)이 있으며,
2. 경구용 제형에는 프레드니솔론(prednisolone), 프레드니손(prednisone), 정맥투여 약물로는 덱사메타존(dexamethasone), 하이드로코르티손(hydrocortisone), 메틸프레드니솔론(methylprednisolone)이 있다.

서론 Introduction

코르티코스테로이드는 투여 용량이 증가됨에 따라 흡수가 증가되지만 최소한의 흡수를 나타내며, 경구 투여 프레드니손은 간에서 대사되어 활성산물인 프레드니솔론이 되어 효과가 지속된다. 정맥 투여 제제는 효과가 신속하게 발현되지만 경구 투여에 비해 큰 이점은 적다.

코르티코스테로이드는

1. 에이코자노이드(eicosanoids)에서 유래되는 류코트리엔(leukotrienes) 및 프로스타글란딘(prostaglandins) 생성을 억제하며
2. 염증성 사이토카인(cytokines) 생성 및 방출을 억제한다.
3. 호산구(eosinophils)의 소집과 기타 염증 매개체 방출을 억제하는데, 신체의 다른 곳에서 다양한 영향을 초래하기 때문에 장기적인 사용은

부작용을 야기한다.

약물의 치료 작용 Pharmacotherapeutics

코르티코스테로이드는 천식의 장기 치료 및 천식 악화 예방에 사용할 수 있는 가장 효과적인 약물이다.

1. 전신 작용 제제는 일반적으로 중등도에서 중증의 급성(moderate to severe) 악화에 사용되지만 다른 약물 치료에 반응하지 않는 중증 천식(severe asthma) 환자의 치료에도 사용된다. 전신 작용 제형의 코르티코스테로이드는 부작용을 회피하기 위해 최저 유효 용량과 최단 기간 동안 사용을 지켜야 한다(Fanta, 2021).
2. 흡입형 코르티코스테로이드는 경증에서 중증(mild to severe)의 대부분 천식환자에게 사용되며 향후 악화를 예방하기 위한 치료에 주안점을 둔다. 흡입형 코르티코스테로이드 사용은 많은 환자에서 전신 작용 스테로이드 사용을 줄이기 때문에 장기간 사용의 부작용 위험을 낮출 수 있다.
3. 흡입형 코르티코스테로이드는 급성 천식 발작에서 사용해서는 안 되며, 오히려 속효성 베타$_2$ 수용체 작동제(SABA) 사용이 효과적이다.

약물의 상호작용과 부작용 Drug interaction & side effects

흡입형 코르티코스테로이드는 호르몬 피임제(hormonal contraceptive), 케토코나졸(ketoconazole) 및 마크로라이드계(macrolides) 항생제를 함께 사용하는 경우 코르티코스테로이드 활성을 증가시킬 수 있어 스테로이드 용량 감소를 염두에 두어야 한다. 바르비투르산염(barbiturates), 콜레스티라민(cholestyramine) 및 페니토인(phenytoin)은 코르티코스테로이드 효과를 감소시킬 수 있어 용량 증가가 필요할 수 있다.

흡입형 코르티코스테로이드의 부작용은 면역억제 효과에 의한 구강 자극(mouth irritation) 또는 구강 칸디다증(oral candidiasis), 상기도 감염(upper respiratory tract infection) 및 기침과 쉰 목소리(cough and hoarseness)를 초래할 수 있으며, 경구 코르티코스테로이드의 부작용은 고혈당증(hyperglycemia), 메스꺼움 및 구토, 두통, 불면(insomnia), 어린이의 성장억제(growth suppression in children) 등이 있다. 특히 소아의 경우 성장 억제에 대한 부작용 우려가 크므로 사용에 많은 주의를 요한다.

코르티코스테로이드 치료환자의 간호관리

1. 환자의 과거 병력 및 가족 병력을 확인하여 부작용의 발생 또는 약물의 상호작용 발생을 주의한다.
2. 규칙적이고 균일한 호흡 수와 리듬이 나타나는 것으로 호흡 패턴이 개선되는 것을 확인하고, 유속, 산소포화도 및 동맥혈 가스(ABG) 수준을 점검한다.
3. 환자의 호흡이 불충분하거나 상태가 악화되면 보고한다.
4. 소화기(GI) 자극을 피하기 위해서 음식과 함께 경구 투여하도록 조치한다.
5. 면역억제 효과가 크기 때문에 환자가 감염에 노출되지 않도록 한다.
6. 갑작스러운 약물의 중단은 내분비계 소란을 초래하기 때문에 피하도록 하며, 환자에서 나타나는 증증 또는 지속되는 부작용에 대해 의사에게 보고한다.
7. 특히 어린이의 경우 장기간 사용을 금지한다.

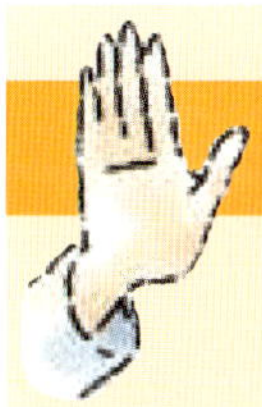

약을 주기 전에!

코르티코스테로이드 경고(Corticosteroid Warning)

코르티코스테로이드를 투여하기 전에 특정 집단에 대해 다음 사항을 고려한다.

- 어린이의 성장을 모니터링해야 하며, 특히 전신 약물을 복용하거나 고용량 흡입 약물을 복용하는 경우 더욱 필요하다.
- 노년층은 특히 고용량 흡입 스테로이드나 전신 작용 스테로이드 약물을 투여받는 경우 골다공증을 예방하기 위한 특정 약물, 식이요법, 운동 등을 고려한다.
- 당뇨병 환자는 스테로이드를 복용하는 동안 혈당을 면밀히 모니터링해야 한다.
- 하루 20 mg 미만의 경구 프레드니손을 투여받는 산모의 모유 내 코르티코스테로이드 수치는 무시할 정도이지만, 엄마가 프레드니손을 복용한 후 아기에게 모유 수유를 하기 위해 최소 4시간을 기다린 후 수유하도록 한다.
- 흡입제에서 발생하는 부작용 및 부작용의 위험을 줄이려면 가능한 한 가장 낮은 용량을 사용한다. 용량 투여 시 스페이서를 사용해야 하며 환자는 투여 후 입을 헹구어야 한다.

류코트리엔 조절약물 Leukotriene modifiers

세포막에 존재하는 20개 탄소를 갖는 에이코자노이드(eicosanoids)는 염증 반응을 매개하는 국소 작용 물질로 류코트리엔(leukotrienes)을 생성하는데, 흡입용 코르티코스테로이드와 류코트리엔 조절약물은 이를 억제하여 경증 천식 치료에 선호된다.

서론 Introduction

류코트리엔 조절약물은 경증 천식(mild asthma)의 예방 및 장기간 안정적 조절을 위해 사용된다(Fanta, 2021). 류코트리엔 조절약물은

1. **류코트리엔 수용체 길항제**(*leukotriene receptor antagonists*, LTRA)로 자피루카스트(zafirlukast), 몬테루카스트(montelukast)이며,
2. **류코트리엔 생성 억제약물**(*leukotriene formation inhibitors*)은 질류톤(zileuton)으로 더 심각한 천식의 경우에 사용된다.

모든 류코트리엔 조절약물들은 빠르게 흡수되고 광범위하게 대사가 이루어지며, 체내 단백 결합 정도가 90% 이상으로 매우 높다. 자피루카스트의 흡수는 음식 섭취에 따라 감소되지만, 몬테루카스트는 위장관에서 빠른 흡수가 일어나므로 음식과 함께 제공할 수 있다. 질류톤은 음식이 흡수에 영향을 미치지 않는다. 하지만 간기능 장애 환자의 경우에는 용량 조절이 필요하다.

약물의 치료 작용 Pharmacotherapeutics

류코트리엔은 비만세포(mast cell), 호산구(eosinophil) 및 호염기구(basophil)에서 방출되는 물질로 기도의 기관지 평활근 수축(bronchial smooth muscle contraction), 맥관 구조의 투과성 증대(increased permea-bility), 분비물 증가(increased secretion) 및 기타 염증 매개 물질의 활성화를 초래한다.

류코트리엔 수용체 길항제 자피루카스트 및 몬테루카스트는 류코트리엔 수용체 LTD4 및 LTE4의 경쟁적 수용체 길항제(competitive antagonists)이며, 류코트리엔 형성 억제제 질류톤은 천식환자의 부기(swelling), 기관지 수축(bronchoconstriction) 및 점액 분비(mucus secretion)에 기여하는 5-lypoxigenase (LOX) 생성을 억제한다(Fanta, 2021).

류코트리엔 조절약물은 주로 경증에서 중등도 질환 환자의 천식 악화를 예방하는 데 사용되며 급성 천식 발작에는 효과가 없다. 천식 환자 일부에서 스테로이드 사용을 줄이는 용도로서 사용되기도 한다.

약물의 상호작용과 부작용 Drug interaction & side effects

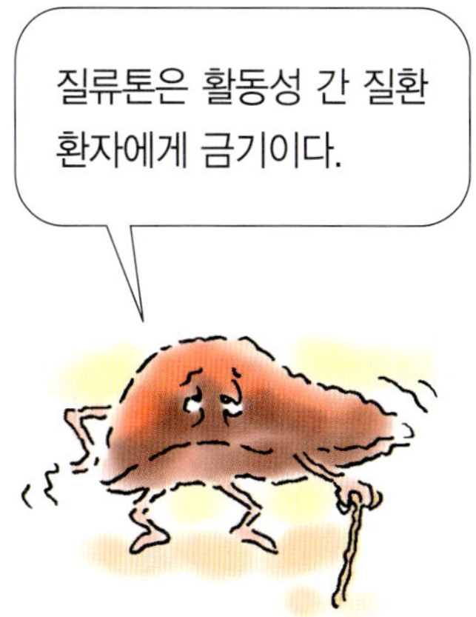
질류톤은 활동성 간 질환
환자에게 금기이다.

류코트리엔 조절약물은 약물상호작용이 많은 약물이다. 자피루카스트는 페니토인(phenytoin) 또는 와파린(warfarin)과 병용할 경우 독성 유발 효과에 주의해야 한다. 자피루카스트와 질류톤은 암로디핀(amlodipine), 아토르바스타틴(atorvastatin), 카바마제핀(carbamazepine), 사이클로스포린(cyclosporin), 클래리스로마이신(clarithromycin), 에리트로마이신(erythromycin), 호르몬 피임제(contraceptives), 이트라코나졸(itraconazole), 케토코나졸(ketoconazole), 로바스타틴(lovastatin), 넬피나비르(nelfinavir), 니페디핀(nifedipine), 리토나비르(ritonavir), 서트랄린(sertraline), 심바스타틴(simvastatin) 등과 약물 상호작용이 있다.

자피루카스트, 몬테루카스트 및 질류톤은 아미오다론(amiodarone), 시메티딘(cimetidine), 플루코나졸(fluconazole), 플룩세틴(fluoxetine), 이소니아지드(isoniazid), 메트로니다졸(metronidazole) 및 보리코나졸(voriconazole) 등과 약물 상호작용이 보고되었다.

류코트리엔 조절약물은 카바마제핀, 페노발비탈, 페니토인, 프리미돈, 리팜핀과 함께 사용하는 경우 효과가 감소된다고 하며, 흡연자의 경우 니코틴이 질류톤의 효과를 감소시킨다.

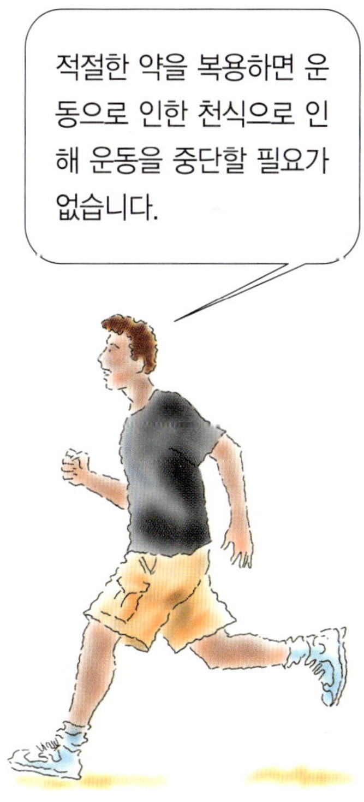
적절한 약을 복용하면 운
동으로 인한 천식으로 인
해 운동을 중단할 필요가
없습니다.

류코트리엔 조절약물의 부작용은 두통, 현기증, 메스꺼움 및 구토, 근육통(myalgia), 기침 등이 보고되었다. 질류톤은 활동성 간 질환 환자와 간독성 위험 때문에 12세 미만 어린이에게는 금기약물이다.

류코트리엔 조절약물 치료환자의 간호관리

1. 환자의 과거 병력 및 가족 병력을 확인하여 부작용의 발생 또는 약물 상호작용 발생을 주의한다.
2. 규칙적이고 균일한 호흡 수와 리듬이 나타나는 것으로 호흡 패턴이 개선되는 것을 확인하고, 유속, 산소포화도 및 동맥혈 가스(ABG) 수준을 점검한다.
3. 환자와 가족에게 올바른 약물 이해와 투약 및 사용법을 교육한다.
4. 환자의 호흡이 불충분하거나 상태가 악화되면 보고한다.
5. 급성 천식발작 환자에게는 이 약물들을 투여해서는 안 된다.
6. 자피루카스트는 식전 1시간 또는 식후 2시간 경과 후에 투여한다.

블랙 박스 경고

루코트리엔 조절약물: 몬테루카스트(Montelukast)

- **경고**: 몬테루카스트는 동요(agitation), 공격성(aggression), 환각(hallucination), 우울증(depression) 및 자살충동(suicidal thinking)과 같은 심리적 반응(psychological reaction)과 관련 있다.
- **변화**: 이 새로운 경고 때문에 식품의약국(FDA)은 현재 몬테루카스트를 대체 약물에 반응하지 않는 알러지성 비염 및 천식 환자 치료에만 국한되어 사용할 것을 권장하고 있음.
- **대응**: 환자가 이러한 반응을 경험하는 경우 즉시 의학적 조언을 구하도록 환자에게 교육해야 한다.

출처: Boyce, J. (2021). Antileukotriene agents in the management of asthma. In R. A. Wood & B. S. Bochner (Eds.), *UpToDate*.

주요 약물

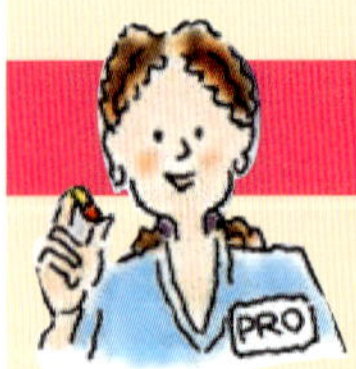

류코트리엔 조절제: 자피루카스트(Zafirlukast)

작용기전

- 류코트리엔 수용체 부위를 선택적으로 경쟁하여 염증 작용을 차단한다.

적응증

- 경증, 지속성 천식의 예방 및 장기 관리

간호 시 주의사항

- 이 약은 급성 천식 발작 시 기관지경련을 역전시키는 데에는 사용되지 않는다.
- 노인과 간 장애가 있는 사람에게는 주의해서 투여한다.
- 음식에 의해 약물 흡수가 감소하므로, 식사 1시간 전이나 2시간 후에 약을 투여한다.
- 간 기능 장애가 의심되는 환자의 경우 간 기능 모니터링 필요하며, 간 기능 장애가 확인되면 약물을 중단해야 할 수도 있다.

비만세포 안정화 약물 Mast cell stabilizer

5세 이상 어린이와 경미한 천식을 앓고 있는 아동기 천식 예방 및 장기 조절을 위해 사용되는 약물로 크로몰린 소듐(cromolyn sodium)이 해당하며 급성 천식 발작에는 효과가 없다.

서론 Introduction

비만세포 안정화 약물은 위장관에서 최소한으로 흡수되며 흡입제형은 국소적 효과만 나타낸다. 비만세포 안정화 약물은 염소 이온 통로 억제를 통해 비만세포의 세포막을 안정화시켜 염증 매개 물질의 방출을 억제하는 효과를 갖는다(Parada, 2021).

약물의 치료 작용 Pharmacotherapeutics

비만세포 안정화 약물은 염증 조절기전에 관여해서 천식 증상의 예방 및 장기간 조절에 사용되는데, 크로몰린은 환자에게 흡입형 코르티코이드가 금기이거나 부작용이 동반되는 경우 또는 운동으로 유발되는 천식이 있는 어린이 또는 환자를 위한 선택이 된다.

약물의 상호작용과 부작용 Drug interaction & side effects

알려진 약물 상호작용은 없으며, 흡입 형태의 비만세포 안정화 약물의 알려진 부작용은 기관 자극 또는 기침 등이 있다.

비만세포 안정화 약물 치료환자의 간호관리

1. 환자의 호흡이 불충분하거나 상태가 악화되면 보고한다.
2. 급성 천식발작 환자에게 이를 경감시킬 목적으로 이 약물들을 투여해서는 안 된다.
3. 치료 과정에서 나타나는 부작용 또는 역작용을 모니터링한다.

메틸잔틴 Methylxanthines

크산틴(*xanthine*)으로도 불리는 메틸잔틴류는 아미노필린(aminophylline)과 테오필린(theophylline)으로 호흡 장애를 치료하는 데 사용된다.

서론 Introduction

아미노필린은 테오필린의 유도체이며, 테오필린은 가장 많이 사용되는 경구용 메틸잔틴 약물이다. 메틸잔틴은 경구 용액(PO solution) 또는 속방성 정제(rapid-release tablet)로 경구 투여하는 경우 신속하고 완전하게 흡수가 일어난다. 체내에서 활성형태인 테오필린으로 변환되어 효과를 갖는다. 고지방 식사는 테오필린 농도를 증가시켜 독성 위험이 증가될 수 있다.

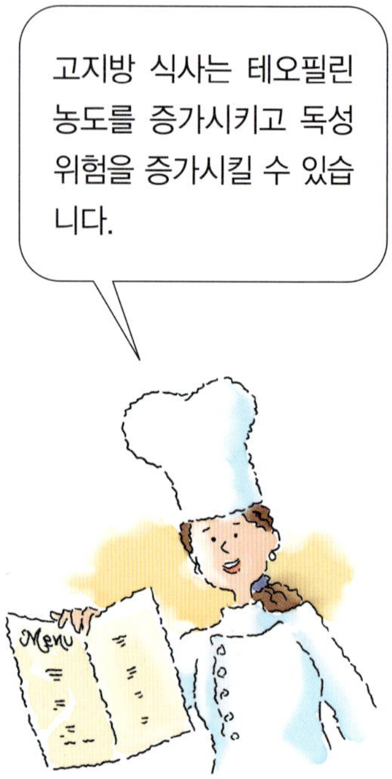
고지방 식사는 테오필린 농도를 증가시키고 독성 위험을 증가시킬 수 있습니다.
Menu

테오필린 서방형 제제의 흡수는 환자의 위산 pH의 영향을 받으며, 음식 섭취 또한 흡수에 영향을 끼친다. 환자에게 아미노필린을 정맥 투여(IV)하다가 경구용 테오필린으로 변경하는 경우 투여용량은 20% 감소시킨다.

테오필린은 성인에서 약 56%, 신생아에서 약 36%가량 혈장 단백과 결합하며, 산모의 경우 태반을 쉽게 통과하여 모유로 분비된다. 흡연자 및 투석환자는 용량 증가가 필요하다. 테오필린은 간에서 CYP1A2 효소에 의해 대사되며, 투여 용량의 10% 정도는 변환없이 그냥 소변으로 배설된다. 따라서 신부전 환자의 경우에도 용량 조절은 필요 없으며, 고령 또는 간 기능 장애 환자에서는 감량을 고려해야 한다. 영유아의 경우 간 대사 기능 미성숙으로 인해 투여량의 절반이 생체내 변환 없이 소변으로 배설된다. 독성 회피를 위해서는 테오필린 수치를 모니터링해야 하며 치료 혈청농도는 10~20 mcg/mL(SI, 44~111 μmol/L)이다(Hendeles & Weinberger, 2021). 치료가 시작될 때 또는 용량 변경하는 시점에서 약물의 추가 또는 감소를 위한 모니터링이 필요하다.

약물의 치료 작용 Pharmacotherapeutics

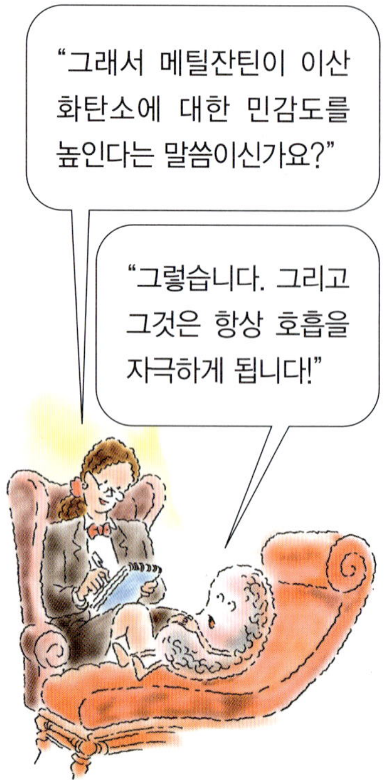
“그래서 메틸잔틴이 이산화탄소에 대한 민감도를 높인다는 말씀이신가요?”
“그렇습니다. 그리고 그것은 항상 호흡을 자극하게 됩니다!”

메틸잔틴은 천식, 만성 기관지염(chronic bronchitis), 폐기종(emphysema) 환자의 증상 악화 예방을 위한 2차 또는 3차 선택 약물(second- or third line agents)로 사용된다. 신생아 무호흡증(neonatal apnea)을 치료하는데 테오필린을 사용했으며, 낭포성 섬유증(cystic fibrosis)이 있는 유아의 심한 기관지 경련(bronchospasm)을 줄이는데 효과적으로 사용되었다.

메틸잔틴의 작용기전은 다양한데, 기도 반응성을 감소시키고 기관지 평활근을 이완시키고 기관지 경련을 완화시켜준다. 테오필린은 포스포디에스터레이즈(phosphodiesterase, PDE) 효소 억제로 평활근 이완 및 기관지 확장 효과를 갖으며, 비만세포, T세포 및 호산구 등에서 염증 매개 물질(inflammatory mediators) 방출을 억제한다. 테오필린의 독성효과는 주로 카테콜아민(catecholamine) 방출 증가에 기인한다.

호흡곤란 폐색성 기도 질환(만성 기관지염증, 폐기종 및 무호흡)에서 메틸잔틴은 이산화탄소에 대한 뇌 호흡 중추의 민감성을 증가시켜 호흡을 유도하도록 자극하는 역할을 한다. 또한 만성폐쇄성 질환(COPD) 환자의 운동 내성을 개선시키는 데 효과적이다.

림프절 만성 기관지염과 폐기종 환자에서 메틸잔틴은 복부와 흉강을 구분하는 호흡근육인 횡격막 근육의 피로도를 완화시키며, 심실 기능 개선 효과로 심장의 펌핑 작용을 향상시키는 데도 유용하다.

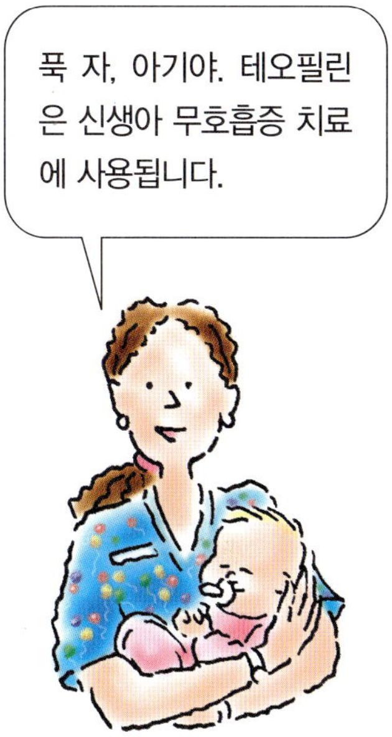
푹 자, 아기야. 테오필린은 신생아 무호흡증 치료에 사용됩니다.

약물의 상호작용과 부작용 Drug interaction & side effects

테오필린은 CYP1A2 효소를 억제(inhibition)하거나 유도(induction)하는 약물과 상호작용이 보고되었다. CYP1A2 효소 억제약물(inhibitors)로는 케토코나졸(ketoconazole), 에리트로마이신(erythromycin), 클래리스로마이신(clarithromycin), 시메티딘(cimetidine), 이소니아지드(isoniazid), 플루복사민(fluvoxamine), 호르몬 피임제(hormonal contraceptive), 시플로플록사신(ciprofloxacin), 티클로피딘(ticlopidine), 질류톤(zileuton) 등이 있으며 이들 약물의 함께 투여는 테오필린 대사를 감소시켜 혈청 농도를 증가하므로 이로 인한 부작용이나 독성이 증가되므로 테오필린의 용량을 감소시켜야한다. CYP1A2 효소 유도 약물(inducers)은 리팜핀, 카바마제핀, 페노발비탈, 페니토인, 세인트존스워트로 테오필린 대사를 증가시켜 혈청 농도가 감소되어 치료 효과가 안 나타날 수 있다.

담배나 마리화나 흡연자 및 음주의 경우에도 테오필린 농도가 증가될 수 있으며, 아드레날린 자극약물 또는 카페인 함유 음료 복용은 테오필린 부작용 및 메틸잔틴의 독성을 초래할 가능성이 높아진다. 테오필린 유도체와 함께 이소플루란(sioflurane) 흡입은 심상 독성 위험이 증대되며, 테오필린 자체로는 리튬(lithium) 효과를 감소시킬 수 있다. 테오필린은 활성탄에 흡착되어 제거할 수 있으며, 배설속도를 증가시켜 농도를 낮출 수 있다. 갑상선 호르몬은 테오필린 농도를 감소시키므로 항갑상선 약물은 테오필린 농도를 증가시킨다.

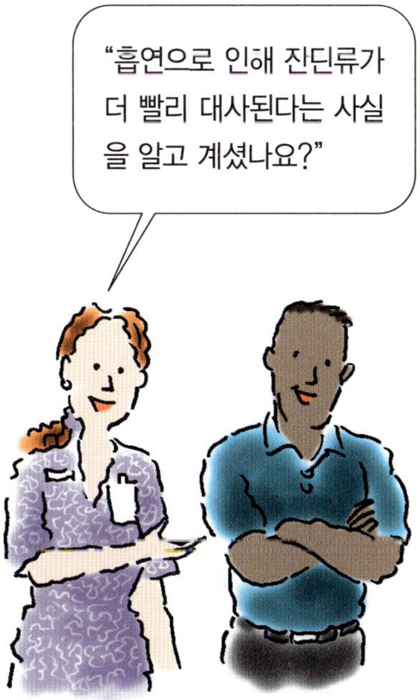
"흡연으로 인해 잔딘류가 더 빨리 대사된다는 사실을 알고 계셨나요?"

메틸잔틴의 부작용은 일시적이거나 독성 증상일 수 있는데 소화관 부작용은 메스꺼움 및 구토, 복부 경련(abdominal clamping), 상복부 통증(epigastric pain), 식욕부진(anorexia), 설사(diarrhea) 등이 나타난다.

신경계 부작용은 중추신경계(CNS)에서 두통, 과민성(irritability), 안절부절(restlessness) 불안(anxiety), 불면(insomnia), 현기증 등이 나타나며, 심혈관계 부작용에는 저혈압(hypotension), 빈맥(tachycardia), 심계항진(palpitation), 부정맥(arrhythmias) 등이 보고되었다.

메틸잔틴 치료환자의 간호관리

1. 치료 전 환자의 호흡상태를 평가하고 치료 시작 전과 이후 정기적인 최대 호기량 판독 값을 평가하도록 한다.
2. 생체신호(vital signs)를 모니터링하고 수분섭취량과 배설량을 측정한다.
3. 잔틴 대사율은 개인별로 차이가 나므로 복용량은 체중과 환자의 반응, 내성, 폐기능 및 혈청 테오필린 수치를 모니터링하여 결정한다.
4. 지속방출형 제제는 24시간 내내 공급이 가능하며, 잘 시간에 정맥 투여를 위해서는 증류수 또는 5% 덱스트로스 수액에 약물을 혼합하여 투여한다.
5. 흡연자 또는 습관성 마리화나 흡연자는 약물 대사가 빨리 일어나므로 용량을 늘려야 할 수도 있다. 그러나 심부전이나 간질환, 고령자의 경우에는 대사와 배설이 저하될 수 있어 용량을 줄여야 할 수 있다.
6. 환자의 활력 징후를 모니터링하고 복용량과 배설량을 측정하는 것이 바람직하며 환자에게 카페인 음료 섭취를 삼가도록 권고한다.

기억하기

테오필린과 그 염이 치료에 사용되는 것을 어떻게 기억할 수 있습니까? 간단해요 "ACE"해야 한다는 점을 기억하세요! 다음과 관련된 증상을 장기간 통제하고 예방하는 데 사용됩니다.

- 천식 **A**sthma
- 만성 기관지염 **C**hronic bronchitis
- 폐기종 **E**mphysema

환자 교육

메틸잔틴(Methylxanthines)

메틸잔틴 치료에 대해 환자 및 가족과 함께 검토해야 할 특정 사항:

- 캡슐을 삼키지 못하는 어린이의 경우, 캡슐의 내용물을 부드러운 음식에 뿌려준 다음 씹지 말고 삼키도록 지도한다.
- 식사 후 물 한 잔과 함께 경구용 약물을 복용하여 위장관 증상을 완화한다.
- 특히 노인의 경우 치료 시작 시 현기증이 발생할 수 있다.
- 천천히 자세를 바꾸고 약물 치료 중에는 위험한 활동을 피하도록 한다.
- 약물 치료를 받는 동안 흡연자였다가 끊은 경우, 처방자에게 알린다. 흡연에 의해 복용량을 줄여야 할 수도 있다.
- 빈맥, 식욕부진, 메스꺼움, 구토, 설사, 안절부절, 과민성 및 두통을 포함한 독성 징후 및 증상을 보고한다.
- 정기적으로 혈중 농도를 모니터링한다.
- 카페인이 함유된 음식을 피하도록 한다.

거담제 Expectorants

호흡기 점막의 점액(mucus)의 두께(thickness), 점착성(adhesiveness) 및 표면장력(surface tension)을 줄여 기도를 더 쉽게 청소할 수 있도록 도움을 주는 약물이다.

서론 Introduction

구아이페네신(guaifenesin)이 가장 일반적으로 사용되며 일반의약품(OTC)으로 감기 및 독감 치료약물의 공통성분으로 사용된다. 위장관을 통해 흡수되며 간에서 대사되고 주로 신장을 통해 소변으로 배설된다. 호흡기 점액(respiratory fluid) 생성을 증가시켜 점액의 두께, 점착성 및 표면장력을 감소시켜 기도에서 점액질 제거를 용이하도록 도와준다. 또한 호흡기 점막에 진정효과(soothing effect)를 제공하여 기침에 의한 점액 제거가 쉽도록 도와준다.

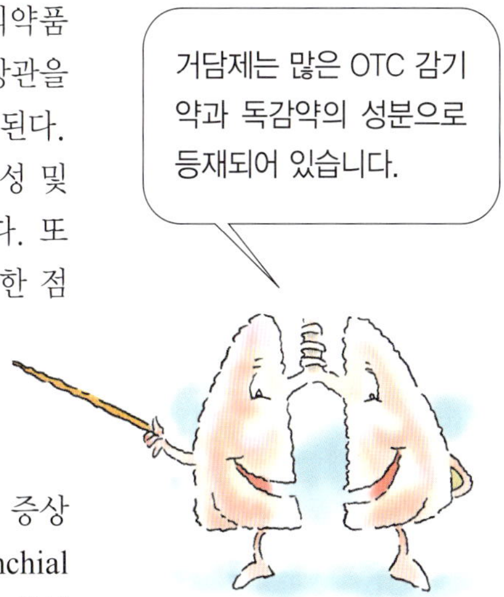

약물의 치료 작용 Pharmacotherapeutics

점액이 기침에 의해 제거되기 쉽게 도움을 주며, 기침으로 인해 증상 안화에 도움이 된다. 감기(cold), 가벼운 기관지 자극(minor bronchial irritation), 기관지염증(bronchitis), 비강충혈(sinusitis), 기관지 천식(bronchial asthma), 폐기종(emphysema) 등의 다양한 장애에서 기침을 유발하여 기침이 이들 증상 완화에 도움을 주는 생산적인 측면이 있다.

약물의 상호작용과 부작용 Drug interaction & side effects

특별한 약물 상호작용은 보고되지 않았으나, 대량 복용하는 경우 구토를 일으키며, 설사, 졸음, 메스꺼움, 복통, 두통, 두드러기 또는 피부발진 등이 나타난다.

거담제 치료환자의 간호관리

1. 약물 투여 전 환자의 가래 생성을 평가하고 환자의 상태 또는 다른 증상이 악화되는지 모니터링한다.
2. 비효율적인 기도 청소 방법 및 감염 위험 등에 대한 지식 부족 가능성을 점검한다.
3. 환자의 기침이 지속되거나 증후와 증상이 악화되는 경우도 보고하도록 한다.
4. 환자에게 심호흡 운동을 하도록 권고하며 승인 없는 약물 또는 대체의학 제품 등을 복용하지 않도록 조언한다.

진해제 Antitussives

기침을 억제하는 효과를 갖는 약물을 진해제라고 하며, 벤조나테이트(benzonatate), 코데인(codeine), 덱스트로메토르판 하이드로브로마이드(dextromethorphan hydrobromide), 하드로코돈 바이타얼트레이트(hydrocodone bitartrate)가 해당한다.

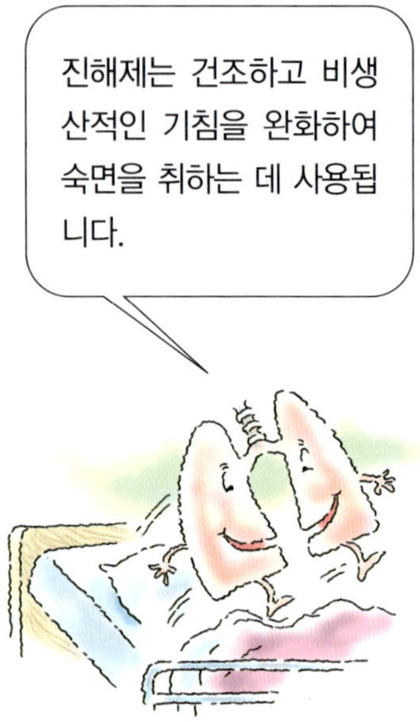
진해제는 건조하고 비생산적인 기침을 완화하여 숙면을 취하는 데 사용됩니다.

서론 Introduction

진해제는 일반적으로 건조한 마른 기침 등 비생산적인 기침을 치료하는 데 사용된다. 진해제는 위장관을 통해 잘 흡수되며, 간에서 대사되어 소변으로 배설된다. 아편계 진해제(opioid antitussives)는 모유로 분비되어 신생아에게 영향을 미치므로 유익성이 위험성을 상회하는 경우에 한해서 사용하도록 한다.

약물의 치료 작용 Pharmacotherapeutics

진해제는 다양한 기전으로 기침을 억제하는데, 벤조나테이트는 기관지, 폐포 및 흉막에서 스트레치(폄) 수용체(stretch receptor)를 차단시켜 작용하는 반면, 코데인, 덱스트로메토르판 및 하이드로코돈은 뇌 연수(medullar)부위에 위치한 기침 중추(cough center)에 작용하여 기침 역치(cough threshold)를 낮춘다.

진해제는 환자의 휴식 또는 일상생활에 지장을 초래하는 심각하고 비생산적인 기침을 완화시키는 목적으로 사용된다. 벤조나테이트는 폐렴, 기관지염, 감기 및 폐기종 등 만성폐질환 환자의 기침을 완화시키며, 환자가 기침을 억제해야 하는 기관지경(bronchoscopy) 검사 같은 기관지 진단 검사(bronchial diagnostic tests) 때도 사용한다.

덱스트로메토르판은 미국에서 가장 널리 사용되는 기침억제제이며 코데인보다 우수한 진해 작용을 나타내기도 한다. 주로 중추신경계 진정작용, 호흡 억제 및 중독증상 때문에 오남용 우려가 있으며, 우리나라에서는 남용성 약물로 지정되어 일반의약품으로 판매가 중지되었고, 선택적 세로토닌 재흡수 억제제(SSRIs)를 복용하는 환자에게 사용해서는 안 된다.

기침이 심각한 경우에는 코데인 또는 하이드로코돈 같은 아편계 진해제를 사용하는데, 원래 난치성 기침치료제이다. 아편계 진해제는 고령자에게 사용할 때 주의해야 하며, 약물의 부적절한 사용례는 Beers Criteria for Inappropriate Use of Medication에 있으니 참고한다. 코데인은 기침억제제로 현재까지 널리 사용되고 있으며, 효과에 대한 증거도 다양하지만, 대체 수단을 점차 선호하고 있다(Weinberger & Silvestri, 2021).

약물의 상호작용과 부작용 Drug interaction & side effects

코데인과 하이드로코돈 같은 아편계 진해제는 단가아민 산화효소 억제제(MAOIs)와 함께 복용하는 경우 흥분(excitation), 급격한 체온 상승, 고혈압 또는 저혈압, 혼수(coma) 상태를 유발할 수 있다.

덱스트로메토르판은 단가아민 산화효소 억제제와 함께 복용하는 경우 흥분, 체온상승, 저혈압 및 혼수를 유발시킬 수 있다.

코데인은 졸음(drowsiness), 기면(letharsy), 혼미(stupor), 호흡억제(respiratory depression), 혼수상태(coma), 사망(death)에 이르기까지 중추신경계를 억압할 수 있는데, 알코올, 발비츄레이트(barbiturates), 진정수면제(sedative-hypnotics) 및 페노티아진(phenothiazine) 등을 포함하는 다른 중추신경계 억제약물과 함께 복용하는 경우 우울증상을 초래한다.

벤조나테이트는 통째로 삼켜야 하는데, 씹어 먹거나 잘게 부숴 먹는 것은 입과 목에 국소마취 효과를 초래해 기도를 손상시킬 우려가 있다. 또한 부작용으로는 어지러움, 진정, 두통, 코막힘(nasal congestion), 눈의 화끈거림(burning in the eyes), 위장장애(GI upset) 또는 메스꺼움, 변비, 피부발진(skin rash), 가려움(itching), 오한(chills), 가슴 무감각(chest numbness) 등이 있다.

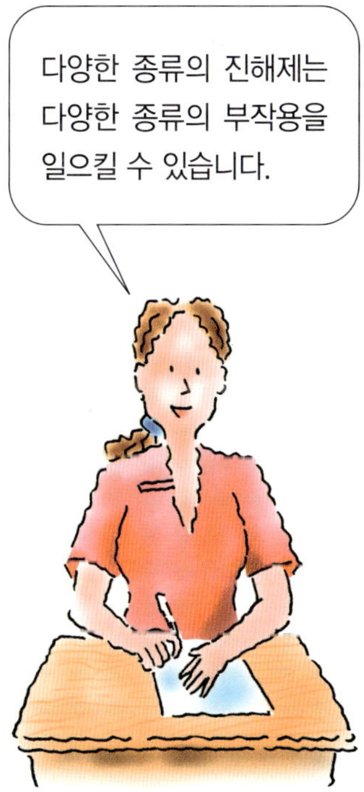
다양한 종류의 진해제는 다양한 종류의 부작용을 일으킬 수 있습니다.

아편계진해제는 일반적인 부작용으로 메스꺼움, 구토, 진정, 현기증 및 변비 등이고 기타 다른 부작용으로는 동공수축(pupil constriction), 서맥(bradycardia) 또는 빈맥, 저혈압, 혼미, 발작(seizures), 순환기계 허탈(circulatory collapse), 호흡정지(respiratory arrest) 등이 있다.

진해제 치료환자의 간호관리

1. 환자의 기침 이력을 파악하고, 기도 청소, 피로 상태 등을 점검한다.
2. 환자에게 심호흡을 하도록 교육시키고, 새로운 약이 처방될 때까지 다른 약물, 일반의약품 또는 허브 등 승인 없는 약물 또는 대체의학 제품 등을 복용하지 않도록 조언한다.

충혈(울혈)완화제 Decongestants

충혈(호흡기 점막의 부풀어 오름; 코맹맹이)을 완화시키는 약물은 전신작용 및 국소작용 약물로 구분된다.

서론 Introduction

교감신경흥분제는 교감신경계를 자극하여 호흡기 혈관망의 팽창을 감소시키는데 전신 작용 충혈완화제(systemic decongestants)에 해당되는 에페드린(ephedrine), 페닐에프린(phenylephrine), 슈도에페드린(pseudoephedrine)이 있다.

국소작용 충혈완화제(topical decongestants) 또한 강력한 혈관 수축작용(vasoconstriction) 약물이다. 코와 부어오른 점막에 직접 도포하면 코막힘 증상이 즉시 완화되는데, 에페드린, 에피네프린(epinephrine), 페닐에프린과 같은 교감신경 흥분제 및 나파졸린(naphazoline), 옥시메타졸린(oxymetazoline), 테트라하이드로졸린(tetrahydrozoline)이 있다.

충혈완화제의 약동학적 특성은 다양한데, 전신 작용 충혈완화제는 위장관에서 흡수가 빠르고 뇌척수액, 태반, 모유를 포함한 다양한 조직과 체액 내로 몸 전반에 걸쳐 널리 분포하게 된다. 전신 충혈완화제는 간에서 천천히 그리고 불완전하게 대사되며, 경구 투여 24시간 이내에 약물의 생체내 변환 없이 소변으로 배설된다.

국소 충혈완화제는 코에 있는 혈관 평활근의 알파-아드레날린성 수용체(α-adrenergic receptor)에 작용하여 세동맥을 수축시켜 충혈을 완화시킨다. 또한 국소 작용에 국한되므로 전신 흡수는 무시해도 된다.

약물의 치료 작용 Pharmacotherapeutics

전신 및 국소 충혈완화제의 특성은 구분이 되는데, 전신 작용 충혈완화제는 신체 혈관평활근의 알파-아드레날린성 수용체를 활성화시켜 혈관 수축을 유발시킨다. 전신에 작용되기 때문에 요도 및 위장관 괄약근 수축, 동공 확장 및 인슐린 분비 감소를 유발한다. 또한 자율신경계에 대한 간접작용으로 신경말단에서 교감신경 신호전달물질인 노르에피네프린(norepinephrine, NE)을 방출시켜 말초 혈관 수축을 유도한다.

국소 작용 충혈완화제는 코 혈관 평활근의 알파-아드레날린성 수용체를 활성화시켜 혈관 수축을 일으킨다. 비강 점막으로 가는 혈류량을 감소시키고 모세혈관 투과성(capillary permeability) 감소는 부종을 감소시키는 역할을 한다. 이 결과 콧물을 배출(drain sinus)하고 비강을 청소(clear nasal passages)하며 유스타키오관(eustachian tube)을 열어 호흡이 원활하도록 개선시키는 효과가 있다.

비강 점막의 충혈(congestion), 즉 부어오름(swollen nasal membrane)은 알러지 비염(allergic rhinitis; hay fever), 혈관수축 비염(vasomotor rhinitis), 급성 코감기에 의한 코막힘(acute coryza; profuse discharge from nose), 부비동염(sinusitis), 일반적인 감기 증상에 기인하는데, 전신 작용 충혈완화제는 항히스타민제, 항무스카린제, 해열진통제 및 진해제와 같은 다른 기전의 약물들과 함께 처방된다.

국소 충혈완화제는 전신 작용 충혈완화제에 비해 2가지 주요 이점을 제공하는데, 최소한의 부작용 및 신속한 증상완화가 특징이다.

약물의 상호작용과 부작용 Drug interaction & side effects

약물의 흡수를 감소시키는 혈관수축을 초래하기 때문에 국소 작용 충혈완화제는 약물 상호작용이 거의 발생하지 않는다. 그러나 전신 작용 충혈완화제는 약물 상호작용을 초래하는데, 에피네프린, 노르에피네프린, 도파민, 도부타민, 이소프로테레놀, 메타포로테레놀, 털뷰탈린을 포함하는 교감신경 흥분제와 함께 복용하는 경우 중추신경계 흥분이 나타난다.

단가아민 산화효소 억제제(MAOIs)와 함께 복용하는 경우 전신 작용 충혈완화제는 생명에 위협을 초래할 수 있는 중증고혈압(severe hyperten-sion) 또는 고혈압 위기(hypertensive crisis)를 초래할 수 있어 이들은 함께 사용해서는 안 된다.

알칼리화 항암제(alkylating agents)는 슈도에페드린이 신장에서 여과되어 소변으로 배설되는 것을 감소시켜 약물의 효과 또는 작용 기간을 증가시킬 수 있다.

충혈완화제의 대부분 부작용은 중추신경계 증상인데, 신경질(nervous-ness), 초조함과 불면(restlessness and insomnia), 메스꺼움, 심계항진 및 빈맥(palpitation and tachycardia), 배뇨곤란(difficulty urinating), 혈압 상승(elevated blood pressure) 등이다.

전신 작용 충혈완화제는 고혈압, 갑상선기능항진증(hyperthyroidism), 당뇨병(diabetes), 양성 전립선 비대증(benign prostatic hyperplasia), 녹내장(glaucoma) 및 심장질환(heart disease)을 악화시킨다.

국소 작용 충혈완화제를 5일 이상 장기간 사용하는 경우 부작용으로는 빈발성 고막힘(rebound nasal congestion) 증상이다. 코 점막의 화끈거림과 따가움(burning and stinging) 재채기(sneezing), 점막 건조(muco-sal dryness), 코헐음(궤양, ulceration)이 있다.

충혈억제제 치료환자의 간호관리

환자의 콧구멍에 출혈 징후가 있는지 또는 부작용 또는 불편한 반응이 있는지 확인하고 약물 상호작용에 대해 주의한다. 기도 청소, 피로상태 등을 점검한다. 환자에게 심호흡을 하도록 교육시키고, 새로운 약이 처방될 때까지 다른 약물, 일반의약품 또는 허브 등 승인 없는 약물 또는 대체의학 제품 등을 복용하지 않도록 조언한다.

에페드린 투여 전 또는 투여 중에 약물 효과를 감소시키거나 부작용을 증가시킬 수 있기 때문에 환자에서 저산소증(hypoxia), 고탄산혈증(hypercapnia) 및 산증(acidosis)을 확인하고 발생하는 경우 이를 바로잡는다.

불면에 대한 대비로 최소 취침에 들기 2시간 전에 마지막 용량을 투여하도록 하고, 환자에서 반동 충혈을 예방할 목적으로 비강 제제 사용을 3~5일로 제한하도록 교육한다.

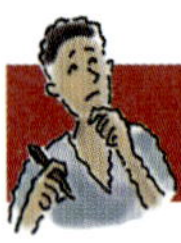

퀴즈

1. 간호사가 방금 기관지확장제 처방을 받은 환자를 교육하고 있다. 다음 중 추가 교육이 필요한 문장은 어느 것인지 고르시오.

A. "매 사용 후 장치를 세척하고 건조해야 합니다."
B. "운동하기 30~60분 전에 약을 먹겠습니다."
C. "복용량을 놓치게 되면 다음 복용 시간이 거의 다 되었더라도 생각나는 대로 바로 복용해야 합니다."
D. "약물의 효과를 높이려면 정량흡입기와 함께 스페이서 장치를 사용해야 합니다."

정답 C. 다음 복용 시간이 거의 다 된 경우에는 놓친 복용량을 건너뛰는 것이 바람직하다. 이때 복용하게 되면 복용량이 2배로 증가되어 원치 않는 부작용이 발생할 우려가 있다.

2. 간호사가 심한 비충혈을 겪고 있는 조절되지 않는 고혈압 환자를 돌보고 있다. 간호사는 어떤 형태의 비충혈 완화제를 선택할지 고르시오.

A. IM(근육주사)
B. Oral(경구투여)
C. Topical(국소적용)
D. Sublingual(설하투여)

정답 C. 스프레이 등 국소 충혈완화제는 최소한의 부작용과 빠른 증상 완화의 이점이 있다. 전신 작용 충혈완화제는 고혈압을 악화시킬 수 있다.

3. 간호사가 천식환자를 돌보고 있다. 천식악화의 장기 치료 및 예방을 위해 간호사는 어떤 약물이 처방될 것으로 예상하는지 고르시오.

A. 베타$_2$ 수용체 길항제
B. 흡입형 코르티코스테로이드
C. 항콜린약물
D. 류코트리엔조절제

정답 B. 흡입형 코르티코스테로이드는 대부분 천식환자의 향후 악화를 예방할 치료의 중심으로 남겨둔다. 흡입형은 전신 스테로이드의 필요성을 줄여 심각한 부작용 위험이 줄어든다.

4. 급성 천식 발작환자에게 간호사는 어떤 약물을 투여할 것인지 고르시오.

A. 알뷰테롤
B. 벤조나테이트
C. 구아이페네신
D. 슈도에페드린

정답 A. 알뷰테롤 같은 속효성 흡입 베타$_2$ 수용체 작동제는 신속한 반응이 필요한 급성 기관지 경련의 치료에 사용된다.

5. 기관지염이 악화된 환자에게 아미노필린을 IV 투여하고 있는데, 환자의 상태 가운데 의사에게 즉시 보고해야 할 것은 어느 것인지 고르시오.

A. 메스꺼움 및 구토
B. 두통 및 현기증
C. 복부경련 및 설사
D. 심계항진 및 부정맥

정답 D. 아미노필린 투여로 인한 심계항진 및 부정맥은 심장의 전기자극과 전도가 불규칙한 것을 나타낸다. 이 부작용은 환자에게 해로울 수 있어 즉시 의사에게 보고해야 한다.

11장

소화기계 약물

Gastrointestinal drugs

약물과 위장관계 Drugs and the gastrointestinal system

위장관은 기본적으로 입(mouth)에서 시작하여 항문(anus)에서 끝나는 속이 빈 근육질 관 형태이다. 인두(pharynx), 식도(esophagus), 위(stomach), 소장(small intestine) 및 대장(large intestine)을 포함하며, 주요 기능은 음식과 물을 소화(digest) 및 흡수(absorb)하고 대사 폐기물을 배설(excrete metabolic waste)한다.

위장관 기능을 개선하는 데 사용되는 약물 종류는 다음과 같다.

- 항궤양제(antiulcer drugs)
- 종양 괴사인자 억제제(tumor necrosis factor-alpha (TNF-α) blocking drugs)
- 흡착제(absorbents), 가스제거제(antiflatulants), 소화제(digestive drugs)
- 지사제(antidiarrheals) 및 완하제(laxatives)
- 비만 치료 약물(obesity drugs)
- 구토완화제(진토제; antiemetic drugs)

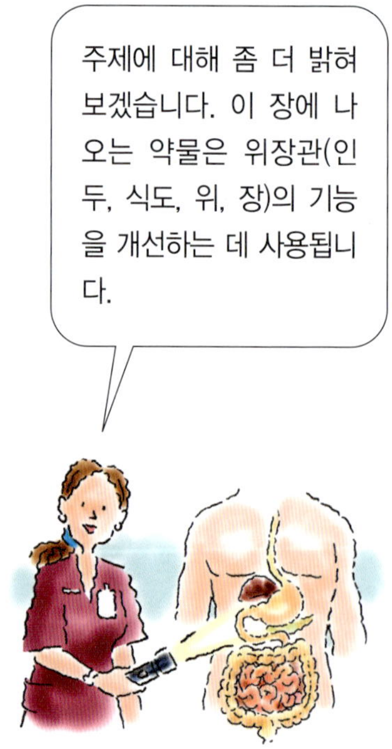
주제에 대해 좀 더 밝혀 보겠습니다. 이 장에 나오는 약물은 위장관(인두, 식도, 위, 장)의 기능을 개선하는 데 사용됩니다.

항궤양제 Antiulcer drugs

위궤양 치료 약물은 위식도역류질환(gastroesophageal reflux disease, GERD) 및 소화성 궤양(peptic ulcer disease, PUD)을 치료하는 데 사용된다. 위식도역류질환(GERD)은 위 내용물이 식도로 역류하여 점막 조직의 손상 등과 같은 증상을 유발하고(Kahrilas, 2021), 소화성 궤양은 하부 식도(lower esophagus), 위, 십이지장(duodenum) 또는 공장(jejunum)에서 발생하는 점막의 병변이다(Drini, 2017).

소화성 궤양의 주요 원인은 헬리코박터 파이로리(*Helicobacter pyroli*) 세균 감염 – 비스테로이드성 항염증제(NSAID) 사용에 기인하며 위험 인자들로는

- 위산 과다 분비를 일으켜 궤양 치유를 저해하는 흡연(smoking)
- 위산의 과분비를 유발하는 과음(heavy alcohol use)

- 소화성 궤양 환자의 20~50%를 차지하는 유전적 소인(genetic predis-position)(Vakil, 2021a)

궤양 치료 약물(항궤양제)은 *H. pylori*를 제균(박멸)하거나 위산과 펩신 분비물과 위장관 점막 유지의 균형을 회복하도록 구성되었으며, 이러한 약물에는 아래에서 설명한다.

전신(작용) 항생제 Systemic antibiotics

서론 Introduction

*H. pylori*는 소화성 궤양 형성 및 위염(위벽 염증)의 주요 원인 인자로 그람 음성 박테리아(gram negative bacteria)이다. 헬리코박터 제균은 궤양 치유가 촉진되고 재발을 감소시키는데, 성공적인 치료에는 전신 항생제와 위산분비 억제제를 포함하는 약물 조합을 사용한다(Vakil, 2021a). *H. pylori*로 인한 궤양에 사용되는 일반적인 조합에는 두 가지 이상의 전신 작용 항생제와 비스무트 서브살리실산(bismuth subsalicylate)로 구성되며, 헬리코박터 제균에 사용되는 항생제는 다음과 같다.

- 아목시실린(amoxicillinm)
- 클래리스로마이신(clarithromycin)
- 메트로니나졸(metronidazole)
- 테트라사이클린(tetracycline)

약물의 치료 작용 Pharmacotherapeutics

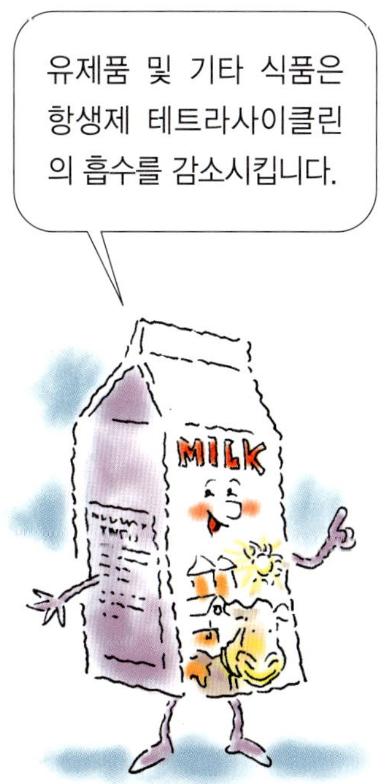
유제품 및 기타 식품은 항생제 테트라사이클린의 흡수를 감소시킵니다.
MILK

항생제는 궤양의 위험을 줄이기 위해 *H. pylori* 제균(박멸)에 사용되며, 치료 계획으로는 소화성 궤양 환자의 위산을 줄이기 위해 14일 동안 항생제와 양성자 펌프 억제제를 사용한 다음 양성자 펌프 억제제를 6주 더 계속하는 것이 표준이다. 더 복잡하고 치명적인 궤양에는 추가적인 항생제나 위산분비 억제제가 사용될 수 있으며 치료가 더 오래 지속될 수 있다.

항생제는 *H. pylori* 감염을 치료할 목적으로 사용되며, 보다 효과적인 제균과 궤양 회복을 위해 위산 분비를 감소시킬 목적으로 일반적으로 양성자 펌프 억제제(PPIs) 또는 H_2 수용체 길항제(H_2 receptor antagonist)와 함께 사용한다(Vakil, 2021a).

전신 항생제는 위장관에서 흡수된다. 음식, 특히 유제품은 테트라사이클린의 흡수를 감소시키지만 다른 항생제의 흡수를 크게 지연시키지는 않는다.

약물의 상호작용과 부작용 Drug interaction & side effects

테트라사이클린과 메트로니다졸은 다른 약물과 상호작용이 발생되는데, 테트라사이클린은 디곡신 수치를 증가시키고 메톡시플루란과 병용할 경우 신독성의 위험을 증가시킬 수 있다. 메트로니다졸과 테트라사이클린은 경구 항응고제와 함께 복용할 때는 출혈 위험을 증가시킨다.

위장관 기능을 개선하는 데 사용되는 항생제 가운데 메트로니다졸, 클래리스로마이신, 테트라사이클린은 일반적으로 가벼운 소화관 불편(mild GI disturbance) 초래하며, 클래리스로마이신과 메트로니다졸은 비정상적인 맛을 느낄 수 있다. 메트로니다졸은 알코올과 결합할 때 디설피람(disulfiram) 유사 반응(메스꺼움, 구토, 두통, 경련, 홍조)을 유발할 수 있어 병용 사용을 금한다. 아목시실린은 설사를 유발할 수 있다.

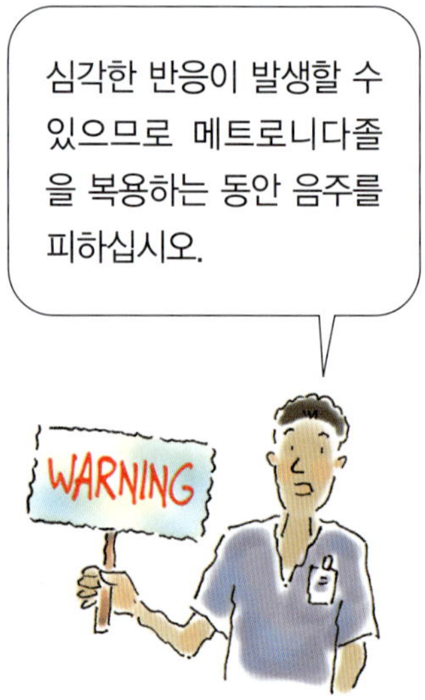
심각한 반응이 발생할 수 있으므로 메트로니다졸을 복용하는 동안 음주를 피하십시오.
WARNING

헬리코박터 제균 전신 항생제 치료환자의 간호관리

1. 치료 전 정기적으로 환자의 *H. pylori* 감염 여부를 평가하고, 궤양의 징후와 증상을 평가한다.
2. 특히 소듐(sodium, 나트륨) 저류를 유발할 수 있는 메트로니다졸과 같은 항생제를 투여받는 환자의 경우 부종 발생에 주의한다. 약물 사용 시 부작용, 유해 반응 및 약물의 상호작용을 확인한다.
3. 흡연 여부, 스트레스의 과다 및 자극이 있는 약물(아스피린, NSAIDs, 스테로이드, 항암제 등)을 사용하고 있는지 확인한다.
4. 환자의 상태와 진단에 기반한 처방된 약을 투약하고, 소화성 궤양 질환 및 GERD와 같은 위산 유발 식도 장애를 예방하거나 최소화하기 위한 조치를 시행하도록 하며, 환자의 증상과 징후가 호전되는 것을 확인한다.
5. 환자에게 항생제 복용을 거르지 않도록 환기시킨다.

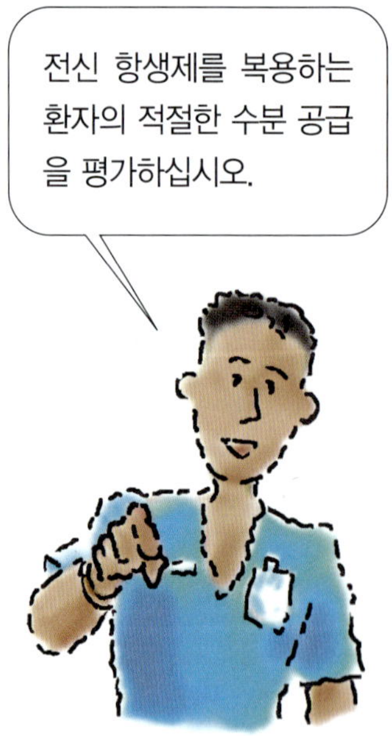
전신 항생제를 복용하는 환자의 적절한 수분 공급을 평가하십시오.

약물 작용

약물이 위장관 분비에 영향을 미치는 경우

위장관 분비에 영향을 미치는 항궤양제 및 소화제는 위액 분비 활동을 감소시키거나, 위산 분비물의 작용을 차단하거나, 내벽에 보호 코팅을 형성하거나, 누락된 효소를 대체할 수 있으며 그림은 이러한 유형의 GI 약물이 작용하는 위치를 나타낸다.

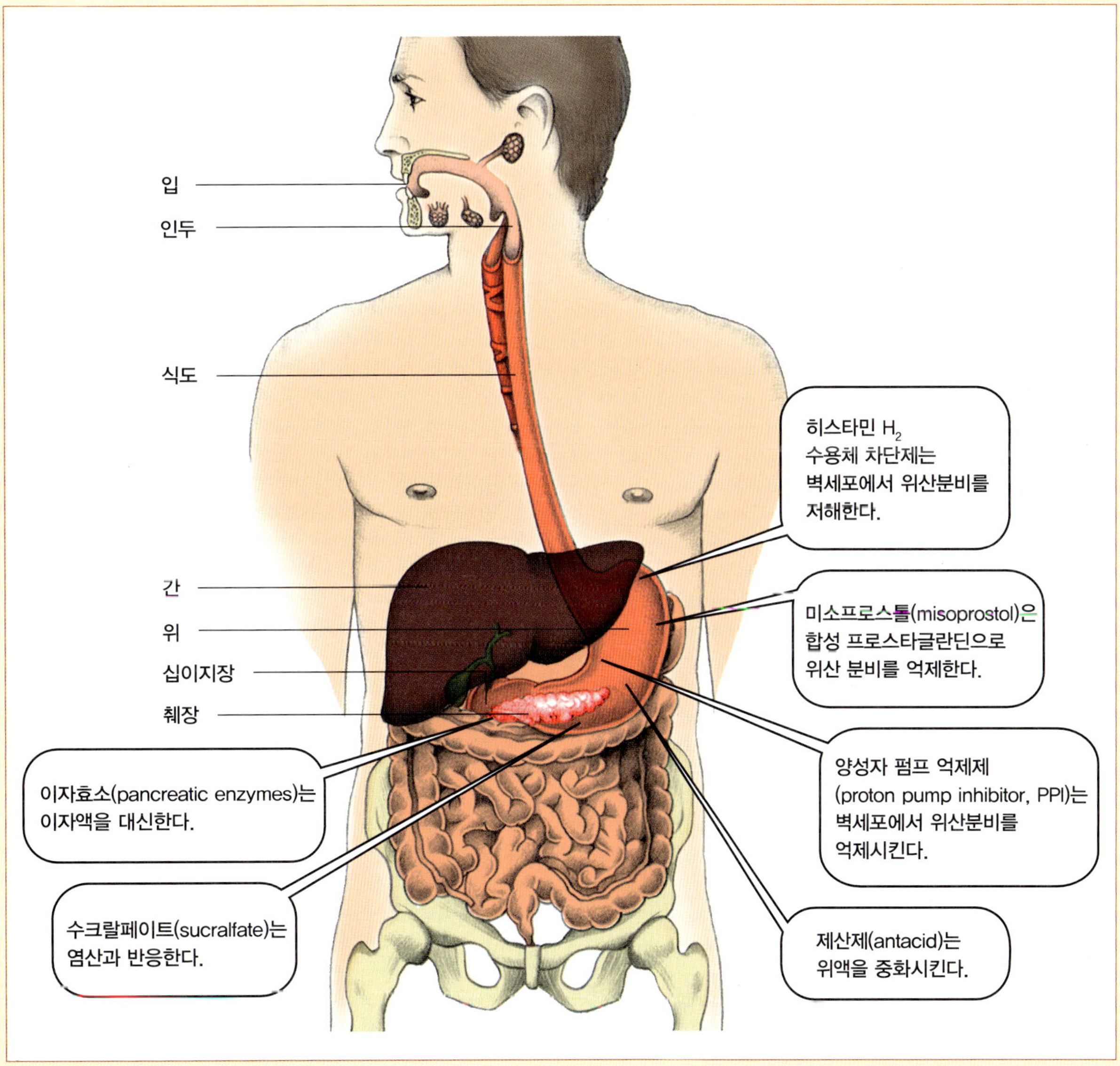

환자 교육

항궤양제

항궤양제에 대해 환자 및 가족과 함께 검토해야 할 특정 사항:

- 환자의 침대 머리 부분을 높여준다.
- 소량의 식사를 통해 복부 팽만을 피하도록 한다.
- 식사 후 1~2시간 동안 눕지 않는다.
- 지방, 초콜릿, 구연산 주스, 커피 및 알코올 섭취를 줄인다.
- 흡연을 삼가한다.
- 가능한 한 비만, 변비 및 복강 내 분비물을 증가시키는 기타 압력 상태를 피하기 위한 조치를 취한다.
- 식도 자극을 피하기 위해 충분한 물과 함께 약을 복용한다.
- 지시에 따라 항궤양제를 복용하는데, 과소 사용은 효과를 감소시키고 과용은 부작용을 증가시킨다.
- 별도의 지시가 없는 한 캡슐 전체를 삼킨다. 일부 약물은 삼키기 어려운 경우 사과 소스에 뿌릴 수 있다.
- 해당되는 경우 처방된 대로 음식과 함께 또는 음식 없이 약을 복용한다.
- 균형 잡힌 식사를 한다.
- 충분한 휴식을 취한다.
- 규칙적으로 운동한다.
- NSAID와 같은 위 자극제를 피한다.
- 심리적 스트레스를 줄인다. 필요에 따라 스트레스 관리 기술을 사용한다.
- 처방자와 먼저 상의하지 않고 다른 약, 일반의약품(OTC) 또는 약초 요법을 복용하지 않는다.

제산제 Antacids

서론 Introduction

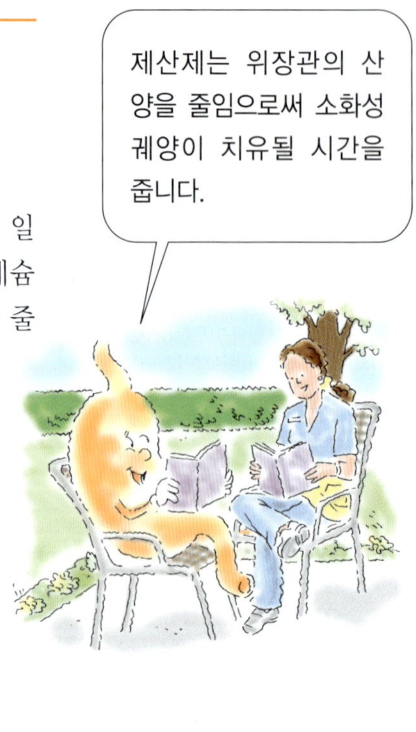
제산제는 위장관의 산양을 줄임으로써 소화성 궤양이 치유될 시간을 줍니다.

제산제는 소화성 궤양을 치료하기 위해 다른 약물과 함께 사용되는 일반의약품(OTC) 약물로서 수산화알루미늄, 탄산칼슘, 수산화마그네슘 등의 조합된 약물이다(Vakil, 2021b). 위장관의 위산과 위액의 양을 줄임으로써 제산제는 소화성 궤양이 치유되도록 시간을 벌어주는 용도로 사용되며 시메티콘(simethicon) 또한 제산제로 사용할 수 있다.

제산제는 위산을 중화시키는 작용으로 국소적으로 위장에서만 작용한다. 소화성 궤양을 치료하기 위한 위장 내부의 산중화 효과를 기대하기 때문에 전신으로 흡수될 필요성은 없는 약물이다. 따라서 제산제는 위장관 전체에 분포하며 작용하다가 주로 대변을 통해 제거된다.

약물의 치료 작용 Pharmacotherapeutics

제산제는 주로 통증을 완화하기 위해 처방되며 소화성 궤양 질환에 보조적으로 사용되며, 또한 위산의 제거, 속쓰림(heartburn), 소화 불량(burn-ing or indigestion) 및 GERD의 증상을 완화시킨다. 제산제는 신부전 환자에서 고인산혈증(hyperphosphatemia; 혈중 인산염 수치 상승)을 조절하는 데 사용할 수 있는데, 칼슘은 위장관에서 인산염과 결합하기 때문에 탄산칼슘 제산제(calcium carbonate antacids)는 인산염 흡수를 방지한다(Berkoben, 2021).

제산제의 산 중화작용은 소화성 궤양이 치유되는 시간을 허용하기 위해 위장관 내부의 총 산량(total amount of acid)을 감소시킨다. 단백질 분해에 필요한 소화효소인 펩신(pepsin)은 위가 매우 산성일 때 더 효과적으로 작용하는데, 산도가 떨어지면 펩신 작용도 감소된다. 펩신이 존재하는 산성의 위 환경은 소화성 궤양의 위험이 더 높아지기 때문에 위장 내부의 산도를 낮추면 치료에 효과적이다(Vakil, 2021c). 일반적으로 잘못 알려진 상식과 달리, 제산제는 소화성 궤양 병변이나 위장관의 내벽을 도포해서 덮어주는 효과가 없다.

약물의 상호작용과 부작용 Drug interaction & side effects

모든 제산제는 동시에 투여할 경우 경구 약물의 흡수를 방해할 수 있는데, 제산제 복용 후 2시간 이내에 디곡신(digoxin), 페니토인(phenytoin), 케토코나졸(ketoconazole), 철염(iron salts), 아이소니아지드(isoniazid), 퀴놀론(quinolone), 테트라사이클린(tetracycline)의 흡수가 감소될 수 있다. 그러므로 환자가 다른 약물과 함께 제산제를 복용하는 경우 약물 투여 시간을 분리하는 것이 좋다.

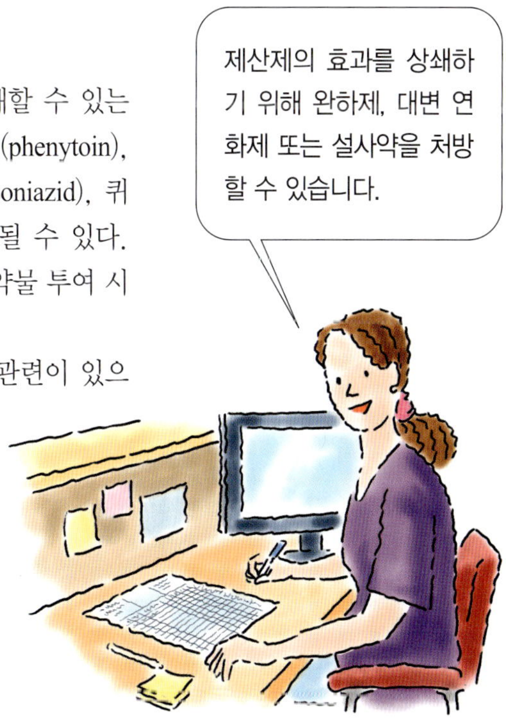
제산제의 효과를 상쇄하기 위해 완하제, 대변 연화제 또는 설사약을 처방할 수 있습니다.

제산제에 대한 모든 부작용 및 유해 반응은 투여 용량과 관련이 있으며,

- 설사(마그네슘 기반 제산제)
- 변비(칼슘 및 알루미늄 기반 제산제)
- 전해질 불균형
- 혈청 내 알루미늄 축적

등이 관찰된다.

제산제 치료환자의 간호관리

1. 환자의 대변 수와 일관성을 확인하고 환자의 부작용 및 유해 반응을 평가한다.
2. 장기간 고용량 수산화알루미늄을 투여받는 환자의 체액 및 전해질 불균형을 모니터링하는데, 특히 환자가 소듐(나트륨) 제한 식이 요법을

수행하는 경우에는 매우 중요하다.

3. 알루미늄 수산화물(aluminum hydroxide)을 투약받는 환자의 인산염 수치(phosphate level)의 모니터링이 필요하고, 칼슘탄산염(calcium carbonate)을 투여받는 환자의 경우는 고칼슘혈증(hypercalcemia)의 징후를 관찰해야 한다.
4. 변비를 관리하기 위해 완하제 또는 대변 연화제(laxatives or stool soft-ener)를 사용해야 하는 경우에는 의사에게 환자에게 투약하는 약물을 마그네슘(magnesium) 제제로 변경하는 것에 대해 사전 문의한다.
5. 또한 환자가 설사를 하는 경우는 적절한 처방이 필요한데, 필요에 따라 지사제(antidiarrheals)를 처방하고 환자를 알루미늄(aluminum) 함유 제산제로 전환하는 것을 의사와 상의한다.
6. 환자에게 약물을 코를 통한 코줄(NG tube) 투여할 때는 바르게 삽관해야 하며 약물을 투여 후 튜브에 물을 넣어 약물이 위장으로 모두 들어가도록 씻어 튜브 안에 약이 남지 않도록 한다. 특히 액상 형태의 약물은 투약 전에 용기를 잘 흔들어야 한다.

환자 교육

제산제

- 무분별하게 제산제를 복용하거나 처방자의 동의 없이 제산제를 바꾸지 않는다.
- 탄산칼슘을 우유나 비타민 D가 많은 다른 음식과 함께 섭취하지 않는다.
- 현탁액을 잘 흔들어 복용한다.
- 수산화알루미늄과 같은 일부 제산제는 대변을 하얗게 만들거나 흰색 줄무늬를 유발할 수 있다.
- 변비를 예방하려면 수분과 조사료 섭취를 늘리고 활동 수준을 높여준다.

히스타민 H_2-수용체 길항제 H_2-receptor antagonists

서론 Introduction

히스타민 H_2-수용체 길항제는 일반적으로 처방되는 항궤양제인데, 이 범주에 속하는 약물은 다음과 같다.

- 시메티딘(cicimethidine)

주요 약물

제산제: 수산화알루미늄

작용기전

- 위장관의 총 산성 부하를 감소시키는데, 위 pH를 높여 펩신 활동을 감소시킨다.
- 위점막 장벽을 강화한다.
- 식도 괄약근의 긴장도를 증가시킨다.

적응증

- 위장 불편함

간호 시 주의사항

- 현탁액을 잘 흔든 후 사용한다.
- 비위관(NG)을 통해 투여하는 경우 튜브가 투명하고 올바르게 배치되었는지 확인하고, 주입 후에는 튜브를 물로 씻어 깨끗하게 한다.
- 제산제 투여 후 2시간 이내에는 다른 경구용 약물 투여를 회피해야 하는데, 위에서 장용성 코팅 약물이 조기 방출될 수 있기 때문이다.

- 파모티딘(famotidine)
- 니자티딘(nizatidine)

H_2-수용체 길항제는 히스타민이 위의 벽세포(parietal cell)에서 위산 분비를 자극하는 것을 차단하는데(Vakil, 2021b), 위산분비 기전은 가스트린(gastrin), 아세틸콜린(acetylcholine), 히스타민(histamine)이 벽세포의 수용체에 결합하여 일어나고, 이러한 신경전달물질 중 하나의 결합이 차단되면 위 벽세포의 위산 분비가 감소된다. H_2-수용체 길항제는 위 벽세포에 존재하는 H_2-수용체와 결합하여 위에서 히스타민의 작용을 차단하고 위산 분비를 감소시킨다.

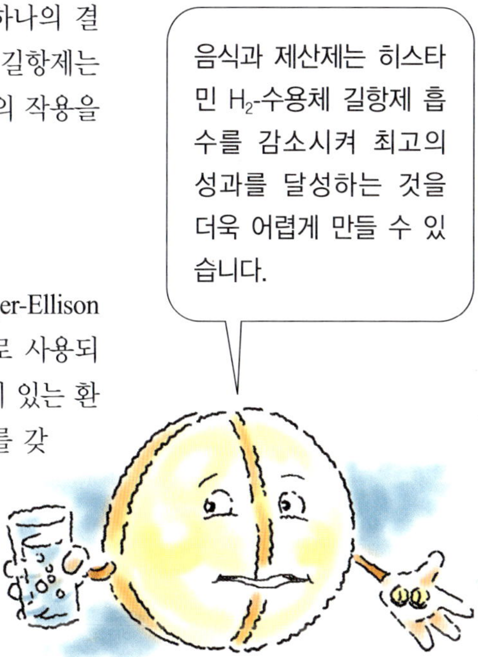
음식과 제산제는 히스타민 H2-수용체 길항제 흡수를 감소시켜 최고의 성과를 달성하는 것을 더욱 어렵게 만들 수 있습니다.

약물의 치료 작용 Pharmacotherapeutics

H_2-수용체 길항제는 십이지장 및 위궤양의 치유 촉진 및 Zollinger-Ellison 증후군과 같은 병적 위장관 과분비 상태의 장기 치료 목적으로 사용되며, 위궤양 중증 환자와 역류성 식도염 또는 상부 위장관 출혈이 있는 환자에서 위산 생성을 줄이고 스트레스성 궤양을 예방하는 효과를 갖는다.

시메티딘과 니자티딘은 위장관에서 빠르고 완전하게 흡수되며, 파모티딘은 불완전한 흡수가 일어난다. 식사(음식물 섭취)와 제산제 투여는 H_2-수용체 길항제의 흡수를 감소시킬 수 있으며, 투약된 H_2-수용체 길항제는 전신에 광범위하게 분포하고 간에서 대사되며 주로 소변으로 배설된다.

약물의 상호작용과 부작용 Drug interaction & side effects

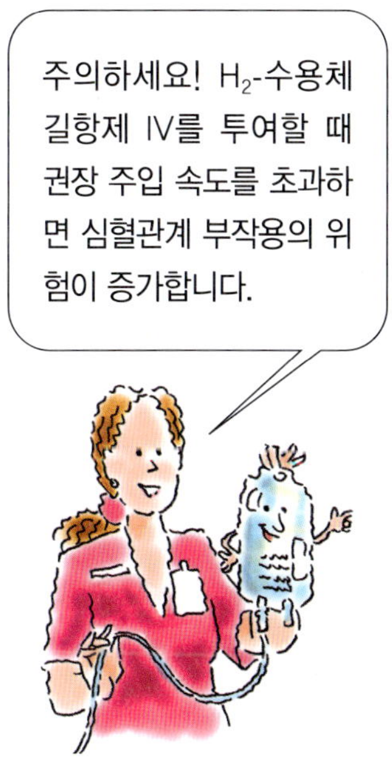
주의하세요! H2-수용체 길항제 IV를 투여할 때 권장 주입 속도를 초과하면 심혈관계 부작용의 위험이 증가합니다.

H_2-수용체 길항제의 약물 상호작용으로는 시메티딘, 니자티딘 및 파모티딘 등의 제산제는 약물의 흡수를 저해한다. 또한 시메티딘은 경구 항응고제, 프로프라놀롤(및 기타 베타 아드레날린성 차단제), 벤조디아제핀, 삼환계 항우울제, 테오필린, 프로카인 아마이드, 퀴니딘, 리도카인, 페니토인, 칼슘 채널 차단제, 사이클로스포린, 카바마제핀 및 아편(opioids) 진통제의 혈중 농도를 증가시키고 간장에서 약물의 대사과정 및 그에 따른 배설기간을 증가시킨다.

카무스틴과 함께 복용하는 시메티딘은 골수 독성의 위험을 증가시키며, 시메티딘은 위에서 에틸알코올 대사를 억제하여 혈중 알코올 농도를 높인다.

H_2-수용체 길항제를 사용하면 특히 노인이나 간 또는 신장 기능이 약화된 환자에서 부작용 및 유해작용이 발생할 수 있는데, 시메티딘은 두통(headache), 현기증(dizziness), 불쾌감(malaise), 근육통(muscle pain), 메스꺼움(nausea), 설사 또는 변비, 발진(rash), 가려움증(itching), 성욕

상실(loss of sexual desire), 여성형 유방(gynecomastia) 및 발기부전(impo-tence)을 유발할 수 있다. 이에 반해 파모티딘과 니자티딘의 부작용은 거의 보고되지 않았는데, 두통이 가장 흔하고 변비나 설사, 발진이 그 뒤를 잇는다.

H_2-수용체 길항제 치료환자의 간호관리

1. 환자의 상태에서 저혈압 및 부정맥을 사전에 평가해야 한다. 시메티딘의 경우 저혈압(hypotension)의 위험성에 주의한다.
2. 전혈(전체 혈액) 카운트 및 신장과 간 기능에 대한 테스트를 주기적으로 모니터링하고, 소화관 점막(GI mucosa) 조직의 위험요인을 파악한다.
3. 약물 투여는 순응도를 높이기 위해 취침 시간에 1일 1회 투여하거나, 1일 2회 용량을 투여하는 경우에는 아침과 저녁에 투여하며, 다중 투약인 경우에는 식사 시간과 잠자리에 들 시간에 맞춰 여러 번 복용하도록 한다.
4. H_2-수용체 길항제 정맥 내(IV) 투여방법으로 지속적인 IV 주입은 위산 분비를 더 효과적으로 억제할 수 있는데 반해서, 그럴 경우 심혈관 부작용(adverse cardiovascular effects)의 위험이 높아지므로 권장 주입 속도(infusion rate)를 초과하지 않도록 주의한다.
5. 제산제는 약물 흡수를 감소시킬 수 있어 H_2-수용체 길항제 사용 전 또는 사용 후 최소 1시간 후에 제산제를 투여한다.
6. 특히 신장 질환 환자에는 투여 용량을 조정해야 하며, 반사성 위산 과대 분비를 예방하기 위해서 약물 투여를 갑자기 중단하지 않도록 한다.

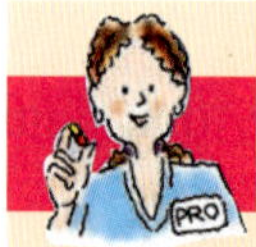

주요 약물

히스타민 H_2-수용체 길항제: 파모티딘 (Famotidine)

작용기전

- 위벽 세포의 H_2 수용체에서 히스타민의 작용을 억제한다.
- 자극제(히스타민, 음식, 인슐린, 카페인, 베타졸, 펜타가스트린)나 기본 조건에 관계없이 위산 생산량과 농도를 감소시킨다.

적응증

- 위식도역류질환
- 졸링거-엘리슨 증후군
- 십이지장 궤양
- 위궤양
- 속쓰림

간호 시 주의사항

- 두통과 같은 부작용이나 부작용이 있는지 모니터링한다.
- 환자의 대변에 혈액이 섞여 나오는 등 위장관 출혈 징후가 있는지 모니터링한다.

환자 교육

H_2 수용체 길항제

- 원하는 경우 간식과 함께 약을 복용한다.
- 처방대로 약을 복용하고, 갑자기 약을 끊지 않는다.
- 약을 하루에 한 번 복용하는 경우 최상의 결과를 위해 취침 시간에 복용한다.
- 적절한 치유를 위해 통증이 가라앉은 후에도 약물을 계속 복용한다.
- 처방자가 승인하는 경우 특히 극심한 통증이 심할 때 치료 초기에 제산제를 복용할 수도 있다.
- H_2 수용체 길항제 복용 후 1시간 이내에는 제산제를 복용하지 않는다.
- 처방자가 특별히 지시하지 않는 한 약을 8주 이상 복용하지 않는다.
- 처방자와 상의하지 않고 2주 이상 속쓰림에 대한 자가 치료를 하지 금지한다.
- 가능한 부작용과 역반응을 인지하고 특이한 효과가 나타나면 보고한다.
- 치료 중 금연하는데, 흡연은 위산 분비를 자극하고 질병을 악화시킨다.
- 흑색 타르 변, 설사. 착란 또는 발진이 나타나면 즉시 보고한다.
- 처방자 또는 약사와 먼저 상의하지 않고 다른 약, OTC 제품 또는 약초 요법을 복용하지 않는다.

양성자 펌프 억제제 Proton pump inhibitors

서론 Introduction

양성자 펌프 억제제(PPIs)는 위장의 벽세포의 생화학적 반응을 저해하여 위산 생성을 줄여 소화성 궤양이 더 잘 회복되도록 도움을 준다. 양성자 펌프 억제제는 특히 NSAID 치료를 지속해야 하는 경우의 환자에서 NSAID로 유발된 궤양에서 다른 항궤양제보다 궤양 치료에 더 효과적이다(Vakil, 2021b). 양성자 펌프 억제제는 다음과 같다.

- 덱스란소프라졸(deylasoprazole)
- 에소메프라졸(esomeprazole)
- 란소프라졸(lansoprazole)
- 오메프라졸(omeprazole)
- 판토프라졸(pantoprazole)
- 라베프라졸(rabeprazole)

위산 분비는 위의 벽세포에서 수소(hydrogen), 포타슘(potassium, 칼륨) 및 아데노신삼인산(ATP)이 관여하는데, 양성자 펌프 억제제는 양성자 펌프에 결합하여 위산 분비의 마지막 단계를 차단하는 기전을 갖는다 (Drini, 2017).

약물의 치료 작용 Pharmacotherapeutics

양성자 펌프 억제제의 적응증은 다음과 같다.

- 활동성 위궤양의 단기 치료
- 활동성 십이지장 궤양
- 미란성 식도염
- 다른 요법에 반응하지 않는 증상이 있는 GERD
- *H. pylori* 감염과 관련된 활동성 소화성 궤양(항생제와 병용 투여하는 경우)
- Zollinger Ellison 증후군과 같은 위산 과분비 상태의 장기 치료 등

양성자 펌프 억제제는 산에서 매우 불안정하기 때문에 위에서는 분해되지 않도록 하기 위해 장용 코팅된 제형(enteric coated formulas)으로 경구 투여하고, 약물은 소장에서 용해되어 빠르게 흡수된다. 에소메프라졸, 란소프라졸 및 판토프라졸은 경구투여 외에 정맥 투여로도 사용된다 (Karch, 2020).

양성자 펌프 억제제는 혈장 단백질 결합 정도가 매우 높으며 간에서 비활성 화합물로 광범위하게 대사된 후 소변으로 배설된다.

약물의 상호작용과 부작용 Drug interaction & side effects

양성자 펌프 억제제는 디아제팜(diazepam), 페니토인(phenytoin) 및 와파린(warfarin)의 대사를 방해하여 이러한 약물의 반감기 증가 및 혈장 농도 상승을 유발할 수 있다. 양성자 펌프 억제제는 또한 케토코나졸(ketoconazole), 디곡신(digoxin), 암피실린(ampicillin), 마그네슘(magn-esium), 비타민(vitamin) B_{12}, 칼슘(calcium) 및 철염(iron salts)과 같이 위 pH에 의존하여 흡수되는 약물의 흡수를 방해할 수 있어 이를 양성자 펌프 간섭이라고 한다.

양성자 펌프 억제제에 대한 부작용 및 유해 반응으로는 다음과 같다 (Wolfe, 2021).

- 복통(abdominal pain)
- 고창(flatulence)
- 설사(diarrhea)
- 메스꺼움 및 구토(nausea and vomiting)
- 비타민과 미네랄(마그네슘, 칼슘, 철, 비타민 B_{12}) 흡수 저해 등

양성자 펌프 억제제의 장기간 사용은 골다공증(osteophorosis), 클로

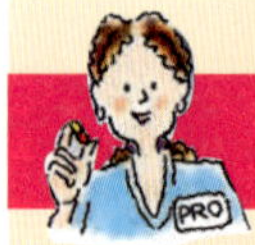

주요 약물

양성자 펌프 억제제: 오메프라졸 (Omeprazole)

작용기전

위산(양성자) 펌프의 활성을 억제하고 위벽세포의 분비면에 위치한 수소, 칼륨, 아데노신삼인산(ATP)과 결합하여 위산 생성을 차단한다.

적응증

- GERD
- 졸링거-엘리슨 증후군
- 십이지장 궤양
- 위궤양
- *H. pylori* 감염

간호 시 주의사항

- 환자에게 두통, 현기증, 메스꺼움 등의 부작용이 있는지 모니터링한다.
- 식사 30분 전에 약을 투여한다.

스트리디오데스 감염(*Clostridiodes* infection), 저마그네슘혈증(hypomag-nesemia) 및 지역사회 획득 폐렴(community-acquired pneumonia)의 위험성이 증가되므로 주의해야 한다.

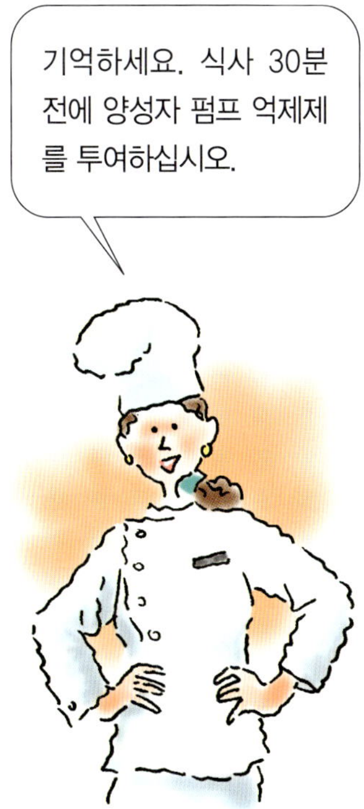
기억하세요. 식사 30분 전에 양성자 펌프 억제제를 투여하십시오.

양성자 펌프 억제제 치료환자의 간호관리

1. 유해한 경우의 소화관(GI) 증상이 초래되는 경우 환자의 탈수 상태를 모니터링한다.
2. 양성자 펌프 억제제는 식사 30분 전에 투약하며, 신기능 장애 또는 간장애가 있는 환자의 경우에도 용량 조절이 필요하지 않는다.
3. 약물 섭취할 때 환자에게 캡슐을 통째로 삼키도록 하고 캡슐을 분해하거나 알약을 부숴서 먹지 말라고 알려준다.
4. 정맥으로 에소메프라졸, 란소프라졸 또는 판토프라졸을 투여할 때는 주입 시간 정보에 대한 확인이 필요하다.
5. 환자가 약물 치료에 잘 반응하는지 확인하며, 치료 내내 환자가 적절한 수분을 유지하도록 도와준다.

환자 교육

양성자 펌프 억제제

- 식사 전에 약을 복용한다. 그러나 경구용 판토프라졸은 음식과 함께 또는 음식 없이 복용할 수 있다.
- 정제나 캡슐을 부수거나 씹지 말고 통째로 삼킨다. 개봉 분쇄 또는 씹어먹는 것은 약물의 효과를 파괴한다.
- 캡슐을 삼키기 어려운 경우 란소프라졸 캡슐을 개봉하여 사과 60mL와 섞을 수 있다. 오렌지, 채소 또는 토마토 주스 캡슐 내용물을 사과 소스, 푸딩, 코티지 치즈 또는 요거트 1 테이블스푼에 뿌릴 수도 있다. 과립을 씹지 말고 혼합물을 즉시 삼키도록 한다.
- 궤양증상이 지속되거나 이상반응 또는 부작용(예: 두통, 설사, 복통, 메스꺼움 또는 구토)이 발생하면 처방자에게 보고한다.

기타 항궤양제 Other antiulcer drugs

서론 Introduction

소화성 궤양 질환 치료에 다른 약물의 유용성에 대한 연구가 계속되는 가운데, 현재 사용 중인 항궤양제는 두 가지가 있다.

- 미소프로스톨(합성 프로스타글란딘 E_1; PGE_1)
- 수크랄페이트(위장관 보호제)

이러한 약물의 작용은 다양한데, 미소프로스톨(misoprostol)은 위산 분비를 줄이고 소화성 궤양에 대한 자연 방어인 위 점액 생성을 촉진하기 때문에 NSAID로 인한 소화성 궤양을 예방하는 데 도움을 준다.

수크랄페이트(sucralfate)는 위에서 국소적으로 작용하여 염산과 빠르게 반응하여 위점막, 특히 궤양 부위 표면에 달라붙는 두껍고 반죽 같은 물질을 형성해서 궤양 부위의 위산과 펩신에 의한 손상으로부터 보호하여 치유를 촉진한다. 이 부착 효과는 일반적으로 6시간 정도 지속되며, sucralfate는 약물이 위장관에서 잘 흡수되지 않기 때문에 임신 중이거나 모유 수유 중인 여성에게 안전한 것으로 간주된다(Kahrilas, 2021).

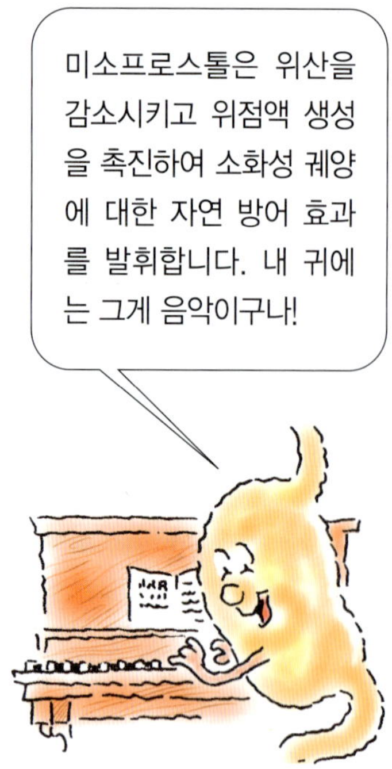
미소프로스톨은 위산을 감소시키고 위점액 생성을 촉진하여 소화성 궤양에 대한 자연 방어 효과를 발휘합니다. 내 귀에는 그게 음악이구나!

약물의 치료 작용 Pharmacotherapeutics

미소프로스톨은 위궤양으로 인한 합병증의 위험이 높은 환자에서 NSAID로 인한 소화성 궤양을 예방하는 용도로 사용되며, 수크랄페이트는 십이지장 또는 위궤양의 단기 치료(최대 8주)와 재발성 궤양 또는 스트레스성 궤양의 예방에 사용된다.

이 약물들은 각각 약간 다른 약동학 특성을 가지고 있는데, 미소프로스톨은 경구 복용 후 광범위하고 신속하게 흡수되며, 미소프로스톨산 이라는 활성화된 산형태(active acid)으로 대사되어 약리학적 효과를 나타낸다. 미소프로스톨산은 혈장 단백과 결합률이 높으며 주로 소변으로 배설된다. 수크랄페이트는 위장관에서 최소한으로 흡수되므로 주로 대변과 함께 배설된다.

약물의 상호작용과 부작용 Drug interaction & side effects

제산제는 미소프로스톨과 결합하여 흡수를 감소시킬 수 있으나, 이 효과는 임상적으로 유의미하지 않은 것으로 알려졌으며, 시메티딘, 디곡신, 노르플록사신, 페니토인, 플루오로퀴놀론, 테트라사이클린 및 테오필린은 수크랄페이트의 흡수를 억제한다. 제산제는 수크랄페이트가 위와 장에 있는 궤양 조직부위에 결합하는 것을 저해하므로 위장 및 십이지장 점막에 대한 보호효과를 감소시킨다.

미소프로스톨에 대한 부작용 및 유해 반응은 설사(흔하고 일반적으로 용량과 관련), 복통, 가스, 소화불량, 메스꺼움 및 구토, 자연유산(가임기 여성은 미소프로스톨을 복용하는 동안 임신해서는 안 됨) 등이다. 수크랄페이트에 대한 부작용 및 유해 반응은 변비, 메스꺼움 및 구토, 구강 건조, 금속 맛(쇠 맛) 등이다.

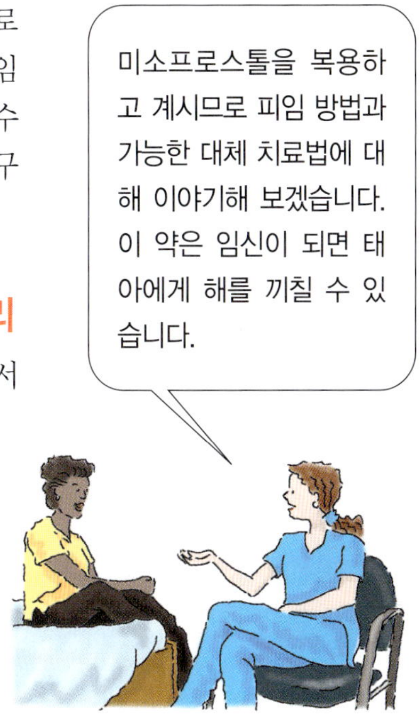
미소프로스톨을 복용하고 계시므로 피임 방법과 가능한 대체 치료법에 대해 이야기해 보겠습니다. 이 약은 임신이 되면 태아에게 해를 끼칠 수 있습니다.

항궤양제인 미소프로스톨과 수크랄페이트로 치료환자의 간호관리

1. 미소프로스톨의 경우 여성의 임신 상태 혹은 모유 수유와 관련해서 확인을 한다. 만약 환자가 여성인 경우에 미소프로스톨 복용은 임신하게 되는 경우 태아에게 위험할 수 있기 때문에 피임 방법이나 대체 치료법에 대해 논의해야만 한다.
2. 유해한 소화관 증상(GI reactions)이 발생하면 환자의 탈수 증상 또는 상태를 모니터링한다.
3. 식사 1시간 전과 취침 전에 수크랄페이트를 복용하도록 하고, 미소프로스톨의 경우 음식과 함께 복용하도록 한다.
4. 완전한 궤양 손상부위의 치유를 위해 집에 돌아가서도 처방된 요법을 계속하도록 환자에게 주지시킨다. 통증과 궤양 증상은 치료 첫 몇 주 내에 증상이 소실될 수 있음을 설명한다.
5. 흡연은 위산 분비를 증가시켜 궤양 증상을 악화시킬 수 있으므로 환자에게 흡연을 피하도록 촉구해야 하며, 술, 초콜릿, 매운 음식 또는 위장을 자극하는 모든 것을 피하도록 환자에게 권고한다.
6. 취침할 때는 궤양 부위의 편안함을 위해 침대 머리 부분을 높이도록 지시하고, 식사 전 2시간 이내에는 과식을 피하도록 환자에게 알려준다.
7. 여성의 경우 환자가 임신 상태가 아닌 것을 확인하거나 혹은 효과적인 피임법을 사용하고 있는지 확인하기 위해 다음 정상 월경의 두 번째 또는 세 번째 날에 미소프로스톨 요법을 시작한다.

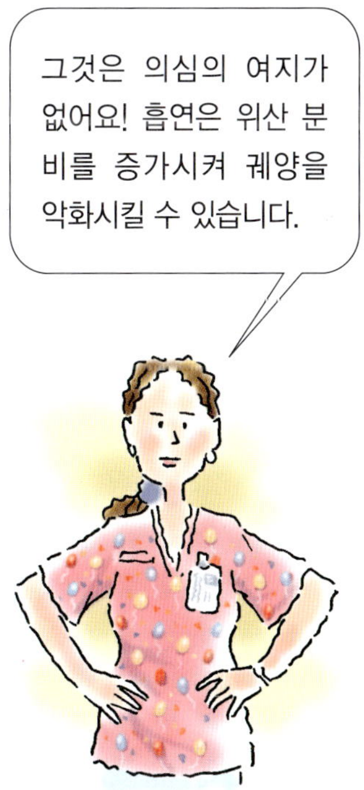
그것은 의심의 여지가 없어요! 흡연은 위산 분비를 증가시켜 궤양을 악화시킬 수 있습니다.

종양 괴사인자-α 차단제
Tumor necrosis factor-alpha(TNF-α) blockers

서론 Introduction

인플릭시맙(infliximab)은 크론병(Crohn's disease) 및 궤양성 대장염(ulcerative colitis) 치료에 사용되는 TNF-α 차단을 위한 생물학적 제제(biological medication)이다. 크론병은 소장과 가장 흔히 관련이 있는 만성 염증으로 점막 벽이 두꺼워지고 만성 염증성(chronic inflammation)

질환으로 심각한 궤양 증상을 나타낸다. 궤양성 대장염은 직장 및 대장에서 나타나는 만성 염증으로 작은 궤양 및 농양(abscess) 형성을 유발한다. 항TNF-α 약물인 인플릭시맙은 TNF-α에 결합하는 항체(antibody) 약물로 종양 괴사인자가 그 수용체에 결합하는 것을 방해하는 기전으로 소화관의 염증을 감소시킨다(Lichtenstein, 2021).

약물은 IV를 통해 투여되므로 병원 또는 진료실에서 투여해야 하며, 약물 정맥 투여 중간 및 주사 완료 후 2시간 동안 이상 반응 발생 여부에 관련한 환자 모니터링이 필요하다. 환자는 일반적으로 1~2개월마다 항체약물을 정맥으로 투여받아야 한다.

약물의 치료 작용 Pharmacotherapeutics

인플릭시맙(infliximab)은 정맥으로 투여되어 혈관 구획 내에 분포되어 작용하다가 신장을 통해 배설되며, 반감기는 약 14일이다. 인플릭시맙은 기존 약물로 상태가 호전되지 않는 중등도에서 중증 크론병 또는 궤양성 대장염이 있는 6세 이상의 환자에게 처방되며, 인플릭시맙은 초기 도입 투여 후 유지 관리 일정에 따라 투여되며 증상 감소, 임상 완화 촉진, 장기간 코르티코스테로이드 사용의 필요성 감소 또는 제거에 효과적인 것으로 입증되었다.

인플릭시맙의 작용기전은 TNF-α에 결합하여 활성을 완화시키고 수용체와의 결합을 억제하는 작용을 하는 단클론 항체(monoclonal antibody)로서 염증 세포의 침윤을 감소시키는데, 염증 감소 효과는 복통(abdominal pain), 만성 설사(chronic diarrhea), 체중감소(weight loss) 등 일반적인 염증성 장 질환(inflammatory bowel disease) 증상처럼 나타난다.

약물의 상호작용과 부작용 Drug interaction & side effects

연구에 따르면 인플릭시맙은 시토크롬 P450 (cytochrome P450) 효소에 영향을 미쳐 예상치 못한 부작용을 일으킬 수 있는데, 시토크롬 P450 효소와 일반적인 상호작용을 하는 약물에는 와파린(warfarin), 항우울제(antidepressants), 항경련제(antiepileptics) 및 스타틴(statins)이 포함된다. 인플릭시맙은 생바이러스 백신에 대한 정상적인 면역 반응에 영향을 미칠 수 있으므로 인플릭시맙을 투여 받는 환자는 치료가 완료될 때까지 예방접종을 연기하도록 한다.

인플릭시맙은 결핵(TB)을 포함한 심각한 감염병 위험을 증가시킬 수 있는데, 장기간 또는 현재 감염이 있는 환자에게 처방할 때는 주의해야 한다. 환자는 인플릭시맙으로 치료를 시작하기 전에 결핵 검사를 받아야 한다는 사실을 알고 있어야 하며 감염의 징후나 증상이 나타나면 즉시 보고해야 한다(Adegbola et al., 2018).

항종양 괴사인자 TNF-α 차단제 치료환자의 간호관리

1. 약물 투여 전에 환자의 약물 복용 이력과 환자의 백혈구(WBC) 수치, 체온 및 기타 감염 징후를 포함한 사항들을 평가한다.
2. 투여하는 동안 환자의 체액 및 전해질 상태를 평가하고, 환자가 적절한 수분 섭취를 유지하는지 그리고 식이요법과 운동 상태를 확인한다.
3. 고령자(감염 위험이 높음), 혈액학적 이상 상태가 있는 환자, B형 간염 환자를 포함하여 약물에 대한 금기 사항이 있는지 확인하고, 약물에 대한 환자와 가족 또는 간병인의 지식을 평가한다.
4. 치료 기간 동안 환자의 CBC와 간 효소를 모니터링하고 이상 발생 여부를 보고한다. 환자의 설사 또는 급성 통증을 동반하는지, 감염 위험성이 존재하거나 약물 복용에 대한 사전 지식 수준을 확인한다.
5. 처방된 약을 정확히 투약하도록 하며, 인플리시맙(infliximab)을 다른 약물과 함께 주입하거나 폴리비닐 IV 튜브(plasticized polyvinyl IV tubing)를 통해 주입하지 않도록 한다. 투여 중 및 투여 후 2시간 동안 발열, 오한, 가려움(소양증), 호흡곤란 또는 흉통을 포함한 약물 투여에 의한 신체의 반응 징후가 있는지 환자를 모니터링한다.
6. 심각한 부작용이 발생하는 경우 지체없이 처방자에게 환자의 상태를 보고해야 한다.
7. 환자에게 림프절이 커지는 것과 같은 감염의 징후나 증상을 보고하도록 별도로 교육해야 하며, 환자에게 치료 기간 중에는 생백신 예방접종을 하지 않도록 주지시킨다.

흡착제, 항고창제(배부름제거제) 및 소화제
Adsorbent, antiflatulent, and digestive drugs

흡착제는 독소에 대한 해독제로 사용됩니다.

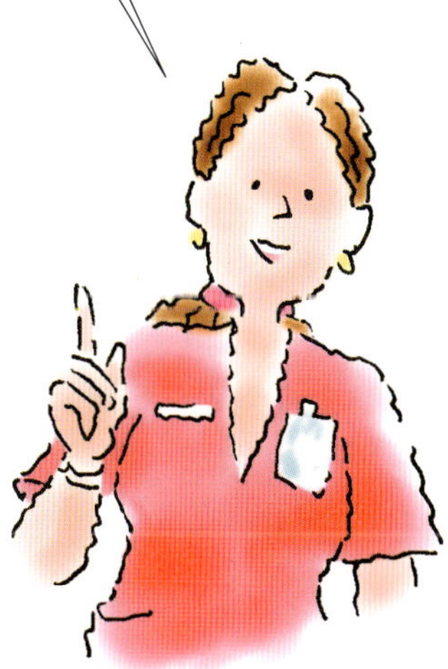

흡착제, 배부름제거제 및 소화제는 소화관 기능의 건강한 활동에 도움이 된다. 이들 약물은 위장관에서 장해를 유발시키는 독소, 산 및 가스를 제거하는 데 필요하다.

흡착제 Adsorbent drugs

서론 Introduction

천연 및 합성 흡착제는 섭취된 물질에 의한 중독 또는 과다 복용으로 이어질 수 있는 경우에 대해 해독제로 처방된다(Hendrickson & Kusin, 2021). 가장 일반적으로 사용되는 임상용도의 흡착제는 다양한 유기 물질을 증류하여 얻은 흑색 분말 잔류물인 활성탄(activated charcoal)이다.

활성탄은 위장관에서 아직 흡수되지 않은 약물이나 독극물에만 결합할 수 있기 때문에 독성 물질을 삼켰을 경우 즉시 투여해야 하며, 체내에서 흡수되거나 대사되지 않는 활성탄은 대변으로 그대로 배설된다(Hendrickson & Kusin, 2021).

약물의 치료 작용 Pharmacotherapeutics

활성탄은 다양한 유형의 중독 물질을 삼켰을 때 급성으로 사용되는 범용 해독제이다.

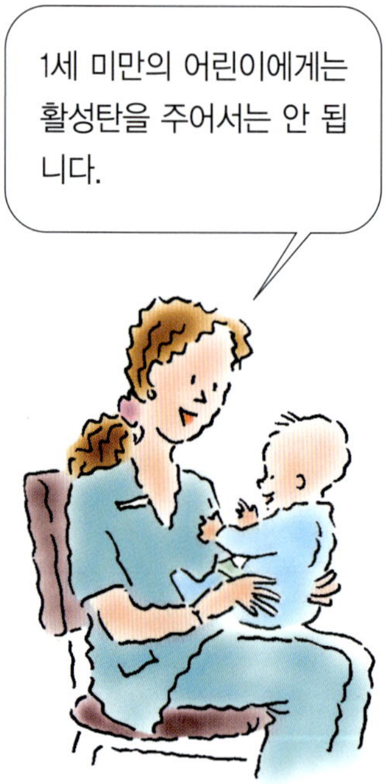
1세 미만의 어린이에게는 활성탄을 주어서는 안 됩니다.

금기 사항

무기산, 알칼리, 시안화물, 에탄올, 메탄올, 철, 염화나트륨 알칼리, 무기산 또는 유기 용제에 의한 급성 중독에는 활성탄 또는 다중 용량 활성탄을 피해야 하며, 또한 1세 미만의 어린이나 환자가 위장관 폐쇄, 천공 또는 출혈의 위험이 있는 경우, 장음(bowel sound)이 감소되거나 들리지 않는 경우, 최근 소화관(GI) 수술의 병력이 있거나 또는 우울한 정신 상태 사용해서는 안 된다(Hendrickson & Kusin, 2021).

흡착성 약물은 위장관에서 독소와 결합하기 때문의 소화관으로 독소 또는 독성 물질이 흡수되는 것을 억제하는데, 흡착되기 이전에 흡수된 독소의 독성반응 또는 독작용에는 효과를 나타낼 수 없다.

약물의 상호작용과 부작용 Drug interaction & side effects

활성탄은 약물의 흡수를 감소시킬 수 있어 활성탄을 복용한 후 2시간 이내에는 다른 목적의 치료약물을 경구 투여해서는 안 된다.

활성탄은 대변을 검게 변하게 하고 변비를 유발할 수 있어, 소르비톨(sorbitol)과 같은 완하제(laxative)는 변비를 예방하고 미각을 개선하기 위해 활성탄과 함께 투여할 수 있다. 활성탄을 투여하는 경우 흡인(aspira-tion)에 대해 고민해야 한다(Hendrickson & Kusin, 2021).

흡착제 치료환자의 간호관리

1. 가능한 경우 섭취 시간을 포함하여 섭취한 것으로 보고된 유해 독성 물질의 이력을 확보하는 게 중요하며, 활성탄은 모든 약물 및 독성 물질에 효과적이지 않다는 것을 명심한다.
2. 부작용, 유해 반응 및 약물의 상호작용을 평가하고, 부상 위험 정도 및 흡인 위험성을 확인한다.
3. 기도가 보호되고 NG 튜브가 설치되지 않는 한 반의식 또는 무의식 환자에게 약물을 투여하면 안 된다.

4. 가루 형태 활성탄을 음용수와 섞어 걸쭉한 시럽의 농도를 만들고, 맛을 더하기 위해 소량의 과일 주스나 향료를 추가한다. 약물 투여 과정에서 필요한 경우 NG 튜브를 세척하여 투여에 재사용할 수 있다.
5. 흡인을 방지하기 위해 예방 조치를 취해야 하며, 아이스크림, 우유 또는 샤베트(셔벗, sherbet)을 첨가하는 것은 활성탄 흡착 또는 흡수를 줄이므로 피해야 한다.
6. 활성탄 투여 직후 환자를 이를 토한 경우에는 처방 용량을 반복해서 투여할 수 있으며, 환자의 기도를 확보하고, 산소 및 흡입 장비(suction equipment)를 가까이 비치한다.
7. 환자의 변비를 예방하기 위해 대변 연화제 또는 완하제를 추후 처방하도록 하며, 환자에게 대변이 검게 나올 것이라고 알려준다.

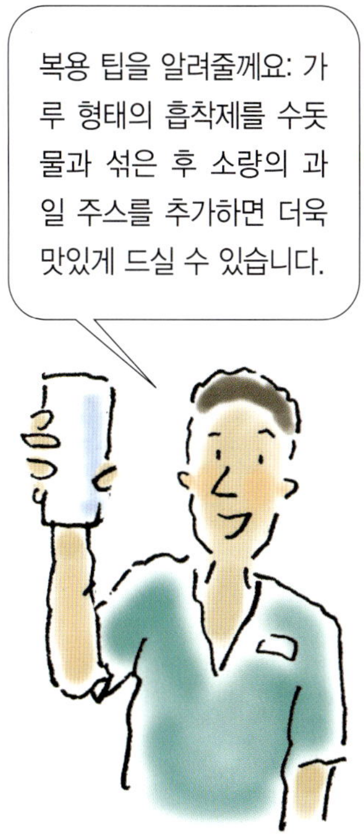
복용 팁을 알려줄께요: 가루 형태의 흡착제를 수돗물과 섞은 후 소량의 과일 주스를 추가하면 더욱 맛있게 드실 수 있습니다.

항고창제(가스팽창 제거제) Antiflatulent drugs

서론 Introduction

장관에 많은 가스가 발생하여 배가 땡땡하게 붓는 것을 방지하는 항배부름제 또는 항고창제(팽창 방지제)는 위장관의 가스덩어리를 분산시키는 작용을 한다. 항배부름제는 단독 또는 제산제와 함께 사용할 수 있는데, 주로 사용되는 약물은 시메티콘(simethicone)이다.

시메티콘은 위장관에서 거품을 형성하는 작용을 일으켜 점액으로 둘러싸인 가스덩어리(mucus-enclosed gas pocket)를 분산시키는 효과를 갖는다.

약물의 치료 작용 Pharmacotherapeutics

기능성 위 팽창, 수술 후 가스 팽창, 게실 질환, 경련성 또는 과민성 결장 및 공기 삼킴 등과 같은 장내 과도한 가스 발생으로 인해 문제가 되는 상황에서 시메티콘을 처방한다.

시메티콘은 위장관에서 흡수되지 않고, 장 내강(lumen)에만 분포하여 작용하다가 대변으로 제거된다.

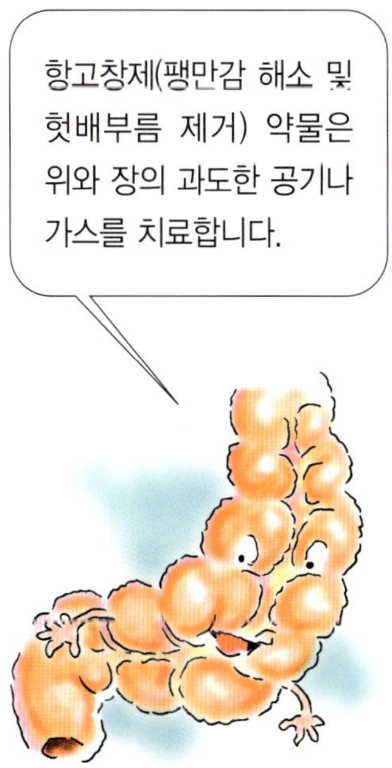
항고창제(팽만감 해소 및 헛배부름 제거) 약물은 위와 장의 과도한 공기나 가스를 치료합니다.

약물의 상호작용과 부작용 Drug interaction & side effects

시메티콘은 장관 내에서만 작용하고 배설되기 때문에 체내 또는 혈액으로 흡수가 거의 없어서 다른 약물과 상호작용한 것은 보고되지 않았다.

시메티콘은 부작용이 거의 없는 약물이지만, 과도한 트림이나 방귀를 초래할 수 있다.

항고창제 치료환자의 간호관리

1. 환자의 배부름을 유발하는 가스 발생의 근본 원인을 찾아야 하며, 환자에서 급성 통증의 발생 여부를 확인한다.
2. 환자가 삼키기 전에 정제 형태의 알약을 씹었는지 확인하고, 가스를 형성하는 음식과 탄산음료 섭취를 피하도록 환자에게 교육한다.
3. 현탁제(suspension) 형태로 약물을 주는 경우에는 반드시 병이나 용기를 흔들어(젓는 것으로는 부족하다) 용액이 골고루 섞이도록 하고, 현탁액 약물이 환자의 장관 내부에서 가스 형성 자체는 막지 못한다는 것을 환자에게 알려준다.
4. 환자가 자세를 자주 바꾸도록 하고 위 창자 배출을 돕기 위해 걷는 것을 권고한다.

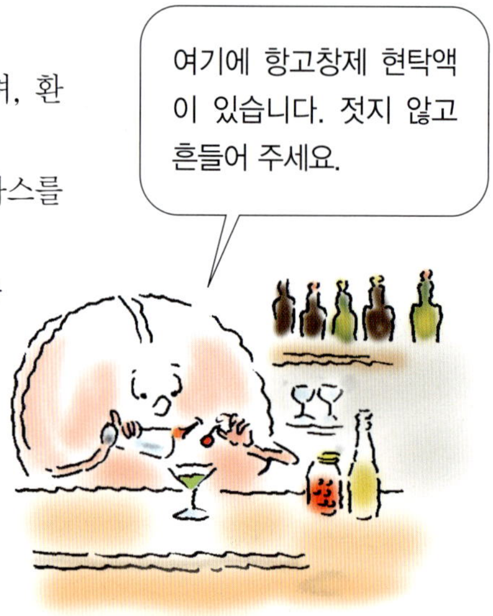
여기에 항고창제 현탁액이 있습니다. 젓지 않고 흔들어 주세요.

소화제 Digestive drugs

서론 Introduction

소화제(digestive drugs, digestants)는 구강을 통해 위장관으로 섭취된 음식물을 소화시키는 데 필요한 효소 및 기타 필요 성분이 부족한 환자에서 소화를 도와준다. 위장관, 간 및 췌장에서 기능하는 소화제는 리페이즈(지질분해효소, lipase), 프로테이즈(단백분해효소, protease) 및 아밀레이스(amylase)를 포함하는 췌장 효소 약물인 췌장지질분해효소(판크레리페이스, pancrelipase) 약물이다(Freedman, 2021). 장용(enteric) 및 비장용 제형(nonenteric formulas)과 같은 다양한 형태의 판크레리페이즈가 있다.

췌장 효소 대체요법(pacreatic enzyme replacement therapy, PERT)은 누락된 췌장 효소를 대체하는 것으로 판크레리페이스(pancrelipase)의 작용 원리이며, 소화에 사용할 수 있는 적절한 수준의 췌장 분비 소화효소로 구성되어 있으며, 상부 위장관에 해당하는 십이지장(duodenum) 및 공장(jejunum)의 상위부에서 작용한다(Freedman, 2021).

약물의 치료 작용 Pharmacotherapeutics

판크레리페이스 약물은 단백질, 탄수화물 및 지방을 소화하는 효소가 모두 포함되어 있다. 췌장염, 췌장암, 낭포성 섬유증 환자와 같이 췌장 효소 수치가 불충분한 환자 또는 효소 장애 환자의 경우에 투여되며 때로는 위절제술 및/또는 우회술을 받은 경우에도 사용된다. 또한 지방변(지방이 많고 악취가 나는 변이 특징인 지방 대사 장애)을 치료하는 데 사용할 수 있다.

약을 주기 전에!

췌장 효소 경고

췌장 효소는 식사 전에 투여해야 하는데, 소화를 돕기 위해 소장에 약물이 음식물 이전에 도달해야 한다. 식사 후 1시간 이상 또는 식사 중과 같은 다른 시간에 췌장 효소를 투여하면 약물 효과는 감소된다.

소화제는 체내로 흡수되지 않으며, 위장관에서 국소적으로 작용하고 대변으로 배설된다.

약물의 상호작용과 부작용 Drug interaction & side effects

제산제(antacids), 칼슘 및 마그네슘 보충제(calcium and magnesium supplements), 유제품(dairy products)은 췌장 효소의 효과를 감소시키므로 동시에 투여해서는 안 되며, 또한 췌장 효소는 엽산(folic acid)과 철분(iron)의 흡수를 감소시키고 경구 당뇨병 약물인 아카보스(acarbose) 및 미글리톨(miglitol)의 효과를 감소시킨다.

췌장 효소에 대한 부작용은 설사, 메스꺼움 및 복부 경련 등이 있다.

소화제 치료환자의 간호관리

1. 소화제의 효과적인 치료 결과는 장운동의 감소 및 배변 횟수의 일관성 있는 개선으로 관찰된다.
2. 분변 엘라스타제(fecal elastase) 또는 분변 지방 검사(fecal fat testing) 결과를 확인하고, 환자의 식단을 모니터링하여 지방(fat), 단백질(protein) 및 전분(starch) 섭취의 적절한 균형을 보장하도록 하는데, 이것은 소화불량을 피하는 데 도움을 준다.
3. 용량은 소화불량 및 흡수 장애의 정도, 식이 중 지방량, 약물의 효소 활성에 따라 달라진다.
4. 환자가 영양실조(malnutrition)를 보이거나 약물에 불순응(nonadherence)하는지 살펴본다. 환자의 영양 상태 개선 정도는 실험실 테스트 및 체중에 의해 입증된다.
5. 소화제는 매 식사 전이나 식사와 함께 복용하도록 하고, 유제품을 식사와 함께 섭취하는 경우 식사 15분 전에 소화제(췌장 효소)를 복용한다.
6. 나이가 있는 영아의 경우 분말 형태 소화제를 사과 소스와 혼합하여 식사 전에 제공하는 것이 복용에 편리를 주는데, 소화제 분말에 접촉하거나 흡입하는 경우 자극성이 있어 피하도록 한다.
7. 나이가 많은 어린이는 음식과 함께 캡슐 형태의 소화제를 복용하도록 하고, 환자가 장용성 제형(enteric-coated form)의 소화제를 깨물어 부수거나 씹지 않도록 지도한다.
8. 장용 코팅 미세과립(enteric-coated microsphere)이 들어 있는 캡슐의 경우에는 개봉하여 그 내용물을 사과 소스와 같은 소량의 부드러운 음식에 뿌려서 섭취할 수 있으며, 주로 물 또는 주스 한 잔과 함께 먹는 것이 좋다.
9. 통증, 메스꺼움, 구토 또는 설사와 같이 영양 상태를 악화시킬 수 있

췌장염(pancreatitis)이나 낭포성 섬유증(cystic fibrosis) 환자의 경우 신체가 스스로 췌장 효소를 충분히 생산하지 못할 수 있으므로 췌장 효소 투여가 필요할 수 있습니다.

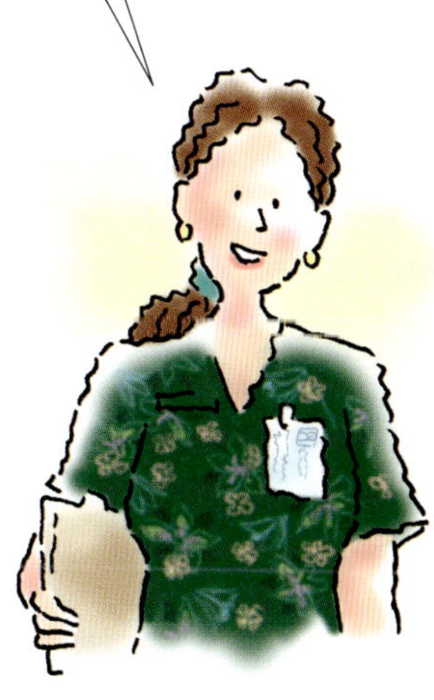

는 징후 및 증상 또는 장애가 생기는 경우 치료하도록 하고, 특별 식단을 주문할 경우 영양사와 상담하도록 한다. 환자가 좋아하는 음식을 처방된 식단에 포함시키는 것과 함께 영양학적으로 더 나은 선택을 하도록 한다.

환자 교육

소화제

모든 약물에 대한 일반적인 교육은 3장, 36페이지의 환자 교육 참조. 소화제에 대해 환자 및 가족과 함께 검토해야 할 특정 사항:

- 소화를 돕고 식욕을 개선하기 위해 운동을 하고 활발하게 활동한다.
- 강력한 진통제와 진정제는 졸음을 유발하고 먹고 마시는 것을 방해할 수 있으므로 사용을 최소화한다.
- 체중, 수분 섭취량, 소변 배출량, 임상병리 소견을 모니터링하고 영양 결과를 평가하기 위해 정기 검진을 수행한다.

지사제 및 연화제 Antidiarrheal and laxative drugs

설사(diarrhea)와 변비(constipation) 증상은 대장(large intestine) 장애와 관련된 주요 증상인데, 지사제는 아편-유사 약물(opioid-related drugs)의 경우 전신 또는 국소적으로 작용하며, 카오린과 펙틴(kaolin and pectin)은 단독 혹은 병용 투여하며 국소 작용 효과를 갖는다.

완하제는 배변을 자극하는 작용을 하는데, 고삼투압 약물(hyperos-molar drugs), 식이섬유(dietary fibers) 및 벌크-형성(bulk-forming) 물질, 유화제(emollients), 자극제(stimulants), 윤활제(lubricants), 5-HT_3-수용체 길항제(5-HT_3-receptor antagonists), 프로바이오틱스(probiotics) 등이 해당한다.

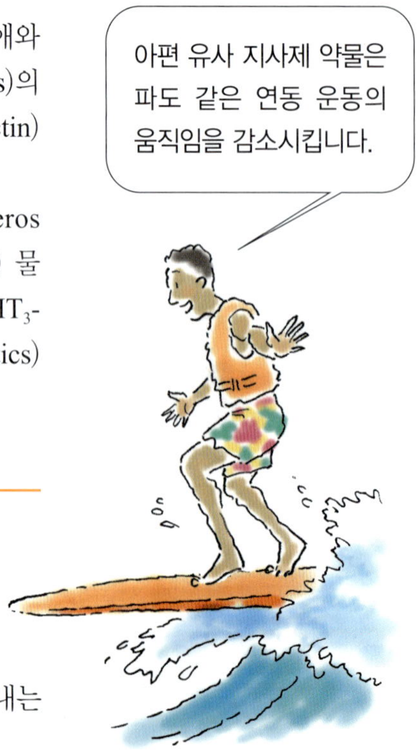
아편 유사 지사제 약물은 파도 같은 연동 운동의 움직임을 감소시킵니다.

아편 유사 지사제 Opioid-related antidiarrheal drugs

서론 Introduction

아편 유사 지사제 약물은 장에서 연동 운동(peristalsis; 대변을 밀어내는 물결 파동 형태의 불수의적이고 단일 방향의 장운동)을 감소시키는 작용을 하며, 아트로핀 함유 디페녹실레이트(diphenoxylate with atropine) 및 아트로핀 함유 디페녹신(difenoxin with atropine) 그리고 로페라미드(loperamide)가 해당한다.

아편 유사 지사제는 대장과 소장에서 조임운동(원형, inner circular) 및 길이방향 운동(세로, outer longitudinal) 근육 작용(연동운동)을 억제하여 위장관 운동을 늦추고, 대장 전체의 밀어내는 수축을 감소시킨다.

약물의 치료 작용 Pharmacotherapeutics

아트로핀이 포함된 디페녹실레이트, 아트로핀이 포함된 디페녹신 및 로페라미드는 단기 설사를 치료하는 데 사용된다(지사제: 로페라미드 참조).

디페녹실레이트와 디페녹신은 소화관에서 쉽게 흡수되지만, 로페라미드는 경구 투여 후 천천히 흡수된다. 흡수된 약물은 혈청에 분포하고 간에서 대사되며 주로 대변으로 배설되는데, 디페녹실레이트는 생물학적 활성 주요 대사산물인 디페녹신으로 대사되어 작용 시간이 증가한다(Karch, 2020).

약물의 상호작용과 부작용 Drug interaction & side effects

아편 유사 지사제는 바르비투르산염(barbiturates), 알코올(alcohol), 아편(opioids), 정온제(tranquilizers) 및 진정제(sedatives)의 중추 억제 진정 효과를 강화시킨다.

금기

중독으로 인한 설사 또는 간 기능 장애가 있는 환자에게는 지사제 사용을 피한다(Karch, 2020).

아트로핀 함유 디페녹실레이트 및 로페라미드의 부작용 및 유해 반응으로는 변비, 메스꺼움 및 구토, 복부 불편감 또는 팽만감, 졸림, 피로, 중추신경계 진정효과, 빈맥(tachycardia) 그리고 연동 운동이 안되는 마비성 장폐색증(paralytic ileus)이 나타난다.

아편 유사 지사제 치료환자의 간호관리

1. 치료 전과 그 후 정기적으로 환자의 상태와 설사를 평가하고, 환자의 체액 및 전해질 균형 및 소화관 이상 반응을 초래할 수 있는 적절한 수분상태(hydration status)를 모니터링하여 환자가 설사, 저혈량증, 다른 이상의 위험성이 있는지 확인한다.

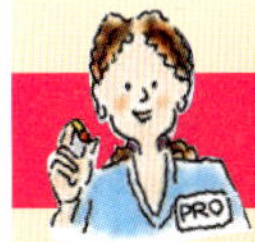

주요 약물

지사제: 로페라미드

작용

- 연동 활동을 억제하여 장 내용물의 이동을 연장한다.

적응증

- 설사

간호 시 주의사항

- 장 운동에 미치는 약물의 효과를 모니터링한다.
- NG 튜브로 제공하는 경우 튜브를 세척하여 튜브를 비우고 약물이 위로 잘 통과하도록 한다.
- 구강 액체는 다양한 농도로 제공된다. 복용량을 주의 깊게 확인한다.
- 어린이의 경우 알코올이 포함되지 않은 구강 액체를 고려해야 한다.

2. 약물 치료 개시 전에 환자의 체액 및 전해질 이상이 있는 경우 이를 교정시켜야 하며, 탈수 증상(dehydration)은 지연 독성(delayed toxicity)의 위험성을 증가시킨다는 사례가 보고되었다.
3. 아편 유사 지사제의 과다 복용으로 인한 호흡 억제가 발생하는 경우 치료에 날록손(naloxone)을 사용하고, 환자가 불편한 중추신경계 부작용을 경험하는 경우에는 예방 조치를 취하도록 하고, 심각하거나 지속적인 부작용 또는 유해 반응이 발생하는 경우 의사에게 보고한다.

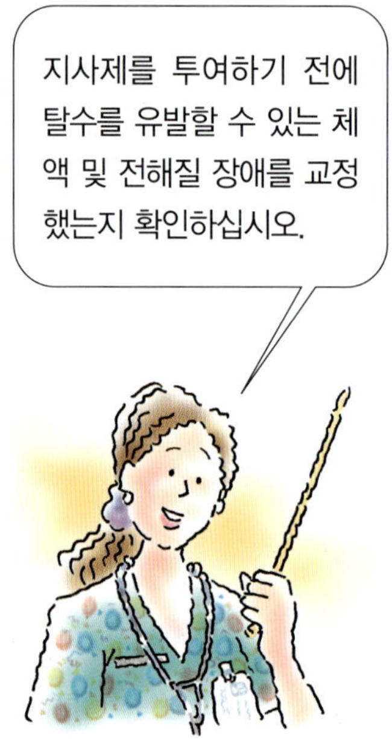
지사제를 투여하기 전에 탈수를 유발할 수 있는 체액 및 전해질 장애를 교정했는지 확인하십시오.

기타 지사제 Other antidiarrheals

아편 유사 지사제 외 다른 기타 지사제는 일반적으로 비스무트 서브살리실레이트(bismuth subsalicylate)와 함께 사용되는 카올린(kaolin)과 펙틴(pectin)이 해당한다.

카올린과 펙틴 Kaolin and pectin

카올린과 펙틴 혼합물은 국소 작용 일반의약품(OTC) 지사제로, 설사 현상을 자극하는 물질을 흡착하고 장 점막을 진정시킨다. 카올린과 펙틴의 조합은 경증에서 중등도의 급성 설사를 완화시키거나, 원인이 규명되었고 최종 치료가 시작될 때까지 일시적으로 만성 설사를 완화하는 데 사용된다. 이 종류의 지사제를 다른 약물과 동시에 복용하는 경우 장 점막(intestinal mucosa)에서 디곡신(digoxin) 등의 다른 약물의 흡수를 방해한다.

카올린과 펙틴 혼합물은 부작용을 거의 일으키지 않는 약물에 해당하지만, 변비가 발생할 수 있는데 특히 고령자나 쇠약한 환자 그리고 용량을 초과하여 투여하거나 또는 장기간 약물을 사용하는 경우에 발생한다.

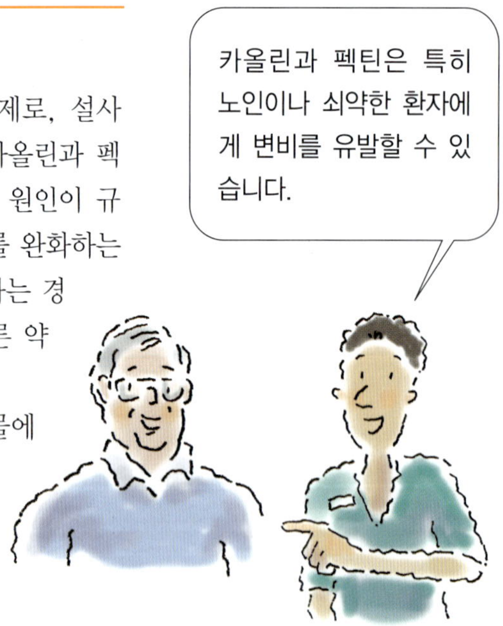
카올린과 펙틴은 특히 노인이나 쇠약한 환자에게 변비를 유발할 수 있습니다.

비스무트 서브살리실레이트 Bismuth subsalicylat

비스무트 서브살리실레이트(bismuth subsalicylate)는 설사, 메스꺼움, 소화불량(dyspepsia)을 완화시켜주는데, 위장관에서 흡수되고 간에서 대사되어 신장을 통해 소변으로 배설된다(Karch, 2020). 부작용 및 유해 반응은 위장관 출혈(GI bleeding), 청력 상실 또는 이명(hearing loss or tinnitus), 어린이 및 청소년의 라이 증후군(Reye's syndrome)과 같이 살리실산 계열 약물과 유사하다.

세로토닌 5-HT$_3$ 수용체 길항제
Serotonin (5-HT$_3$)-receptor antagonists

서론 Introduction

세로토닌 5-HT$_3$ 수용체의 선택적 길항제인 알로세트론(alosetron)은 심한 설사를 동반하는 여성의 과민성 대장 증후군(irritable bowel syndrome, IBS)을 치료하는 데 처방되는데, IBS는 변비 또는 설사를 특징으로 하는 대장 이상 증상이다(Wald, 2021).

알로세트론(alosetron)은 소화관에 존재하는 장신경세포(enteric neuron)의 5-HT$_3$ 수용체를 선택적으로 차단하는데, 이 수용체는 양이온 통로인데 수용체 활성화를 억제함으로써 신경 탈분극(depolarization)을 일어나는 것을 억제한다. 5-HT$_3$ 수용체 봉쇄는 일반적으로 IBS 증상에 기여하는 요인인 내장 통증(visceral pain), 소화산물의 대장 이동(colonic transi -tion) 및 소화관 분비(GI secretion)를 감소시킨다.

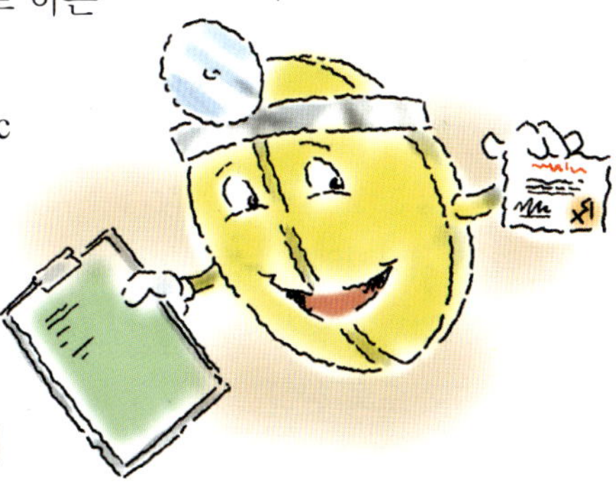
심각한 부작용의 가능성 때문에 알로세트론은 해당 약물의 처방 프로그램에 등록된 의사에 의해서만 처방됩니다.

약물의 치료 작용 Pharmacotherapeutics

알로세트론은 기존 치료에 반응하지 않는 설사가 6개월 이상 지속되는 과민성 대장 증상을 나타내는 여성환자의 단기 치료에 사용되는데, 환자가 변비가 있는 경우에는 이 약을 투여하면 안 된다. 지사 효과 이후에 변비가 발생하는 경우에는 약물 사용을 중단해야 하며, 이 약은 남성 IBS 환자에게는 적용되지 않는다.

알로세트론은 경구 투여 후 신속하게 흡수되고 시토크롬(cytochrome) P450 경로에 의해 대사되어 배설된다.

약물의 상호작용과 부작용 Drug interaction & side effects

환자가 CYP1A2 억제제 아바메타피르(abametapir), 합성 아편 유사 진통약물 아포모르핀 또는 트라마돌(apomorphine or tramadol), 아편수용체 작동/길항제 엘룩사돌린(eluxadoline), 선택적 세로토닌 흡수억제(SSRI) 항우울약물 플루복사민(fluvoxamine), ADHD 치료제 빌록사진(viloxazine)을 복용 중이거나 또는 흡연하는 경우 알로세트론 사용을 피하도록 하고, 또한 변비의 위험을 예방하기 위해 GI 운동성을 감소시키는 다른 약물과 함께 알로세트론을 사용하지 않는다.

알로세트론은 허혈성 대장염(ischemic colitis), 장폐색(abstruction), 장천공(perforation), 독성 메가콜론(toxic megacolon) 등이 부작용으로 동반되는 극심한 변비 같은 심각하고 때로는 치명적인 부작용을 일으킨다.

환자 교육

지사제

- 처방된 대로 정확하게 약을 복용하십시오. 아편 제제를 과도하게 사용하면 의존성이 생길 수 있다.
- 설사가 2일 이상 지속되거나 급성 복부 징후 및 증상 또는 출혈이 발생하거나 약물이 효과가 없는 경우 처방자에게 보고한다.
- CNS 억제가 발생하면 각성해야 하는 위험한 활동을 피하도록 한다
- 하루에 약 2 x 3 L의 수분과 전해질 섭취를 유지하도록 한다.
- 설사가 있는 동안 위장관을 자극할 수 있는 음식과 액체를 멀리한다.
- 연동 운동을 줄이기 위해 설사가 지속되는 동안 휴식 시간을 계획하고 활동을 줄인다.
- GI 출혈이 발생하는 경우, 열이 있는 소아나 청소년 또는 출혈 장애가 있는 환자의 경우 비스무트 서브살리실산염을 처방하지 않는다.

블랙 박스 경고

실습 준비: 알로세트론

- 허혈성 대장염 및 변비를 포함한 GI 이상 반응에 대해 환자를 모니터링한다.
- 허혈성 대장염과 변비의 증상은 심각한 질병과 사망을 초래하므로 즉시 보고한다.

Lexicomp. (2019). Alosetron: Drug information. In *UpToDate*. Retrieved from www.uptodate.com.

세로토닌 5-HT_3 수용체 길항제 치료환자의 간호관리

1. 환자의 배변 패턴에 대한 기본 평가를 얻고, 치료 전반에 걸쳐 환자의 배변 패턴을 모니터링한다.
2. 장음과 대변의 색상 및 일관성을 평가하고, 투여하는 동안 환자의 체액 및 전해질 상태 및 환자가 적절한 수분 섭취, 식이요법 및 운동을 유지하는지, 환자가 담배를 피우는지 확인한다.

3. 변비(constipation), 장폐색(intestinal obstruction), 협착(stricture), 독성 거대결장(toxic megacolon), 위장관 천공(GI perforation), 위장관 유착(GI adhesion), 허혈성 대장염(ischemic colitis), 장 순환 장애(impaired intestinal circulation), 혈전정맥염(thrombophlebitis), 응고 항진 상태(hypercoagulable state), 크론병(Crohn's disease), 궤양성 대장염(ulcerative colitis) 또는 게실염(diverticulitis) 등의 알로세트론에 대한 금기 사항을 확인한다(Lexicomp, 2019).

하제 및 연화제 Laxatives

완하제 또는 배변촉진(cathartic, 카타르시스) 약물은 변비 완화, 결장 또는 직장 관장 또는 수술 준비에 필요하며, 자연 분만, 심근 경색 및 긴장으로 인해 부상이 발생하는 기타 상태 또는 기생충의 위장관 내 제거에 필요하다(Karch, 2020).

삼투성 완하제 Osmolar laxatives

서론 Introduction

삼투성 완하제는 물을 장으로 끌어들여 장 팽창과 연동 운동을 촉진함으로써 작용하는데, 글리세린(glycerin), 락툴로오스(lactulose), 생리식염수에 마그네슘염, 중인산나트륨, 인산나트륨, 폴리에틸렌 글리콜(PEG) 및 전해질과 같은 화합물을 혼합하거나, 소르비톨(sorbitol)이 해당한다.

고삼투압 완하제는 물을 장으로 끌어들여 배변을 일으키는데, 체액 축적은 장을 팽창시키고 연동 운동과 장운동을 촉진하는 역할을 한다.

약물의 치료 작용 Pharmacotherapeutics

고삼투압 완하제의 용도는 다양한데, 글리세린은 장 재훈련에 도움이 되고, 락툴로즈는 변비 치료에 사용되며 간 질환 환자의 장에서 암모니아 배설을 촉진하는데, 식염수 화합물은 신속하고 완전한 배변 시 사용된다.

삼투성 완하제의 약동학 특성은 다양한데, 글리세린은 관장이나 좌약에 의해 결장에 직접 삽입되며 전신적으로 흡수되지 않는다. 락툴로즈는 경구 투여로 위장관에 들어가고 최소한으로 흡수되어 결과적으로 약물은 장에만 분포하고 결장에서 박테리아에 의해 대사되어 대변으로 배설된다.

식염수 화합물을 구강으로 또는 관장으로 위장관에 도달한 후 일부 이온만 흡수되며, 흡수된 이온은 소변으로, 흡수되지 않은 약물은 대변으로 배설된다. 폴리에틸렌글리콜은 삼투제 역할을 하지만 전해질 균형을 바꾸지 않는 비흡수성 용액이다.

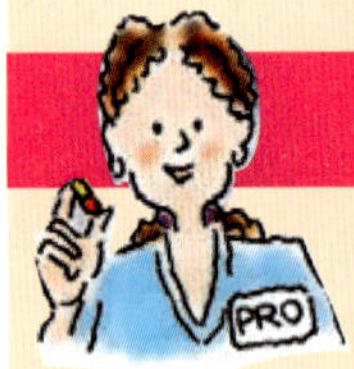

주요 약물

삼투성 완하제: 수산화마그네슘

작용
- 위장관의 총산 감소
- 위 pH를 높여 펩신 활성 감소
- 위 점막 장벽 강화
- 식도 괄약근 긴장도 증가

적응증
- 배탈
- 변비
- 마그네슘 수치 부족

간호 고려사항
- 장에 대한 약물의 영향 모니터링
- 현탁액을 잘 흔든다. 완하제로 사용하는 경우 다량의 물과 함께 투여한다.
- NG 튜브와 함께 사용하는 경우 튜브가 제대로 배치되었는지 확인한다. 약물을 주입한 후 튜브를 물로 씻어 위장으로의 통과를 확인한다.

약물의 상호작용과 부작용 Drug interaction & side effects

삼투성 완하제의 다른 약물과 상호작용은 거의 없지만, 폴리에틸렌글리콜의 경우 이전에 경구 투여한 약물들의 흡수율을 현격하게 감소시킨다. 삼투성 완하제에 대한 부작용 및 유해 반응에는 체액 및 전해질 불균형이 초래되며, 글리세린에 대한 부작용 및 이상 반응으로는 쇠약 및 피로, 락툴로즈는 복부 팽만, 가스 및 복부 경련 메스꺼움 및 구토, 설사, 저칼륨혈증, 저혈량증의 발생과 혈당 수치 증가를 유발할 수 있다.

식염수 화합물은 쇠약, 무기력증, 탈수증, 고나트륨혈증, 고마그네슘혈증, 고인산혈증, 저칼슘혈증, 심장부정맥, 쇼크 등을 유발하기도 한다. 메스꺼움, 복부 팽만감, 폭발성 설사, 배부품 등의 부작용이 폴리에틸렌글리콜로 인해 발생할 수 있다.

식이섬유 및 관련 부피 형성 완하제
dietary fiber & related bulk-forming laxatives

서론 Introduction

식이섬유와 이와 유사한 부피(대형 체적; 벌크) 형성 완하제는 천연 및 반합성 다당류와 셀룰로오스 및 메틸셀룰로즈(methylcellulose), 폴리카보필(polycarbophil), 차전자피(친수성 힌털 질경이, psyllium hydrophilic mucilloid)를 포함한다.

식이섬유와 벌크-형성 완하제는 대변의 양과 수분 함량을 증가시켜 연동 운동을 촉진한다.

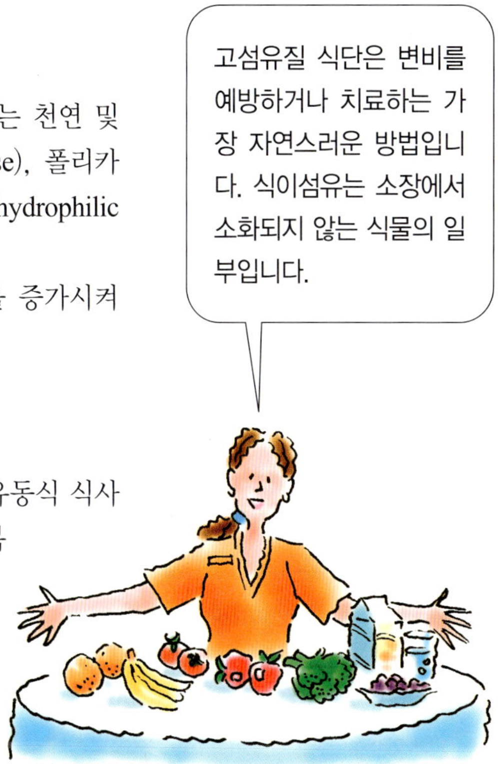

약물의 치료 작용 Pharmacotherapeutics

벌크-형성 완하제는 단순 변비 또는 특히 저섬유질 또는 저 유동식 식사에 의한 변비 치료 및 급성 심근경색(MI), 뇌동맥류에서 회복 중인 환자의 Valsalva's 처치(폐쇄된 기도에 대한 강제 호기)를 피하기 위해서 그리고 부드러운 대변을 유지해야 하는 경우에 처방한다.

또한 과민성대장증상(IBS) 및 게실증(diverticulosis) 환자를 관리하는데도 유용하다.

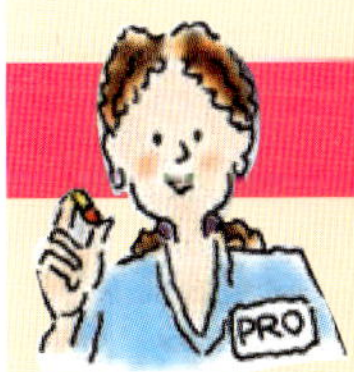

주요 약물

벌크-형성 완하제: 차전자피

작용

- 물을 흡수하고 팽창하여 대변의 부피와 수분 함량을 증가시켜 연동 운동과 배변을 촉진한다.

적응증

- 변비

간호 시 주의사항

- 거친 식감을 가리기 위해 오렌지 주스와 같이 차갑고 맛이 좋은 액체 8온스(240 mL) 이상과 혼합하여 투여한다.
- 차전자피는 식사 전에 복용하면 환자의 식욕을 감소시킬 수 있다. 이 약은 전신적으로 흡수되지 않으며 독성이 없다.
- 차전자피는 숙고된 환자와 산후 변비, IBS 또는 게실 질환이 있는 환자에게 유용하다. 또한 만성 완하제 남용을 치료하는 데 사용되며 바륨 관장 건사 전에 결장을 비우기 위해 다른 완하제와 결합된다.
- 당뇨병 환자에게 약의 라벨을 확인하고 설탕이 들어 있지 않은 브랜드를 사용하도록 한다.

식이섬유와 벌크-형성 완하제는 전신적으로 흡수되지 않고, 약물을 구성하는 다당류는 장내 세균총에 의해 장으로 물을 끌어들이는 삼투압 활성 대사산물로 전환된 후 식이섬유와 벌크-형성 완하제는 대변으로 배설된다.

약물의 상호작용과 부작용 Drug interaction & side effects

디곡신, 와파린 및 살리실산염은 섬유소 또는 부피 형성 완하제 복용 후 2시간 이내에 복용하면 흡수가 감소된다.

식이섬유 및 관련 체적 형성 완하제에 대한 부작용 및 이상 반응은 고창, 복부 팽만감, 장폐쇄, 분변 매복(fecal impaction), 식도 폐쇄(충분한 액체와 함께 섭취하지 않는 경우), 심한 설사 등이 알려져 있다.

연화제 Emollient laxatives

서론 Introduction

대변 연화제(stool softener)는 도큐세이트의 칼슘염과 나트륨염(calcium and sodium salts of docusate)이 포함된다.

대변 연화 완하제는 소장과 대장에서 대변의 지방과 수분 성분을 유화시키는데, 이러한 계면활성 작용으로 수분과 지방이 대변에 다량 함유되어 대변을 더 부드럽고 쉽게 제거할 수 있도록 한다. 또한 대변 연화제는 장 점막 세포에서 전해질 및 체액 분비를 자극한다.

약물의 치료 작용 Pharmacotherapeutics

연화성 완하제는 배변 중에 긴장을 피해야 하는 환자의 대변을 부드럽게 하기 위해 선택하는 약물로서 적응되는 질환은 최근에 심근경색 또는 수술한 환자, 항문이나 직장 질환자, 및 두개내압 상승환자 또는 탈장 환자의 배변에 도움이 된다. 경구로 투여된 대변 연화 완하제는 대변에서 담즙과 함께 배설된다.

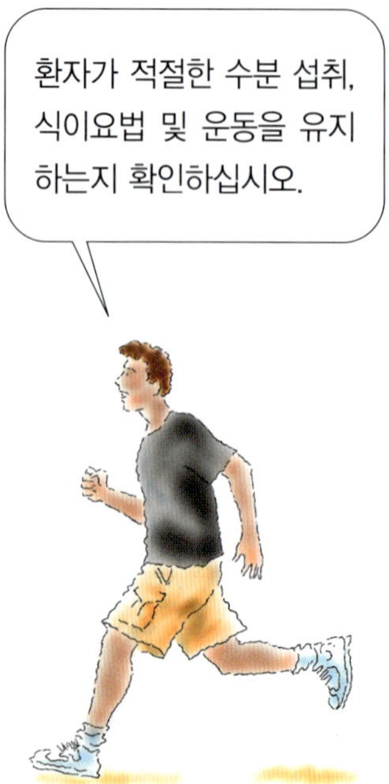
환자가 적절한 수분 섭취, 식이요법 및 운동을 유지하는지 확인하십시오.

약물의 상호작용과 부작용 Drug interaction & side effects

대변 연화 완하제와 함께 미네랄 오일을 경구 복용하면 미네랄 오일의 전신 흡수가 증가되어 오일이 조직에 축적될 수 있으며, 또한 연화성 완하제는 많은 경구용 약물의 흡수를 향상시킬 수 있으므로 안전역이 낮은(좁은 치료 지수) 약물의 투여는 신중해야 한다.

연화성 완하제에 대한 부작용 및 이상 반응은 거의 발생하지 않지만, 쓴맛, 설사, 인후 자극, 경미하고 일시적인 복부 경련 등이 나타난다.

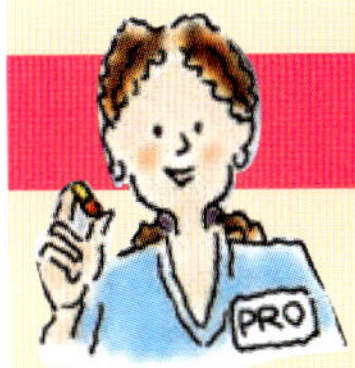
PRO

주요 약물

대변 연화 완하제: 도큐세이트

작용

- 장의 액체 내용물과 접촉하는 표면 장력을 감소시켜 추가 액체가 대변에 흡수되도록 촉진하여 더 부드러운 덩어리를 형성한다.

적응증

- 배변 중 긴장을 피해야 하는 환자를 위한 대변 연화

간호 시 주의사항

- 배변에 대한 약물의 영향을 모니터링한다.
- 부작용, 이상반응 및 약물 상호작용에 주의해서 처방한다.
- 이 약은 배변 시 힘을 주어서는 안 되는 환자(MI 또는 직장 수술에서 회복 중인 환자 포함), 딱딱한 대변을 보기 어렵게 만드는 직장 또는 항문 질환 환자, 산후 변비가 있는 환자를 위한 선택 완하제이다.
- 복부 경련이 발생하면 약물을 중단하고 처방자에게 알린다.
- Docusate는 장 연동 운동을 자극하지 않는다.

자극성 완하제 Stimulant laxatives

서론 Introduction

자극성 하제(irritant cathartics)로도 알려진 자극성 완하제는 비사코딜(bisacodyl), 카스카라 사그라다(cascara sagrada), 피마자유(caster oil), 페놀프탈레인(phenolphthalein), 센나(senna), 피코황산나트륨(sodium picosulfate)이 해당된다.

자극성 하제는 장 점막을 자극하거나 장 평활근의 신경 말단을 자극하여 연동 운동을 촉진시키고 배변활동을 유도한다. 피마자유는 소장의 연동 운동도 강화시킨다.

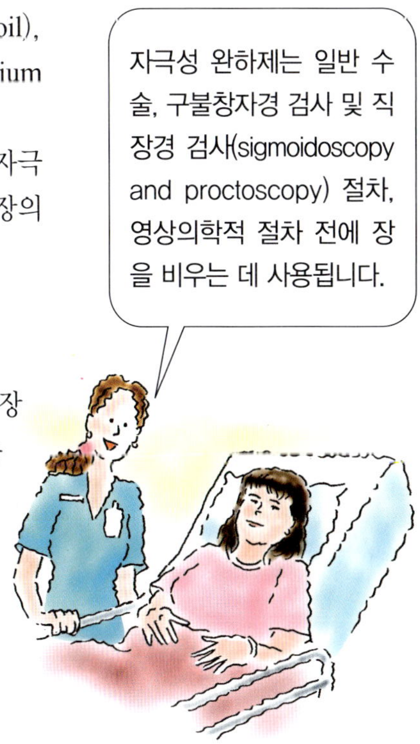
자극성 완하제는 일반 수술, 구불창자경 검사 및 직장경 검사(sigmoidoscopy and proctoscopy) 절차, 영상의학적 절차 전에 장을 비우는 데 사용됩니다.

약물의 치료 작용 Pharmacotherapeutics

자극성 완하제는 일반 내시경 수술, 구불창자 또는 직장경 시술, 위장관의 바륨 연구와 같은 방사선 시술 전에 장을 비우기 위해 선호되는 약물이다. 자극성 완하제는 수술 및 절차 전에 사용하는 것 외에도 장기 침상 안정, 결장의 신경학적 기능 장애 및 아편 유사 약물(오피오이드) 같은 약물로 인한 변비를 치료하는 데 사용된다.

세 가지 성분을 결합하여 두 가지 유형의 완하제 패키지(패킷)를 형성하는 것은 직장경 또는 대장경 검사 절차를 위해 환자를 준

비하는 데 사용되며, 패킷의 세 가지 성분에는 피코황산나트륨, 산화마그네슘 및 무수구연산을 포함하는데, 산화마그네슘과 무수구연산이 결합하여 삼투성 이뇨제인 시트르산 마그네슘을 형성하고, 피코황산나트륨은 자극성 완하제 역할을 수행한다.

자극성 완하제는 최소한으로 흡수되며 간에서 대사되고 대사산물은 소변과 대변으로 배설된다.

약물의 상호작용과 부작용 Drug interaction & side effects

자극성 완하제와 중요한 약물 상호작용은 발생하지 않지만, 장 운동성을 증가시키기 때문에 동시에 투여되는 다른 경구 약물, 특히 지속 방출 형태의 제형의 약물 흡수를 감소시킨다.

자극성 완하제에 대한 부작용 및 부작용은 메스꺼움, 복부 경련 직장 및 항문의 경미한 염증 그리고 소변의 착색(카스카라 사그라다 또는 센나 사용) 등이 나타난다.

윤활 완하제 Lubricant laxatives

서론 Introduction

미네랄 오일은 현재 임상에서 사용되는 주요 윤활 완하제이다. 미네랄 오일은 대변과 장 점막을 윤활하고 장 내강에서 물이 재흡수되는 것을 방지하므로 대변의 체액 함량 증가와 장의 연동 운동을 증가시킨다. 관장에 의한 직장 투여도 팽창을 일으키는 효과를 갖는다.

약물의 치료 작용 Pharmacotherapeutics

미네랄 오일은 변비를 치료하고 최근 MI(발살바법을 피하기 위해), 눈 수술(눈의 압력 증가를 방지하기 위해) 또는 뇌동맥류 수리(ICP 증가를 파하기 위해)와 같이 긴장이 금기되는 경우일 때 부드러운 변을 유지하는 데 사용된다.

경구 또는 관장을 통해 투여되는 미네랄 오일은 분변 매복 환자를 치료하는 데에도 사용된다.

비유화 형태의 미네랄 오일은 최소한으로 흡수되나, 유화 형태의 경우에는 약 절반 가량이 흡수된다. 오일은 장간막 림프절, 장 점막, 간, 비장에 분포되며, 간에서 대사되어 대변으로 배설된다.

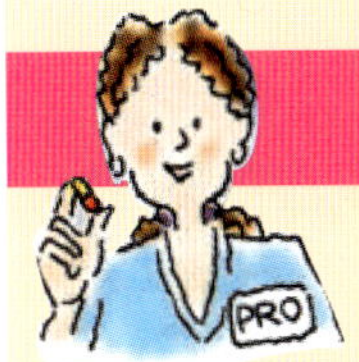

주요 약물

윤활 완하제: 미네랄 오일

작용

- 결장 벽과 대변 사이에 장벽을 만들어 대변의 수분 보유력을 높여주고, 결장에서 대변에 함유된 수분의 재흡수를 방지한다.

적응증

- 변비

간호 시 주의사항

- 배변에 대한 약물의 영향을 모니터링한다.
- 부작용 및 약물 상호작용에 주의한다.
- 공복에 약을 투여한다.
- 맛을 위장하기 위해 과일 주스나 탄산음료와 함께 약물을 투여하거나 관장을 통해 투여할 수 있다.

약물의 상호작용과 부작용 Drug interaction & side effects

약물 상호작용을 최소화하려면 다른 약물을 투여하기 최소 2시간 전에 미네랄 오일을 투여한다. 미네랄 오일은 지용성 비타민, 호르몬 피임제 및 항응고제를 포함하는 많은 경구 약물의 흡수를 방해할 수 있으며, 미네랄 오일은 비흡수성 설폰아마이드 계열의 항균 작용을 저해한다. 다른 약물을 투여하기 최소 2시간 전에 미네랄 오일을 투여하면 약물 상호작용을 최소화할 수 있다.

미네랄 오일에 대한 부작용은 메스꺼움, 구토, 설사, 복부 경련 등이 있다.

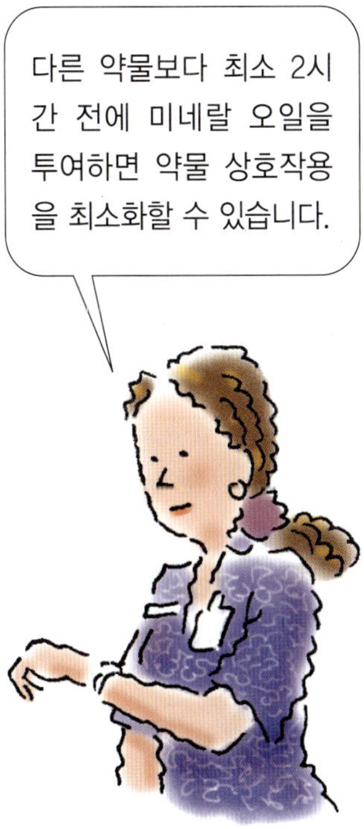

만성 변비 치료제 Drugs for chronic constipation

서론 Introduction

만성 변비는 3개월 이상 지속되는 변비로 정의되는데, 만성 변비는 변비가 있는 IBS (IBS-C) 환자와 만성 통증에 대해 장기간 아편계 진통제(오피오이드)를 복용하는 환자에서 발생한다.

염소 이온 통로 작동제(chloride channel activator)인 루비프로스톤(lubiprostone)은 18세 이상의 여성에서 만성 변비 및 IBS-C에 사용하도록 승인된 프로스타글란딘 E_1 유사체에서 파생된 두 개의 고리형 지방산이다.

구아닐레이트 시클라제-C 작동제(guanylate cyclase-C agonist)인 리나클로티드(linaclotide)는 IBS-C의 치료에 사용된다.

루비프로스톤은 소장에서 염소 이온 통로를 활성화하여 장액 분비와 운동성을 증가시키고, 리나클로티드는 장 상피에 국소적으로 작용하여 장으로 염소(chloride), 중탄산염(bicarbonate) 분비 및 나트륨 이온 흡수 억제 효과를 갖는데 이 효과로 인한 내강의 수분 증가는 배변을 개선하는 효과를 나타낸다.

약물의 치료 작용 Pharmacotherapeutics

루비프로스톤과 리나클로티드는 섬유질 및 상투성 완하제에 반응하지 않는 환자의 만성 특발성 및 아편(오피오이드) 유발 변비 및 IBS-C에 사용 승인되었으며, 만성 변비와 관련된 복통을 줄이는 데 도움이 된다. 루비프로스톤과 리나클로티드는 전신 순환계에서 최소한으로 흡수된다.

약물의 상호작용과 부작용 Drug interaction & side effects

약물 상호작용은 알려진 바 없으며, 설사가 심한 경우에는 체액 및 전해질 불균형이 초래되며, 이밖에 복통, 고창, 복부 팽만 등이 나타난다.

프로바이오틱스에 대한 용어 정리 A word about probiotics

프로바이오틱스는 주로 식품, 특히 발효유 제품에서 파생된 미생물로서 일반적으로 사용되는 미생물 중 하나는 Lactobacillus이지만 다른 미생물도 활용된다. Probiotics는 *Clostridioides difficile*, 감염성 설사 대장염, IBS 및 크론병과 같은 조건에서 유익한 박테리아로 장을 구성하는데 활용된다(Sartor, 2021).

상업적으로 제조된 프로바이오틱스를 사용할 수 있으며 그 효능은 연구 대상이다. 프로바이오틱스의 이점에는 결장에서 "원치 않는" 박테리아의 성장 억제가 포함되지만, 발효유 제품의 일부 프로바이오틱스는 면역 체계의 조절이 있거나 유당 불내증이 있는 사람들에게 문제를 일으키거나 장에서 집락화되지 않을 수 있다(Sartor, 2021).

완하제로 치료받는 환자의 간호

1. 완하제를 투여하기 전의 GI 병력을 확인하고, 특히 리나클로타이드의 경우에는 환자가 항고혈압제나 메타돈을 복용하는 경우에는 용량을 줄여야 한다.
2. 환자가 임신했는지 확인하고 치료를 시작하려면 임신 검사 결과가 음성이어야 한다.
3. 배변이 예정된 활동이나 수면을 방해하지 않도록 투약 시간을 설정하고, 현탁액을 잘 흔든 후 다량의 물과 같이 복용한다.
4. 장용 코팅 정제는 깨물거나 씹어서 복용하지 않도록 하고, 환자가 변

기나 화장실에 쉽게 접근할 수 있는지 확인한다.

5. 루비프로스톤 및 리나클로타이드는 하루의 첫 식사 최소 30분 전에 공복에 투여하며, 미네랄 오일을 경구 투여할 때도 공복에 투여하며, 윤활 완하제의 직장 투여는 장치를 이용하는 것이 좋다.
6. 완하제 효과는 보통 12~24시간 내에 발생하지만, 최대 3일까지 지연될 수 있으며, 환자에게 루비프로스톤을 복용하는 동안 임신을 예방하기 위한 피임 방법/방법을 사용하도록 교육한다.
7. 약물 상호작용을 최소화하려면 다른 약물을 투여하기 최소 2시간 전에 미네랄 오일을 투여한다.
8. 미네랄 오일은 지용성 비타민, 호르몬 피임제 및 항응고제를 포함하는 많은 경구 약물의 흡수를 방해할 수 있으며, 미네랄 오일은 비흡수성 설폰아마이드 계열의 항균 작용을 저해한다. 다른 약물을 투여하기 최소 2시간 전에 미네랄 오일을 투여하면 약물 상호작용을 최소화할 수 있다. 미네랄 오일에 대한 부작용은 메스꺼움, 구토, 설사, 복부 경련 등이 있다.

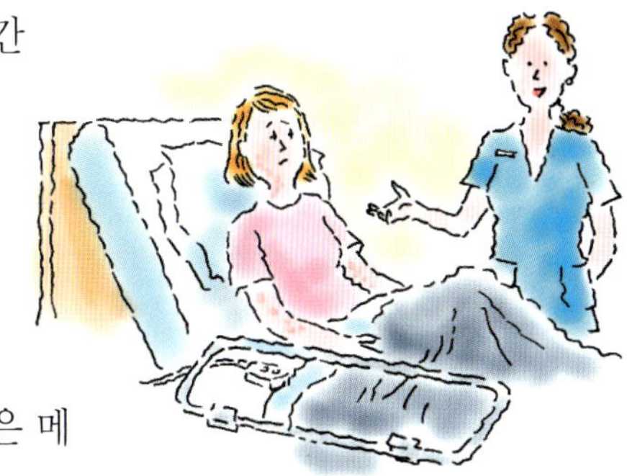
완하제 약물의 효과가 환자의 활동이나 수면을 방해하지 않도록 완하제 투여 일정을 잡으십시오.

환자 교육

완하제

완하제가 처방되면 환자, 가족 또는 간병인과 함께 다음 사항을 검토한다.

- 치료는 단기적이어야 한다. 잘못 사용하거나 장기간 사용하면 영양 불균형이 발생할 수 있다.
- 식이요법. 운동 부피 형성 완하제를 사용하는 경우 활성 상태를 유지하고 수분을 충분히 섭취한다.
- 자극성 완하제는 무해한 소변 변색을 유발할 수 있다. 수분 섭취는 정상적인 장 기능을 유지하고 변비를 예방 또는 치료하는 데 중요하다.
- 금기 사항이 없는 한 매일 최소 6~10잔(각 8 oz)의 수분을 섭취한다.
- 규칙적으로 운동하여 배변을 돕는다.
- 대변 연화제 및 부피 형성 완하제는 결과를 얻기까지 며칠이 걸릴 수 있다.
- 식단에 밀기울 및 기타 곡물 신선한 과일 및 채소와 같은 섬유질이 많은 식품을 포함시킨다.
- 일부 완하제의 빈번한 또는 장기간의 사용은 의존성을 초래할 수 있다.
- 급성복통, 메스꺼움 또는 구토가 있을 때는 완하제를 복용을 중단한다. 충수가 파열되거나 다른 심각한 합병증이 발생할 수 있다.
- 징후와 증상이 지속되거나 완하제가 효과가 없으면 처방자에게 알린다.

비만치료제 Obesity drugs

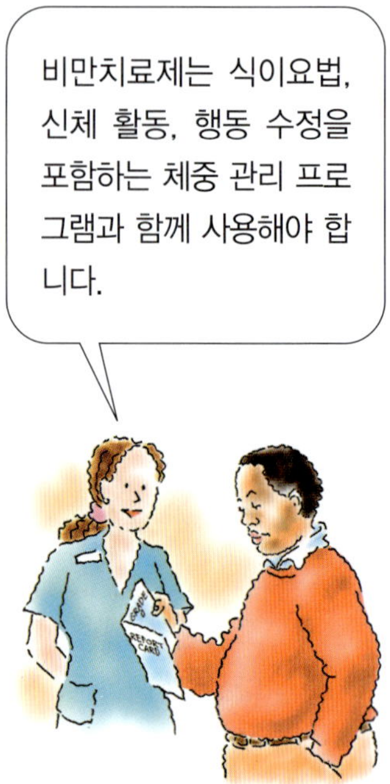
비만치료제는 식이요법, 신체 활동, 행동 수정을 포함하는 체중 관리 프로그램과 함께 사용해야 합니다.

비만치료제는 병적으로 비만하고 체중감소로 개선될 가능성이 있는 건강 문제가 있는 환자에게 도움이 되는데, 이러한 약물은 식이요법, 신체 활동 및 행동 수정을 포함하는 체중 관리 프로그램과 함께 처방된다. 미용적 체중 감량이 아닌 건강 개선을 위해서만 사용하는 것이 옳다(Perreault, 2021).

비만 약물에는 다음이 포함된다.

- 식욕억제제 또는 식욕 부진 또는 교감 신경 흥분제 제제[펜터민(pentamine), 디에틸프로피온(diethylpropione), 벤즈페타민(benzpentamine) 및 펜디메트라진(pendimetrazine)]
- 리파아제 억제제[오를리스태트(orlistat)]
- 글루카곤 유사 펩타이드 1(GLP-1) 수용체 작동제 또는 항당뇨병제[리라글루타이드(liraglutide), 세마글루타이드(semaglutide)]
- 복합제[펜터민-토피라메이트(pentamine-topiramate), 부프로피온-날트렉손(bupropione-naltrexone)]

식욕억제제 또는 식욕부진제 또는 교감신경흥분제

Appetite suppressant or anorectic or sympathomimetic agents

서론 Introduction

펜터민, 디에틸프로피온, 벤즈페타민 및 펜디메트라진은 부작용, 유해 효과, 오용 가능성 및 규제 감시의 필요성으로 인해 비만 환자의 체중 관리를 위해 12주 이하로 사용된다(Perreault, 2021).

교감신경흥분제는 뇌에서 노르에피네프린과 도파민의 양을 증가시켜 식욕을 억제하고 조기 포만감을 유발한다(Perreault, 2021).

약물의 치료 작용 Pharmacotherapeutics

식욕억제제 또는 교감신경흥분제는 주로 체중 감량으로 건강이 개선되고 사망을 예방할 수 있는 병적 비만 환자에게 사용되는데, 펜터민은 비만 환자의 체중 관리를 위한 1차 약물이다(Perreault, 2021).

펜터민은 장에서 빠르게 흡수되어 전신에 분포하고, 소변으로 배설된다.

약물의 상호작용과 부작용 Drug interaction & side effects

비만 치료 약물의 약물 상호작용은 다양한데, 심혈관 자극제와 함께 복용하는 식욕억제제는 고혈압 및 부정맥의 위험을 증가시킬 수 있으며, 중추신경 자극제와 함께 복용하는 경우 식욕억제제는 불안과 불면증을 유발할 수 있다.

비만치료제는 조합식이요법, 신체 활동, 행동 수정 등을 포함하는 체중 관리 프로그램과 함께 사용해야 한다.

세로토닌성 약물(플루옥세틴과 같은 선택적 세로토닌 재흡수 억제제, 편두통 약물인 수마트립탄, 항조증 약물인 리튬 및 진해제인 덱스트로메토르판과 같은 약물 포함)과 함께 복용하는 식욕억제제는 초조, 혼돈, 경조증, 협응 장애, 의식 소실, 메스꺼움, 빈맥 등을 유발할 수 있다.

부작용은 심박수 증가, 고혈압, 불면증, 구강 건조, 변비, 신경질 등이 있다(Perreault, 2021).

리파아제(지방분해효소) 억제제 Lipase inhibitors

서론 Introduction

오를리스태트와 같은 리파아제 억제제는 비만 환자의 체중을 관리하는데 사용된다. 오를리스태트는 위장관의 위 및 췌장 리파아제에 결합하여 지방을 분해할 수 없도록 작용하는데, 이것은 식사로 섭취한 지방의 30%가 흡수되는 것을 억제하며, 대변에는 장에서 흡수되지 못한 지방이 함께 배설된다.

약물의 치료 작용 Pharmacotherapeutics

지방분해 효소 차단제라고도 하는 리파아제 억제제는 위장관에서 지방을 분해하는 리파아제 효소를 억제하는데, 환자는 지방이나 지방과 관련된 칼로리를 흡수하지 않아 체중이 감소한다. 오를리스태트가 혈압과 혈청 지질 수치를 개선한다는 증거가 있지만 이는 약물에 비해 실제 체중 감소 때문일 수 있다(Perreault, 2021).

오를리스태트는 전신적으로 흡수되지 않으며, 작용은 위장관에서 일어나고 대변으로 함께 배설된다.

약물의 상호작용과 부작용 Drug interaction & side effects

와파린을 복용하는 환자는 비타민 K 흡수 감소로 인해 용량 조절이 필요할 수 있다.

오를리스태트와는 분비물을 동반한 헛배부름, 지방변, 변실금, 배변량 증가 등의 부작용이 발생되나 이러한 증상은 대개 몇 주 후에 정상화된다. 또한 지용성 비타민 A, D, E, K는 흡수가 일어나지 않으며, 다른 부작용으로는 급성 신장 손상이 있다.

임신 중이거나 옥살산칼슘으로 인한 신결석 병력이 있거나 만성 흡수장애가 있는 환자는 리파아제 억제제를 복용해서는 안 된다.

글루카곤 유사 펩타이드 1(GLP-1) 수용체 작동제
Glucagon-like peptide 1 (GLP-1) receptor agonists

서론 Introduction

인크레틴 유사체(incretin mimetics)에 속하는 두 가지 약물인 리라글루타이드(liraglutide)와 세마글루타이드(semaglutide)는 항당뇨병 약물로 분류된다. 즉, GLP-1 수용체를 작동시켜(agonist) 췌장에서 인슐린 방출을 증가시키고 과도한 글루카곤 방출을 감소시키는 작용을 한다.

이러한 약물은 인슐린 분비를 증가시키고 글루카곤 분비를 감소시키는 작용을 한다.

약물의 치료 작용 Pharmacotherapeutics

유라글루티드(uraglutide)와 세마글루타이드는 식이요법 및 운동요법과 함께 제2형 당뇨병 환자의 항당뇨병 약물로 사용되는데, 둘 다 비만 환자의 체중 관리 치료제로도 사용된다. 리라글루타이드는 제2형 당뇨병, 고혈압 또는 고지혈증 등의 동반 질환이 있는 환자의 만성 체중 관리에 사용된다.

리라글루타이드는 피하 주사를 통해 투여되는 반면, 세마글루타이드는 경구 또는 피하 주사를 통해 투여될 수 있다. GLP-1 수용체 작동제는 단백질 결합이 매우 강하여 소변과 대변으로 배설되는데, 이러한 약물은 위 배출을 느리게 하여 다른 약물의 흡수에 영향을 미친다(Lexicomp, 2021).

약물의 상호작용과 부작용 Drug interaction & side effects

GLP-1 수용체 작동제를 안드로겐, 혈당 강하제, MAO 억제제, 퀴놀론, 살리실산염, SSRI, 설포닐우레아 등의 약물과 함께 복용하면 혈당 강하 효과를 높일 수 있으며, 퓨로세마이드, 레보티록신과 병용하는 경우에는 약물의 효과가 증가될 수 있다.

리라글루타이드의 부작용 및 유해작용은 급성 신장 손상, 담낭 질환, 위장관 장애(설사, 메스꺼움, 구토, 소화 불량, 복통 등), 췌장염, 심박수 증가, 갑상선 수질 종양, 및 국소 주사 부위의 자극이 알려져 있다.

세마글루타이드에 대한 부작용 및 유해작용은 리라글루타이드의 부작용과 유사하며 추가로 당뇨병성 망막병증(diabetic retinopathy)이 있다(실습 준비: GLP-1 수용체 길항제 참조).

자녀 계획이 있는 경우 주의해야 할 것은 GLP-1 수용체 작동제 사용은 임신이 발생하기 최소 2개월 전에 중단해야 한다(Perreault, 2021).

블랙 박스 경고

실습 준비: GLP-1 수용체 길항제

리라글루타이드와 세마글루타이드는 갑상선 C-세포 종양을 유발할 수 있다. 환자를 모니터링하고 환자에게 쉰 목소리, 목의 종괴, 또는 삼킴곤란, 호흡곤란을 포함한 갑상선 종양 증상들이 발생하면 지체없이 보고하도록 교육한다(Lexicomp, 2021).

복합제제(조합제) Combination agents

비만 환자의 체중 관리에 사용되는 펜터민-토피라메이트와 부프로피온-날트렉손의 두 가지 복합제가 존재한다. 아편계 수용체 길항제(opioid receptor antagonist)인 날트렉손(naltrexone)은 알코올 및 약물 중독 치료에 사용되었으며, 항우울제인 부프로피온(bupropion)은 금연 및 우울증 치료에 처방되는 약물들이다. 이 약물은 뇌의 충동, 보상 및/또는 배고픔 중추에 작용하여 식욕을 줄이고 정서적 안정을 위해 음식을 소비하려는 충동을 줄이는 효과를 갖는다.

비만 치료환자의 간호관리

1. 환자에서 심혈관 질환, 당뇨병 및 수면 무호흡 등의 과체중과 관련된 요인 및 건강 위험에 내해 평가하고 교감신경흥분제 및 리파아제 억제제로 치료를 시작하기 전에 환자의 혈압과 맥박수 및 콜레스테롤, 트리글리세리드, 당화혈색소(HbAlC), 포도당 및 신장 기능과 같은 실험실 수치를 측정한다.
2. 또한 치료를 시작하기 전에 환자의 칼로리 섭취량 및 치료 전, 치료 중간, 치료 후에 환자의 체중, 허리둘레, 체질량 지수를 측정한다.

3. 환자의 체중 감량을 위한 전반적인 전략의 일환으로 운동과 건강한 식습관을 장려하고, 펜터민을 복용하는 환자에게는 단기간 사용하는 것임을 설명한다. 고혈압, 심혈관 질환 또는 약물 남용 이력이 있는 환자에게 이 약을 투여하지 않는다.
4. 오를리스태트는 비타민 A, D, E, K를 포함한 지용성 비타민의 흡수를 방해하므로 환자가 매일 오르리스타트 복용 전후 2시간 동안 종합 비타민제를 복용하도록 한다.
5. GLP-1 수용체 작동제제를 복용하는 환자에 대한 구체적인 조치가 필요한데, 환자에게 인슐린과 리라글루타이드 또는 세마글루타이드 같은 주사기에 혼합하지 않도록 교육하며 반드시 두 개의 별도 주사기를 사용하도록 한다.
6. 환자에게 투여를 놓친 경우 투여를 건너뛰고 다음 투여 시간에 처방된 요법을 다시 시작하도록 교육한다.
7. 리라글루타이드의 경우 환자에게 식사와 관계없이 약을 복용할 수 있지만 매일 같은 시간에 복용하도록 지시한다.
8. 세마글루타이드를 경구 복용하는 환자의 교육은 하루의 첫 번째 음식/음료 섭취 30~60분 전에 일반 물 한 컵(4온스) 이하와 함께 투약하도록 지시한다. 특히 세마글루타이드와 함께 복용하는 다른 약물에 대해서는 그 약물의 치료지수가 증가 또는 감소할 수 있으므로 모니터링한다(비만 치료 약물에 대한 교육 참조).

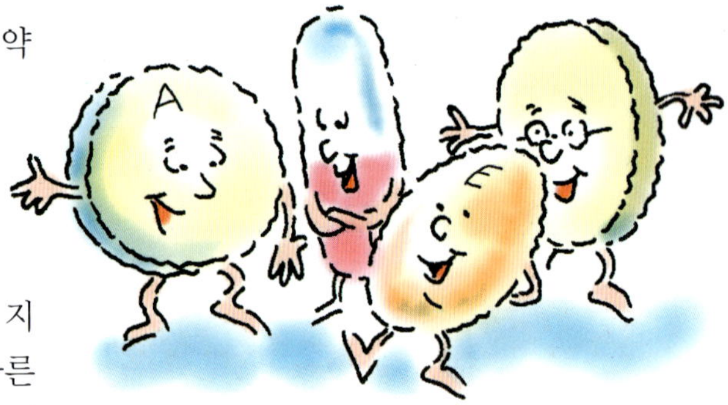
오를리스태트는 지용성 비타민의 흡수를 방해하므로 매일 오를리스태트 전후 2시간에 투여하도록 하십시오.
A

환자 교육

비만 치료 약물

비만약을 처방받는 경우 환자, 가족 또는 간병인과 함께 다음 사항을 검토한다.

- 아침에 식욕억제제를 복용하여 낮 동안 식욕을 감소시키고 약물이 밤에 수면을 방해하지 않도록 한다.
- 펜터민을 복용하는 경우 식전 30분 또는 아침에 단일 용량으로 복용하고, 카페인을 피한다.
- 약물은 시간이 지남에 따라 효과를 잃을 수 있음을 명심하고, 3개월 이상 사용은 안 된다.
- 오를리스태트를 복용하는 경우, 하루에 세 번 각 주요 식사(또는 식사 후 최대 1시간)와 함께 캡슐 1개를 복용하고, 식사를 놓치면 그 복용량을 건너뛴다. 비타민 A, D, E, K는 흡수 장애가 생기므로 매일 지용성 성분이 함유된 종합 비타민제를 오를리스태트 복용 최소 2시간 전후 먹는다.

항구토제(진토제) Antiemetic drugs

서론 Introduction

항구토제 또는 진토제는 메스꺼움, 구토를 감소시키고 멀미를 예방하는데 사용된다. 주요 항구토제는 다음과 같다.

- 항히스타민제(antihistamines)는 디멘히드린네이트(dimenhydrinate), 디펜히드라민 염산염(diphenhydramine hydrochloride), 히드록시진 염산염(hydroxyzine hydrochlorate), 히드록시진 파모에이트(hydroxy-zine pamoate), 메클리진 염산염(meclizine hydrochlorate) 및 트리메토벤즈아미드 염산염(trimetobenzamide hydrochlorate)을 포함한다.
- 페노티아진(phenothiazine) 약물은 클로르프로마진(chlorpromazine) 염산염, 퍼페나진(perphenazine), 프로클로르페라진(prochlorperazine maleate) 및 프로메타진(promethazine hydrochloride)을 포함한다.
- 온단세트론(ondansetron), 돌라세트론(dolasetron), 그라니세트론(granisetron), 팔로노세트론(palonosetron)을 포함한 세로토닌 수용체($5\text{-}HT_3$) 길항제
- 드로나비놀(dronabinol) 및 나빌론(nabilone)을 포함한 칸나비노이드(대마수용체) 작동제
- 아프레피탄트(aprepitant) 및 포사프레피탄트(fosaprepitant)를 포함한 뉴루키닌수용체 길항제
- 스코폴라민(scopolamine)을 포함한 항콜린성 약물
- 글루코코르티코이드, 덱사메타손 포함하는 스테로이드 약물들로 구성된다.

5개의 주요 수용부위가 활성화되면 구토 반사를 자극하게 되는데 이러한 수용체 부위는 무스카린성(Ml), 도파민(D2), 히스타민(H1), 세로토닌($5\text{-}HT_3$) 및 뉴로키닌 1(substance P)이다(Longstreth & Hasketh, 2021). 진토제의 역할은 수용체를 차단하거나 길항하여 구토 반사를 억제하는 작용으로 작용 부위에 따라 효과가 다를 수 있다.

항히스타민제는 H1 수용체를 차단하여 아세틸콜린이 전정핵(vestibular nuclei)의 수용체에 결합하는 것을 방지한다.

페노티아진은 화학수용기 트리거 영역(chemoreceptor trigger zone; CTZ)의 도파민성 수용체를 차단하여 항구토 효과를 나타내는데, 화학수용기 트리거 영역은 뇌의 연수 근처에 있는 영역으로 연수의 구토 중추(vomiting center)를 자극하여 구토를 유발시킨다. 이러한 약물은 구토 중추를 직접적으로 억제하는 작용도 한다.

세로토닌 수용체($5\text{-}HT_3$) 길항제는 구토를 자극하는 작용점 두 곳을 모두 봉쇄하는데 하나는 세로토닌 자극을 화학수용체 트리거 영역에서

중심적으로 구토 자극을 차단하고, 다른 하나는 말초의 미주 신경 말단에서 구토 유발 자극을 차단하는 항구토 작용을 한다.

덱사메타손과 같은 글루코코르티코이드의 작용 방식은 알려져 있지 않으나 뇌에 수용체가 많이 분포하고 있다(Longstreth & Hasketh, 2021).

칸나비노이드는 대마수용체 CB1을 차단하고 뉴로키닌 제제는 물질 P (substance P)를 차단하여 효과를 나타낸다.

약물의 치료 작용 Pharmacotherapeutics

진토제의 용도에는 기저 질환으로 인한 메스꺼움 및 구토 완화, 멀미 예방, 항암 화학 요법을 포함한 약물의 부작용이 포함되며, 기본적으로 수술 후 경험하는 메스꺼움 및 구토, 임신, 위장염, 위 출구 폐쇄 등이다. 트리메토벤자미드를 제외한 항히스타민제와 항콜린성 약물들은 내이 자극으로 인한 메스꺼움과 구토 예방에 사용되므로, 결과적으로 이러한 약물은 멀미를 예방하거나 치료제로 사용된다. 일반적으로 멀미를 유발하는 활동 전에 투여할 때가 가장 효과적이며, 메스꺼움이나 구토가 이미 시작된 경우에는 덜 효과적이다.

페노티아진과 세로토닌 5-HT_3 수용체 길항제는 다양한 원인으로 인한 심각한 오심과 구토를 조절하는데 유용하며, 수술 후 또는 바이러스성 메스꺼움 및 구토와 같이 구토가 심각하고 잠재적 위험요소로 작동할 때 처방된다.

화학요법을 받는 환자에게는 페노티아진, 세로토닌 수용체 길항제, 칸나비노이드, 뉴로키닌 수용체 길항제 및 글루코코르티코이드는 항암 화학요법 및 항암 방사선 요법으로 인한 메스꺼움 및 구토를 조절하기 위해 처방한다(기타 항구토제 참조).

대부분의 항구토제는 위장관에서 잘 흡수되고 주로 간에서 대사되어 소변으로 배설된다.

약물의 상호작용과 부작용 Drug interaction & side effects

항구토제에는 많은 중요한 상호작용이 있을 수 있다. 항히스타민제와 페노티아진계 약물은 바르비투르산염, 신경안정제, 항우울제, 알코올, 오피오이드와 같은 중추신경 억제제와 함께 복용할 때 부가적인 중추신경 억제 및 진정 작용을 일으킬 수 있다.

항히스타민제는 삼환계 항우울제, 페노티아진, 항파킨슨 약물을 포함한 항콜린제와 함께 복용할 때 변비, 구강 건조, 시력 문제, 소변 정체와 같은 부가적인 항콜린제 효과를 유발할 수 있다. 항콜린제와 함께 복용하는 페노티아진 진토제는 항콜린 효과를 증가시키고 항구토 효과를 감소시킨다.

드로페리돌(droperidol)과 페노티아진(phenothiazine) 병용투여 항구토제는 추체외로 효과(비정상적인 비자발적 운동)의 위험을 증가시킨다.

항구토제를 사용할 때 나타나는 부작용으로는 항히스타민제 항구토제는 졸음을 유발하는데, 역설적인 CNS 자극도 발생할 수 있다. 페노티아진은 근긴장이상 및 지연성 운동이상증과 같은 추체외로 증상을 일으킬 수 있으며, 심박수 증가, 기절, 현기증을 동반한 저혈압 및 기립성 저혈압은 페노티아진의 일반적인 부작용이다.

페노티아진 및 세로토닌 수용체 길항제 항구토제와 관련된 중추신경계 이상 반응에는 혼돈, 불안, 행복감, 초조, 우울증, 두통, 불면증, 안절부절, 쇠약이 동반된다.

진토제의 항콜린성 효과는 변비, 입과 목의 건조, 고통스럽거나 어려운 배뇨, 소변 정체, 발기부전, 시각 및 청각 장애를 유발할 수 있다. 뉴로키닌 수용체 길항제는 피로, 호중구 감소증, 저혈압 및 서맥을 유발할 수 있다.

글루코코르티코이드 부작용은 불면증, 기분 변화, 증가된 에너지 느낌 등이 나타나며, 칸나비노이드 부작용은 현기증, 불쾌감 및 저혈압 등이 보고되었다.

항구토제 치료환자의 간호관리

항히스타민제 및 페노티아진계 약물은 중추신경 억제제와 함께 복용할 경우 부가적인 중추신경계 억제 및 진정 작용을 일으킬 수 있으므로 주의한다. 진토제를 피하로 투여하지 말고 큰 근육 덩어리 깊숙이 IM 주사한다.

멀미 예방을 위해 처방은 여행 30~60분 전에 환자에게 약을 복용하도록 지시한다.

기타 항구토제

현재 사용 중인 다른 항구토제에 대한 설명이다.

칸나비노이드(Cannabinoid): 드로나비놀(Dronabinol)

정제된 대마 파생물인 드로나비놀은 기존 항구토제에 적절하게 반응하지 않는 환자의 암 화학요법으로 인한 메스꺼움 및 구토를 치료하는 데 사용되는 스케줄 II 약물(오용 가능성이 높다는 의미)이다. 또한 후천성 면역 결핍 증후군 환자의 식욕을 자극하는 데 사용되었다. 그러나 드로나비놀은 체내에 축적될 수 있으며 환자는 내성 또는 신체적, 심리적 의존성이 생길 수 있다. 특히 노인에 대한 부작용 및 부작용으로 인해 메스꺼움 및 구토 치료에 제한적으로 사용된다(Longstreth & Hasketh, 2021).

뉴로키닌 수용체 길항제: 아프레피탄트(Aprepitant) 및 포사프레피탄트(fosaprepitant)

아프레피탄트는 화학요법으로 유발된 메스꺼움 및 구토를 예방하는 데 사용된다. 그것은 뇌의 뉴로키닌 수용체를 차단함으로써 작동합니다. 치료 첫 3일 동안은 화학요법 1시간 전에 경두로 투여한다.

포사프레피탄트는 IV로만 투여된다. 일반적으로 글루코코르티코이드 및 세로토닌 수용체 길항제와 함께 처방된다. 그러나 글루코코르티코이드와 함께 투여할 때는 용량을 줄여야 한다(Longstreth & Hasketh 2021).

항콜린제: 스코폴라민(Scopolamine)

스코폴라민(M1 수용체 길항제)은 멀미를 예방하지만 진정 및 항콜린 작용 때문에 사용이 제한된다. 약물은 경피 패치를 통해 전달된다(Longstreth & Hasketh, 2021).

도파민 D2 길항제: 메토클로라프라미드(Metoclopra-mide)

메토클로프라미드(metoclopramide hychochloride)는 주로 당뇨병 환자의 위 마비를 포함한 위장관 운동 장애를 치료하는 데 사용된다. 또한 화학요법으로 인한 메스꺼움과 구토를 예방하는 데 사용된다.

글루코코르티코이드: 덱사메타손(Dexamethasone)

덱사메타손은 일반적으로 화학 요법으로 인한 메스꺼움 및 구토를 예방하기 위해 뉴로키닌 및 세로토닌 수용체 길항제를 포함한 다른 항구토제와 함께 처방된다(Longstreth & Hasketh, 2021).

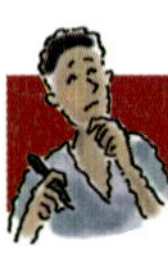

퀴즈

1. 간호사가 디멘하이드리네이트(항히스타민제) 복용 시기에 대해 환자에게 교육하고 있다. 간호사는 언제 환자에게 약을 먹도록 가르쳐야 하는지 고르시오.

   A. 식사 후
   B. 급성 구역 및 구토 단계 동안
   C. 멀미를 유발할 수 있는 활동 전
   D. 멀미를 유발할 수 있는 활동을 마친 후

정답 C. 디멘하이드리네이트와 같은 항히스타민제는 멀미를 유발할 수 있는 활동 전에 복용할 때 항구토제로서 가장 효과적입니다.

2. 간호사가 비만 치료를 받고 있는 환자를 추적하고 있다. 환자는 "약 먹기 2시간 전에 지용성 비타민을 먹어야 한다."고 말했다. 간호사는 환자가 어떤 약을 복용하고 있다고 예상하는지 고르시오.

A. 올리스타트 B. 리나클로타이드 C. 오메프라졸 D. 시메티콘

정답 A. 올리스타트는 지용성 비타민의 흡수를 방해하므로 올리스타트 전후 2시간에 복용해야 한다. Linaclotide는 변비 치료에 사용되는 약물이다. 오메프라졸은 일반적으로 위산 역류에 처방되며 시메티콘은 헛배부름과 팽창을 치료하는 데 사용된다.

3. 처방된 경우 간호사가 디아제팜, 페니토인 및 와파린의 치료 수준을 모니터링하는 약물 또는 약물 유형은 무엇인지 고르시오.

A. 제산제
B. 양성자 펌프 억제제
C. 수크랄페이트
D. 시메치콘

정답 B. 양성자 펌프 억제제는 반감기를 늘리고 디아제팜, 페니토인 및 와파린의 혈장 농도를 높일 수 있다.

4. 환자가 의료 수술실에 입원하고 결장경 검사가 예정되어 있다. 간호사는 장 정결을 위해 환자에게 어떤 약을 투여할 것으로 예상하는지 고르시오.

A. 글루코코르티코이드
B. 자극성 완하제
C. 양성자 펌프 억제제
D. 선택적 5-HT 수용체 길항제

정답 B. 자극성 완하제는 하부 위장관과 관련된 시술 전에 장을 비울 때 선호된다.

5. 간호사가 췌장암 환자를 돌보고 있다. 간호사는 어떤 약을 투여할 것으로 예상하는지 고르시오.

A. 락툴로스
B. 췌장리파제
C. 스코폴라민
D. 메틸셀룰로오스

정답 B. 췌장암 환자와 같이 췌장 효소 수치가 부족한 환자에게 췌장리파제와 같은 췌장 효소를 투여한다.

12장

비뇨생식기계 약물

Genitourinary drugs

약물과 비뇨생식기계 Drugs and the genitourinary system

비뇨생식기계(GU system)는 생식관련 장기들인 성기(sex organs) 및 소변을 배설하는 비뇨기계(urinary system)인 신장(kidney), 수뇨관(ureters), 방광(bladder), 요도(urethra)로 구성되며, 신장의 기능이 매우 중요하다. 다재 다능한 장기인 신장은 혈액을 여과해서 혈액의 양과 화학적 구성을 조절하고, 걸러진 노폐물과 과도한 이온을 소변 형태로 처리해서 배설한다. 체액과 전해질 및 산-염기 균형 유지하고, 호르몬 및 효소의 생성 및 조절을 수행하는데 비타민을 활동적인 형태로 전환하거나, 레닌을 분비하여 혈압과 체액의 체적 조절을 수행한다.

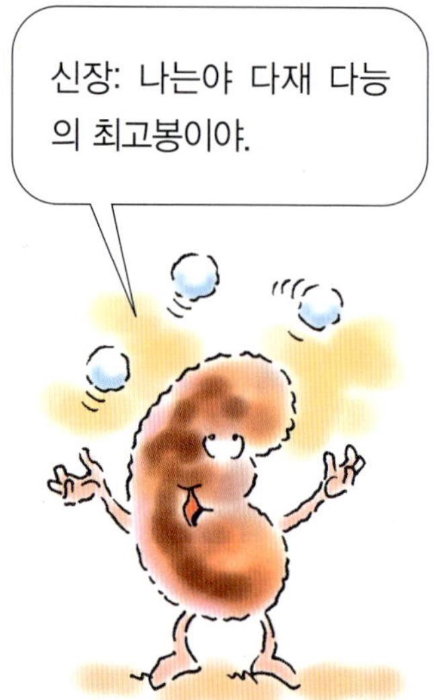

비뇨생식기계의 장애를 치료하는 데 사용되는 약물의 주요 유형은 이뇨제(diuretics), 요로 항경련제(urinary tract antispasmodics), 양성 전립선 비대증(benign prostatic hyperplasia, BPH) 치료제, 발기부전(erectile dysfun-ction) 치료제, 호르몬 피임제(hormonal contraceptives)가 해당된다.

이뇨제 Diuretics

이뇨제는 신장에서 물과 전해질의 배설을 유도하며, 신장 질환, 부종, 고혈압 및 심부전 치료에 일차적인 선택 약물이다.

티아지드 및 티아지드 유사 이뇨제

Thiazide and thiazidelike diuretics

서론 Introduction

설폰아마이드(sulfonamide)에서 추출한 티아지드 및 티아지드 유사 이뇨제는 부종을 치료하고 신결석(renal calculi)의 발생 및 재발을 예방하는 데 사용되며, 고혈압 및 심부전과 같은 심혈관계 장애에도 사용되는데, 티아지드 이뇨제로는 클로로티아지드(chlorothiazide), 하이드로클로로티아지드(hydrochlorothiazide) 및 티아지드 유사 이뇨제에는 인다파미드(indapamide), 클로르탈리돈(chlorothalidone), 메톨라존(metolazone)이 해당된다.

티아지드 및 티아지드 유사 이뇨제는 신장에서 나트륨의 재흡수를 방지하여 수분 배설을 촉진시키는데, 신장이 과도한 나트륨을 배설함에 따라 물도 함께 배설된다. 또한 전해질 불균형을 초래할 수 있는 염화물(chloride), 포타슘(potassium) 및 중탄산염(bicarbonate)의 배설을 증가시키며, 세동맥 혈관 확장(arteriolar vasodilation)을 유발하여 혈압을 낮추는 효과가 있다.

처음에는 이뇨제가 순환 혈액량을 감소시켜 심박출량(cardiac output)을 감소시키는데, 나중에는 심박출량은 안정되지만 혈액내 수분함량이 감수하므로 혈액의 볼륨을 줄이는 역할을 한다.

약물의 치료 작용 Pharmacotherapeutics

티아지드 이뇨제는 고혈압 환자의 장기 치료에 사용되며, 신장 또는 간 질환으로 인한 부종과 경증 또는 중등도의 심부전을 치료하는 데 가장 일반적으로 처방된다. 티아지드 이뇨제는 소변 내 칼슘 수치를 감소시키는 효과로 신장 결석의 발생 및 재발을 예방하기 위해 단독으로 또는 다른 약물과 함께 사용할 수 있다.

요붕증(diabetes insipidus) – 항이뇨 호르몬 분비 감소로 인한 과도한 소변 생성 및 과도한 갈증을 특징으로 하는 장애 – 환자에서 티아지드 이뇨제는 나트륨 고갈 및 혈장량 감소를 통해 역설적으로 소변량을 감소시키는 효과를 갖는다.

티아지드 이뇨제는 경구 투여 후 위장관에서 빠르게 흡수되지만 불완전하게 흡수되며, 임산부에서는 태반을 통과하며, 산모에서는 모유로 분비되는 특징이 있다. 이들 약물은 대사되는 정도는 다르지만 주로 소변으로 배설된다(티아지드 이뇨제: 히드로클로로티아지드 참조). 티아지드 유사 이뇨제는 위장관에서 흡수되고, 소변으로 배설된다.

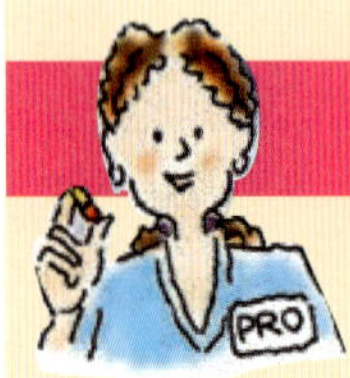

주요 약물

티아지드 이뇨제: 히드로클로로티아지드

작용기전

- 체내 수분을 제거

적응증

- 부종
- 고혈압

간호 시 주의사항

- 유해효과인 저칼륨혈증(hypokalemia) 모니터링 필요(증상에는 다리 경련 및 근육통)
- 체중과 혈압을 자주 모니터링한다.
- 넘어지거나 부상을 입을 수 있는 기립성 저혈압(orthostatic hypotension) 변화를 평가

약물의 상호작용과 부작용 Drug interaction & side effects

티아지드 및 티아지드 유사 이뇨제와 관련된 약물 상호작용은 체액량, 혈압 및 혈청 전해질 수치를 변화시킨다.

- 티아지드 이뇨제는 조증치료제인 리튬의 배설을 감소시켜 리튬 독성을 유발할 수 있다.
- 시클로옥시게나제-2(COX-2) 억제제를 포함한 비스테로이드성 항염증제(NSAID)는 티아지드 이뇨제의 항고혈압 효과를 감소시킬 수 있다.
- 티아지드 이뇨제는 다른 포타슘(칼륨) 고갈 약물 및 디곡신과 함께 사용하면 부가 효과가 발생하여 디곡신 독성 위험이 증가할 수 있다.
- 티아지드 이뇨제는 골격근 이완제에 대한 반응을 증가시킬 수 있다.
- 티아지드 이뇨제는 혈당 수치가 높아질 수 있으므로 고용량의 인슐린이나 경구용 당뇨병 치료제가 필요하다.
- 티아지드 이뇨제는 항고혈압제와 함께 사용할 경우 부가적인 저혈압을 유발할 수 있다.
- 티아지드 및 티아지드 유사 이뇨제의 가장 흔한 부작용은 혈액량(blood volume) 감소, 기립성 저혈압(orthostatic hypotension), 저칼륨혈증(hyp-okalemia), 고혈당증(hyperglycemia), 및 저나트륨혈증(hyponatremia)인데, 조기에 발견해서 교정하지 않으면 환자에게 해로울 수 있다.

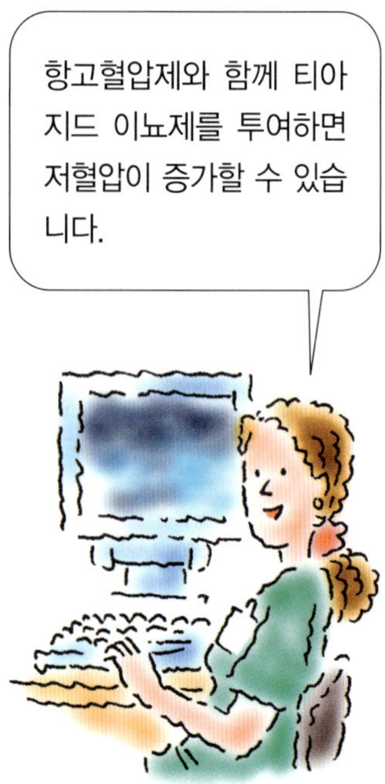
항고혈압제와 함께 티아지드 이뇨제를 투여하면 저혈압이 증가할 수 있습니다.

주요 약물

티아지드 유사 이뇨제: 인다파미드(Indapamide)

작용기전

- 신장 원위 세뇨관 수준의 이뇨 효과

적응증

- 경증에서 중등도의 고혈압
- 심부전에 따른 부종

간호 시 주의사항

- 야간 빈뇨를 예방하기 위해 아침에 투여한다.
- 포타슘(칼륨) 손실을 방지하기 위해 칼륨 보존 이뇨제와 함께 사용할 수 있다.

환자 교육

이뇨제

이뇨제 치료를 위해 환자 및 가족과 함께 검토해야 할 특정 사항:

- 야간 빈뇨를 예방하기 위해 매일 같은 시간에 약물을 복용한다.
- 위장 자극을 경험하는 경우 음식과 함께 약을 복용할 수 있다.
- 처방전 없이 살 수 있는 약과 약초 요법을 포함하여 다른 약을 복용하기 전에 의료 서비스 제공자와 상담한다.
- 매일 아침 배뇨 후와 아침 식사 전에 같은 종류의 옷을 입고 같은 저울을 사용하여 체중을 기록한다.
- 가슴, 등 또는 다리 통증 보고, 호흡 곤란, 증가된 체액 축적 또는 매일 체중 증가(2 lb[0.9 kg] 이상); 또는 과도한 수분 손실(매일 2파운드 이상의 체중 감소)은 즉시 간호사에게 알린다.
- 광감수성 반응은 처음 태양에 노출된 후 10~14일 후에 발생할 수 있다.
- 나트륨이 많은 음식(점심 고기, 훈제 고기, 가공 치즈 등)을 피한다.
- 환자가 칼륨 고갈 또는 칼륨 보존 이뇨제를 복용하고 있는지 의료 서비스 제공자에게 명확히 알리고, 칼륨을 고갈시키는 이뇨제를 복용하고 있다면 식단에 칼륨이 풍부한 음식(바나나 오렌지, 감자 등)을 포함시킨다. 칼륨 보존 이뇨제를 복용하는 경우 칼륨이 풍부한 음식을 추가로 섭취할 필요가 없다.
- 뜨거운 음료, 과도한 발한, 뜨거운 욕조나 사우나 사용을 피한다.
- 루프 이뇨제를 복용하는 경우 청력 손실이 있으면 의료 서비스 제공자에게 즉시 보고하는데, 이러한 약물은 일시적인 난청을 유발할 수 있다. [영구적 난청은 신장 기능이 손상된 환자에게 제공되는 고용량 IV 퓨로세마아드 또는 저용량 퓨로세마이드 투여와 관련이 있다(Brater& Ellison 2021)]

루프 이뇨제 Loop diuretics

서론 Introduction

루프 이뇨제는 매우 강력한 수분 배출 이뇨제로서 부메타니드(bumeta-nide), 에타크리닉산(ethacrynic acid), 푸로세미드(furosemide) 및 토르세미드(torsemide)가 해당한다.

루프 이뇨제는 이용 가능한 가장 강력한 이뇨제로서 가장 많은 양의 이뇨(소변 생성) 작용을 수행하며, 이런 특성으로 심각한 부작용을 일으킬 가능성이 높다(약물복용 주의사항을 참조).

루프 이뇨제의 명칭은 나트륨(sodium), 염화물(chloride) 및 물(water)의 배설을 증가시키기 위해 헨레고리 상승부(thick ascending loop of Henle) – 소변 농축을 담당하는 네프론 – 에 주로 작용하기 때문이며, 이외에도 근위 세뇨관(proximal tubule)에서 나트륨, 염화물 및 수분의 재흡수를 억제하며, 프로스타글란딘을 활성화하여 신장, 폐 및 신체의 혈관을 확장시키는 효과를 갖는다.

약물의 치료 작용 Pharmacotherapeutics

루프 이뇨제는 신장 질환[신증후군(nephrotic syndrome) 포함], 간경변(hepatic cirrhosis) 및 심부전(heart failure)과 관련된 부종을 치료하며, 칼륨 보충제를 사용하는 저칼륨혈증 환자에서 칼륨 보존(potassium-sparing) 이뇨제와 병용하며 고혈압을 치료하는 데 사용된다(Huxel et al,, 2021). (루프 이뇨제: 퓨로세미드 참조)

루프 이뇨제는 위장관에서 잘 흡수되고 빠르게 분포되며, 혈액 내 단백질 결합이 높다. 이들은 대사과정 없이 배설되는 퓨로세마이드를 제외하고 대부분 간에서 대사되어 신장으로 배설된다.

약물복용 주의사항

설폰아마이드 항생제 사용에 의한 알러지 반응을 보인 환자에서 루프이뇨제는 내성을 갖는다는 보고가 있다(Montanaro, 2020). 그러나 알러지를 유발시킨 설하제와 알러지 종류를 특정하는 것이 중요하며, 이뇨제가 여기에 해당되는지를 먼저 확인하도록 한다.

주요 약물

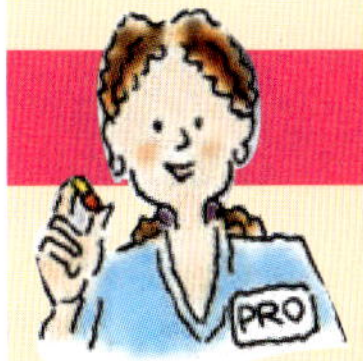

루프 이뇨제: 퓨로세미드

작용기전

- 근위 및 원위 세뇨관과 Henle 고리에서 나트륨 및 염화물 재흡수를 억제하여 나트륨, 염화물 및 물의 신장 배설을 증가시킨다.
- 칼륨 배설을 증가시킨다(티아지드 이뇨제와 유사).

적응증

- 심부전, 간부전 또는 신부전과 관련된 부종
- 고혈압[티아지드 이뇨제가 루프 이뇨제보다 1차 치료로 선호됨 (Whelton et al., 2017)]

간호 시 주의사항

- 췌장염, 혈액 장애, 전해질 불균형(특히 저칼륨혈증, 다리 경련 및 근육통을 포함하는 징후)과 같은 심각한 부작용이 있는지 모니터링한다.
- 체중과 혈압을 자주 확인한다.

약물의 상호작용과 부작용 Drug interaction & side effects

루프 이뇨제는 다음과 같은 다양한 약물 상호작용을 일으킨다.

- 아미노글리코시드(aminoglycoside) 또는 백금(platinum) 기반 항암제를 루프 이뇨제와 함께(특히 고용량의 푸로세미드와 함께) 복용하면 이독성(ototoxicity; 청각 기관 손상)의 위험이 증가.
- 경구용 항당뇨제의 저혈당 효과를 감소시키고, 고혈당증을 유발.
- 리튬의 혈청 농도를 방해하는 것으로 보고되어 리튬 요법과 함께 루프 이뇨제를 사용하는 경우 모니터링 필요.
- 심장 작용 강심배당체(cardiac glycoside)와 루프 이뇨제를 함께 복용하면 부정맥을 유발할 수 있는 전해질 불균형의 위험이 증가.
- 디곡신(digoxin)과 함께 사용하면 부가적인 독성이 유발되어 디곡신 독성 및 부정맥의 위험이 증가할 수 있다(Huxel et al., 2021).

가장 흔한 부작용은 현기증, 두통, 위장 장애, 탈수, 고나트륨혈증, 저칼륨혈증으로 알려졌다.

블랙 박스 경고

실습 준비: Bumetanide 및 furosemide

뷰메타니드나 퓨로세미드를 투여하기 전에 간호사는 이들 약물에 극심한 이뇨와 그에 따른 체액 및 전해질 고갈 가능성에 대한 블랙 박스 경고가 있음을 인식해야 한다. 아래 상자에 포함된 증상은 저혈량증, 저칼륨혈증 및/또는 저나트륨혈증을 나타낼 수 있으며 의료 서비스 제공자에게 즉시 보고해야 한다.

저혈량증	저칼륨혈증	저나트륨혈증
신경: 두통, 피로, 현기증, 갈증 증가 근골격계: 약점 심혈관계: 차갑다, 축축하다 비뇨생식기: 낮은 소변량	근골격계: 약점, 근육 경련 소화기: 변비 심혈관: 부정맥	신경계: 두통, 혼돈, 기력 상실, 졸음/피로, 안절부절/과민성, 혼수상태 근골격계: 근육 약점, 경련 또는 경련, 발작 소화기: 메스꺼움/구토

칼륨-보존 이뇨제 Potassium-sparing diuretics

서론 Introduction

칼륨-보존 이뇨제는 다른 이뇨제에 비해 이뇨 및 항고혈압 효과가 약하지만, 칼륨을 보존할 수 있는 장점이 있다. 이러한 약물에는 아밀로라이드(amiloride), 에플러레논(eplerenone), 스피로노락톤(spironolactone) 및 트리암테렌(triamterene) 등이 있다.

신장의 집합관(collecting duct)과 원위 세뇨관(distal tubule)에 대한 칼륨-보존 이뇨제의 작용은 나트륨, 물, 중탄산염 및 칼슘의 소변으로 배설을 촉진한다. 또한 칼륨 및 수소 이온의 배설을 감소시키기 때문에 이러한 효과는 혈압을 낮추고 혈장 속 포타슘(칼륨) 수치를 증가시키는 효과를 갖는다.

알도스테론(aldosterone)과 구조적으로 유사한 스피로노락톤은 알도스테론 길항제 역할을 하는데, 알도스테론은 나트륨과 물의 보유와 칼륨의 손실을 촉진하는 반면, 스피로노락톤은 수용체 자리를 놓고 알도스테론과 경쟁함으로써 이러한 효과를 상쇄하고 반대의 효과를 수행하므로 결과적으로 나트륨, 염화물 및 물은 배설되고 칼륨 수준은 유지시킨다.

약물의 치료 작용 Pharmacotherapeutics

칼륨-보존 이뇨제는 부종, 간경변으로 인한 복수, 심부전, 고혈압, 원발성 고알도스테론증 등의 치료에 사용된다.

칼륨-보존 이뇨제는 경구로만 투여되며, 위장관에서 흡수되고, 간에서 대사되어 주로 소변으로 배설된다.

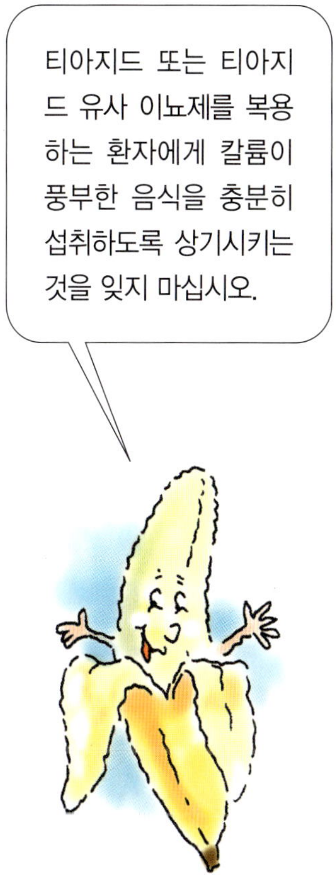
티아지드 또는 티아지드 유사 이뇨제를 복용하는 환자에게 칼륨이 풍부한 음식을 충분히 섭취하도록 상기시키는 것을 잊지 마십시오.

약물의 상호작용과 부작용 Drug interaction & side effects

- 칼륨 보조제 또는 안지오텐신 전환 효소 억제제와 함께 칼륨-보존 이뇨제를 투여하면 고칼륨혈증의 위험이 증가한다.
- 스피로노락톤과 디곡신의 병용은 디곡신 독성의 위험을 증가시킨다.
- 리튬과 함께 투여하면 리튬 독성이 발생할 수 있다.
- NSAID는 칼륨 보존 이뇨제의 작용을 감소시킨다.
- 칼륨-보존 이뇨제 효과는 특히 칼륨 보충제나 고칼륨 식단을 제공하는 경우 고칼륨혈증을 유발할 수 있으며, 스피로노락톤은 여성형 유방이나 발기부전을 초래할 수 있다. 또한 여성의 경우 불규칙한 생리기간이나 폐경 후 출혈을 유발할 수 있다.
- 환자에게 의사의 승인이 있는 경우를 제외하고 소금 대체물과 칼륨이 풍부한 음식을 피하도록 하고, 영양사와 상담하는 것이 좋다. 즉, 그 바나나를 버려!
- 칼륨-보존 이뇨제는 현기증을 유발할 수 있으므로, 두통 또는 시력 장애가 있는 경우, 이뇨제에 대한 반응을 알 때까지 운전이나 정신적 각성 또는 신체적 민첩성을 요구하는 활동을 피하도록 환자에게 조언한다.

삼투성 이뇨제 Osmotic diuretics

서론 Introduction

만니톨(mannitol)과 같은 삼투성 이뇨제는 삼투작용(osmosis)을 통해 이뇨 작용을 일으키는데, 체액을 세포 외 공간으로 이동시키는 역할을 한다. 삼투성 이뇨제는 신장의 사구체에서 자유롭게 여과되고, 주로 소변으로 배설된다(만니톨은 조금 다름).

삼투성 이뇨제는 나트륨과 물의 재흡수를 억제하는 사구체 여과액의 삼투압을 증가시키기 때문에 이름이 붙여졌는데, 사구체 여과액과 혈액에서 삼투 농도 구배를 만든다. 사구체 여과액에서 농도 차이(구배)는 나트륨과 물의 재흡수를 방지하는 역할을 하고, 혈액에서 농도 구배는 체액이 세포 내 공간에서 혈관 내 공간으로 끌어당겨지도록 하는 효과를 갖는다.

약물의 치료 작용 Pharmacotherapeutics

삼투성 이뇨제는 급성 신부전 및 뇌부종을 치료하고 두개내압(ICP, intracranial pressure) 및 안내압(IOP, intraocular pressure)을 감소시키는 데 사용된다. 만니톨은 급성신부전에서 이뇨 작용을 촉진하고 독성물질의 소변 배설을 촉진하는 데 유용하다.

약물의 상호작용과 부작용 Drug interaction & side effects

만니톨과 관련된 중요한 약물 상호작용은 알려진 게 없다.

삼투성 이뇨제는 발작, 혈전정맥염(thrombophlebitis) 및 폐울혈(pulm-onary congestion)을 유발한다고 알려졌으며, 두통, 흉통, 빈맥, 시야 흐림, 오한 및 발열 등의 유해 효과가 있다.

만니톨은 이뇨 후 8~12시간 후에 반사적으로 증가된 두개내압(ICP)을 유발할 수 있으며, 비염, 갈증, 소변 정체를 유발할 수 있다. 또한 삼투성 이뇨제는 경미한 자극이나 심지어 괴사를 유발할 수 있으므로 조직 내 침윤(infiltration)을 피하는 조치가 필요하다.

이뇨제 치료환자의 간호관리

1. 치료를 시작하기 전에 기준선 전체 혈구 수(CBC; 백혈구 WBC 수 포함)를 관찰하고, 혈청 전해질, 이산화탄소, 마그네슘, 혈액 요소 질소(BUN) 및 크레아티닌 수치, 간 기능 검사를 수행한다.
2. 걸을 수 있는 환자의 다리와 침상 안정 환자의 천골 부위에 특히 주의하여 부종과 복수 발생을 관찰한다.
3. 간 기능 장애가 있는 환자의 경우 복용량을 줄이고 신장애 또는 핍뇨 환자의 경우 복용량을 늘릴 수 있음을 기억한다.
4. 아침에 투약하여 취침 전에 주요 이뇨가 일어나도록 투약 설정하며, 야간 취침시간 동안 빈뇨 예방을 위해 오후 6시 이후에는 투여하지 않는다.
5. 대부분의 IV 용량은 저혈압을 예방하기 위해 수 분에 걸쳐 천천히 투여하도록 하며, 만니톨은 3분에서 몇 시간에 걸쳐 투여하도록 한다. 이뇨제 효과로 체위성 저혈압이 발생할 수 있어 천천히 일어나도록 환자에게 교육한다.
6. 칼륨을 배설하는 이뇨제를 복용하는 환자의 경우에는 고칼륨 식이 및/또는 보충제의 필요성이 있으므로 의사 또는 영양사와 상의한다.

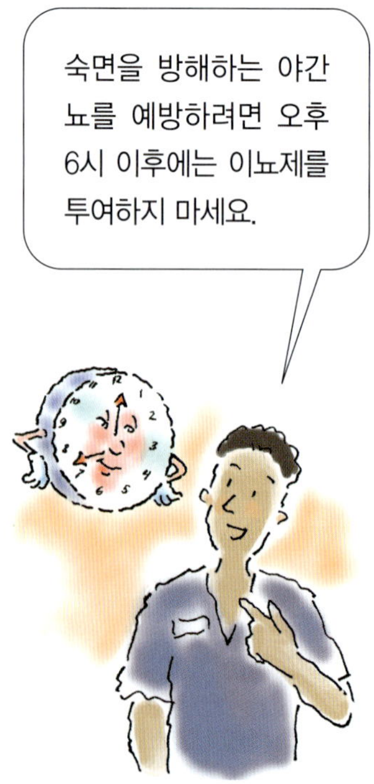
숙면을 방해하는 야간
뇨를 예방하려면 오후
6시 이후에는 이뇨제를
투여하지 마세요.

7. 광과민성 반응을 예방하기 위해 자외선 차단제를 사용하고 보호복을 착용하는 방법을 환자에게 교육한다.
8. 환자가 당뇨병이 있거나 당뇨병(DM) 위험이 있는 경우 이뇨제가 고혈당증을 유발할 수 있으므로 혈당 수치 및 혈청 크레아티닌 및 혈액 요소 질소(BUN) 수치와 혈액 요산 수치를 모니터링한다.
9. 환자에서 나트륨 및 칼륨 수치의 변화를 모니터링하고, 고칼륨혈증의 징후로는 혼돈, 과흥분, 근육 약화, 이완성 마비, 부정맥, 복부 팽만, 설사 등이 나타나는 것을 확인한다.
10. 디곡신과 루프 이뇨제를 동시에 투여하는 경우 혈청 디곡신 수치를, 삼투성 이뇨제를 복용하는 환자의 두개내압의 증가 및 순환계의 과부하를 모니터링한다.
11. 탈수로 이어질 수 있는 과도한 이뇨의 증거를 확인하는데, 증상으로는 저혈압, 빈맥, 피부 팽만감, 과도한 갈증, 건조하거나 갈라진 점막 등을 관찰한다.

약물복용 주의사항

이뇨제는 대부분 임산부에서 연구되지 않았다. 사용하기 전에 태아에 대한 위험과 환자에 대한 이점을 모두 고려해야 한다. 모유 내 이뇨제의 존재는 연구되지 않았다. 따라서 모유 수유와 함께 사용하는 것은 금기이다. 이뇨제는 또한 수유를 감소시키는 것으로 알려져 있으며 모유 수유 영아의 영양에 추가로 영향을 미칠 수 있다.

출처: Lippincott Williams & Wilkins. (2020). *Nursing2021 drug handbook* (*nursing drug handbook*) (41st ed.). LWW.

요로 진경제 Urinary tract antispasmodics

서론 Introduction

요로 진경제는 요로 근육 경련을 줄이는 데 도움을 주어 소변의 배설에 도움을 주는데, 다리페나신(darifenacin), 페소테로딘(fesoterodine), 미라베그론(mirabegron), 옥시부티닌(oxybutynin), 솔리페나신(solifenacin), 톨테로딘(tolterodine) 및 트로스피움(trospium)이 해당한다.

요로 진경제는 배뇨근과 요로 근육을 이완시키는 부교감신경 활동을 억제하여 평활근 경련을 완화하므로 대부분의 약물의 작용 특성은 항콜린성 효과이다. 다만 미라베그론은 작용기전이 다르다.

약물의 치료 작용 Pharmacotherapeutics

요로 항경련제는 빈뇨, 절박뇨 또는 요실금 증상이 있는 과민성 방광 환자에게 사용되며, 미라베그론, 트로스피움은 절박성 요실금 증상이 있는 과민성 방광 환자에게도 효과가 있다. 옥시부티닌은 비억제성 또는 반사성 신경성 방광(neurogenic bladder)에 진경제로 작용한다(옥시부티닌의 작용 원리 참조).

요로 진경제(항경련제)는 대부분 경구로 투여되며 빠르게 흡수되나, 트로스피움은 잘 흡수되지 않는다. 이 약물들은 간에서 대사되고 소변으로 배설되는데, 임산부의 경우 요로 진경제는 태반을 통과하며, 수유부의 경우 모유로 분비되어 태아 및 모유 수유 영아에게 전달된다.

약물의 상호작용과 부작용 Drug interaction & side effects

요로 진경제는 다른 약물들과 약물 상호작용이 거의 없으나, 작용기전으로 인해 항콜린성 약물들과 함께 사용하면 구강 건조, 변비 및 기타 항콜린성 효과가 증가할 수 있다. 요로 진경제는 항정신병 약물인 페노티아진(클로르프로마진 및 프로클로르페라진)과 할로페리돌의 효과를 감소시킬 수 있다.

트로스피움은 신장을 통해 배설되는 약물 가운데 디곡신, 메트포르민 및 반코마이신의 제거를 저해하기 때문에 이러한 약물의 혈중 농도를 증가시킬 수 있다.

요로 항경련제에 대한 가능한 부작용은 다음과 같다.

- 시야 흐림
- 두통
- 졸음
- 소변 정체
- 구강 건조
- 소화불량
- 변비
- 메스꺼움
- 구토
- 체중 증가
- 통증
- 급성 및 속발성 폐쇄각 녹내장

요로 진경제 치료환자의 간호관리

트로스피움은 식전 최소 1시간 전 또는 공복에 복용하며, 환자의 메스꺼움을 예방하는 데 도움이 되도록 적은 양의 식사를 자주 하도록 권장한다. 요실금이 발생하는 여부를 확인하고, 진경제를 복용할 때에는 수분 섭취를 늘리도록 한다.

약물 작용

옥시부티닌의 작용 원리

체내에서 부교감신경 자극으로 아세틸콜린이 분비되면 방광의 평활근 표면에 있는 수용체에 결합하여 평활근의 수축이 일어난다. 옥시부티닌은 아세틸콜린의 유리를 차단하여 이러한 비자발적 수축을 억제하는 작용기전으로 하는 항콜린성 효과는 과민성 방광 치료에 유용하다.

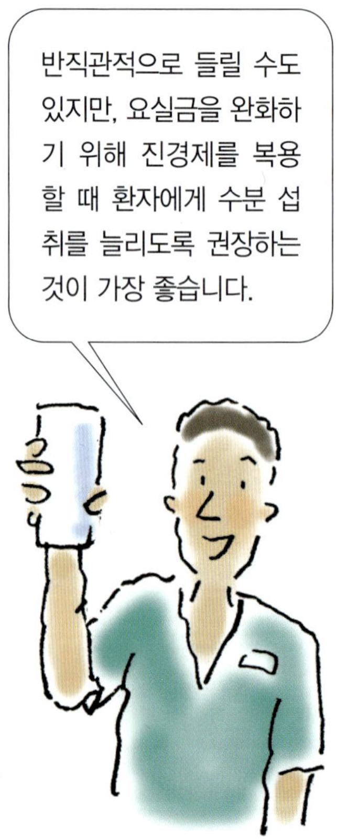
반직관적으로 들릴 수도 있지만, 요실금을 완화하기 위해 진경제를 복용할 때 환자에게 수분 섭취를 늘리도록 권장하는 것이 가장 좋습니다.

환자 교육

요로 진경제

- 이 약은 발한 능력을 감소시킬 수 있다. 과열을 유발할 수 있는 활동에 참여하지 않는다.
- 약을 통째로 먹는다. 정제를 입거나 부수거나 자르지 않는다.
- 이러한 증상이 나타날 경우 입안 건조를 완화하기 위해 딱딱한 사탕이나 얼음 조각을 녹여 먹는다.
- 변비를 예방하기 위해 충분한 수분을 섭취한다.
- 소변을 볼 수 없거나 열이 나거나 심한 변비가 생기거나 시야가 흐려지는 경우 의료 서비스 제공자에게 알린다.
- 보건의료서비스 제공자가 권장하는 주기적인 방광 측정을 통해 후속 조치를 취한다.

양성 전립선 비대증 치료제
Benign prostatic hyperplasia therapy drugs

양성 전립선 비대증(BPH)을 치료하는 데 사용되는 약물은 알파 차단제(adrenergic α-blockers)와 5α-환원 효소 억제제(5α-reductase inhibitors) 계열로 구분되며, 두 약물 그룹 모두 소변 흐름을 개선한다.

알파 차단제와 5α-환원 효소 억제제
Alpha-blockers and 5α-reductase inhibitors

서론 Introduction

알파 차단제의 주요 용도는 고혈압 치료제이나, 최종적으로 근육을 이완시키는 효과가 있어 소변의 흐름을 원활하게 한다. 5α-환원 효소 억제제는 디하이드로테스토스테론(DHT)의 생성을 억제하는 기전으로 인해 전립선 비대(성장)를 억제하는 기능을 갖고 있다.

양성 전립선 비대증(BPH) 치료에 사용되는 알파 차단제는 알퓨조신(alfuzosin), 독사조신(doxazosin), 탐슐로신(tamsulosin), 테라조신(terazo-sin)이며, 5α-환원 효소 억제제는 듀타스테리드(dutasteride), 피나스테리드(finasteride)가 있다.

알파 차단제는 전립선과 방광경부의 평활근 긴장도를 감소시켜 소변의 흐름을 촉진시키며, 5α-환원 효소 억제제 계열의 약물은 테스토스테론이 전립선 성장을 유발하는 호르몬인 디하이드로테스토스테론(DHT)

으로 전환되는 것을 억제하므로 전립선의 크기 증가를 줄이면서 요도 수축을 줄이는 효과로 소변의 흐름을 원활하게 한다.

약물의 치료 작용 Pharmacotherapeutics

알퓨로신, 독사로신, 듀타스테리드, 피나스테리드 및 탐슐로신은 모두 양성 전립선 비대증 치료에 사용된다. 독사로신과 테라로신은 고혈압 치료에도 사용되며, 탐슐로신은 요관 결석에 부가적인 치료제로 사용될 수 있으며, 듀타스테리드는 남성형 대머리 치료에 사용될 수 있다.

양성 전립선 비대증 치료 약물은 경구로 투여하며 빠르게 흡수되며, 간에서 광범위하게 분포되고 대사된다. 알파 차단제는 소변과 대변 모두에서 배설되는 반면, 5α-환원 효소 억제제는 거의 대부분 대변으로 배설된다. 5α-환원 효소 억제제는 선천적 기형을 유발할 가능성이 있으므로 임산부에게는 사용 금기이다.

약물복용 주의사항

5α-환원 효소 억제제는 여성에게 사용하도록 의도되지 않았으며 특히 가임기 및 임신 여성에게 사용하는 것이 금기이다. 약물이 정액에 존재하므로 여성은 성관계에 의해 약물의 흡수 가능성이 있어 이러한 약물을 복용하는 남성과의 임신은 피한다. 산모의 모유에 발기부전 치료제가 잔류하는지는 연구되지 않았으므로 모유 수유와 함께 사용하는 것은 금기이다.

출처: Lippincott Williams & Wilkins. (2020). *Nursing2021 drug handbook* (*nursing drug handbook*) (41st ed.). LWW.

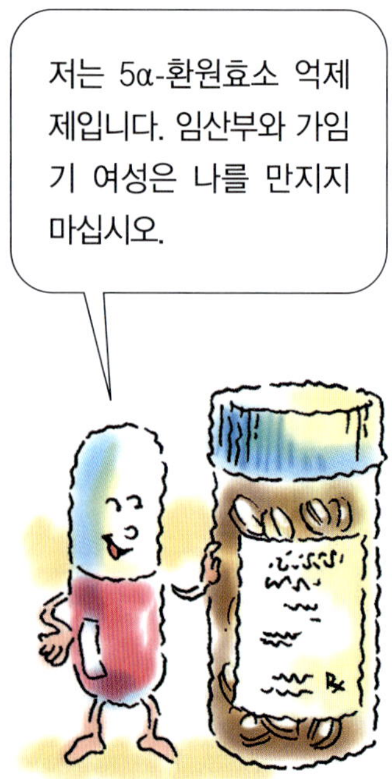
저는 5α-환원효소 억제제입니다. 임산부와 가임기 여성은 나를 만지지 마십시오.

약물의 상호작용과 부작용 Drug interaction & side effects

양성 전립선 비대증 치료에 사용되는 알파 차단제는 항고혈압제 및 이뇨제와 같이 혈압을 낮추는 약물과 병용하면 저혈압을 유발할 가능성이 있다. 남성의 발기부전 치료제로 사용되는 PDE5 억제제와 병용은 증상성 저혈압(symptomatic hypotension)을 일으키며, CYP3A4 약물과 특정 항생제는 알파 차단제의 혈청 수치를 증가시키고 저혈압을 유발할 수 있다.

듀타스테리드 수치는 CYP3A4 약물과 병용할 때 증가할 수 있다. 알파 차단제는 특히 처음 몇 번 투여하는 동안 기립성 저혈압 및 실신의 심각한 위험이 동반되는데, 이를 1차 투여 효과라고 하며, 알파 차단제와 관련된 추가 심혈관 증상에는 빈맥, 심계항진 및 체액 저류 등이 나타난다. 5α-환원효소 억제제 계열의 약물은 사정 장애, 발기 부전, 성욕 감소 및 여성형 유방과 같은 비뇨생식기 유해효과와 관련 있다.

요로 진경제 치료환자의 간호관리

1. 환자의 평가에서 양성 전립선 비대증과 유사할 수 있는 전립선암의 징후를 평가하고, 소변 정체 및/또는 소변 흐름 감소와 같은 폐색 증상을 확인한다.
2. 또한 기본 전립선 특이 항원(PSA) 수준을 측정한다.
3. 독사조신 또는 탐술로신을 처방한 경우에 약물이 잠시라도 중단되면 처음 시작하는 것처럼 낮은 초기 용량으로 다시 시작해야 하며, 기립성 저혈압으로 인한 부상 가능성을 주지시킨다.
4. 5α-환원 효소 억제제의 경우 기형 유발 가능성이 있으므로 임신과 성행위에 대한 안전한 조치를 취한다.
5. 탐술로신은 식후 30분 후에 투여하며, 약을 통째로 투여하고 약물을 부수거나 씹거나 쪼개어 먹는 것을 금지한다.
6. 지속발기증이 발생하면 즉시 치료해야 하는 의학적 응급 상황이므로 즉시 보고하고, 초회 투여 효과로 인해 초래되는 기립성 저혈압을 모니터링한다.

약물복용 주의사항

듀타스테리드(또는 듀타스테리드가 성분 중 하나인 복합제)를 복용하는 환자는 이 약물이 기형을 유발할 수 있으므로 이 약물을 복용하는 동안 및 마지막 복용 후 최소 6개월 동안 헌혈해서는 안 된다.

환자 교육

양성 전립선 비대증 치료제

양성 전립선 비대증을 치료하기 위한 약물이 처방되면 환자 및 간병인과 함께 다음 사항을 검토한다.

- 처방된 대로 약물을 복용한다. 부수거나, 열거나, 나누거나, 씹지 않는다.
- 갑자기 약물 복용을 중단하지 않는다.
- 저혈압의 초회 투여 효과에 대한 주의
- 기립성 저혈압의 징후와 느린 자세 변경을 수행하는 방법을 설명한다.
- 영향이 알려질 때까지 운전이나 위험한 활동을 피한다.
- 지속발기증은 반드시 보고해야 하는 의학적 응급 상황임을 가르친다.
- 임산부와 가임기 여성은 5a-환원 효소 억제제를 취급해서는 안 된다. 약물이 정액에서 발견되기 때문에 이 집단은 정액과의 접촉도 피해야 한다.
- 피나스테리드를 복용하는 환자에게 유방 조직의 변화를 의사에게 보고하도록 교육한다.
- 듀타스테리드(또는 듀타스테리드가 성분 중 하나인 복합제)를 복용하는 환자에게 약물 복용 중 및 마지막 복용 후 6개월 동안 헌혈을 피하도록 교육한다.

발기부전 치료제 Erectile dysfunction therapy drugs

서론 Introduction

남성의 발기부전 치료제는 해면체를 통해 흐르는 혈액의 부족으로 인한 음경 발기부전을 치료하는데, 발기부전은 일반적으로 혈관 및 신경학적 상태에서 초래한다. 발기부전에 사용되는 약물에는 알프로스타딜(alprost-adil), 아바나필(avanafil), 실데나필(sildenafil), 타다라필(tadalafil), 발데나필(vardenafil) 등이 있다.

발기부전치료제(avanafil, sildenafil, tadalafil 및 vardenafil)는 phosphodiesterase type 5(PDE-5) 수용체를 선택적으로 억제하여, 혈중 산화질소(nitric oxide, NO) 수치를 증가시키는데 이는 cGMP 효소를 활성화시켜 평활근을 이완시키고 혈액이 해면체로 유입되도록 하여 발기를 유발하고 지속시키는 효과를 갖는다.

알프로스타딜은 음경 해면체에 국소적으로 작용하여 평활근 이완을 촉진하여 해면체로의 혈류를 증가시키고 발기를 일으킨다.

약물복용 주의사항

알프로스타딜은 여성에게 처방되지 않는다.

약물복용 주의사항

브랜드 약인 Muse를 복용하는 환자에게는 콘돔 장벽을 사용하지 않는 한 임산부와의 성교를 삼가도록 교육해야 한다.

약물의 치료 작용 Pharmacotherapeutics

발기부전 치료제 가운데 특히 실데나필은 폐동맥고혈압(pulmonary arterial hypertension)의 치료에도 사용된다.

발기부전 치료제는 경구 투여 후 위장관에서 잘 흡수되며, 대부분의 약물은 간에서 대사되고 대변으로 배설된다. 예외적인 약물인 알프로스타딜은 해면체에 직접 투여되고 폐에서 대사되며 소변으로 배설되는 특징이 있다.

약물의 상호작용과 부작용 Drug interaction & side effects

발기부전 약물과 함께 사용되는 질산염(nitrates) 및 알파-아드레날린성 차단제는 심각한 저혈압 및 잠재적으로 심각한 심장 기능 손상을 유발할 수 있다. 항진균제인 케토코나졸, 이트라코나졸, 에리트로마이신 및 항바이러스제제인 아타자나비르, 리토나비르 같은 프로테아제 억제제는 발데나필 또는 타다라필의 수치 증가를 유발할 수 있다.

실데나필은 앙와위(supine) 혈압과 심박출량(cardiac output)을 감소시켜 심혈관 사건의 위험을 증가시키는데 심혈관 질환이 있는 환자의 경우에는 심근 경색(MI), 돌연사(sudden death), 심실 부정맥, 뇌혈관 출혈, 일과성 허혈 발작 및 고혈압을 포함한 심혈관계 부작용 위험이 증가된다.

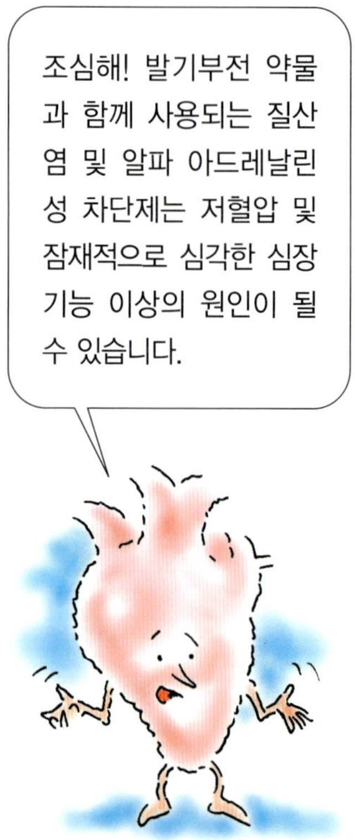

이러한 약물에 대한 다른 반응으로는 두통, 현기증, 홍조, 소화불량, 시력 변화 등이 보고되었으며, 장기간의 발기(4시간 이상 유지)는 발기 조직에 돌이킬 수 없는 손상을 초래할 수 있어 주의한다. 또한 알프로스타딜은 음경 통증을 유발할 수 있다.

발기부전 치료환자의 간호관리

1. 환자의 심전도를 확인하고 심혈관 위험의 징후를 평가한다.
2. 발기부전 치료제가 임신이나 성병 감염을 예방하지 못한다고 설명하고, 저혈압 및 지속발기증을 포함한 이상 반응의 위험에 대한 주의를 교육한다.
3. 발기부전 치료를 위해 환자가 국소 주사하는 알프로스타딜을 복용 중인 경우 약물의 적절한 준비 및 투여 교육이 필요한데, 무균 기술을 검토하고 주사 부위의 출혈이 파트너에게 혈액 매개 질병을 전염시킬 위험을 증가시킬 수 있음을 경고하고 지시된 대로만 약물을 사용해야 하는 것을 설명한다.
4. 발기부전 치료제 복용 후 지속발기증이 발생하면 즉시 치료해야 하는 의학적 응급 상황이므로 즉시 보고해야 하며, 환자는 기립성 저혈압 발생에 대한 주의가 필요하다.

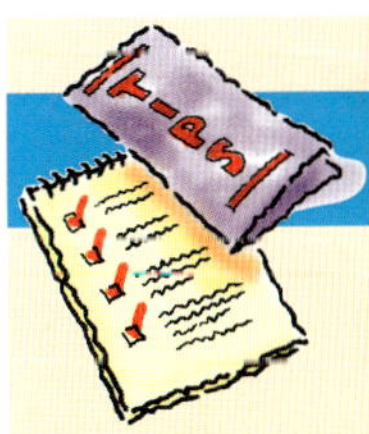

환자 교육

발기부전 치료제

발기부전 치료제를 처방받은 경우 환자와 함께 다음 사항을 검토한다.

- 이 약은 성적 자극 없이는 효과가 없다.
- 예상되는 성행위 전에 지시에 따라 이 약을 복용한다. 시기는 처방된 개별약물에 따라 다르다.
- 일부 약물은 성교 4시간 전까지 복용할 수 있는 반면 다른 약물은 성교 후 30분 이내에 복용해야 한다.
- 발기가 4시간 이상 지속되면 치료를 받는다. 이것은 비상 사태로 간주해야 한다.
- 모든 의료 서비스 제공자에게 이 약을 복용하고 있다고 알린다.
- 고혈압이나 협심증 때문에 질산염이나 알파-아드레날린성 차단제를 복용하고 있다면 이 약을 복용하지 않는다.
- 이 약을 술과 함께 복용하지 않는다.

호르몬 피임제 Hormonal coentraceptives

서론 Introduction

호르몬 피임제는 여성의 배란을 억제하여 임신을 방지하는 약물로 호르몬 조합으로 구성되어 있다. 예를 들어, 에티닐 에스트라디올(ethinyl estradiol)은 프로게스테론(progesterone) 호르몬에 속하는 데소게스트렐(desogestrel), 드로스피레논(drospirenone), 레보노르게스트렐(levonorg-estrel), 노르에틴드론(norethindrone), 노르게스티메이트(norgestimate) 또는 노르게스트렐(norgestrel)과 결합될 수 있는 에스트로겐(estrogen) 호르몬이다. 하지만 앞에 언급된 다양한 프로게스테론 호르몬들은 프로게스테론 단독 피임(progesterone-only contraceptive)을 위해 에스트로겐과 독립적으로 사용된다.

복합 호르몬 피임제(에스트로겐 및 프로게스틴)의 작용기전은 성선자극호르몬(gonadotropins)의 억제를 통해 배란(ovulation)의 억제이다. 에스트로겐은 난포 자극 호르몬(follicle-stimulating hormone, FSH)의 분비를 억제하여 난포 발달과 배란을 차단하는 역할을 한다. 프로게스틴은 황체 형성 호르몬(lutenizing hormone, LH)의 분비를 억제하여 난포가 발달하더라도 배란을 막는다. 프로게스틴은 또한 자궁내막 변화를 일으키는데, 자궁경부 점액(cervical mucus)을 두껍게 만들기 때문에 정자 이동(sperm migration)을 방해하고 수정란의 착상(implantation)을 방해한다.

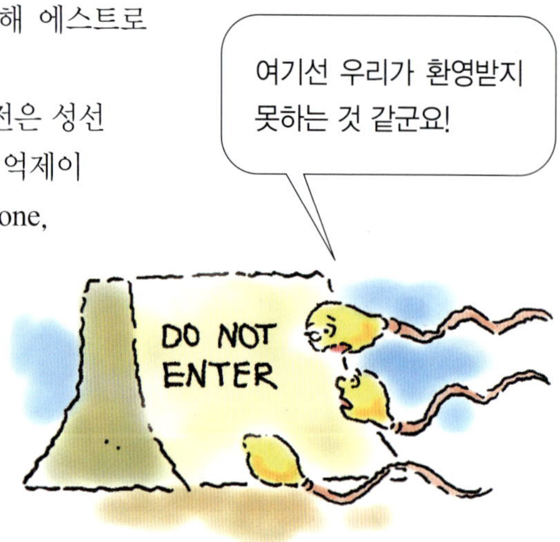
여기선 우리가 환영받지 못하는 것 같군요!
DO NOT ENTER

약물의 치료 작용 Pharmacotherapeutics

호르몬 피임제를 복용하는 주된 목적은 여성의 임신을 예방하는 것이나, 특정 호르몬 피임제는 중간 정도의 여드름을 치료하는 데 사용되며 다른 호르몬 피임제는 생리통을 완화하는 데 사용할 수 있다.

호르몬 피임제는 위장관에서 흡수되어 광범위하게 분포되며, 간에서 대사되어 소변과 대변으로 배설된다. 일부 형태의 호르몬 피임제는 경피형 패치(transdermal patch) 형태로 제공되는데, 이러한 피임제는 피부를 통해 흡수되지만 경구 투여 피임제와 유사한 분포, 대사 및 배설의 특성을 갖는다.

일부 형태의 호르몬 피임법은 삽입형(insertable) 방법으로 사용할 수 있는데, 조합 호르몬을 포함하는 실리콘 링(silicon ring)과, 다른 방법은 프로게스테론 전용 호르몬이 포함된 자궁 내 장치(intrauterine device, IUD)로, 링을 사용하는 경우 질 점막을 통해 흡수되고 자궁 내 삽입 장치를 사용하는 경우 자궁을 통해 흡수되며, 경구 투여 피임제와 유사한 분포, 대사 및 배설을 보인다.

약물의 상호작용과 부작용 Drug interaction & side effects

호르몬 피임제의 다른 약물과 상호작용로는 항생제, 옥스카바마제핀, 페니토인, 토피라메이트 및 모다피닐은 경구 피임제의 효과를 감소시킨다. 호르몬 피임제와 함께 이러한 약물을 복용하는 여성에서 임신을 원하지 않는 경우 장벽 피임제(barrier contraceptive)를 추가로 사용하도록 교육한다. 호르몬 피임제와 함께 복용했을 때, 항고지질혈증 약물인 아토르바스타틴은 혈청 에스트로겐 수치를 증가시킬 수 있고, 항생제 사이클로스포린과 호흡기 약물 테오필린은 자체 약물의 독성 위험이 증가한다. 프레드니손은 호르몬 피임제의 효과를 증가시켜 독성 효과를 초래하기도 한다.

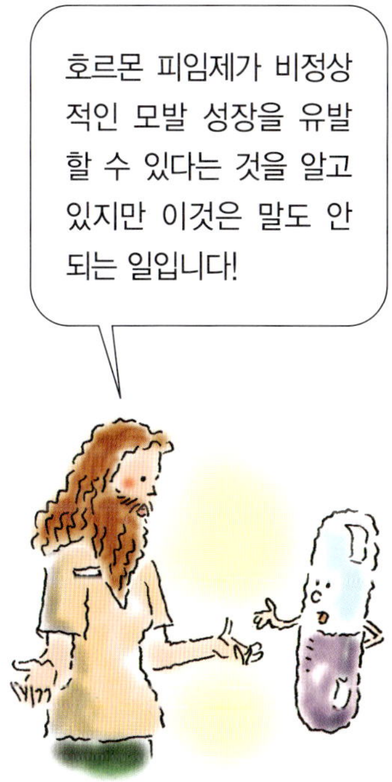
호르몬 피임제가 비정상적인 모발 성장을 유발할 수 있다는 것을 알고 있지만 이것은 말도 안 되는 일입니다!

호르몬 피임제를 사용하는 경우 발생하는 심각한 부작용에는 동맥 혈전증(arterial thrombosis), 혈전정맥염(thrombophlebitis), 폐색전증(pul-monary embolism), 심근 경색(myocardiac infarction), 뇌출혈(cerebral hemorrhage) 또는 혈전증(thrombosis), 고혈압(hypertension), 담낭(gall-bladder) 질환 및 간 선종(hepatic adenoma) 등이 있다.

기타 부작용으로는 다음과 같이 보고되었다.

- 여드름
- 월경 주기 사이의 출혈 또는 반점
- 팽만감
- 유방 압통 또는 확대
- 성욕 변화
- 설사
- 콘택트렌즈 착용 어려움
- 비정상적인 체모 성장
- 체중 변동
- 배탈
- 구토 등

호르몬 피임제 복용환자의 간호관리

1. 호르몬 피임제는 혈전정맥염 또는 혈전색전성 장애, 심부 정맥 혈전증, 뇌혈관 사고, 관상동맥 질환, 알려진 유방 암종, 에스트로겐 의존성 신생물의 병력이 있는 환자에게 금기이므로 전체 병력을 확인한다.
2. 비정상적인 생식기 출혈 또는 임신 중 담즙 정체성 황달, 섬유낭성 유방 질환, 편두통, 고혈압, 당뇨병 환자, 흡연자(심혈관 위험 증가)는 주의해야 한다.
3. 알약 복용법(21일, 28일, 91일분), 패치 부착법, 링 삽입법을 교육하며, 호르몬 피임제 사용이 성병 감염의 위험을 감소시키지 않으며, 그러한 목적을 위해 차단 방법을 사용해야 하는 것을 설명한다.

환자 교육

호르몬 피임제

호르몬 피임제가 처방된 경우 환자(또는 필요에 따라 간병인)와 함께 다음 사항을 검토한다.

- 매일 같은 시간에 의료 서비스 제공자의 지시에 따라 이 약을 복용한다.
- 생리 기간을 놓친 경우 담당 의료 서비스 제공자에게 연락한다. 임신 가능성이 의심된다.
- 흉통, 호흡곤란, 다리 통증 또는 심한 복통이나 두통이 있는 경우 가장 가까운 응급실에 보고한다. 이러한 증상은 심각한 부작용을 나타낼 수 있다.
- 임신했다고 생각되면 이 약을 복용하지 않는다.
- 호르몬 피임제를 복용하는 동안 담배를 피우지 않는다.

퀴즈

1. 간호사는 양성 전립선 비대증에 대해 5α-reductase 억제제를 처방받은 남성환자에게 어떤 교육을 해야 하는지 고르시오.

A. 저혈압, 실신 등이 나타날 수 있다.
B. 항생제는 이 약의 약효를 감소시킨다.
C. 지속발기증은 즉시 보고한다.
D. 가임기 여성과의 보호되지 않은 성관계를 피한다.

정답 D. 가임기 여성은 5α-reduct tase 억제제를 취급하거나 이 약을 복용하는 남성의 정액과 접촉해서는 안 된다. 저혈압과 실신은 알파 차단제와 관련이 있다. 항생제는 호르몬 피임제의 효능을 감소시킨다. 지속발기증이 아닌 성욕 감소는 5α-환원 효소 억제제와 관련이 있다.

2. 티아지드계 이뇨제로 치료하면 가장 도움이 되는 상태를 고르시오.

A. 양성 전립선 비대증
B. 체액 저류
C. 발기 부전
D. 피임 욕구

정답 B. 티아지드 이뇨제는 주로 고혈압과 부종을 치료하는 데 사용되므로 체액 저류는 이 유형의 약물이 가장 도움이 되는 상태이다. Thiazide 이뇨제는 BPH, 발기 부전을 치료하거나 피임 기회를 최소화하는 데 사용되지 않는다.

3. 남성 환자에게 발기부전 치료제 복용 방법을 가르칠 때 간호사는 어떤 정보를 제공해야 하는지 고르시오.

A. 성관계 30분~4시간 전에 처방된 대로 복용하십시오.
B. 질산염과 병용한다.
C. 복용 시 고혈압이 나타날 수 있다.
D. 알코올은 이 약의 효과를 증가시킨다.

정답 A. 환자는 성교 30분에서 4시간 사이에 약물을 복용해야 한다. 정확한 시기는 처방된 특정 약물에 따라 다르다. 발기부전 치료제는 질산염과 함께 복용하면 안 된다. 이러한 유형의 약물을 복용하면 고혈압이 아닌 저혈압이 발생할 수 있다. 발기 부전 치료제를 복용할 때 알코올을 사용해서는 안 된다.

4. 경구용 호르몬 피임제를 복용하는 여성에게 간호사가 교육해야 할 것을 고르시오.

A. 매일 아무 때나 복용하십시오.
B. 성관계 30분 전에 복용하십시오.
C. 흡연을 피하십시오.
D. 임신 중인 경우 계속 복용하십시오.

정답 C. 흡연은 호르몬 피임제와 병용할 때 심혈관 합병증의 위험을 크게 증가시키므로 피해야 한다. 경구 호르몬 피임제는 매일 같은 시간에 복용해야 한다. 그늘은 성관계 30분 선에 복용하지 않는다. 환사가 임신한 경우 경구 호르몬 피임제를 중단해야 한다.

13장

혈액계 약물

Hematologic drugs

약물과 혈액계 Drugs and the hematologic system

혈액계에는 혈장(혈액의 액체 구성요소)과 적혈구(RBC), 백혈구(WBC), 혈소판과 같은 혈액 세포가 포함된다. 혈액계 장애를 치료하는 데 사용되는 약물의 종류는 다음과 같다.

- 조혈제(hematinic drugs)
- 항응고제(anticoagulant drugs)
- 혈전용해(thrombolytic drugs)

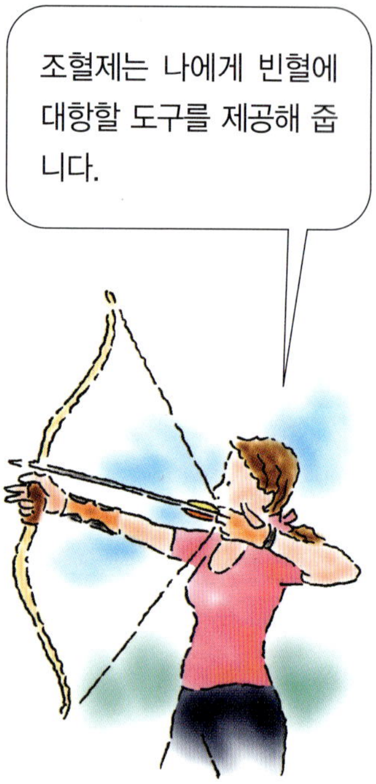
조혈제는 나에게 빈혈에 대항할 도구를 제공해 줍니다.

조혈제 Hematinic drugs

조혈제는 적혈구 생성에 필수적인 구성 요소를 제공한다. 이들은 산소 수송에 필요한 헤모글로빈을 증가시킴으로써 이를 실현한다.

미세구형(microcytic) 및 거대구형(macrocytic) 빈혈을 치료하는 데 사용되는 약물은 조혈제이다. 해당 약물에는 철분(iron), 비타민 B_{12}(vitamin B_{12}), 엽산(folic acid)이 포함된다. 정상적혈구(normocytic) 빈혈은 에포에틴 알파(epoetin alfa)와 다베포에틴 알파(darbepoetin alfa)로 치료된다.

철 Iron

철제제는 가장 흔한 형태의 빈혈인 철결핍성 빈혈을 치료하는 데 사용된다. 여기서 논의되는 철제제에는 푸마르산 제1철(ferrous fumarate), 글루코산 제1철(ferrous gluconate), 황산 제1철(ferrous sulfate), 철덱스트란(iron dextran, INFeD), 철수크로스(iron sucrose, Venofer), 그리고 글루콘산제이철나트륨착염(sodium ferric gluconate complex)가 포함된다.

서론 Introduction

철은 주로 십이지장과 상부 공장이 흡수한다. 흡수되는 철의 양은 부분적으로 철의 체내 저장량에 따라 달라진다. 체내 저장량이 낮거나 적혈구 생성이 가속화될 때, 철의 흡수량이 20%에서 30% 증가할 수 있다. 반면에 총 철 저장량이 많은 경우에는 철의 약 5%에서 10% 정도만 흡수된다.

철은 혈액을 통해 운반되고 수송단백인 트랜스페린에 결합된다. 철의 약 30%는 주로 간, 비장 및 골수의 그물내피(reticuloendot-helial)세포에 헤모시데린 또는 페리틴 형태로 저장된다. 전체 철의 약 66%는 헤모글로빈에 포함되어 있다. 과잉 철분은 소변, 대변, 땀을 통해 배설되며 장상피세포의 허물벗기(sloughing)를 통해 배출된다. 과잉 철분은 모유로도 분비된다.

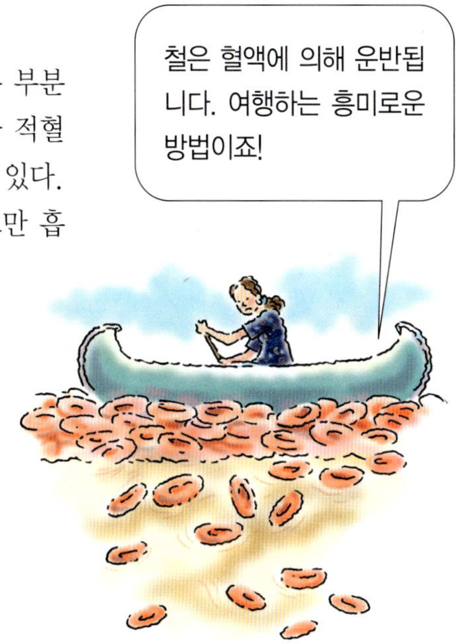
철은 혈액에 의해 운반됩니다. 여행하는 흥미로운 방법이죠!

약물의 치료 작용 Pharmacotherapeutics

철은 다른 역할도 하지만, 가장 중요한 역할은 헤모글로빈의 생성이다. 혈장의 철의 약 80%는 적혈구 생성에 사용되는 골수로 이동한다.

경구 철요법은 철결핍성 빈혈을 예방하거나 치료하는 데 사용된다. 또한 6개월에서 2세의 어린이들에게 빈혈을 예방하는 데 사용된다. 왜냐하면 이 기간은 신속한 성장과 발달의 시기이기 때문이다.

임신 중인 여성은 태아가 사용하는 철분을 대체하기 위해 철 보충제가 필요할 수 있다. 산모는 철분을 섭취해야 하며 철분 섭취가 어려운 경우에는 비경구 투여로 철분요법을 받아야 한다.

철결핍성 빈혈을 가진 임신부는 다음 증상을 나타낼 수 있다.

- 창백
- 호흡 곤란
- 두근거림
- 탈모
- 두통
- 어지러움
- 다리 경련
- 민감성
- 피로감
- 젖 분비 감소

철결핍을 가진 여성은 감염에 대한 취약성, 자간증(eclampsia), 출혈, 그리고 실혈로 인한 수혈 필요 등의 합병증 발생위험이 높아진다. 철결핍성 빈혈은 태반 발달 문제, 태아 사망, 감염 및 신생아의 철 저장량 감소로 이어질 수도 있다.

구강제제가 흡수되지 않는 환자, 경구요법을 준수하지 않는 환자, 대장 장애(궤양성 대장염 또는 크론병 등)가 있는 환자들을 위해 비경구 투여가 사용된다. 혈액투석을 받는 말기 신장질환 환자들에게는 투석 종료 후 비경구 투여를 사용할 수 있다. 비경구 투여는 철 저장량 결핍을 신속

약을 주기 전에!

비경구적 철

비경구적 철을 투여하기 전에, 이것이 유사급성중증과민 반응과 관련이 있음을 알아둔다. 잠재적 반응을 평가하기 위해 충분한 용량 주입 전 초기 시험용 용량을 투여한다. 지연 반응이 1에서 2일 뒤에 나타날 수 있으므로 환자를 계속해서 면밀히 관찰해야 한다.

하게 보정하지만, 빈혈이 구강제제로 한 것보다 빨리 교정되지는 않는다.

수유만으로 영양을 엄격히 공급받는 아기들은 철분을 함유한 식품을 규칙적으로 섭취할 수 있을 때까지, 4개월부터 추가적으로 철분 보충제가 필요할 수 있다.

두 가지의 비경구 투여 제품이 있다. 철덱스트란(INFeD)은 근육주사 또는 천천히 지속적인 정맥 주입으로 투여된다. 혈액투석 요법 환자에게 권장되는 철수크로스(Venofer)는 정맥 주입을 통해 투여된다.

약물의 상호작용과 부작용 Drug interaction & side effects

철분 흡수는 항산제뿐만 아니라 시금치, 통곡물이나 시리얼, 커피, 차, 계란 및 유제품과 같은 식품에 의해서도 감소된다.

철요법에 대한 가장 흔한 유해 반응은 위장 이상 및 변비이다. 철분제는 대변 색을 어둡게 한다. 액상 형태는 치아에 얼룩을 낼 수 있다. 비경구적 철은 유사급성중증과민(anaphylactoid) 반응과 관련이 있다.

비타민 B_{12} Vitamin B_{12}

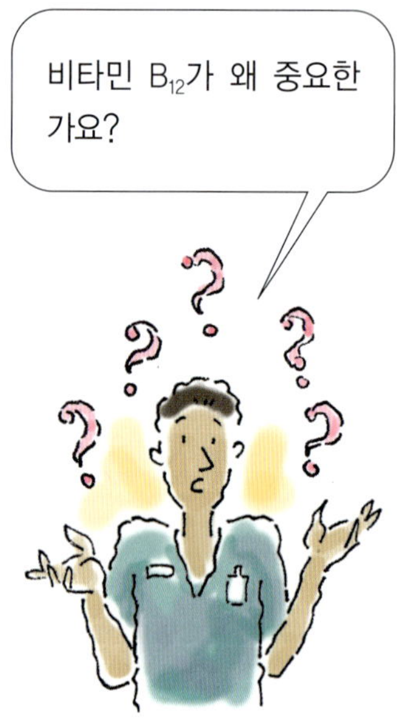

비타민 B_{12} 제제는 악성빈혈을 치료하는 데 사용된다. 흔한 비타민 B_{12} 제제에는 시아노코발라민(cyanocobalamin)과 하이드록소코발라민(hydroxocobalamin)이 포함된다.

서론 Introduction

비타민 B_{12}는 비경구 투여, 경구 투여 및 콧속 투여 형태로 제공된다. 위 점막에서 분비되는 내인자(intrinsic factor)라 불리는 물질이 비타민 B_{12}의 흡수에 필요하다. 내인자 결핍이 있는 사람들(예: 만성 자가면역 위염 진단을 받은 사람들)은 비타민 B_{12} 결핍 악성빈혈이라고 알려진 특수한 종류의 빈혈을 발생시킨다. 악성빈혈 환자들이 비타민 B_{12}를 경구로 복용할 수 없다는 것이 일반적인 생각이었지만 틀린 것이다. 사실 비타민 B_{12} 결핍 악성빈혈 환자들은 심각하게 손상된 비타민 B_{12} 흡수능력을 가지고 있지만, 훨씬 더 높은 용량의 경구용 비타민 B_{12}로 치료할 수 있다.

영양소 섭취 부족으로 인한 B_{12} 결핍은 드물지만 오랜 기간 엄격한 채식 식단을 섭취하는 사람들에서 생길 수 있다. B_{12} 결핍은 내인자 생성이 제한된 경우에도 발생할 수 있으며, 예를 들어, 비만 수술(bariatric srugery)을 받은 환자들이나 위축위염(atrophic gastritis)이 있는 환자들도 그렇다.

최종 목적지: 간

근육주사나 피하주사로 투여된 시아노코발라민은 흡수된 후 트랜스코발라민(transcobalamin) II을 통해 조직으로 운반된다. 그런 다음 혈류를 통해 체내 비타민 B_{12}의 90%가 저장된 간으로 이동된다. 하이드록시코발라민은 주사 부위에서 더 느리게 흡수되지만, 간내 흡수가 시아노코발라민보다 클 수 있다.

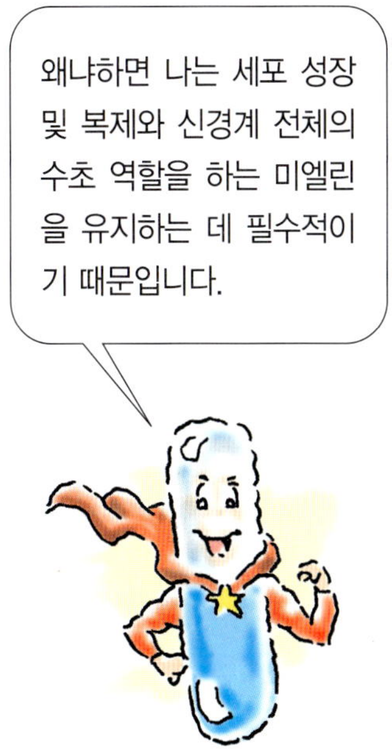
왜냐하면 나는 세포 성장 및 복제와 신경계 전체의 수초 역할을 하는 미엘린을 유지하는 데 필수적이기 때문입니다.

천천히 방출

두 약 모두의 경우에 간은 필요에 따라 비타민 B_{12}를 천천히 방출한다. 비타민 B_{12}는 수유 중에 젖에 분비된다. 하루에 약 3~8마이크로그램의 비타민 B_{12}가 담즙에 배설되고, 그런 다음 회장에서 재흡수된다. 비타민 B_{12} 주사 후 48시간 이내에 투여량의 50%에서 95%가 변화되지 않은 채로 소변으로 배설된다.

비타민 B_{12}가 투여되면 식이로부터 정상적으로 획득하는 비타민 B_{12}를 대체한다.

이 비타민은 세포 성장 및 복제에 필수적이며, 신경계 전체의 수초를 유지하는 데 필요하다. 비타민 B_{12}는 지질 및 탄수화물 대사에도 관여할 수 있다.

비타민 B_{12}의 식이원:

- 강화(fortified) 시리얼
- 고기
- 해산물
- 가금류
- 난류
- 유제품

약물의 치료 작용 Pharmacotherapeutics

시아노코발라민과 하이드록시코발라민은 위내 염산 농도의 감소와 위벽세포에 의해 정상적으로 분비되는 비타민 B_{12} 흡수에 필수적인 내인자의 결핍이 특징인 거대적혈모구빈혈(megaloblastic anemia)인 악성빈혈을 치료하는 데 사용된다.

내인자 결핍증은 전체 또는 부분적인 위절제나 회장 전절제를 시행한 환자에서 흔히 발생한다. 경구용 비타민 B_{12} 치료제가 비타민의 영양결핍을 보충하는 데 사용된다.

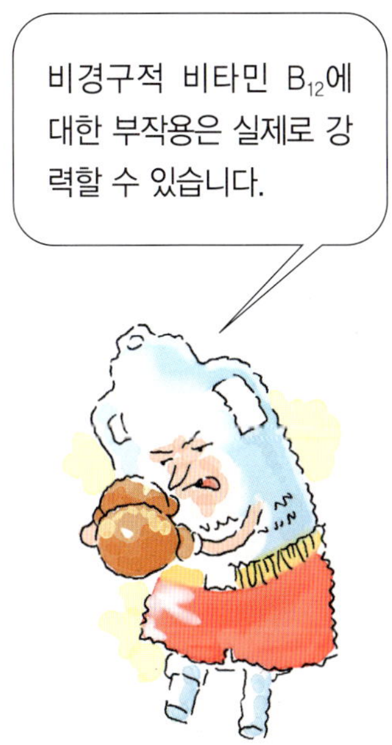
비경구적 비타민 B12에 대한 부작용은 실제로 강력할 수 있습니다.

약물의 상호작용과 부작용 Drug interaction & side effects

알코올, 아스피린(Ecotrin), 아미노살리실산, 네오마이신, 클로르암페니콜, 콜히친(Colcrys)은 경구용 시아노코발라민의 흡수를 감소시킬 수 있다.

비타민 B_{12} 치료 시 용량 관련 부작용 반응은 발생하지 않다. 그러나 비경구적으로 투여 시 드물게 일부 반응이 나타날 수 있다.

비경구적 투여에 대한 이상 반응에는 가벼운 설사, 가려움, 일시적 발진, 두드러기, 저칼륨혈증, 진성적혈구증가증(polycythemia vera), 말초혈관 혈전증, 심부전, 폐부종, 고지혈증, 급성중증과민 또는 심지어 사망이 포함될 수 있다.

엽산 Folic acid

엽산은 엽산 결핍으로 인한 거대적혈모구 빈혈(megaloblastic anemia)을 치료하기 위해 투여된다. 이 유형의 빈혈은 일반적으로 영아, 청소년, 임신부 및 수유부, 노인, 알코올 중독자, 장 또는 악성 질환을 앓는 사람에서 발생한다. 엽산은 영양 보충제로도 사용된다.

서론 Introduction

엽산은 소장의 앞쪽 1/3 부분에서 빠르게 흡수되어 모든 신체 조직으로 분포된다. 합성 엽산은 흡수에 어려움을 겪는 환자들에게도 쉽게 흡수된다.

엽산은 간에서 대사된다. 과다한 엽산은 변화 없이 소변으로 배설되고, 적은 양은 대변으로 배설된다. 엽산은 또한 젖으로 분비된다.

엽산은 정상적인 적혈구 생산과 성장에 필수적인 구성요소이다. 엽산 결핍은 거대적혈모구빈혈과 낮은 혈중 및 적혈구 엽산 농도를 유발한다.

약물의 치료 작용 Pharmacotherapeutics

엽산은 엽산 결핍을 치료하기 위해 사용된다. 임신부나 간 질환, 용혈성 빈혈, 알코올 남용, 피부 장애 또는 신장 장애를 치료 중인 환자들은 일반적으로 엽산 보충이 필요하다. 엽산 보충은 임신 중 신경관 결손증 및 대장암 발생 위험을 감소시킨다. 5 mg 이하의 혈중 엽산 농도는 엽산 결핍을 나타낸다.

약물의 상호작용과 부작용 Drug interaction & side effects

엽산의 부작용 및 이상 반응에는 다음이 포함된다.

- 홍반
- 가려움
- 발진
- 식욕부진
- 구토
- 수면 패턴 변화
- 집중력 저하
- 민감성
- 과다 활동

엽산의 식이원:

- 영양강화(enriched) 곡물제품(시리얼, 콩, 쌀)
- 완두콩
- 콩
- 채소(녹색 잎채소)
- 오렌지 주스
- 아스파라거스
- 아보카도

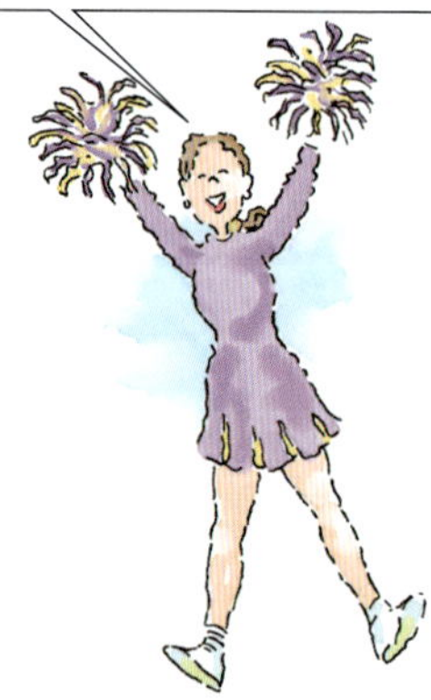
합성 엽산에 삼복만세! 합성 엽산은 흡수장애를 겪는 환자들에게도 쉽게 흡수됩니다.

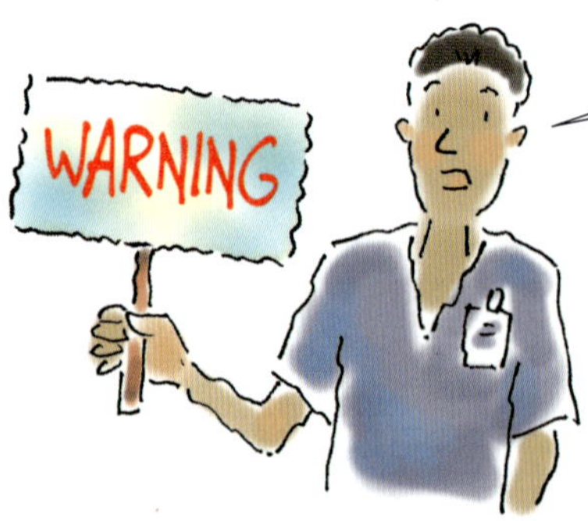
WARNING
이 경고를 숙지하세요! 고용량의 엽산은 항경련제의 효과를 상쇄할 수 있습니다.

에포에틴 알파와 다베포에틴 알파
Epoetin alfa and darbepoetin alfa

허혈(산소 부족) 및 빈혈에 반응하여 신장에서 형성되는 적혈구형성호르몬(erythropoietin)은 골수에서 적혈구 생산을 촉진한다. 적혈구형성호르몬 생산이 감소한 환자에게 에포에틴 알파(Procrit)와 다베포에틴 알파(Aranesp)는 적혈구 생산을 촉진하기 위해 사용되는 당단백질이다.

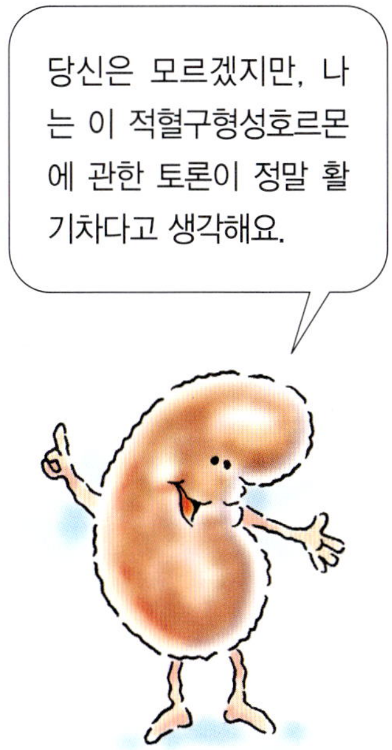
당신은 모르겠지만, 나는 이 적혈구형성호르몬에 관한 토론이 정말 활기차다고 생각해요.

서론 Introduction

에포에틴 알파와 다베포에틴 알파는 피하주사 또는 정맥주사로 투여될 수 있다.

피하 투여 후 에포에틴 알파(Procrit)의 최고 혈중 농도는 5시간에서 24시간 내에 발생한다. 다베포에틴 알파(Aranesp)의 최고농도는 24시간에서 72시간 내에 발생한다. 에포에틴 알파의 순환 반감기는 4에서 13시간, 다베포에틴 알파의 경우 49시간이다. 이 약물들의 치료 효과는 투여 후 수일간 지속된다. 이들은 신장을 통해 배설된다.

적혈구형성호르몬 생성이 감소하는 상태(만성 신부전과 같은)를 가진 환자들은 일반적으로 정상적혈구(normocytic) 빈혈을 발생한다.

에포에틴 알파(Procrit)와 다베포에틴 알파(Aranesp)는 적혈구형성호르몬과 구조적으로 유사하다. 이러한 약물로 치료하면 정상적혈구 빈혈이 5~6주 내에 개선된다.

약물의 치료 작용 Pharmacotherapeutics

에포에틴 알파는 다음과 같은 목적으로 사용된다.

- 만성 신부전과 관련된 빈혈을 치료
- 인간 면역결핍 바이러스 감염 환자에서 지도부딘(Retrovir) 치료와 관련된 빈혈을 치료
- 수술을 받는 환자들에서 동종이형(allogenic) 수혈 수요 감소
- 다베포에틴 알파는 만성 신부전과 관련된 빈혈이 적응증이다.

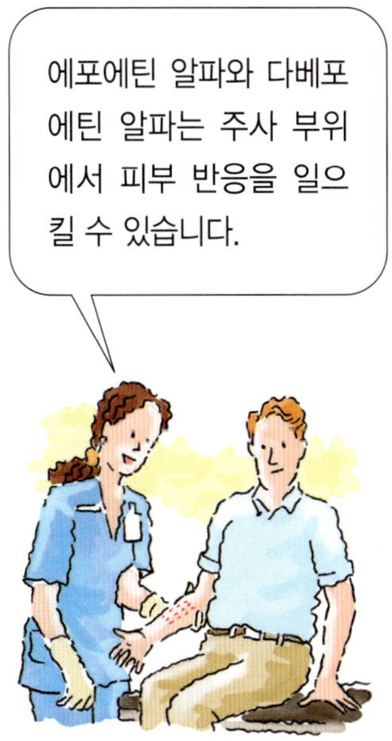
에포에틴 알파와 다베포에틴 알파는 주사 부위에서 피부 반응을 일으킬 수 있습니다.

약물의 상호작용과 부작용 Drug interaction & side effects

고혈압은 에포에틴 알파와 다베포에틴 알파에 가장 흔한 이상 반응이다. 다른 흔한 이상 반응에는 다음이 포함될 수 있다.

- 두통
- 관절통
- 구토
- 부종
- 가슴통증
- 주사 부위에서의 피부 반응
- 뇌졸중
- 어지럼증

- 피로
- 설사
- 발작
- 심부정맥 혈전증
- 일과성 허혈성 발작

에포에틴 알파와 다베포에틴 알파는 순수 적혈구무형성(pure red cell aplasia), 심근 경색, 심부전, 뇌졸중, 심정지 및 기타 심혈관 사건의 위험을 증가시킨다. 또한 이 두 약물은 종양 성장을 촉진하고 종양 환자 중 일부에서 수명을 줄일 수 있다.

항응고제 Anticoagulant drugs

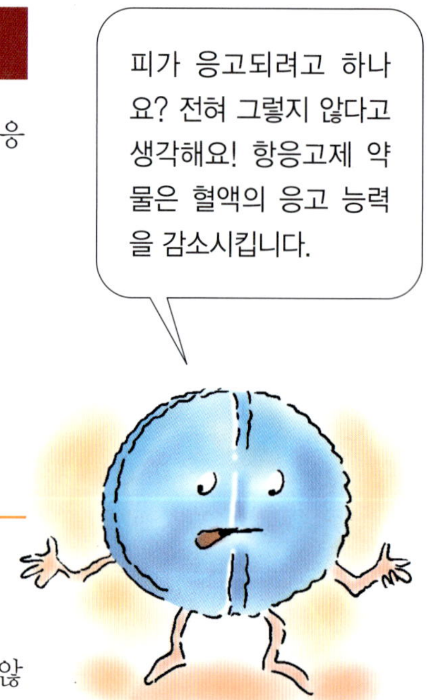
피가 응고되려고 하나요? 전혀 그렇지 않다고 생각해요! 항응고제 약물은 혈액의 응고 능력을 감소시킵니다.

항응고제는 혈액이 응고하는 능력을 줄이기 위해 사용된다. 주요 항응고제 범주에는 다음이 포함된다.

- 헤파린(heparin)
- 경구 항응고제(oral anticoagulants)
- 항혈소판제(antiplatelet drugs)
- 직접 트롬빈 억제제(direct thrombin inhibitors)
- 인자 Xa 억제제(factor Xa inhibitors)

헤파린과 헤파린 유도체 Heparin and heparin derivatives

동물 조직에서 상업적으로 제조된 헤파린은 응고 생성을 예방하는 항혈전제(antithrombotic)로 사용된다. 응고인자 합성에 영향을 주지 않기 때문에 헤파린은 이미 형성된 혈전을 용해할 수 없다.

달테파린 나트륨(dalteparin sodium, Fragmin) 및 에녹사파린 나트륨(enoxaparin sodium, Lovenox)과 같은 저분자량 헤파린(Low molecular weight heparin)은 미분획(unfractionated) 헤파린을 분해하여 얻는다. 이러한 약물은 수술 환자들에게 깊은정맥혈전증(deep vein thrombosis, DVT)을 예방하기 위해 개발되었다. 그들의 사용이 선호되는 이유는 피하주사로 투여할 수 있으며 미분획 헤파린보다는 모니터링이 덜 필요하기 때문이다.

서론 Introduction

헤파린과 그 유도체는 위장관으로부터 잘 흡수되지 않기 때문에 비경구적으로 투여되어야 한다.

헤파린 및 그 유도체는 국소 출혈 위험 때문에 근육주사로 투여되지 않는다. 이러한 약물들은 간에서 대사된다. 그들의 대사체들은 소변으로 배설된다.

헤파린과 그 유도체는 새로운 혈전 형성을 방지한다. 헤파린이 어떻게 작용하는지는 다음과 같다.

- 헤파린은 항트롬빈제(antithrombin) III를 활성화하여 트롬빈과 섬유소 형성을 억제한다.
- 항트롬빈제 III은 내인성 및 공통 경로에서 인자 IXa, Xa, XIa 및 XIIa를 비활성화한다. 결과는 안정한 섬유소 응고물의 형성을 방지하는 것이다.
- 낮은 용량에서 헤파린은 인자 Xa 및 트롬빈을 향한 항트롬빈제 III의 활동을 증가시키고 덩이(clot)의 형성을 억제한다.
- 덩이가 이미 형성된 후 섬유소의 형성을 억제하려면 훨씬 더 큰 용량이 필요하다. 용량과 효과 간의 관계는 응고를 예방하기 위해 저용량 헤파린을 사용하는 근거이다.

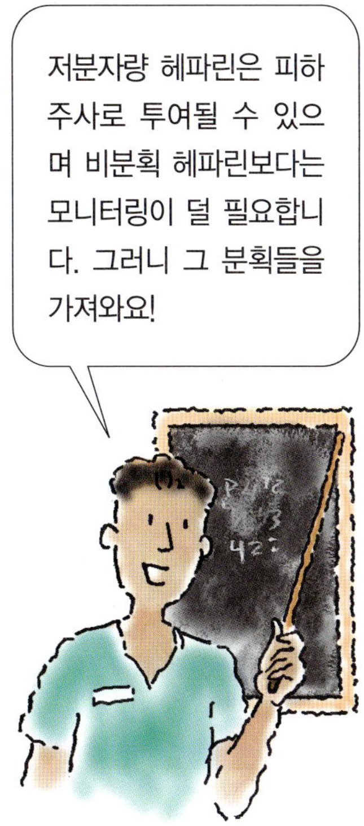
저분자량 헤파린은 피하 주사로 투여될 수 있으며 비분획 헤파린보다는 모니터링이 덜 필요합니다. 그러니 그 분획들을 가져와요!

약물의 치료 작용 Pharmacotherapeutics

헤파린은 새로운 혈전 형성이나 이미 존재하는 혈전의 확장을 방지하기 위해 많은 임상 상황에서 사용될 수 있다. 이러한 상황에는 다음이 포함된다.

- 혈액응고의 부적절하거나 과도한 혈관 내 활성화 및 색전증이 특징인 정맥 혈전색전증의 예방 또는 치료

파종혈관내응고(disseminated intravascular coagulation) 치료:

- 다른 질병의 합병증으로서 응고의 가속화로 이어지는 질병

심방세동 환자들의 동맥 혈전 치료 및 색전 생성을 예방:

- 효과없는 심방 수축으로 인해 심방에 혈액이 고여 혈전 생성 위험이 증가하는 심방세동 환자들에게 필요한 조치이다.
- 이미 형성된 혈전의 부위에서 더 이상의 혈전 형성을 방지함으로써 급성 심근경색에서 혈전 형성을 예방하고 심장 순환을 촉진한다.
- 헤파린은 환자의 혈액이 심폐 생명지원 장치 및 혈액 투석 장치를 통해 몸 밖으로 순환해야 할 때 혈전을 예방하는 데 사용될 수 있다. 또한 체외순환 및 혈액 수혈 중에도 사용될 수 있다.
- 헤파린은 복부내 수술 또는 정형외과 수술 중 혈전을 예방하는 데 유용하다(이러한 유형의 수술은 많은 경우 응고 기전을 지나치게 활성화시킨다). 사실, 헤파린은 정형외과 수술에 대한 선택적인 약물이다.

DVT 차단:

- 저분자량 헤파린은 DVT를 예방하는 데 사용된다.

약물의 상호작용과 부작용 Drug interaction & side effects

헤파린 또는 헤파린 유도체를 복용하는 환자들의 이러한 약물 상호작용을 주의한다.

- 헤파린 및 헤파린 유도체와 경구 항응고제는 모두 협동하여 작용하므로 두 약물을 동시에 복용하는 환자의 출혈 위험이 증가할 수 있다. 경구 항응고제의 효과를 모니터링하는 데 사용되는 프로트롬빈 시간(prothrombin time, PT) 및 국제 표준화 비율(international normalized ratio, INR)도 연장될 수 있다.
- 헤파린 또는 그 유도체를 복용하는 동안 비스테로이드성 항염증제(NSAIDs), 철덱스트란, 클로피도그렐, 실로스타졸, 아스피린, 티클로피딘 또는 디피리다몰 같은 항혈소판제를 복용하는 경우 출혈 위험이 증가할 수 있다.
- 프로타민 황산과 신선한 동결형 혈장의 투여는 헤파린 및 헤파린 유도체의 효과를 상쇄시킨다.

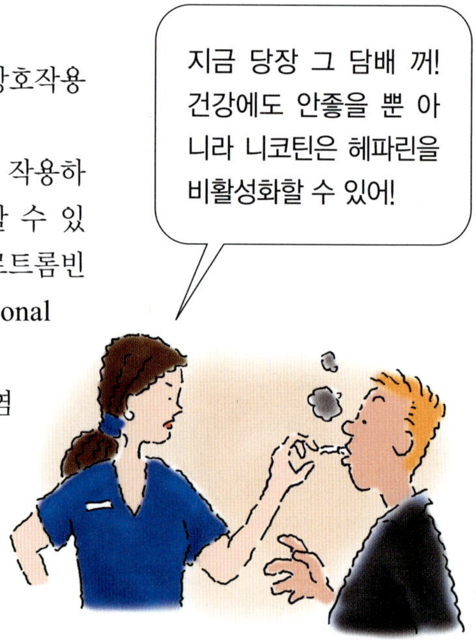
지금 당장 그 담배 꺼! 건강에도 안좋을 뿐 아니라 니코틴은 헤파린을 비활성화할 수 있어!

헤파린 및 해당 유도체의 장점 중 하나는 그들이 비교적 적은 유해 반응을 유발한다는 것이다. 이러한 반응은 일반적으로 환자의 부분트롬보플라스틴시간(PTT)이 치료 범위(통제치의 1½~2배) 내에 유지되면 대부분 예방될 수 있다. 가장 흔한 부작용인 출혈은 헤파린에 프로타민 황산을 투여하여 쉽게 되돌릴 수 있다. 프로타민 황산은 헤파린과 결합하여 안정한 염을 형성한다. 다른 부작용에는 멍, 혈종(hematoma) 형성, 피부 또는 다른 조직의 괴사, 그리고 혈소판감소증이 포함된다.

헤파린 요법의 모니터링

미분획 헤파린 치료는 밀접한 모니터링을 필요로 한다. 출혈 위험을 증가시키지 않으면서 치료 효과를 확실하게 하기 위해 용량 조정이 필요할 수 있다. 미분획 헤파린 치료의 효과를 측정하기 위해 PTT를 모니터링해야 한다. 또한 헤파린 유발 혈소판감소증(heparin-induced thrombocytopenia, HIT)을 주시하기 위해 혈소판 수를 모니터링해야 한다.

헤파린 요법 전환 시

헤파린 요법은 혈소판감소증과 연관이 있다. HIT가 발생하면 헤파린 대신 아가트로반(argatroban)이나 비바리루딘(bivalirudin, Angiomax)과 같은 트롬빈 억제제를 사용해야 한다.

경구 항응고제 Oral anticoagulants

미국에서 주로 사용되는 주요 경구 항응고제는 쿠마린(coumarin) 화합물인 와파린 나트륨(warfarin sodium, 쿠마딘)이다.

서론 Introduction

와파린은 경구로 복용될 때 빠르고 거의 완전하게 흡수된다. 빠른 흡수에도 불구하고 와파린의 효과는 약 36시간에서 48시간이 소요되며 완전한 효과를 발휘하기까지 3~4일이 걸릴 수 있다. 이것은 와파린이 비타민 K에 의존하는 응고인자의 생성을 상쇄하기 때문이다. 와파린이 전체 효과를 나타내기 전에 순환 중인 비타민 K 응고인자가 고갈되어야 한다.

와파린은 간에서 대사되며, 소변으로 배설된다. 와파린은 간에서 대사되기 때문에 다른 약물을 동시에 사용할 경우 몸속의 와파린 양이 변할 수 있다. 사용된 약물에 따라 출혈 및 응고 위험이 증가할 수 있다.

경구 항응고제는 간이 비타민 K에 의존하는 응고인자를 합성하는 능력을 변경시킨다. 인자 II(프로트롬빈), VII, IX, X를 포함한 비타민 K에 의존하는 응고인자를 합성하는 능력을 변경한다. 그러나 혈류 중에 이미 존재하는 응고인자는 고갈될 때까지 계속해서 혈액을 응고시키므로, 항응고 작용은 즉시 시작되지 않는다.

약물의 치료 작용 Pharmacotherapeutics

경구 항응고제는 혈전색전증을 치료하기 위해 처방되며, 이 상황에서는 환자가 헤파린을 투여받고 있을 때 치료를 시작된다. 그러나 와파린은 혈전색전증 위험이 높은 외래 환자들에게 헤파린 없이 시작될 수 있다.

경구 항응고제는 또한 DVT를 예방하고 인공 심장판막이나 질환에 걸린 삼첨판을 가진 환자들을 치료하는 약물로 선택된다. 때로는 아스피린, 클로피도그렐, 또는 디피리다몰과 같은 항혈소판제와 연합하여 동맥 혈전 형성 위험을 감소시키기도 한다.

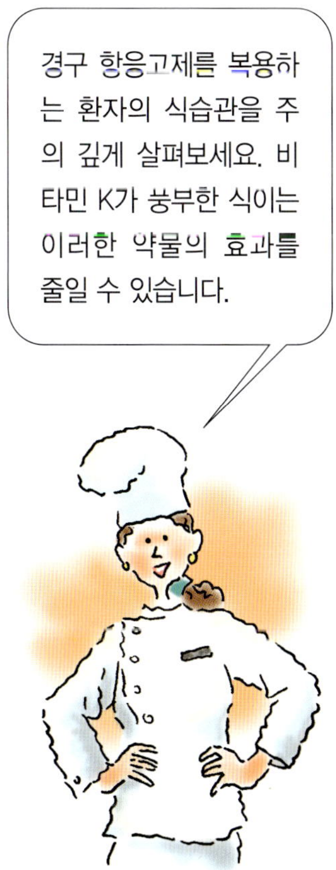
경구 항응고제를 복용하는 환자의 식습관을 주의 깊게 살펴보세요. 비타민 K가 풍부한 식이는 이러한 약물의 효과를 줄일 수 있습니다.

약물의 상호작용과 부작용 Drug interaction & side effects

많은 경구 항응고제를 복용하는 환자들은 다른 약물도 복용하기 때문에 심각한 약물 상호작용 위험에 노출될 수 있디.

- 비타민 K가 풍부한 식이는 경구 항응고제의 효과를 줄일 수 있다.
- 만성 알코올 남용은 와파린 복용 환자의 응고 위험을 증가시킨다.
- 급성 알코올 중독 환자는 출혈 위험이 증가한다.
- 비타민 K와 신선한 얼음 동결 혈장(fresh frozen plasma)은 와파린의 효과를 줄인다.

경구 항응고제 요법의 주된 유해 반응은 경미한 출혈이다. 그러나 심각한 출혈이 발생할 수도 있으며, 가장 흔한 장소는 위장관이다. 뇌의 출혈은 치명적일 수 있다. 동맥 천자(puncture) 부위(예: 혈액 가스 샘플을 채취한 후)에서 멍과 혈종이 발생할 수 있다. 피부나 다른 조직의 신경증 또는 괴사가 발생할 수 있다. 와파린은 임신 중에 금기이다.

반전

와파린의 효과는 피토나디온(phytonadione, 비타민 K_1)으로 반전시킬 수 있다.

항혈소판 약물 Antiplatelet drugs

항혈소판 약물은 관상동맥 혈전색전증을 예방하는 데 사용되며 특히 심근경색, 뇌졸중 및 동맥경화(동맥 경화) 위험이 있는 환자에게 사용된다. 항혈소판 약물에는 다음이 포함된다.

- 아스피린(aspirin, Ecotrin)
- 클로피도그렐(clopidogrel, Plavix)
- 디피리다몰(dipyridamole, Persantine)
- 티클로피딘(ticlopidine, Ticlid)

정맥 항혈소판 약물은 급성 관상동맥 증후군 치료에 사용되며, 여기에 속하는 약물은 압식시맙[abciximab(ReoPro)], 엡티피바티드[eptifibatide(Integrilin)] 및 티로피반[tirofiban(Aggrastat)]이다.

서론 Introduction

경구 항혈소판 약물은 매우 빠르게 흡수되어 투여 후 1시간에서 2시간 사이에 최고 농도에 도달한다. 아스피린은 항혈소판 효과를 약 10일간 유지하거나 혈소판의 수명 동안 유지한다. 클로피도그렐(Plavix)의 효과는 약 5일간 지속된다.

정맥으로 투여된 항혈소판 약물은 신속하게 체내에 분포된다. 이들은 대사가 매우 적게 일어나며 변화되지 않은 채로 소변으로 배설된다. 이 약물의 효과는 투여 후 15~20분 내에 나타나며 약 6~8시간 지속된다. 고령자 및 신부전 환자는 이러한 약물의 청소율이 감소할 수 있어 항혈소판 효과가 연장된다.

항혈소판 약물은 약물에 따라 다르게 용량-의존적 방식으로 혈소판의 활동을 방해한다.

- 저용량의 아스피린은 혈소판 응집 물질인 트롬복산 A_2의 생성을 막아 혈전 형성을 억제하는 것으로 보인다. 클로피도그렐은 혈소판-섬유소

원 결합을 억제함으로써 혈소판 응집을 억제한다.

- 정맥투여 항혈소판 약물은 혈소판 응집에 관여하는 주요 수용체인 당단백질 IIa-IIIb 수용체를 억제함으로써 혈소판 기능을 차단한다.
- 디피리다몰은 관상동맥 확장제이자 혈소판 응집 억제제인 아데노신을 증가시킴으로써 혈소판 응집을 억제할 수 있다.
- 티클로피딘은 응고 계통의 초기 단계에서 혈소판과 섬유소원의 결합을 억제한다.

약물의 치료 작용 Pharmacotherapeutics

항혈소판 약물은 많은 다양한 용도가 있다.

- 과거 심근경색을 앓은 또는 불안정 협심증 환자에서는 아스피린이 사용되어 사망 위험을 줄이고, 남성에서 일시적 허혈 발작(transient ische-mic attack, TIA; 뇌순환의 일시적 감소) 위험을 줄이는 데 사용된다.
- 클로피도그렐은 최근 심근경색, 뇌졸중 과거력, 또는 확립된 말초동맥질환 환자에서 허혈성 뇌졸중 또는 혈관 사망 위험을 줄이기 위해 사용된다. 또한 이 약물은 급성 관상동맥 증후군을 치료하거나, 특히 피부경유혈관경유관상동맥성형(percutaneous transluminal coronary angioplasty, PTCA) 또는 관상동맥 우회술을 받은 환자들에게 투여된다.
- 디피리다몰은 심장판막 교체 수술 후 혈전 형성을 예방하기 위해 쿠마린 화합물과 함께 사용된다.
- 디피리다몰은 아스피린과 함께 관상동맥우회술후 발생하는 혈전색전 질환을 예방하기 위해 사용된다.
- 티클로피딘은 고위험 환자(특히 자주 발생하는 TIA 이력을 갖거나 이미 혈전성 뇌졸중을 겪은 환자들)에서 혈전색전성 뇌졸중 위험을 줄이기 위해 사용된다. 심한 부작용으로 인해 티클로피딘은 아스피린으로 치료반응이 없는 환자나 아스피린을 사용할 수 없는 환자에게만 사용되어야 한다.
- 엡티피바티드(eptifibatide, Integrilin)는 급성 관상동맥 증후군 치료 및 경피적 관상동맥 개입술(percutaneous coronary intervention, PCI)을 받는 환자들에게 사용된다. 티로피반(tirofiban, Aggrastat)은 급성 관상동맥 증후군 치료에 사용된다. 압식시맙(abciximab, ReoPro)은 PCI 보조제로 사용된다.

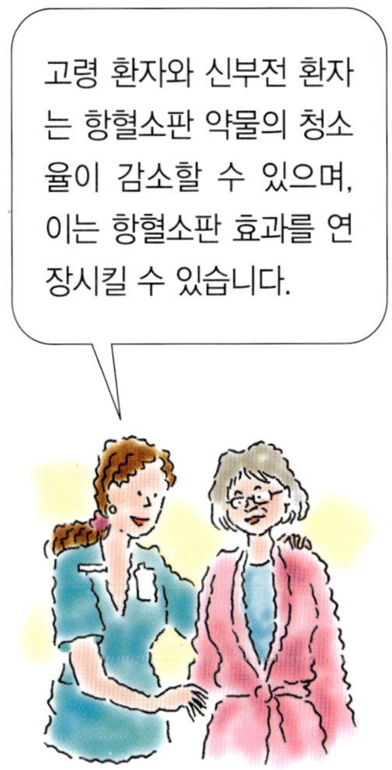
고령 환자와 신부전 환자는 항혈소판 약물의 청소율이 감소할 수 있으며, 이는 항혈소판 효과를 연장시킬 수 있습니다.

혼용하지 마십시오

티클로피딘과 헤파린, 경구 항응고제, 아스피린 또는 섬유소용해제의 복용에 대한 안내가 마련되지 않았으므로, 티클로피딘 치료를 시작하기 전에 이러한 약물을 중단한다.

약물의 상호작용과 부작용 Drug interaction & side effects

민감화 반응, 특히 급성중증과민반응이 발생할 수 있다. 출혈은 정맥 항혈소판 약물의 가장 흔한 부작용이다.

아스피린의 부작용 및 유해 반응에는 다음이 포함된다.

- 복통
- 속쓰림
- 구토
- 변비
- 대변내 혈액(blood in stool)
- 가벼운 위장 출혈

클로피도그렐은 다음과 같은 부작용을 일으킬 수 있다.

- 두통
- 피부 궤양
- 관절통
- 독감양(flulike) 증상
- 상부 호흡기 감염

혈소판감소성 자가면역질환이 드물지만 잠재적으로 치명적이다. 티클로피딘에서 다음과 같은 부작용이 발생할 수 있다.

- 설사
- 구토
- 소화불량
- 발진
- 간기능검사 결과 상승
- 중성구감소증

다이피리다몰은 다음과 같은 부작용을 일으킬 수 있다.

- 두통
- 어지러움
- 구토
- 홍조
- 쇠약 및 기절
- 가벼운 위장불편

직접 트롬빈 억제제 Direct thrombin inhibitors

직접 트롬빈 억제제는 신체 내 유해한 혈전 형성을 예방하는 항응고제 약물로, 다비가트란(dabigatran, 프라닥사), 아르가트로반(argatroban),

그리고 바비리루딘(bivalirudin, 안지오맥스)이 대표적인 약물이다.

서론 Introduction

직접 트롬빈 억제제는 보통 정맥주사로 투여되며, 일반적으로 지속 주입으로 이루어진다. 간에서 대사된다.

간 기능 손상을 가진 환자에게는 감량이 필요할 수 있다. PTT에 대한 효과는 투여 후 4~5시간 내에 나타난다. 혈소판 수 회복은 투여 후 3일 내에 나타난다.

직접 트롬빈 억제제는 정맥 일시 투여 후 작용이 빨리 시작된다. 다비가트란의 혈장 농도는 1~3시간에 최고치에 도달하며, 반감기는 13시간이다. 바비리루딘은 15분에 최대 반응을 보이며 반감기는 25분이다. 아르가트로반은 1~3시간 내에 최고치에 도달하며 반감기는 45분이며, 아르가트로반은 주로 담즙 분비를 통해 대변으로 배설된다. 바비리루딘과 다비가트란은 신장을 통해 배설된다.

직접 트롬빈 억제제는 가용성(soluble) 혹은 혈전에 결합된 트롬빈의 직접 활동을 차단함으로써 혈전 형성 기전에 간섭한다. 이러한 약물이 트롬빈에 결합하면 다음을 억제한다

- 혈소판 활성화, 과립 방출 및 응집
- 섬유소원 절단
- 섬유원 형성 및 혈전 반응의 추가 활성화

다비가트란은 유리된 트롬빈 및 혈전에 결합된 트롬빈과 결합한다. 이는 XIII인자의 활성화와 섬유원 생성을 방지한다.

아르가트로반은 트롬빈의 활성부위에 가역적으로 결합하고 섬유소 생성을 비롯한 트롬빈 유발 반응을 억제한다. 이는 응고인자 V, VIII, XIII의 활성화, 단백질 C의 활성화 및 혈소판 응집을 포함한다.

헤파린과 비교하여 직접 트롬빈 억제제는 세 가지 장점을 갖는다.

- 혈전에 결합된 트롬빈에 대해 활성을 갖는다.
- 더 예측 가능한 항응고 효과를 갖는다.
- 혈소판 방출 반응에 의해 억제되지 않는다.

약물의 치료 작용 Pharmacotherapeutics

다비가트란은 미국에서 비판막성 심방세동 환자의 뇌졸중 및 색전증 예방 목적으로만 사용된다. 아르가트로반은 헤파린 유발성 혈소판감소증(heparin-induced thrombocytopenia, HIT)을 치료하기 위한 목적으로 사용된다. 아르가트로반은 PTCA 관상동맥 스텐트 삽입, 죽종절제(atherectomy)과 같은 관상동맥 개선 시술을 받는 HIT 환자에게 아스피

린과 병용하여 투여된다. 그러나 HIT가 없는 환자에서 아르가트로반의 심장 관련 적응증에 대한 안전성과 효과는 확립되지 않았다.

바비리루딘은 PTCA를 받는 불안정한 협심증 환자에게 사용이 승인되었다. 아스피린 요법과 함께 사용되어야 한다.

금기사항 주의

바비리루딘은 뇌동맥류, 두개내 출혈 또는 조절되지 않는 출혈을 가진 환자에게 금기이다. 또한 20%의 약이 소변에 변화 없이 배설되므로 신장기능이 손상된 환자에게는 복용량이 감소해야 한다. 바비리루딘은 위장궤양이나 간 질환을 가진 환자의 출혈 위험을 증가시킨다. 고혈압은 뇌출혈 위험을 증가시킨다. 최근 수술이나 외상이 있는 환자나 수유기간 동안 바비리루딘을 신중하게 사용해야 한다.

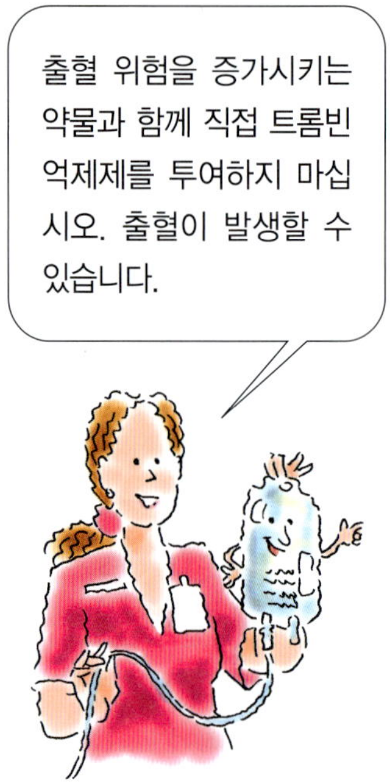
출혈 위험을 증가시키는 약물과 함께 직접 트롬빈 억제제를 투여하지 마십시오. 출혈이 발생할 수 있습니다.

약물의 상호작용과 부작용 Drug interaction & side effects

출혈 위험을 증가시킬 수 있는 약물과 함께 직접 트롬빈 억제제를 투여하지 말아야 한다. 출혈 위험이 가장 큰 환자에는 심한 고혈압을 가진 환자, 척수 검사 또는 척수마취를 받는 환자들이 포함된다.

대뇌, 척수 또는 눈을 포함한 중대 수술을 받는 환자들, 과도한 출혈 경향이 있는 혈액학적 질환을 가진 환자들 및 위장관 병변이 있는 환자들에게 직접 트롬빈 억제제를 신중하게 사용해야 한다.

직접 트롬빈 억제제의 주요 부작용은 출혈이며, 심한 출혈의 가능성이 있으나 이는 거의 발생하지 않는다.

인자 Xa 억제제 약물들 Factor Xa inhibitor drugs

인자 Xa 억제제 약물들은 혈전 생성 유도 인자인 인자 Xa를 억제한다. 이러한 약물들은 고정용량으로 투여되며 대부분의 환자에 대해 모니터링이 필요하지 않다. 인자 Xa 억제제의 예시로는 아픽사반(apixaban, Eliquis), 에도사반(edoxaban, Savaysa), 폰다파린(fondaparinux, Arixtra), 그리고 리바록사반(rivaroxaban, Xarelto)가 있다.

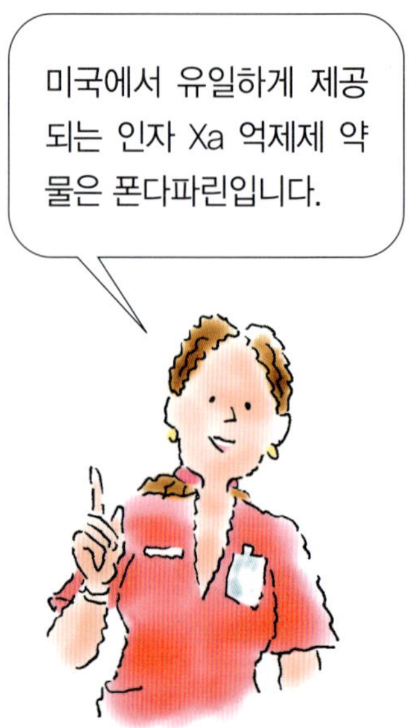
미국에서 유일하게 제공되는 인자 Xa 억제제 약물은 폰다파린입니다.

서론 Introduction

폰다파린은 피하주사로 투여되며 신속하고 완전히 흡수된다. 이는 주로 변화 없이 소변으로 배설된다.

아픽사반, 에도사반, 리바록사반은 경구용 인자 Xa 억제제이다. 이러한 약물들은 주로 소변, 대변 또는 담즙을 통해 배설된다. 환자의 신기능(크레아티닌 청소율)을 주의 깊게 모니터링하는 것이 중요하다. 왜냐하면 신기능이 부족한 환자에게는 용량을 줄어야 할 수 있기 때문이다. 추가적인 고려사항으로는 체중과 연령이 있다.

인자 Xa 억제제는 인자 Xa의 활성 부위를 선택적으로 차단하여 응고 과정을 중단시킨다.

블랙 박스 경고

모든 직접적인 경구 항응고제(직접 트롬빈 억제제 및 인자 Xa 억제제와 같은)는 기계 심장판막을 가진 환자에서 사용 시 블랙 박스 경고를 내포하고 있다.

약물의 상호작용과 부작용 Drug interaction & side effects

출혈 위험을 증가시킬 수 있는 약물과 함께 인자 Xa 억제제를 투여하는 것을 피하십시오.

인자 Xa 억제제 치료 시 발생할 수 있는 부작용 및 유해 작용은 다음과 같다.

- 출혈
- 열
- 발진
- 구토
- 변비
- 부종
- 빈혈

혈전 용해제 Thrombolytic drugs

혈전 용해제는 이미 존재하는 혈전 또는 혈전을 녹이는 데 사용된다. 이는 일반적으로 긴급한 상황에서 사용된다. 현재 사용되는 일부 혈전 용해제로는 알테플라제(alteplase, Activase), 레테플라세(reteplase, Retavase) 및 테넥테플라제(tenecteplase, TNKase)가 있다.

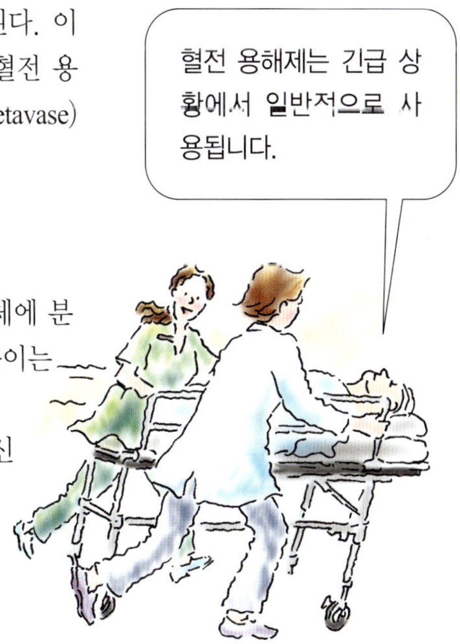

서론 Introduction

정맥 내 또는 관상동맥 내 투여 후, 혈전 용해제는 즉시 순환 전체에 분포되어 신속하게 플라스미노겐(plasminogen, 섬유소 혈전을 녹이는 플라스민의 전구체)을 활성화한다.

알테플라제, 테넥테플라제 및 레테플라제는 주로 간에 의해 신속하게 혈중에서 제거된다. 이러한 약물들은 태반 장벽을 통과하지 않는 것으로 보인다.

혈전 용해제는 플라스미노겐을 플라스민으로 전환시키며, 플라스민은 혈전, 섬유소원 및 기타 혈장 단백질을 용해한다.

약물의 치료 작용 Pharmacotherapeutics

혈전 용해제에는 여러 용도가 있다. 특정 혈전색전증(급성 심근경색, 급성 허혈성 뇌졸중 및 말초동맥 폐쇄 등)을 치료하는 데 사용되며, 투석 시 사용되는 동맥정맥관(투석에 사용) 및 정맥내 카테터에서의 혈전 용해에도 사용된다.

혈전 용해제는 신생 혈전을 분해하는 선택적 치료제이다. 증상 발병 후 6시간 이내에 투여할 때 가장 효과적인 것으로 보인다.

약물의 상호작용과 부작용 Drug interaction & side effects

다음과 같은 약물 상호작용이 혈전 용해제와 발생할 수 있다.

혈전 용해제는 헤파린, 경구 항응고제, 항혈소판 약물 및 비스테로이드성 항염증제와 상호작용하여 환자의 출혈 위험을 증가시킨다.

혈전 용해제와 관련된 주요 반응은 출혈과 알레르기 반응으로 주로 스트렙토키나제와 관련되어 있다.

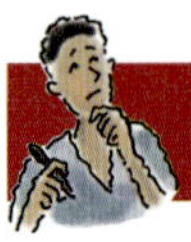

퀴즈

1. 헤파린 요법을 받는 환자의 경우 간호사가 어떤 검사 항목을 평가해야 하는지 고르시오.

   A. 전혈검사
   B. PTT
   C. 동맥 혈액 가스 농도
   D. 혈색소 수치

정답 B. PTT는 헤파린 치료의 효과를 측정하기 위해 모니터링되어야 한다.

2. 정맥 내 항혈소판 약물을 가장 자주 사용할 때 경험하는 부작용은 무엇인지 고르시오.

   A. 구토
   B. 관절통
   C. 두통
   D. 출혈

정답 D. 출혈은 정맥 내 항혈소판 약물의 가장 흔한 부작용이다.

3. 간호사가 와파린을 복용 중이며 중증 생명을 위협하는 출혈을 겪고 있는 환자를 돌본다. 간호사는 어떤 약물을 투여할 것으로 예상하는지 고르시오.

A. 비타민 K
B. 엽산
C. 혈장
D. 경구 숯

정답 A. 비타민 K는 쿠마딘의 효과를 반전시키는 요법이다.

14장

내분비계 약물

Endocrine drugs

약물과 내분비계 Drugs and the endocrine system

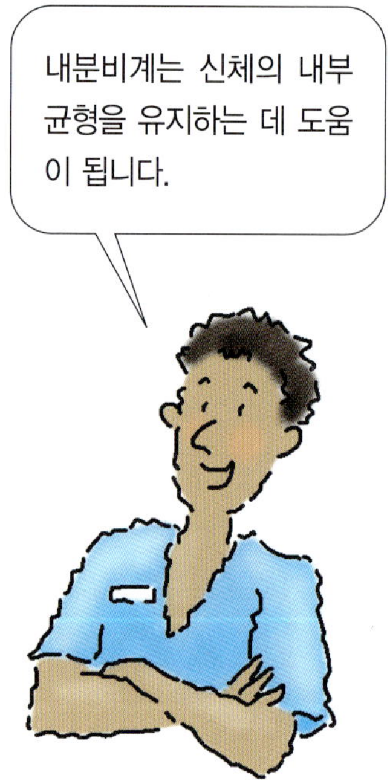
내분비계는 신체의 내부 균형을 유지하는 데 도움이 됩니다.

내분비계는 몸 전체에 위치한 기관과 분비샘으로 구성되며, “호르몬”을 생성하고 혈액 내로 분비하는데, 호르몬은 순환계를 통해 표적 조직으로 이동하는 천연 화학 물질이다. 호르몬은 신체의 균형을 유지하고 생리적 안정성(physiologic stability)을 유지하며, 호르몬의 분비는 신체 반응 및 피드백 시스템을 기반으로 이루어진다(Ignatavicius et al. 2021).

내분비계는 중추신경계와 함께 신체의 신진대사 활동을 조절 및 통합하고 항상성(homeostasis)을 유지시키는 데 중요하며, 내분비계 장애를 치료하는 약물 유형은 다음과 같다.

- 천연 호르몬 및 합성 유사체로 인슐린(insulin) 및 글루카곤(glucagon) 등
- 호르몬 유사 물질
- 호르몬 분비를 자극하거나 억제하는 약물

당뇨병 치료제와 글루카곤 Antidiabetic drugs and glucagon

췌장 호르몬인 인슐린과 경구용 당뇨병 치료제는 혈당 수치(blood glucose level)를 낮추기 때문에 **혈당 강하제**(*hypoglycemic drugs*)로 분류되지만, 또 다른 췌장 호르몬인 글루카곤은 혈당 수치를 높이기 때문에 **혈당 상승제**(*hyperglycemic drugs*)로 구분한다.

낮은 혈당 인슐린은 높은 혈당 포도당 농도를 나타내며, 당뇨병(diabetes mellitus, DM)은 만성질환으로서 미국당뇨병협회(ADA)의 구분에 의해 인슐린의 결핍(type 1 DM, T1DM, 제1형 당뇨병)과 또는 인슐린 효과에 저항하는(type 2 DM, T2DM, 제2형 당뇨병) 것으로 탄수화물, 단백질 및 지방 대사 장애가 특징이며, 신체의 포도당 수치를 높인다(ADA, 2020a). (일반적인 당뇨병 유형 참조)

인슐린 Insulin

서론 Introduction

인슐린은 혈당 증가에 대한 신체의 반응으로 췌장의 베타 세포(pancreatic beta islet)에서 분비된다(McCuistion et al. 2020). 제1형 당뇨병 환자는 혈당 수치를 조절하기 위해 결핍된 인슐린의 보충을 위한 외부 인슐린 공급이 필요하다. 인슐린은 특정 상황에서 제2형 당뇨병 환자에게 투여할 수도 있으며, 인슐린의 종류는 다음과 같다.

- 초속효성: 리스프로(lispro), 아스파트(aspart) 및 글루리신(glulisin)
- 단기 작용: 인슐린(regular insulin)
- 중간 작용: NPH 인슐린
- 지속 작용: 글라진(glargine), 데테미르(detemir) 및 데글루덱(deglutdec).

인슐린은 다음을 촉진하는 동화 호르몬(anabolic hormone) 역할을 한다.

- 포도당을 글리코겐으로 저장(인슐린이 포도당 흡수를 돕는 방법 참조)
- 단백질 및 지방 합성의 증가
- 글리코겐, 단백질 및 지방 분해의 감속
- 체액과 전해질의 균형.

인슐린은 항이뇨 효과는 없지만 혈당 수치를 감소시켜 고혈당증과 함께 발생할 수 있는 삼투성 이뇨와 관련된 다뇨증(polyuria; 과도한 배뇨) 및 다갈증(polydipsia; 과도한 갈증)을 교정할 수 있으며, 또한 세포 외액에서 세포로의 칼륨 이동을 촉진한다.

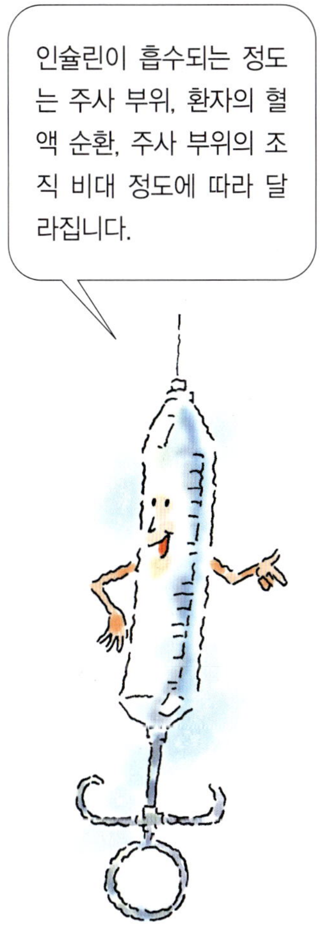
인슐린이 흡수되는 정도는 주사 부위, 환자의 혈액 순환, 주사 부위의 조직 비대 정도에 따라 달라집니다.

약물의 치료 작용 Pharmacotherapeutics

인슐린은 다음과 같은 적응증을 갖는다.

- 제1형 당뇨병(T1DM)
- 혈당 수치를 조절하는 다른 방법이 실패했거나 금기되는 경우의 2형 당뇨병(T2DM)
- 치료 중 정서적 또는 신체적 스트레스(예: 감염, 수술 또는 약물 치료 중)에 의한 혈당 수치가 상승한 경우의 제2형 당뇨병
- 경구 항당뇨병 약물이 임신 또는 과민증 때문에 금기인 경우 등에 사용한다.

인슐린은 당뇨병의 두 가지 합병증인 당뇨병성 케톤산증(diabetic keto-acidosis, DKA) 및 고혈당-고삼투압 상태(hyperglycemic-hyperosmolar state, HHS)를 치료하는 데에도 사용된다. 당뇨병성 케톤산증(DKA)은

췌장에서 부적절한 인슐린 분비 부족과 간에서 케톤산 생성을 특징으로 하는데 제1형 당뇨병 환자에서 흔하다. 고혈당-고삼투압 상태(HHS)는 제2형 당뇨병에서 더 흔하며 인슐린 감소와 심각한 탈수가 특징이다(Ignatavicius et al. 2021).

인슐린은 위산에 의해 파괴되는 특성 때문에 경구 복용은 효과가 없다. 따라서 모든 인슐린은 피하주사로 투여한다. 피하 인슐린의 흡수는 주사 부위, 혈액 순환, 주사 부위의 조직 비대 정도에 따라 달라지게 되며, 레귤러 인슐린은 일반적으로 피하로 투여되지만, 정맥내 투여(IV bolus 또는 IV infusion) 또는 근육내 주사(IM)와 같은 다른 경로로 투여될 수 있다.

주사로 투여된 인슐린은 전신에 광범위하게 흡수되어 분포하며 간, 지방 및 근육 등의 조직이 인슐린에 반응한다. 인슐린은 주로 간에서 대사되며, 신장과 근육에서도 일부 대사되고 대변과 소변으로 배설된다(Katzung, 2018).

인슐린은 비당뇨병성 효과(nondiabetic duty)로 당뇨병이 없는 환자의 중증 고칼륨혈증(hyperkalemia; 혈중 칼륨 수치 상승)을 치료하는 데에도 사용되는데, 칼륨은 포도당과 함께 혈류에서 세포로 이동하여 혈액 내 칼륨 수치를 낮춘다(저혈당제: 인슐린 참조).

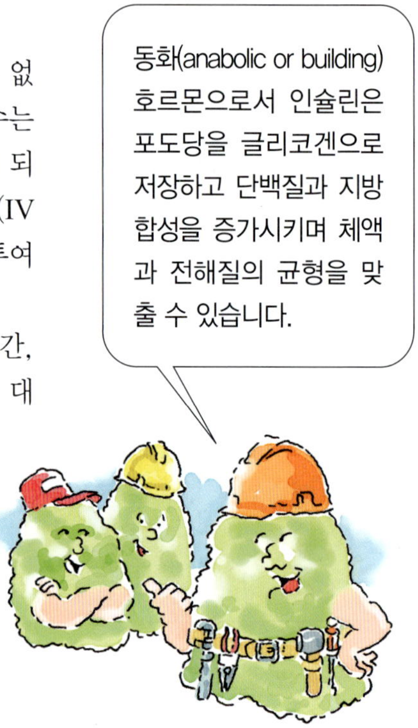
동화(anabolic or building) 호르몬으로서 인슐린은 포도당을 글리코겐으로 저장하고 단백질과 지방 합성을 증가시키며 체액과 전해질의 균형을 맞출 수 있습니다.

일반적인 당뇨병(DM) 유형

제1형 당뇨병

- 췌장 베타 세포가 파괴되는 특징.
- 인슐린은 췌장에서 분비되지 않는다.
- 자가면역 또는 특발성일 수 있다.

제2형 당뇨병

- 이질적인 췌장 베타 세포 인슐린 저항성이 특징으로 진행성 인슐린 분비 상실 초래
- 연령, 가족력, 비만, 활동 부족, 인종 및 임신성 당뇨병을 포함한 다인성 위험 요소
- 생활 습관 변화(식단 및 운동) 및 경구 또는 주사 가능한 항당뇨병 약물로 치료

약물 작용

인슐린이 포도당 섭취를 돕는 방법

이 삽화는 인슐린이 어떻게 세포가 포도당을 에너지로 사용하도록 하는지 보여준다.

1. 포도당은 세포에 들어갈 수 없다.
2. 일반적으로 인슐린의 도움 없이 베타에 의해 생성된다. 췌장 세포에서 인슐린은 표적 세포 표면의 수용체에 결합한다. 인슐린과 그 수용체는 먼저 세포 내부로 이동하여 포도당 수송체 채널을 활성화하여 세포 표면으로 이동한다.
3. 이 통로를 통해 포도당이 세포로 들어갈 수 있다. 그러면 세포는 포도당을 신진대사에 사용할 수 있다.

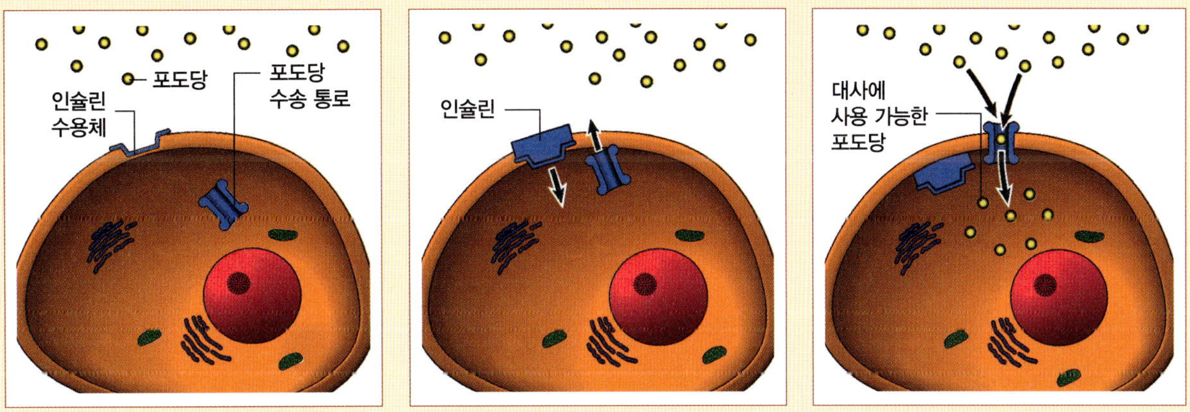

약물의 상호작용과 부작용 Drug interaction & side effects

환자가 복용하고 있는 일부 약물은 인슐린과 상호작용하여 혈당 수치를 낮추는 능력을 변화시키는데, 어떤 약물의 경우에는 혈당 수치에 직접적인 영향을 미치게 되므로 주의한다.

- 힘성 스테로이드(anabolic ateroids), 살리실산(salicylic acids), 알고올, 설파제(sulfa drugs), 안지오텐신전환효소억제제(ACEIs), 단가아민산화효소억제제(MAOIS)는 인슐린의 혈당 감소 효과를 증가시킬 수 있다.
- 코르티코스테로이드(corticosteroids), 경구 피임제(oral contraceptives), 교감신경흥분제 약물(sympathomimetics), 이소니아지드(isoniazid), 갑상선 호르몬(thyroid hormone), 니아신(niacin) , 푸로세미드(furosemide)

및 티아지드 이뇨제(thiazide diuretics)는 인슐린의 효과를 감소시켜 고혈당증을 유발할 수 있다.

- 베타-아드레날린 차단제(adrenergic beta blcokers, BBs)는 인슐린의 저혈당 효과를 연장시킬 수 있으며 저혈당의 징후와 증상을 숨길 수 있다.

인슐린 투여에 의한 부작용으로는

- 저혈당증
- Somogyi effect(소모기 효과; 저혈당증 후 반동 고혈당증)
- 과민 반응
- 지방 이영양증(지방 침착 장애)
- 인슐린 저항성

등이 있다.

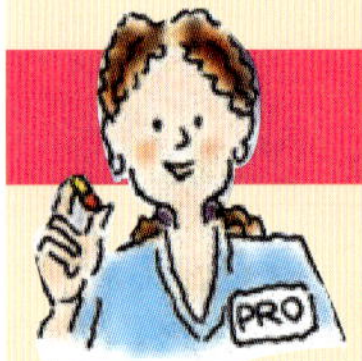

주요 약물

혈당 강하제: 인슐린

작용기전

- 근육 및 지방 세포막을 통한 포도당 수송을 증가시켜 혈당 수치를 감소시킨다.
- 포도당의 글리코겐(저장형)으로 전환을 촉진시킨다.
- 근육 세포에서 아미노산 흡수 및 단백질로의 전환을 유발하고 단백질 분해를 억제한다.
- 트리리글리세리드(TG) 형성을 자극하고 지방 조직에서 유리 지방산의 방출 억제한다.
- 순환하는 지단백질을 지방산으로 전환시키는 지단백질 리파아제 활성을 자극한다.

적응증

- 제1형 당뇨병
- 제2형 당뇨병의 보조 치료
- 당뇨병성 케톤산증
- 고혈당-고삼투압 상태

간호 시 주의사항

- 치료를 시작하기 전과 치료 중 필요에 따라 환자의 혈당과 헤모글로빈 A1C를 평가한다.
- 저혈당 및 과민 반응과 같은 부작용에 대해 환자를 모니터링한다.
- 자기 관리능력에 대해 환자를 평가하는데, 이는 환자가 자신의 인슐린을 투여하는 데 매우 중요한 과정이다.

인슐린 요법 치료환자의 간호관리

1. 치료 전 및 정기적으로 환자의 포도당 수준을 평가하며, 치료 전과 치료 후 정기적으로 환자의 헤모글로빈 A1C(HbA1C) 수치를 평가하고,

환자의 포도당 수치가 낮을 때 환자의 소변 케톤 수치를 모니터링한다.

2. 또한 당뇨병 환자의 혈당 모니터링 및 인슐린 투여 교육은 환자의 목표와 건강을 달성하는 데 필수적이다.
3. 순환 허탈, 당뇨병성 케톤산증 또는 고칼륨혈증이 있는 환자에게는 일반 인슐린을 사용한다.
4. 인슐린 저항성이 생길 수 있으므로, 이러한 경우 당뇨병의 징후와 증상을 조절하기 위해 많은 양의 인슐린이 필요한데 중증 인슐린 저항성의 경우(환자의 일일 용량이 200단위 이상인 경우) U-500 인슐린은 일반 인슐린(농축형)으로 사용할 수 있다.
5. 실수로 다른 환자에게 투여할 경우 심각한 과량 투여의 위험이 있으므로 U-500 인슐린의 보관에 주의하며, 색이 변했거나 덩어리진 인슐린은 사용하지 않는다.
6. 환자에게 정맥 내로 인슐린을 IV 투여하는 경우 일반 인슐린만 사용하며, 주입 장치를 통해 정맥으로 직접 주사 또는 IV 접근 부위에 가까운 포트로 지시된 속도로 수행하며, 지속적으로 투여하는 경우에는 생리식염수에 희석하여 정해진 비율로 투여한다.
7. 피하로 투여하는 경우, 피부 주름을 손가락을 최소 30(7.6 cm) 이상 벌리고 바늘을 45~90도 각도. 주입 후 부위를 누르되 문지르지 않는다.
8. 주사 부위를 한곳으로 부위를 과도하게 사용하지 않도록 주사 부위를 회전하고 차트에 표시한다. 리스프로 인슐린은 작용 개시가 빠르며 식후 15분 이내에 투여해야 한다.
9. 환자의 헤모글로빈 A1C를 평가하여, 환자 치료 요법의 장기적인 효과 모니터링이 필요하며, 저혈당의 징후와 증상이 있는지 확인한다.
10. 환자가 스트레스를 받고 있거나, 의학적으로 불안정하거나, 최근에 당뇨병 진단을 받았거나, 식이 변화를 겪고 있거나, 입으로 아무것도 먹지 말라는 의사의 지시를 받았거나, 메스꺼움과 구토를 경험하거나, 인슐린과 상호 작용할 수 있는 약물을 복용하는 환자의 경우에는 포도당 수치를 더 자주 모니터링한다.

인슐린 혼합 요령

지속형 인슐린은 희석하거나 다른 인슐린이나 용액과 혼합하거나 IV로 투여할 수 없다. 레귤러 인슐린은 어떤 형태로든 NPH 인슐린과 혼합할 수 있는데, 레귤러 인슐린과 NPH 인슐린을 혼합할 때는 항상 레귤러 인슐린을 주사기에 먼저 채운다. 동일한 주사기에서 NPH를 일반 인슐린과 혼합할 때마다 효능 손실을 방지하기 위해 혼합물을 즉시 투여한다.

혈당 변화 감지 높음과 낮음

당뇨병성 케톤산증에 걸리기 쉬운 제1형 당뇨병 환자, 증상이 심하고 고혈당 수치로 새로 진단받은 환자는 입원 및 정기적인 속효성 인슐린으로

핵심 선수: 혼합 가능한 인슐린

- 초속효성
  - 리스프로(Humalog), 아스파트(Novorapid), 글루리신(Apidra)
- 속효성
  - 레귤러 인슐린 (Humulin R 또는 Novoun R)
- 중간형
  - NPH 인슐린(Hmulin N 또는 Novolin N) (ADA, 2020b)

블랙 박스 경고

실습 준비: 휴물린 R U-500

Humulin R U-500은 높은 경고 약물. U-100 인슐린보다 5배 더 강력하다. Humulin R U-500은 KwikPen 또는 녹색 뚜껑(캡) U-500 주사기를 사용해서만 투여해야 한다.

IV 치료가 필요할 수 있다.

환자 포도당 수치의 갑작스러운 변화(위험할 정도로 높거나 낮은 수치) 또는 케톤증이 의심되는 경우 의사에게 알리도록 하며, 환자에서 당뇨병성 케톤산증 또는 고혈당-고삼투압 상태가 나타나는 경우 지원 조치를 제공할 준비를 한다.

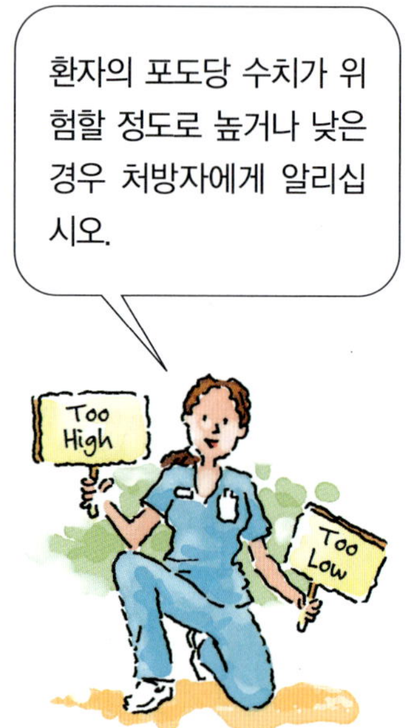
환자의 포도당 수치가 위험할 정도로 높거나 낮은 경우 처방자에게 알리십시오.
Too High
Too Low

지속적인 간식

환자의 저혈당 반응의 치료는 속효성 경구 제형의 포도당(환자가 삼킬 수 있는 경우) 또는 글루카곤 또는 IV 포도당(환자를 깨울 수 없는 경우)으로 수행하며, 환자가 깨어 있을 때 복합 탄수화물 스낵을 투여한 후 반응의 원인을 확인한다. 환자가 적절한 식이요법을 따르고 있는지 확인하고 운동 프로그램, 요법 변경이 되면 인슐린 용량을 조정할 것으로 예상한다. 불순응을 처리하는 방법을 의료팀과 논의하며, 환자와 가족에게 포도당 수치를 모니터링하고 인슐린을 투여하는 방법을 교육한다(인슐린에 대한 교육 참조).

환자 교육

인슐린

인슐린 치료를 위해 환자 및 가족과 함께 검토해야 할 특정 사항들:

- 인슐린은 징후와 증상을 완화하지만, 질병을 치료하지는 않는다. 치료는 평생이다.
- 포도당 모니터링을 위한 적절한 기술과 상비를 이해하는 것은 인슐린 투여량과 치료 성공을 결정하는 데 필수적이다.
- 처방된 치료요법을 따르십시오. 특정 식이요법을 준수하고 적절한 경우 체중을 줄이며 운동을 한다.
- 일일 발 검사를 포함하여 권장되는 개인위생 프로그램을 준수하고 감염을 방지하는 방법에 대해 처방자와 상의한다.
- 의료진과 함께 주사 및 식사 시간을 검토한다. 식사를 거르지 않는다.
- 특히 농축 레귤러 인슐린의 경우 약물 측정의 정확성이 매우 중요하다. 돋보기 슬리브 또는 용량 확대경과 같은 보조 도구는 개선될 수 있다.
- 인슐린 유형을 혼합하는 순서를 변경하거나 사용하는 주사기 또는 바늘의 모델 또는 브랜드를 변경하지 않는다.
- 고혈당증과 저혈당증의 징후와 증상을 인식하는 방법과 그럴 경우 대처법을 배운다.
- 환자는 항상 의학적 조치가 안내된 의료 신분증을 소지한다.
- 비상시를 대비해 탄수화물(포도당 정제 또는 사탕)을 준비해둔다.

경구 항당뇨병 약물과 이면의 문제들
Oral antidiabetic drugs and beyond

서론 Introduction

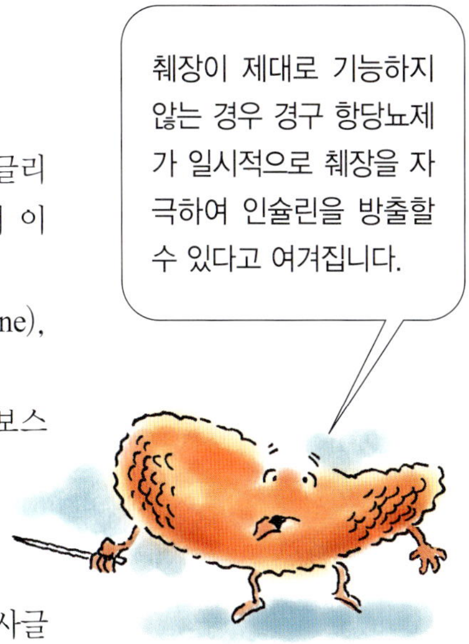
췌장이 제대로 기능하지 않는 경우 경구 항당뇨제가 일시적으로 췌장을 자극하여 인슐린을 방출할 수 있다고 여겨집니다.

사용 가능한 경구 항당뇨병 약물은 다음과 같다.

- 비구아나이드(biguanide) 약물: 메트포르민(metformin)
- 2세대 설포닐우레아(sulfonylurea) 약물: 글리피지드(glipizide), 글리부리드(glyburide) 및 글리메피리드(glimepiride)(1세대 약물은 더 이상 환자에게 사용되지 않음)
- 티아졸리딘디온(thiazolidinedione) 약물: 피오글리타존(pioglitazone), 로시글리타존(rosiglitazone)
- 알파-글루코시다제 억제제(alpha-glucosidase inhibitors): 아카보스(acarbose), 미글리톨(miglitol)
- 메글리티니드(meglitinides): 레파글리니드(repaglinide) 및 나테글리니드(nateglinide)
- 디펩티딜 펩티다제 4(DPP-4) 억제제: 시타글립틴(sitagliptin), 삭사글립틴(saxagliptin), 리나글립틴(linagliptin) 및 알로글립틴(alogliptin)
- 나트륨-포도당 공동수송 억제제(sodium-glucose cotransporter inhibitor): 카나그리프로진(canagliflozin), 다파글리프로진(dapagliflozin), 엠파글리프로진(empagliflozin) 및 에르투글리프로진(ertugliflozin)

경구 항당뇨병 약물은 췌장의 내부 및 외부에서 혈당조절 작용을 한다. 경구 항당뇨병 약물은 췌장 베타 세포를 자극하여 최소한의 췌장 기능을 가진 환자에게 인슐린을 방출하도록 한다. 설포닐우레아(sulfonyl-urea)를 시작한 후 몇 주에서 몇 달 이내에 췌장 인슐린 분비는 치료 전 수준으로 떨어지지만 혈당 수치는 정상 또는 거의 정상 수치에 근접하게 된다.

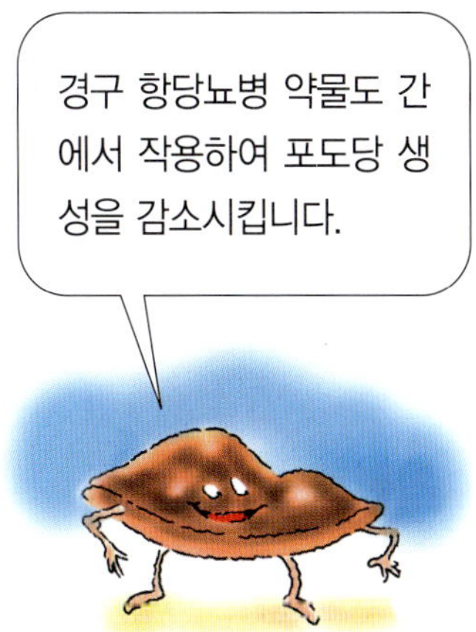
경구 항당뇨병 약물도 간에서 작용하여 포도당 생성을 감소시킵니다.

대부분의 경우 경구 항당뇨병 약물은 췌장 외부 환경에 대한 작용 또한 포도당 조절을 유지하는 역할을 한다. 따라서 췌장 외부 환경에서 작동하는 경구 항당뇨병 약물의 효과는 간에서 포도당 생산(포도당 신생합성)을 감소시키거나, 말초 조직에서 인슐린 수용체의 수를 증가시킴으로써 세포가 인슐린과 충분히 결합할 수 있는 기회를 더 많이 제공하여 포도당 대사 과정을 촉진시키는 역할을 한다.

약물의 치료 작용 Pharmacotherapeutics

경구 항당뇨병 약물이 수행하는 특정 작용을 구체적으로 살펴보면,

- 메트포르민(metformin)은 간에서의 포도당 생산과 장내 포도당 흡수

를 감소시키고 인슐린 감수성을 향상시킴.

- 글리피지드(glipizide), 글리부리드(glyburide) 및 글리메피리드(glime-piride) 간에서 포도당 생산을 감소시키고 인슐린에 대한 조직 반응을 증가시킴.
- 피오글리타존(pioglitazone) 및 로시글리타존(rosiglitazone)은 인슐린에 대한 반응성을 개선시킴.
- 아카보스(acarbose) 및 미글리톨(miglitol)은 효소를 억제하여 포도당 흡수를 지연시킴.
- 레파그린니드(repaglinide)와 나테그리니드(nateglinide)는 췌장 베타세포가 인슐린을 방출하도록 자극한다.
- 시타그립틴(sitagliptin), 삭자글립톤(saxagliptin), 리나그립틴(linaglip-tin) 및 아로그립틴(alogliptin)은 식사 후 인슐린 수치가 증가되도록 장 호르몬의 분해효과를 낮춤.

카나글리플로진(canagliflozin), 다파글리플로진(dapagliflozin), 엠파글리플로진(empagliflozin) 및 에르투글리플로진(ertugliflozin)은 소변으로 포도당이 배설하도록 하여 혈당을 낮춤.

경구용 항당뇨제는 식이요법과 운동으로 혈당 수치를 조절할 수 없는 경우에 해당되는 제2형 당뇨병 환자에게 필요하며, 이 약물은 췌장 베타세포의 기능 개선과는 무관하기 때문에 제1형 당뇨병 환자에게는 효과가 미미하다.

경구 항당뇨병 약물과 인슐린 요법의 조합은 두 약물 단독으로 반응하지 않는 일부 환자에게 적용될 수 있다.

대부분의 경구 항당뇨병 약물은 위장관에서 잘 흡수되고 혈류를 통해 전신에 분포하며 주로 간에서 대사되고 대부분 소변으로 배설되며 일부는 대변으로 배설된다.

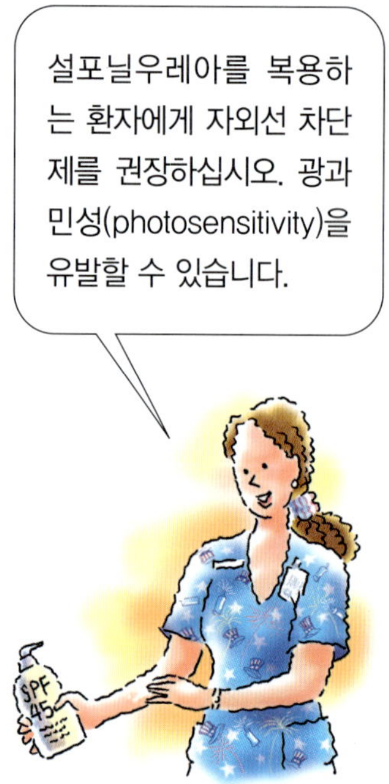
설포닐우레아를 복용하는 환자에게 자외선 차단제를 권장하십시오. 광과민성(photosensitivity)을 유발할 수 있습니다.
SPF 45

약물의 상호작용과 부작용 Drug interaction & side effects

저혈당증과 고혈당증은 매우 위험한 부작용이므로 경구용 항당뇨병 약물이 다른 약물과 상호작용할 때 고려되어야 한다.

저혈당증은 설포닐우레아(sulfonylureas)가 음주(알코올), 합성 스테로이드(anabolic steroids), 잼피브로질(gemfibrozil), 단가아민산화효소억제제(MAOIs), 살리실산염(salicylates), 설폰아마이드(sulfonamide), 플루코나졸(fluconazole), 시메티딘(cimetidine), 와파린(warfarin) 및 라니티딘(ranitidine)과 병용할 때 발생할 수 있다. 메트포르민(metformin, Glucophage)이 시메티딘, 니페디핀(nifedipine), 반코마이신(vancomycin)과 결합할 때도 저혈당증이 발생할 수 있으나, 메트포르민을 단일 제제로 사용할 때는 발생할 가능성이 작다고 보고되었다.

고혈당증은 설포닐우레아를 코르티코스테로이드(corticosteroids), 리팜핀(rifampin), 교감신경흥분제(sympathomimmetics) 및 티아지드 이뇨제(thiazide diuretics)와 함께 복용할 때 발생할 수 있다. 아이오딘 조영제(iodinated contrast dye)와 함께 메트포르민을 투여하면 급성 신부전이 발생할 수 있기 때문에 조영제를 필요로 하는 시술을 받는 환자의 경우에는 약물 투여를 보류한도록 한다.

경구 항당뇨병 약물 치료에 의한 주요 부작용은 저혈당증이며 특히 병용 요법을 사용할 때 발생하기 쉽다.

설포닐우레아에 특정한 부작용 및 위해 반응은 메스꺼움, 상복부 충만, 혈액 이상, 체액 저류, 발진, 저나트륨혈증, 과민증상 등이 있다.

메트포르민에 대한 부작용 및 위해 반응은 금속 맛, 메스꺼움 및 구토, 복부 불쾌감 등이 알려져 있으며, 알파-글루코시다아제 억제제(alpha-glucosidase inhibitors) 사용으로 나타나는 부작용은 간 효소 수치 상승, 복통, 설사, 가스(복부팽만) 등이며, 티아졸리딘디온(thiazolidinediones)은 간 효소 수치 상승, 체중 증가, 부종 등을 유발하고, 메글립티니드(meglitinides)는 두통, 설사, DPP-4 억제제는 두통, 비인두염, 나트륨-포도당 공동수송 억제제(sodium-glucose cotransport inhibitors)는 칸디다증, 방광염/질염, 비인두염 등을 유발할 수 있다.

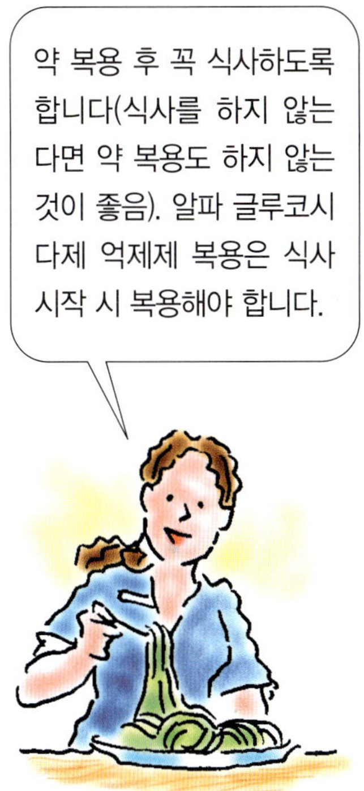
약 복용 후 꼭 식사하도록 합니다(식사를 하지 않는다면 약 복용도 하지 않는 것이 좋음). 알파 글루코시다제 억제제 복용은 식사 시작 시 복용해야 합니다.

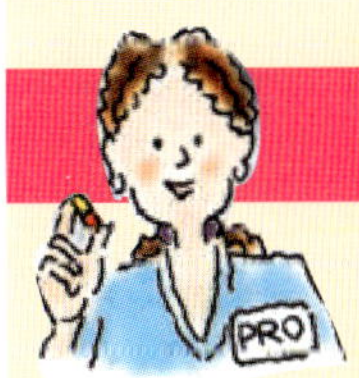
PRO

주요 약물

경구 항당뇨병제: 글리부리드(Glyburide)

작용기전

- 췌장 베타 세포의 인슐린 방출을 자극하고, 간에서 포도당 생성을 감소시킨다.
- 췌장 외 효과는 인슐린에 대한 말초 민감성을 증가시키고 약한 이뇨 효과를 유발한다.

적응증

- 제2형 당뇨병

간호 시 주의사항

- 환자에게 나타나는 저혈당증, 과민 반응 및 혈액학적 장애 등과 같은 부작용을 모니터링한다.
- 환자에게 식사 전에 투약 시기와 용량에 대해 교육한다.
- 스트레스를 받는 동안 환자는 인슐린이 필요할 수 있으므로, 저혈당을 모니터링한다.
- 디설피람 유사 반응을 일으키기 때문에 음주를 피하도록 한다.
- 의료인과 상의 없이 새로운 보충제나 약물을 시작하지 않도록 조언한다.

경구 항당뇨병 약물 치료환자의 간호관리

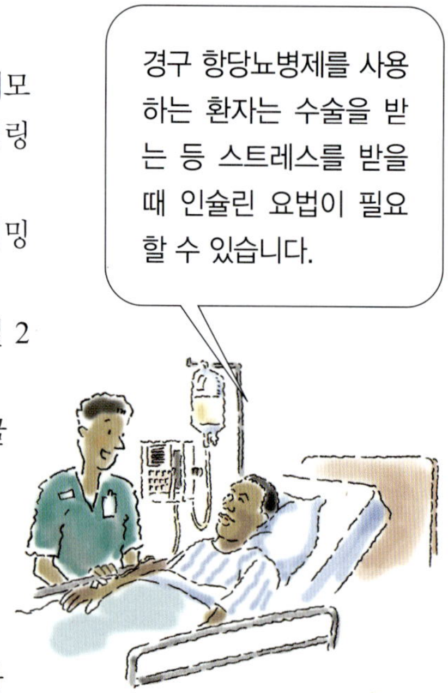

1. 요법을 시작하기 전에 그리고 정기적으로 환자의 기준 혈당 및 헤모글로빈 A1C를 평가해야 하며, 환자는 매일 여러 번 포도당 모니터링이 필요할 수 있음을 알린다.
2. 대부분의 경구용 항당뇨제는 특정 시간에 투여가 필요하므로 타이밍이 매우 중요하다.
3. 설포닐우레아는 1일 1회 투여의 경우 아침 식사 30분 전, 또는 1일 2회 투여하는 경우에는 아침과 저녁 식사 30분 전에 투약한다.
4. 메트포르민은 아침과 저녁 식사와 함께 1일 2회 투여하며, 알파-글루코시다제 억제제는 매일 세 번 주요 끼니 식사의 첫 입과 함께 복용해야 한다.
5. 메글리티니드 및 나트륨-포도당 공동수송 억제제는 주문에 따라 식사 전에 복용해야 하고, 티아졸리딘디온과 알파-글루코시다제 억제제를 복용 중인 환자는 치료 시작 시, 치료 첫해 동안 2개월마다, 그 이후에는 주기적으로 간 효소 수치를 측정해야 한다.
6. 환자가 경구용 당뇨병 치료제에서 다른 경구용 당뇨병 치료제로 전환하는 경우에는 클로르프로파미드(chlorpropamide)를 제외하고는 일반적으로 전환 기간이 필요하지 않으며, 환자가 인슐린 요법을 경구 항당뇨제로 전환하는 경우에는 적어도 하루 세 번 식사 전에 혈당치를 모니터링해야 한다.
7. 저혈당 증상의 치료는 환자가 삼킬 수 있는 경우 속효성 탄수화물(rapid-acting carbohydrates)을 섭취하도록 하고, 환자가 삼킬 수 없는 경우나 혼수상태인 경우에는 글루카곤 또는 포도당을 정맥투여한 후에 환자가 깨어났을 때 복합 탄수화물 스낵을 섭취한 후 반응의 원인을 확인하는 방법으로 치료 및 반응을 추적한다.
8. 감염, 열, 수술 또는 외상과 같은 스트레스가 증가한 기간에는 환자에게 인슐린 요법이 필요할 수 있다고 예상해야 되며, 이러한 상황에서는 특히 고혈당증에 대한 모니터링을 추가 시행한다.
9. 환자에게 포도당 수치를 모니터링하고 고혈당증과 저혈당증의 징후와 증상을 인식하는 방법과 시기를 교육해야 한다(당뇨병 치료제 참조).

기타 항당뇨병 약물 Other antidiabetic drugs

인크레틴 유사체(incretin mimetics, glucagon-like prptide-1 agonist, 글루카곤 유사 펩티드-1 작동제)는 제2형 당뇨병 환자에게 사용되는 주사 가능한 약물로서, 이 약물은 췌장 베타 세포의 인슐린 분비 강화, 글루카곤 분비 억제, 포만감 증가 등 여러 방식으로 작용한다. 인크레틴 유사체, 글루카곤 유사 펩티드-1 작동제, 둘라글루타이드(dulaglutide), 엑

세나타이드(exenatide), 리라글루타이드(liraglutide), 릭시세나타이드(lixisenatide) 및 세마글루타이드(semaglutide)가 있으나 이러한 약물은 인슐린 주사를 대체할 수는 없다(McCuistion et al. 2020).

아밀린(amylin)은 인슐린과 함께 췌장에서 분비되는 아미노산으로 위장 비우기를 늦추고 글루카곤을 조절하며 음식 섭취를 줄이는 작용을 하는데, 이를 통해 식후 혈당을 조절하고 식욕을 감소시키는 데 도움을 준다(Dungan, 2020). 아밀린 유사체인 프람린타이드(pramlintide)는 제1형 및 제2형 당뇨병 모두에 사용하도록 승인되었다.

환자 교육

당뇨병 치료제

항당뇨병 약물에 대해 환자 및 가족과 함께 고려해야 할 사항은 다음과 같다.

- 치료요법은 징후와 증상을 완화하지만, 질병을 완치하지는 않는다.
- 처방된 치료요법을 따르고, 특정 식단, 체중 감량, 운동 및 개인위생 프로그램을 준수하고 감염을 방지하는 방법에 대해 상담한다.
- 혈당 수치를 모니터링하는 방법과 시기를 알 수 있다.
- 고혈당증 또는 저혈당증의 징후와 증상을 인지하고 이러한 경우 대처 방법을 배우도록 한다.
- 처방자의 동의 없이 복용량을 변경하지 않는다.
- 부작용이 나타나면 보고한다.
- 처방자에게 먼저 확인하지 않고 일반 의약품 및 약초요법을 포함한 다른 약물을 복용하지 않는다.
- 약물 치료 중에는 음주(알코올 섭취)를 피한다.
- 항상 환자의 의무관련 신분증을 착용하거나 소지한다.

글루카곤 Glucagon

서론 Introduction

혈당상승 약물인 글루카곤은 췌장 랑게르한스 섬(islet of Langerhans)의 알파 세포에서 생성되는 호르몬으로서 혈당 수치를 높이는 작용을 한다. 글리코겐이 충분히 저장되어 있을 때 글루카곤은 중증 저혈당 환자의 혈당 수치를 높이는 데 사용된다.

글루카곤에 의한 포도당 생성 속도 조절은 간에서 글리코겐이 포도당(glucose)으로 변환되는 글리코겐분해(glycogenolysis), 유리 지방산과 단백질로부터 포도당을 형성시키는 포도당 신생합성(glycogenogenesis),

그리고 지방 조직(adipose tissue)에서 지방산(fatty acids)을 방출시킨 다음 포도당으로 전환하는 지방분해(lipolysis)의 3가지 방법에 의한다.

약물의 치료 작용 Pharmacotherapeutics

글루카곤은 심한 저혈당증의 응급 치료에 사용되지만, 소화관의 영상의학적 검사를 위한 방사선 촬영에서 위장관 운동성을 줄이기 위해 사용된다.

글루카곤은 피하주사, 근육주사 또는 정맥주사로 투여된 후 빠르게 흡수되어 몸 전체에 분포하지만, 그 효과는 주로 간에서 발생한다. 흡수된 글루카곤의 분해는 간, 신장, 혈장 및 조직의 세포막 수용체와 결합되어 광범위하게 일어나고 간과 신장에 의해 몸에서 제거된다.

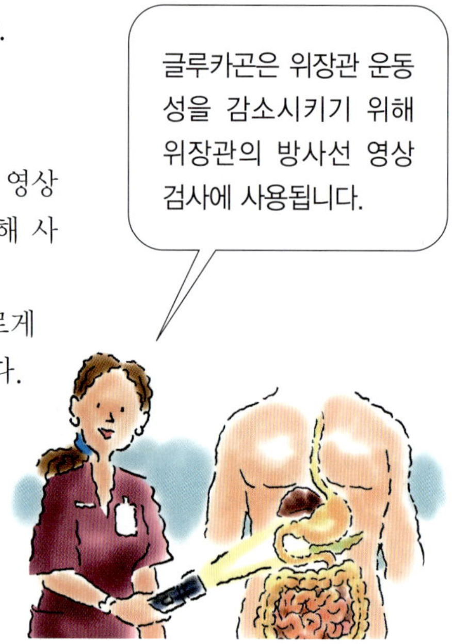

약물의 상호작용과 부작용 Drug interaction & side effects

글루카곤은 경구용 항응고제와 상호작용을 하여 출혈 경향을 증가시킨다. 글루카곤에 대한 부작용은 드물다.

글루카곤 치료환자의 간호관리

1. 치료를 시작하기 전에 환자의 기준 혈당 및 헤모글로빈 A1C를 평가한다.
2. 정기적으로 환자의 혈당 수치를 평가하는데, 환자의 스트레스(감염, 열, 수술 또는 외상)가 증가하는 경우 자주 모니터링한다.
3. 근육주사(IM) 또는 피하주사(SC)로 사용하는 경우 1 유닛 바이알(1 unit vial)에 희석액(diluent) 1 mL 혼합하는데, 10 유닛 바이알(10 units vial)에는 희석액 10 mL를 사용한다.
4. 정맥주사(IV)로 투여하는 경우 글루카곤과 호환되는 포도당(dextrose) 용액으로 점적 주입(drip infusion)할 수 있는데, 염화물 용액(chloride solution)에서는 침전물이 생성된다. 글루카곤을 정맥주사로 투여하는 경우에는 주입속도는 분당 1 mg/min 속도로 한다(Skidmore-Roth, 2020).
5. 심각한 위기에 처해있는 무기력한 환자는 가능한 빨리 깨워야 하며, 추가적으로 2차 저혈당 쇼크를 예방하기 위해 탄수화물을 경구 투여한 후 반응의 원인을 확인한다. 그리고 처방자에게 환자의 저혈당 에피소드로 인해 글루카곤 사용이 필요했음을 알린다. 환자가 글루카곤 투여에 반응하지 않는 경우 응급 개입을 제공할 준비를 해야 되며, 당뇨병이 있는 불안정한 저혈당 환자는 글루카곤에 반응하지 않을 수 있기 때문에 대신 포도당 50%를 IV로 투여한다.

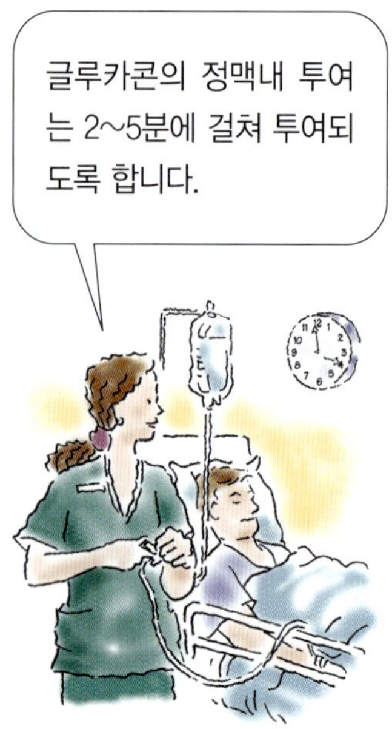
글루카콘의 정맥내 투여는 2~5분에 걸쳐 투여되도록 합니다.

갑상선 및 항갑상선 약물 Thyroid and antithyroid drugs

갑상선 및 항갑상선 약물은 갑상선 호르몬 결핍(갑상선기능저하증) 및 갑상선 호르몬 과잉(갑상선기능항진증)을 교정하는 기능을 한다.

갑상선 약물 Thyroid drugs

서론 Introduction

호르몬 대체에 사용되는 갑상선 약물은 일반적으로 합성 트리아이오도티로닌(triiodothyronine, T_3), 티록신(thyroxine, T_4) 또는 둘 다를 포함된다.

합성 갑상선 약물은 실제로 갑상선 호르몬의 I-이성질체의 소듐염 형태로 T_4를 포함하는 레보티록신 소듐(levothyroxine sodium)과 T_3를 포함하는 리오티로닌 소듐(liothyronine sodium)이다.

주요 약리학적 효과는 신체 조직의 대사율 증가인데, 갑상선 호르몬은 단백질과 탄수화물 대사를 촉진하고 단백합성을 자극하는데, 포도당신생합성(glyconeogenesis)을 촉진하고 저장된글리코겐의 사용을 증가시킨다(Katzung, 2018).

갑상선 호르몬의 심장에 대한 작용은 심박수와 심박출량(매분 심상이 내보내는 혈액의 양)을 증가시키는데, 카테콜아민(catecholamine)에 대한 심장의 민감성을 증가시키고 심상의 베타-아드레날린성 수용체의 수를 증가시킬 수 있다(신장에서 베타 수용체 자극은 심박수와 수축성을 증가시킴).

갑상선 호르몬은 신장으로의 혈류를 증가시키고 갑상선기능저하증 환자의 사구체 여과(매분 신장을 통해 여과되는 혈장의 양)를 증가시켜 이뇨를 유발한다(갑상선 호르몬: 레보티록신 참조).

갑상선 호르몬은 신체 조직의 대사율을 높이는 것 외에도 조직 내 대사량과 생산량을 증가시킵니다.

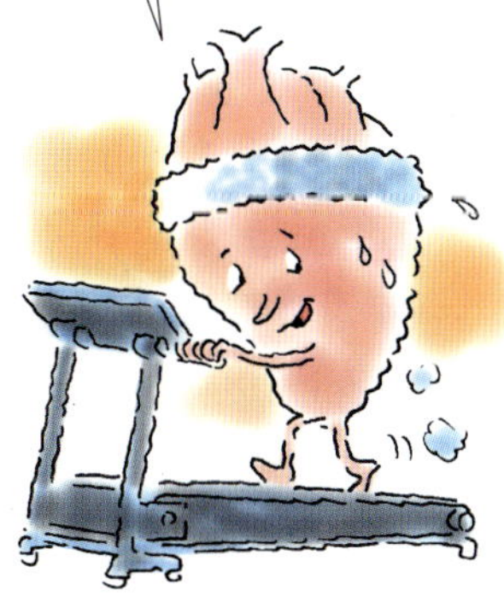

약물의 치료 작용 Pharmacotherapeutics

갑상선 약물은 다양한 형태의 갑상선 기능저하증의 치료 및 항갑상선 약물은 갑상선종 형성(갑상선 비대) 및 갑상선 기능 저하증을 예방하기 위해 사용한다. 갑상선 약물은 진단 검사 중 원발성 갑상선 기능 저하증과 속발성 갑상선 기능 저하증을 구분하기 위해 사용하거나, 유두종 또는 여포 갑상선 암종(papillary or follicular thyroid carcinoma) 치료에 사용된다.

레보티록신(levothyroxine)은 갑상선 호르몬 대체 및 갑상선 자극 호르몬(TSH) 억제요법을 위한 선택 약물(drug of choice)이다.

합성 갑상선 약물은 경구투여시 소장에서 흡수되고 혈장 내 단백질에 결합된다. 약물 대사는 주로 간에서 탈요오드화(deiodination)되고 대변으로 배설된다.

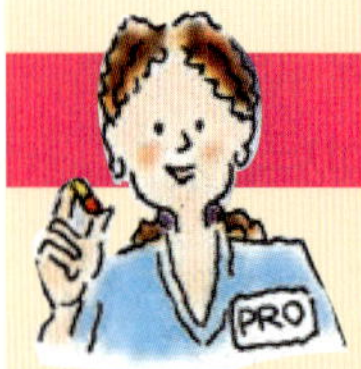

주요 약물

갑상선 호르몬: 레보티록신

작용기전

- 레보티록신은 포도당신생합성과 단백질 합성을 증가시키고 글리코겐 지장을 동원함으로써 모든 신체 조직의 신진대사를 자극하기 위해 세포에서 작용한다. 갑상선 호르몬 수용체는 뇌하수체, 간, 신장, 심장, 골격근, 폐 및 내장에서 발견된다(Eghtedari & Correa, 2020).

적응증

- 갑상선 호르몬 대체
- 점액수종 혼수(myxedema coma)
- 크레틴병(Cretinism)

간호 시 주의사항

- 신경과민, 불면증, 떨림. 빈맥, 심계항진, 협심증, 부정맥, 갑상선 발작 및 심정지와 같은 부작용에 대해 환자를 모니터링한다.
- 레보티록신은 마이크로그램(mcg)으로 처방된다. 다른 단위로 표기하면 투약 오류가 발생할 수 있다. 오류를 피하기 위해 복용량과 처방전을 꼭 확인한다.

블랙 박스 경고

실습 준비: 레보티록신

노인 환자 및 심혈관 질환 환자에게 사용할 때는 세심한 주의가 필요하다.

약물의 상호작용과 부작용 Drug interaction & side effects

갑상선 약물은 다른 약물과 상호작용하는데, 경구용 항응고제의 효과를 증가시켜 출혈 위험을 증가시키거나, 콜레스티라민(cholestyramine)과 콜레스티폴(colestipol)을 포함하는 담즙산 격리제(bile acid sequestrants)는 합성 갑상선 호르몬의 흡수를 감소시킨다.

페니토인(phenytoin)은 레보티록신의 대사를 촉진하며, 디곡신(digoxin)과 함께 갑상선 약물을 복용하면 혈청 디곡신 수치가 감소하여 부정맥 또는 심부전의 위험이 증가될 수 있으며, 카르바마제핀(carbama-zepine), 페니토인, 페노바르비탈(phenobarbital) 및 리팜핀(repamfin)은 갑상선 호르몬 대사를 증가시켜 효과를 감소시킨다. 갑상선 약물과 함께 테오필린이 투여될 때 혈청 테오필린 수치는 증가할 수 있다.

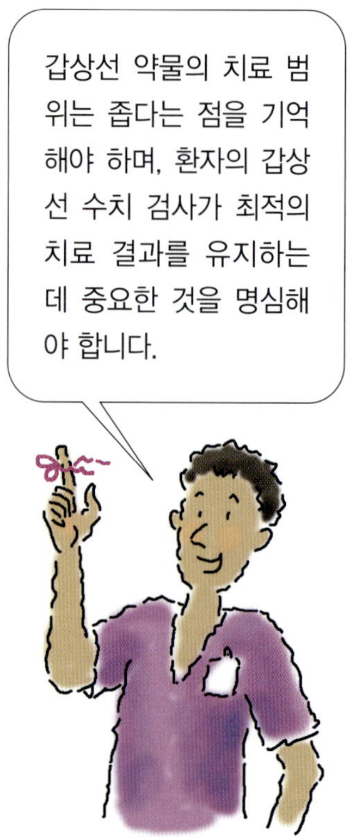

갑상선 약물에 의한 대부분의 부작용은 독성 발현에 기인되며, 소화

관 시스템의 부작용 또는 위해 반응으로는 설사, 복통, 체중 감소, 식욕 증가 등이 있다. 심장 혈관계의 부작용 및 이상 반응에는 심계항진, 발한, 빠른 심박수, 혈압 상승, 협심증 및 부정맥 등이다.

독성 효과가 발현되는 징후 및 증상으로는 두통, 떨림, 불면증, 신경질 , 발열, 열불내성, 월경 불규칙 등이 해당한다.

갑상선 약물 치료환자의 간호관리

1. 갑상선 약물의 투여 효과는 24시간 이내에 정상 수준의 T_4가 발생하고 3일 이내에 T_3 수준이 3배 증가해야 한다.
2. 환자에서 나타나는 부작용 및 약물 상호작용을 관찰하는데, 환자의 맥박수와 혈압을 모니터링한다. 갑상선 호르몬을 투여 받는 관상동맥 질환 환자의 경우 가능한 관상동맥부전에 주의한다.
3. 레보티록신에서 리오티로닌으로 변경 시 레보티록신을 사용을 중단한 다음 리오티로닌을 시작하는데, 레보티록신의 잔류 효과가 사라진 후 용량을 조금씩 증량하는 방법을 사용한다.
4. 반대로 리오티로닌에서 레보티록신으로 변경할 때는 재발을 피하기 위해 리오티로닌을 중단하기 며칠 전 부터 레보티록신을 시작하는 것이 좋다.
5. 갑상선 호르몬을 매일 같은 시간에, 가급적이면 아침 공복에 투여하여 불면증을 예방한다.
6. 설사, 열, 과민성, 나른함, 빠른 심장 박동, 구토 및 쇠약을 포함하여 갑상선중독증(thyrotoxicosis) 또는 부적절한 복용량의 징후가 있는지 환자를 관찰하고, 프로트롬빈 시간(PT) 및 국제 표준화 비율을 모니터링하는데, 항응고제를 복용하는 환자의 경우에는 용량을 낮게 조정한다.

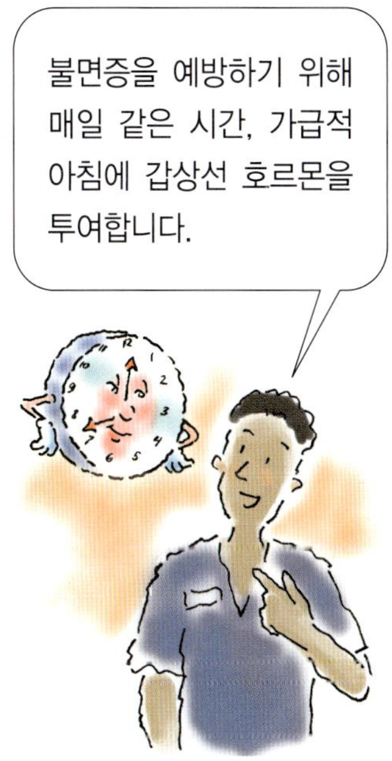
불면증을 예방하기 위해 매일 같은 시간, 가급적 아침에 갑상선 호르몬을 투여합니다.

항갑상선제 Antithyroid drugs

서론 Introduction

항갑상선제 또는 **갑상선 호르몬 길항제**(*thyroid antagonists*)는 갑상선기능항진증(thyrotoxicosis)이며, 환자에게 사용되는 약물로 티오아미드류는 프로필티오우라실(propylthiouracil, PTU)과 메티마졸(methimazole) 성분을 함유하며, 요오드화물(iodides)에는 안정한 아이오딘(iodine)과 방사성 아이오딘(radioactive iodine)이 방사선 노출의 예방 목적으로 함유되어 있다.

갑상선 기능 항진증 치료에 사용되는 약물의 작용기전은 합성중지, 아이오딘에 의한 기능 억제 그리고 방사선에 의한 호르몬 분비감소 등 다양하다. 갑상선 호르몬 합성 중지는 티오아미드(thioamides)가 요오드가 티로신과 결합하는 능력을 차단하여 갑상선 호르몬 합성을 저해한다(Katzung, 2018). 안정한 요오드(stable iodine)는 과도한 요오드가 갑상선 호르몬의 형성과 방출을 감소시키는 Wolff-Chaikoff 효과를 통해 호르몬 합성을 억제한다(Ross, 2020). 방사성 요오드는 급성 방사선 갑상선염(갑상선 염증) 및 만성 점진적인 갑상선 위축을 유발하여 갑상선 조직을 파괴하여 호르몬 분비를 감소시키는데, 급성 방사선 갑상선염은 보통 방사성 요오드 투여 후 3~10일 후에 발생한다(Katzung, 2018). 만성 갑상선 위축은 나타나기까지 몇 년이 걸릴 수 있다.

약물의 치료 작용 Pharmacotherapeutics

항갑상선 약물은 일반적으로 갑상선 기능 항진증, 특히 그레이브스병(Graves' disease; 자가면역에 의해 유발되는 갑상선 기능 항진증)을 치료하는 데 사용되는데, 이 경우가 60~80%를 차지한다(Pokhrel & Bhusal, 2020).

프로필티오우라실(PTU)은 메티마졸보다 빠르게 혈청 T_3 수치를 낮추기 때문에 중증 갑상선 기능 항진증의 빠른 개선에 사용된다. 임신 초기(주산기 1분기)에는 프로필티오우라실(PTU)이 선호되며, 메티마졸(methimazole)은 두 번째 및 세 번째 삼 분기에 사용된다. 메티마졸과 관련하여 일부 보고된 부작용이 있으므로, 이 두 약물은 임신 중이거나 수유 중인 환자에게 신중하게 사용한다. 프로필티오우라실(PTU)과 메티마졸은 모유에 함유되므로, 임신부나 수유부 환자는 치료를 시작하기 전에 치료 계획을 수립하는 것이 좋다.

치료는 관해가 발생하기 전에 12~24개월 동안 지속될 수 있으므로 경증에서 중등도의 갑상선 기능 항진증 환자에게는 1일 1회 투여하는 지속 작용 효과를 갖는 메티마졸이 더 적합하다.

갑상선기능항진증을 치료하기 위해 갑상선을 수술로 제거하거나 방사선 조사에 의한 파괴 치료가 가능하다. 안정 요오드는 수술적 제거를 위해 갑상샘을 단단하게 하고 혈관을 감소시켜 수술 전 준비하는 데 사용되며, 또한 방사성 요오드 요법 후에 방사선이 효과를 발휘하는 동안 갑상선 기능 항진증의 징후와 증상을 조절하기 위해 사용된다.

티오아미드 및 요오드화물은 소화관에서 흡수된 후 갑상샘으로 이동하여 농축된 후 간장 대사에서 포합반응으로 대사된 후 소변으로 배설된다.

> **블랙 박스 경고**
>
> **실습 준비: 요오드**
>
> **드물지만 알아 두세요.**
>
> 드물게 IV 요오드 투여는 급성 과민 반응을 일으킬 수 있다. 방사성 요오드는 또한 투여 후 3~14일 후에 드물지만, 급성 반응을 일으킬 수 있다.

약물의 상호작용과 부작용 Drug interaction & side effects

요오드화물 제제는 리튬(lithium)과 상승적으로 반응하여 갑상선 기능 저하증을 유발할 수 있다.

티오아미드 요법에 대한 가장 심각한 부작용은 무과립구증(agranulo-cytosis)의 발생과 과민 반응이다(McCuistion et al, 2020). 요오드화물은 불쾌한 쇠 맛과 입안의 타는 듯한 느낌, 타액 분비 증가, 귀밑샘의 고통스러운 부종을 유발할 수 있다.

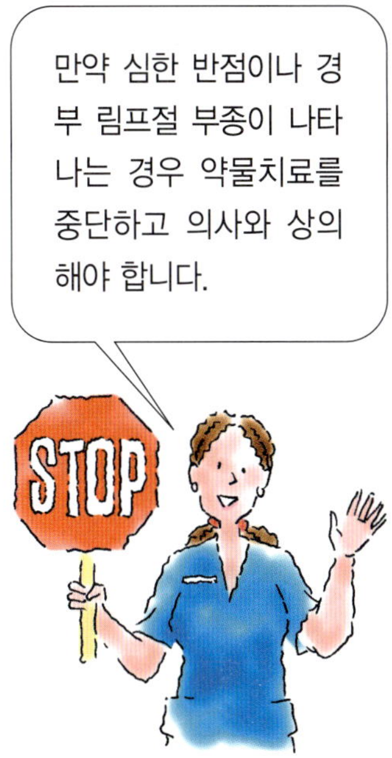
만약 심한 반점이나 경부 림프절 부종이 나타나는 경우 약물치료를 중단하고 의사와 상의해야 합니다.
STOP

항갑상선 약물 치료환자의 간호관리

1. 프로필티오우라실(PTU)은 반감기가 짧기 때문에 하루에 여러 번 투여하지만, 메티마졸은 보통 하루에 한 번 투여한다.
2. 환자에게 과일주스를 주어 요오드 용액의 강한 맛을 희석시키는 것도 방법이다.
3. 환자에서 발생하는 갑상선기능저하증의 징후(우울증, 냉증, 무공 부종)를 관찰하고 복용량을 조절하며, 전체 혈구 수(CBC)를 모니터링하여, 백혈구 감소증, 혈소판 감소증 및 무과립구증 발생의 부작용을 확인한다.

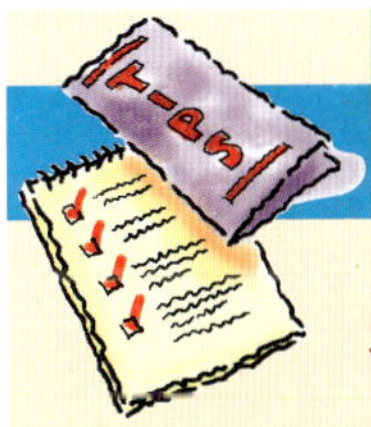

환자 교육

갑상선 및 항갑상선제

갑상선 또는 항갑상신 약물에 대해 환자 및 가족과 함께 고려해야 할 사항:

- 호르몬 수치를 일정하게 유지하기 위해 가급적 아침 식전 일정한 시간에 처방된 대로 약을 복용한다. 아침에 약을 먹으면 불면증이 예방된다.
- 갑상선 호르몬 과다복용(복통, 심계항진, 발한, 신경과민) 또는 악화된 심혈관 질환(흉통, 호흡곤란, 빈맥)의 징후와 증상을 보고한다.
- 항갑상선제를 복용하는 경우 피부 발진(과민증의 징후), 열, 인후염 또는 구강 궤양(무과립구증의 초기 징후)을 보고한다.
- 특히 힝갑싱선제를 복용하는 경우 요오드의 독성 수준을 피하기 위해 처방의에게 요오드 첨가 소금 사용과 조개류 섭취에 대해 상의한다.
- 안정적인 반응을 얻은 경우 약물 브랜드를 변경하지 않는다.
- 소아는 치료 첫 달 동안 머리카락이 빠질 수 있다. 이것은 일시적인 반응이다.
- 비정상적인 출혈이나 타박상은 보고한다.
- 후속 약속을 지키고 갑상선 수치를 정기적으로 검사한다.
- 처방자 또는 약사와 먼저 상의하지 않고 다른 약, 일반의약품 또는 약초요법을 사용하지 않는다.

뇌하수체 약물 Pituitary drugs

뇌하수체 약물은 뇌하수체에서 생성되는 호르몬을 모방하는 천연 또는 합성 호르몬 제제로서

1. 뇌하수체 전엽 약물: 진단용으로 사용하거나 갑상선, 부신, 난소 및 고환과 같은 다른 내분비선의 기능을 치료적으로 조절한다.
2. 뇌하수체 후엽 약물: 임상 상황에서 체액량을 조절하고 평활근 수축을 자극하는 데 사용한다.

뇌하수체 전엽 약물 Anterior pituitary drugs

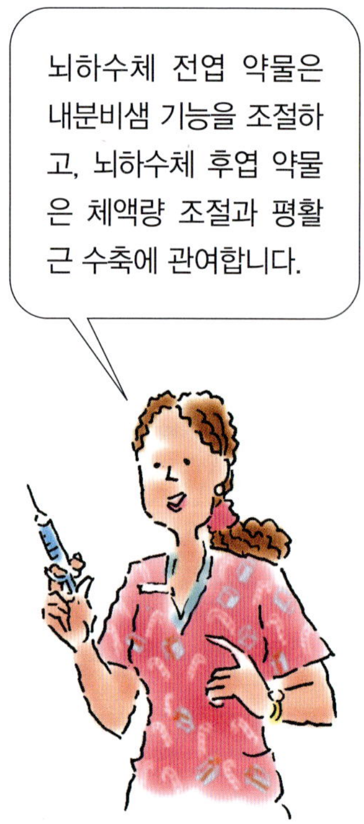
뇌하수체 전엽 약물은 내분비샘 기능을 조절하고, 뇌하수체 후엽 약물은 체액량 조절과 평활근 수축에 관여합니다.

서론 Introduction

뇌하수체 전엽에서 생성되는 호르몬은 다른 내분비선의 작용을 자극하여 성장, 발달 및 성적 특성을 조절한다. 뇌하수체 전엽 호르몬 약물에는

- 부신피질호르몬(adrenalcorticotropics)으로서 코르티코트로핀(cortico-tropin), 호흡기코르티코트로핀(corticotropin respiratory), 코신트로핀(cosyntropin)
- 성장 호르몬인 소마트로핀(somatropin)
- 생식선 자극호르몬(gonadotropics)으로서 융모막 자극 호르몬(chorionic gonadotropin) 및 메노트로핀(menotropin)
- 갑상선 자극호르몬(TSH)과 티로트로핀 알파(Thyrotropin alfa)가 있다.

뇌하수체 전엽 호르몬은 신체의 성장과 발달에 중요하며, 뇌의 시상하부에서 뇌하수체 전엽에서 호르몬 분비를 조절하고 이어서 뇌하수체는 다른 내분비샘의 분비 또는 기능을 조절하는 호르몬을 분비하는 단계를 갖는다.

혈중 호르몬 농도는 호르몬 생산 속도를 결정하며, 증가된 호르몬 수치는 호르몬 생산을 억제하는 반면 감소된 수치는 생산 및 분비를 증가시키는 되먹이 기전(feedback mechanism)이 존재한다.

약물의 치료 작용 Pharmacotherapeutics

뇌하수체 전엽 호르몬 약물의 임상 적응증은 진단 및 치료로서,

- 코르티코트로핀 및 코신트로핀은 1차, 2차 부신 기능 부전을 구별하기 위해 진단적으로 사용.
- 코르티코트로핀은 알레르기 반응에 항염증제로 사용되며 다발성 경화

증 악화의 감소.

- 소마토트로핀은 내인성 성장 호르몬의 부적절한 분비로 인해 성장 장애가 있는 소아 환자를 치료.
- 남성의 경우, 융모막 성선 자극 호르몬은 테스토스테론 생산을 평가하고 성선 기능저하증을 치료하며 잠복고환증(미하강 고환)을 치료하는 데 사용.
- 여성의 경우 불임 치료 중 배란 유도를 돕기 위해 융모막 성선 자극 호르몬과 메노트로핀을 사용.
- 티로트로핀 α는 합성 TSH로 치료 및 갑상선암 치료.

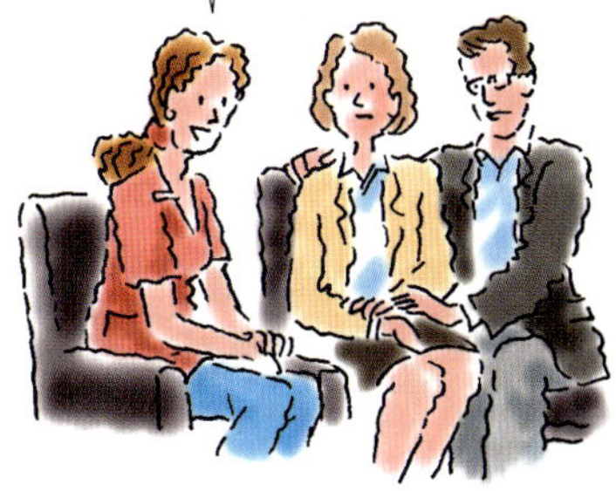
인공수정을 통한 임신을 위해 chorionic gonado -tropin과 menotropin은 배란을 유도하는 데 사용됩니다.

뇌하수체 전엽 약물은 위장관에서 파괴되기 때문에 경구 투여하지 않고, 이러한 호르몬 제제는 대부분은 주사가 필요하며 작용 효과는 내인성 호르몬에 비해 느리게 나타난다. 일반적으로 내인성 호르몬은 빠르게 흡수, 분배 및 대사되는데 반해서 유사체인 호르몬 약물은 더 천천히 흡수되고 대사된다. 뇌하수체 전엽 호르몬 약물은 수용체 부위와 간 및 신장에서 대사되고 주로 소변으로 배설된다.

약물의 상호작용과 부작용 Drug interaction & side effects

뇌하수체 전엽 호르몬 약물은 여러 가지 다른 유형의 약물과 상호작용한다.

- 코르티코트로핀을 투여받는 사람에게 예방 접종을 하면 신경학적 합병증의 위험이 증가하고 항체 반응이 감소할 수 있다.
- 코르티코트로핀과 함께 이뇨제를 복용하면 칼륨 손실이 증가할 수 있다.
- 바르비투르산염, 페니토인(딜란틴) 및 리팜핀은 코르티코트로핀의 대사를 증가시켜 그 효과를 감소시킨다.
- 에스트로겐은 코르티코트로핀의 효과를 증가시킨다.
- 코신트로핀과 함께 에스트로겐, 암페타민 및 리튬(리토비드)을 복용하면 부신 기능검사 결과가 바뀔 수 있다.
- 소마트로핀(제노트로핀)과 암페타민 및 안드로겐(동시)을 투여하면 골단(연골 성장판) 폐쇄가 촉진될 수 있다.
- 소마트로핀(제노트로핀)과 코르타코스테로이드의 병용은 소마트로핀(제노드로핀)의 싱장 촉진 작용을 억세한나.
- 코르티코트로핀과 함께 증가된 인슐린 및 경구 항당뇨병 용량이 필요할 수 있다.

뇌하수체 약물에 대한 주요 부작용은 과민 반응인데, 코르티코트로핀을 장기간 사용하면 쿠싱 증후군(Cushing's syndrome)이 발생할 수 있다.

뇌하수체 전엽 약물 치료환자의 간호관리

1. 코르티코트로핀을 정맥투여(IV)하는 경우 5% 포도당 500 mL에 희석한 후 8시간에 걸쳐 투여한다.
2. 코르티코트로핀을 젤(gel)형태로 투여하는 경우 약물을 실온으로 데우고 바늘을 21G 또는 22G 큰 바늘을 사용하여 깊은 근육주사로 투여한다. 환자에게 통증이 따른다는 것을 고지한다.
3. 코르티코트로핀 치료를 시작하기 전에 과민성과 알레르기 반응을 평가하고 부신 반응을 확인한다.
4. 부신피질자극호르몬으로 치료받은 산모의 신생아를 평가하여 부신 기능저하증의 징후를 확인한다.
5. 소마트로핀 사용하는 경우 환자에서 포도당 불내성, 고혈당증 및 갑상선 기능 저하증 징후가 있는지 확인하고, 정기적인 갑상선 기능 검사가 필요할 수 있다.

뇌하수체 후엽 약물 Posterior pituitary drugs

서론 Introduction

뇌하수체 후엽 호르몬은 시상하부에서 합성되어 뇌하수체 후엽에 저장되고, 이어서 호르몬을 혈액으로 분비하는데, 뇌하수체 후부 약물에는 항이뇨 호르몬(antidiuretic hormone, ADH)관련 약물로서 데스모프레신 아세테이트(desmopressin acetate, DDAVP) 및 바소프레신(vasopressin, Vasostrict)과 옥시토신(oxytocin)과 같은 자궁을 촉진시키는(oxytocic) 약물이 해당한다.

뇌하수체 후엽 호르몬 작용은 신경망의 제어에 따르며, 자궁, 방광 및 위장관의 평활근 수축, 신장에서 물의 재흡수를 통한 체액 균형 조절 그리고 동맥벽 평활근 수축을 통한 혈압증가 효과를 나타낸다.

항이뇨호르몬(ADH)은 cAMP를 증가시켜 신장의 세뇨관 상피의 투과성을 증가시켜 물의 재흡수 촉진하고 고용량의 ADH는 혈관 수축을 자극하여 혈압을 증가시킨다(Katzung, 2018).

데스모프레신(DDAVP)은 혈장 내 인자 VIII(factor VIII; 항혈우병 인자) 수치를 증가시켜 이뇨를 줄이고 응고를 촉진시킨다.

임산부에서 옥시토신은 나트륨 이온에 대한 자궁 세포막의 투과성을 증가시켜 자궁 수축을 자극하여 분만 유도에 사용하며, 또한 유선에 미치는 영향을 통해 수유와 모유 분비를 촉진한다.

약물의 치료 작용 Pharmacotherapeutics

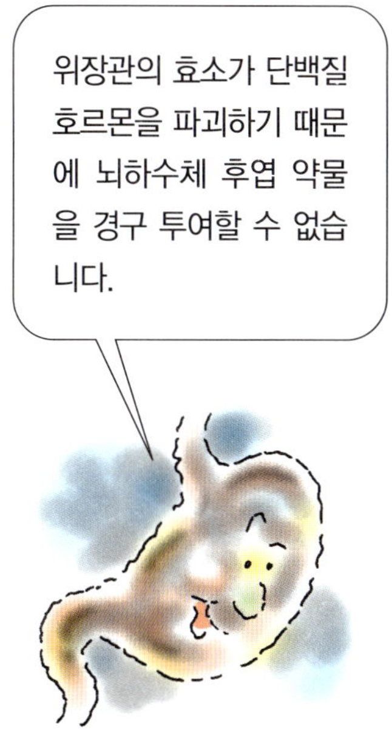
위장관의 효소가 단백질 호르몬을 파괴하기 때문에 뇌하수체 후엽 약물을 경구 투여할 수 없습니다.

데스모프레신(DDAVP)은 신경성 요붕증(neurogenic diabetes insipidus; ADH 합성 또는 방출을 방해하는 뇌 손상 또는 손상으로 인한 과도한 소변 손실) 환자를 위한 선택 약물(drug of choice)이다(Katzung, 2018). 그러나 신장성 요붕증(nephrogenic diabetes insipidus; ADH에 대한 신세뇨관 저항으로 인해 발생)에는 효과적이지 않다.

데스모프레신(DDAVP)의 단기(shoert-term)처방은 두부 손상이나 수술 후 일시적인 요붕증 환자에게 선호되며, 특발성 호르몬 결핍(idiopathic hormone deficiency) 환자에서는 평생 지속될 수 있어 ADH 결핍환자에서 선택약물이 된다. 또한 원발성 야뇨증(primary nocturnal enuresis)에도 사용한다. 데스모프레신(DDAVP)은 비강으로 투여되며 작용 시간이 길고 상대적으로 부작용이 적은 특징이 있다.

단기요법으로 사용되는 바소프레신(vasopressin)은 혈관 긴장도 부족으로 인한 저혈압 환자의 혈압을 상승시키는 작용을 하며, 고용량 바소프레신은 에피네프린 대신 무맥성 심정지 동안 투여될 수 있다(Katzung, 2018). 또한 바소프레신은 신경외과적 수술 또는 두부 손상과 관련된 ADH 결핍으로 인한 일시적인 다뇨증에 사용될 수 있다.

위장관의 효소는 모든 호르몬을 파괴할 수 있기 때문에 이러한 약물은 경구 투여할 수 없으며, 뇌하수체 후엽 약물은 주사 또는 비강 스프레이로 투여할 수 있다(Katzung, 2018).

ADH는 혈장 단백질과 결합하지 않은 형태로 세포외액(extracelluar fluid)에 분포하며 간과 신장에서 빠르게 대사되고, 소변으로 배설된다.

투여된 옥시토신 또한 빠르게 흡수, 분배 및 대사되며, 특히 비강으로 투여하면 흡수 정도가 균질하지 않는 특징이 있다. 산과 영역에서 분만 때 옥시토신의 역할은

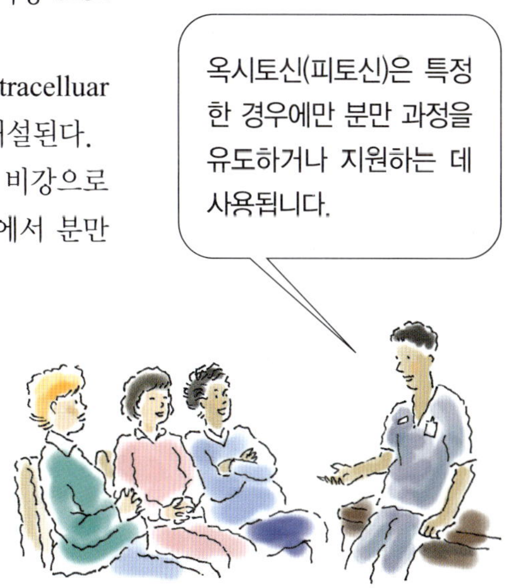
옥시토신(피토신)은 특정 한 경우에만 분만 과정을 유도하거나 지원하는 데 사용됩니다.

- 분만 유도(induce labor)
- 완전한 불완전 낙태(complete incomplete abortions)
- 자간전증(preeclampsia), 자간증(eclampsia) 및 양막 조기 파열 치료
- 분만 후 출혈 및 자궁 이완을 조절
- 분만 후 자궁 수축을 촉진
- 수유를 자극한다.

약물의 상호작용과 부작용 Drug interaction & side effects

다양한 약물이 뇌하수체 후엽 약물과 상호작용하는 것이 보고되었으며, 알코올, 데트라사이클린(demeclocycline), 리튬은 데스모프레신이나 바소프레신의 항이뇨호르몬 효과를 저하시킨다.

카르바마제핀(carbamazepine) 및 시클로포스파마드(cyclophosphamide)은 항이뇨호르몬 효과를 증가시킨다.

발비튜레이트(barbiturates) 약물은 ADH와 동시에 사용하는 경우 항이뇨 효과를 상승시켜(sysnergistic) 관상 동맥 기능 부전(coronary insu-fficiency) 또는 부정맥(dysrhythmias)을 유발한다.

시클로포스파미드는 옥시토신의 효과를 증가시킬 수 있다.

승압제(vasopressors; 마취제, 에페드린, 메톡사민)의 반복 사용과 옥시토신은 고혈압 위기 및 산후 대뇌 혈관 파열의 위험을 증가시킨다.

과민 반응은 뇌하수체 후부 약물에 대한 가장 흔한 부작용이며, 데스모프레신 및 바소프레신은, 발작, 아나필락시스, 불안, 저나트륨혈증(낮은 혈청 나트륨 수치), 물 중독, 두통, 일시적 부종을 초래할 수 있으나, 합성 ADH에 대한 부작용은 적다.

합성 옥시토신은 임산부에게 부작용으로서 발작, 심장부정맥, 분만 후 출혈, 위장장애, 발한, 두통, 현기증, 귀울림, 심각한 물 중독 등이 보고되었다.

뇌하수체 후엽 호르몬 치료환자의 간호관리

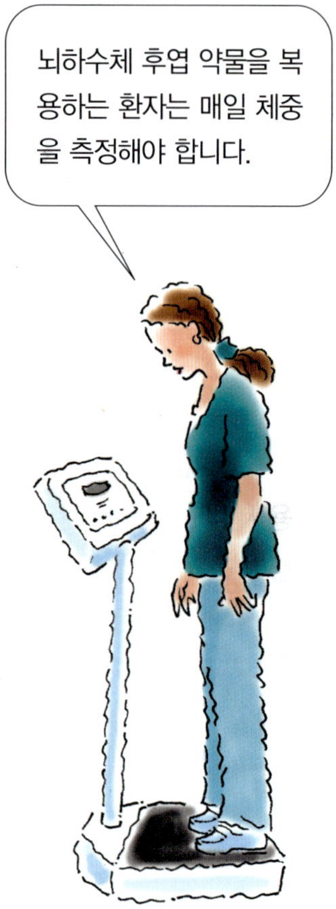
뇌하수체 후엽 약물을 복용하는 환자는 매일 체중을 측정해야 합니다.

1. 환자에게 고혈압과 물중독(water intoxication)이 없는지 확인이 필요한데, ADH 약물을 줄 때 혈압이 과도하게 상승하거나, 물 중독으로 인해 발작, 혼수상태 및 사망이 발생할 수 있기 때문이다.
2. 데스모프레신(DDAVP) 주사는 인자VIII(factor VIII) 수치가 0~5%인 중증 폰빌레브란트병(von Willebrand's disease)이나 A형 혈우병(hemophilia A)을 치료하는 데 사용해서는 안 되며, 데스모프레신을 요붕증 치료에 사용하는 경우 환자의 체액 배출에 따라 용량 또는 투여 빈도를 조정할 필요가 있다.
3. 옥시토신은 IV 볼루스가 아닌 IV 주입으로만 투여해야만 하며, 투여할 때 자궁을 모니터링하고 기록해야 한다. 15분마다 수축, 심박수, 혈압, 자궁 내압, 태아 심박수, 실혈, 또한 환자의 수분 섭취 및 배출을 모니터링하고, 항이뇨 효과는 체액 과부하, 발작 및 혼수상태를 유발할 수 있다.
4. 옥시토신 투여 시 자궁근층(myometrium)의 이완을 위해 황산마그네슘(magnesium sulfate 20% 용액)을 함께 준비하고, 수축 간격이 2분 미만이거나 50 mmHg 이상이거나 90초 이상 지속되는 경우 옥시토신 주입을 중단하고 환자를 왼쪽으로 돌린 후 의사에게 보고한다.

환자 교육

ADH 약물

ADH 약물이 처방된 경우 환자 및 가족과 함께 검토해야 할 특정 사항:

- 약물을 비강으로 사용하기 전에 비강을 청소한다.
- 코막힘, 알레르기성 비염 또는 위염과 같은 상태를 확인한다. 호흡기 감염; 복용량 조정이 필요할 수 있다.
- 피하 데스모프레신(DDAVP)을 사용하는 경우 조직 손상을 방지하기 위해 주사 부위를 번갈아 투여한다.
- 갈증을 해소할 만큼의 물만 마신다.
- 수분 섭취량과 배설량을 모니터링한다.
- ADH를 사용하고 있음을 나타내는 의료 신분증을 착용하거나 소지한다.

에스트로겐 Estrogens

에스트로겐 약물은 여성 성호르몬의 생리적 효과를 모방하는 것으로. 환자에서 에스트로겐 결핍 상태를 교정하고 호르몬 피임제와 함께 임신을 예방하는 데 사용된다.

천연 및 합성 에스트로겐 Natural and synthetic estrogens

서론 Introduction

내분비계 장애를 치료하는 에스트로겐 약물로는 천연 복합(natural conju-gated) 에스트로겐 물질인 에스트라디올(estradiol) 및 에스트로피페이트(estropipate), 합성 에스트로겐 약물로 에스터화에스트로겐(estrefied estrogen), 에스트라디올 시피오네이트(estradiol cypionate), 에스트라디올 발레레이트(estradiol valerate) 및 에티닐 에스트라디올(ethinyl estradiol)이 있다.

에스트로겐의 작용기전은 매우 다양하지만 세밀한 기전은 아직 명확하게 밝혀지지 않았으나, 여성 유방, 요로 및 생식기의 에스트로겐 반응 조직에서 데옥시리보핵산, 리보핵산 및 단백질의 합성을 증가시킨다(Katzung, 2018).

약물의 치료 작용 Pharmacotherapeutics

치료용 에스트로겐의 적응증은 폐경 후 여성에서 난소 기능 상실로 인한 증상을 완화하기 위한 호르몬 대체요법(HRT)에 주로 처방되고 그보다는 덜하지만 원발성 난소 부전(primary ovarian failure) 또는 여성 성선기능저하증(female hypogonadism; 난소 생성 호르몬 분비 감소증)이 있는 여성 그리고 난소 제거를 받은 환자에서 호르몬 대체요법에도 처방된다.

폐경기 여성의 수술 불가능한 진행성 유방암과 남성의 전립선암을 완화시키는 데 처방한다.

치료용 약물로서 에스트로겐은 잘 흡수되고 전신에 분포한다. 대사는 간에서 일어나며 대사산물은 주로 신장으로 배설된다.

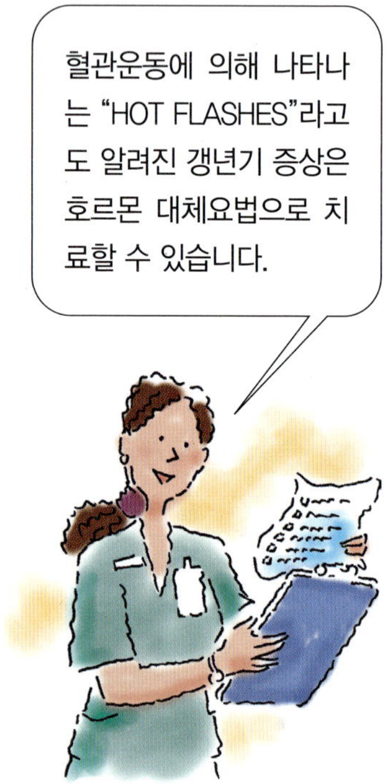
혈관운동에 의해 나타나는 "HOT FLASHES"라고도 알려진 갱년기 증상은 호르몬 대체요법으로 치료할 수 있습니다.

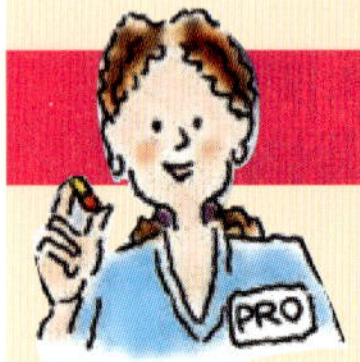
PRO

주요 약물

에스트로겐 약물: 에스트로겐이 포함되어 있는 물질들

작용기전

- 반응 조직에서 디옥시리보핵산, 리보백산 및 단백질의 합성을 증가시킨다.
- 뇌하수체에서 난포 자극 호르몬 및 황체 형성 호르몬의 방출을 감소시킨다.

적응증

- 비정상 자궁출혈
- 폐경 후 최소 5년 후 유방암 완화 치료
- 난소 제거
- 원발성 난소 부전
- 골다공증
- 성선기능저하증
- 혈관운동성 갱년기 증상
- 위축성 질염, 외음부 크라우로시스(kraurosis vulvae)
- 수술 불가능한 전립선암의 완화 치료
- 외음부 및 질 위축

간호 시 주의사항

- 발작, 혈전 색전증, 뇌졸중 위험 증가, 췌장염, 폐색전증, 심근경색 등의 부작용이 있는지 환자를 모니터링한다.
- 환자에게 자궁내막암 간선종 및 유방암의 위험 증가에 대해 교육한다.
- 무릎 또는 고관절 수술과 같은 장기 고정 또는 혈전색전증을 유발할 수 있는 수술이나 처치가 필요한 경우 혈전색전증의 위험 때문에 치료는 최소 1개월 전에 중단해야 한다.
- 메스꺼움을 최소화하기 위해 식사 시간이나 취침 시간(1일 1회만 필요한 경우)에 경구용 제형을 투여한다.

약물의 상호작용과 부작용 Drug interaction & side effects

에스트로겐과 상호 작용하는 약물은 비교적 적으나, 에스트로겐은 항응고제의 효과를 감소시켜 혈전 위험을 증가시킬 수 있으며, 카르바마제핀(carbamazepine), 페니토인(phenytoin), 발비튜레이트(barbiturates), 항생제(antibiotics), 프리미돈(primidone) 및 리팜핀(refampin)은 에스트로겐의 효과를 감소시킨다. 또한 에스트로겐은 식이성 엽산의 흡수를 방해하여 엽산 결핍을 초래할 수 있다.

에스트로겐에 대한 부작용은 고혈압, 혈전 색전증(혈전으로 인한 혈관 막힘), 혈전 정맥염(혈전 형성과 관련된 정맥 염증), 뇌졸중, 우울증, 심근경색, 질 출혈 등이다.

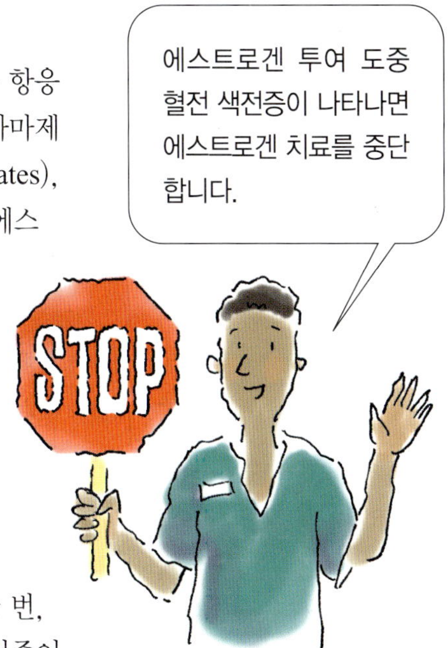

에스트로겐 치료환자의 간호관리

1. 에스트로겐은 종종 주기적으로 투여된다는 점(3주 동안 매일 한 번, 그 후 약 없이 1주일)을 환자에게 알리고, 투여 도중 혈전 색전증이 나타나면 에스트로겐 치료를 중단해야 하기 때문에 환자가 혈전색전증과 관련된 위험 요인, 징후 및 증상을 이해하고 있는지 확인한다.
2. 폐경기 증상에서 에스트로겐 투여는 필요한 최단 시간 동안에 이루어지도록 하고, 에스트로겐으로 장기 치료를 받는 환자는 매년 유방, 골반 및 지질 수치, 혈압, 체중, 간 기능을 주기적으로 모니터링한다.
3. 환자에게 당뇨병이 있는 경우 혈당 조절에 대한 면밀한 관찰이 필요하며, 환자가 와파린계 항응고제를 복용하고 있는 경우 prothrombin tim(PT)를 모니터링해서, 필요한 경우 항응고제 용량을 조정하도록 한다.

환자 교육

에스트로겐

에스트로겐이 처방된 경우 환자 및 가족과 함께 검토해야 할 특정 사항들:

- 경구로 복용할 경부 메스꺼움을 완화하기 위해 식사와 함께 또는 취침 시간에 복용한다. 매스꺼움은 일시적이며 지속적인 치료로 사라진다.
- 에스트로겐 연고 또는 경피 에스트로겐을 바르는 방법을 검토한다.
- 연고에 대한 전신 반응에 수반되는 징후와 증상에 유의한다.
- 좌약을 사용할 때는 탐폰 대신 생리대를 사용한다.
- 임신이 되면 즉시 약물 복용을 중단한다(에스트로겐이 태아에게 해를 끼칠 수 있음).
- 에스트로겐 요법 중에는 수유는 금지한다.
- 폐경 후 증상으로 주기적인 치료를 받는 경우 쉬는 주 동안 금단 출혈이 발생할 수 있다. 그러나 생식력이 회복되지 않고 배란이 일어나지 않는다.
- 장기 치료 중에는 의료 감독이 필수적이다.
- 장기간 치료를 받는 남성은 일시적인 여성형 유방과 발기부전이 나타날 수 있으며 치료가 끝나면 사라진다.
- 복통, 다리나 엉덩이의 통증, 무감각 또는 뻣뻣함, 가슴의 압박감이나 통증, 호흡곤란, 심한 두통, 시력 장애(예: 맹점. 번쩍이는 불빛 또는 흐릿함) 질 출혈 또는 분비물 유방 덩어리 손이나 발의 붓기, 황색 피부 및 공막, 어두운 소변, 또는 밝은색 대변을 즉시 처방자에게 보고한다.
- 당뇨병이 있는 경우 고혈당증 또는 당뇨 증상을 보고한다.
- 부인과 검사. 임상적 유방 검사 및 유방 조영술에 대한 후속 검사를 수행하고, 지시에 따라 유방 자가 검진을 수행된다.

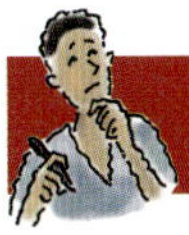

퀴즈

1. 간호사가 고칼륨혈증 환자를 돌보고 있다. 간호사는 어떤 유형의 인슐린을 투여할 것으로 예상되는 것을 고르시오.

A. NPH insulin
B. Lispro insulin
C. Regular insulin
D. Glargine insulin

정답 C. 순환기 허탈, 당뇨병성 케톤산증 또는 고칼륨혈증이 있는 환자에게 레귤러 인슐린을 사용한다. NPH, 리스프로 및 글라진 인슐린은 고칼륨혈증 치료에 사용되지 않는다.

2. 글리부라이드(Glyburide)를 처방받은 환자는 언제 약을 복용해야 하는지 고르시오.

A. 취침 시
B. 저녁 식사 직후
C. 식사 2시간 후
D. 아침 식사 직전

정답 D. Glyburide(DiaBeta)는 야간 저혈당 반응을 예방하기 위해 아침 식사 전에 투여해야 한다.

3. 두부 손상(head injury) 후 환자에게 요붕증이 생겼다. 간호사는 어떤 약이 처방될 것으로 예상하는지 고르시오.

A. 옥시토신(피토신)
B. 바소프레신(Vasostrict)
C. 데스모프레신(DDAVP)
D. 카르바마제핀(테그레톨)

정답 C. 데스모프레신(DDAVP)은 내인성 ADH의 작용을 모방하므로 두부 외상으로 인한 요붕증의 증상을 치료하는 데 도움이 된다. 옥시토신은 노동을 유도하고 노동 과정을 지원하는 데 사용된다. 바소프레신은 신경외과 또는 두부 손상과 관련된 ADH 결핍으로 인한 일시적인 다뇨증에 사용할 수 있다. 카르바마제핀은 항경련제이다.

4. 간호사가 분만 중인 환자를 위해 옥시토신 주입을 관리하고 있다. 간호사는 언제 주입을 중단해야 하는지 고르시오.

A. 진통이 멈출 때
B. 수축이 시작될 때
C. 수축 간격이 2분 미만이다.
D. 수축은 10~20초 동안 지속된다.

정답 C. 수축 간격이 2분 미만이면 옥시토신을 중단하고 환자를 왼쪽에 눕히고 제공자에게 알려야 한다.

5. 간호사가 환자에게 에스트로겐 요법에 대해 가르치고 있다. 간호사는 어떤 것을 교육에 포함시킬 것인지 고르시오.

A. 임신 중에 계속 사용하십시오.
B. 생리대 대신 탐폰을 사용한다.
C. 에스트로겐을 복용하는 동안 모유 수유를 피하십시오.
D. 공복에 에스트로겐 약물을 복용하십시오.

정답 C. 에스트로겐 요법을 받는 환자는 에스트로겐 기간 동안 모유 수유를 피하며, 탐폰 대신 생리대를 사용하고, 음식이나 식사와 함께 에스트로겐을 복용하며, 임신 중에는 사용하지 않도록 교육해야 한다.

15장

항감염 약물

Anti-infective drugs

약물과 감염 Drugs and infection

감염이 발생할 때 항감염 약물이 도움이 될 수 있다. 항감염 약물에는 다음 4가지 유형이 있다.

- 항균제(antibacterial drugs)
- 항바이러스제(antiviral drugs)
- 항결핵제(antitubercular drugs)
- 항진균제(antifungal drugs)

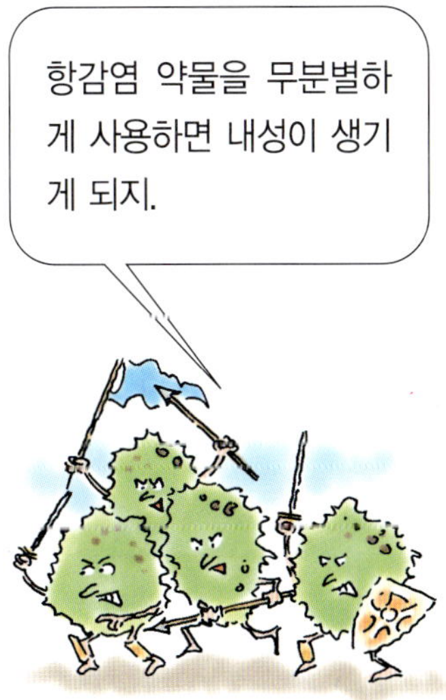
항감염 약물을 무분별하게 사용하면 내성이 생기게 되지.

항감염 약물의 선택 Selecting an anti-infective drug

- 배양검사를 시행하여 반드시 미생물(microorganism)을 분리하여 확인해야 한다.
- 여러 약물에 대한 감수성(susceptibility)을 확인한다. 배양검사와 민감도(sensitivity) 검사 결과는 48시간 정도 소요되므로 우선 표준 치료를 시작하고 결과가 나오면 재평가한다.
- 감염부위를 고려하여 효과적인 치료가 될 수 있도록 약물의 치료 농도를 유지해야 한다.
- 약물의 잠재적인 부작용과 환자의 알레르기 가능성을 고려해야 한다.

내성(resistance)의 출현

항감염 약물의 무분별한 사용은 심각한 결과를 초래한다. 미생물이 항감염 약물에 무분별하게 노출되면 내성 균주의 출현을 야기시킨다. 이러한 내성 균주는 내성이 발생하기 전의 균주들보다 훨씬 더 심각한 손상을 줄 수 있다. 항감염 약물은 감수성 있는 균에 의해 감염된 환자에게만 제한적으로 사용해야 하며, 적절한 기간 동안 충분한 용량을 사용해야 한다. 새로운 항감염 약물은 기존의 약물에 반응하지 않는 심각한 감염을 갖고 있는 중증 환자에게 제한적으로 사용해야 한다.

병원균 내성예방 Preventing pathogen resistance

약물 작용에 내성이 생긴 병원균에 의해 항감염 약물의 유용성이 제한받는다. 즉, 항감염 약물에 대한 병원균 내성이 발생하면 그 약물은 더 이상 유용하지 않게 된다.

돌연변이 The mutants strike back

내성(resistance)이란 항감염 약물의 투여에도 불구하고 미생물이 생존하고 증식하는 능력을 말한다. 내성은 일반적으로 미생물의 유전적 돌연변이에서 기인한다(내성의 출현 참조).

항균제 Antibacterial drugs

항생제(*antibiotics*)라고도 알려진 항균제는 박테리아를 죽이거나 박테리아의 성장을 저해시키는 약물로서 주로 국소부위 감염보다 전신적인 박테리아 감염 치료에 사용된다.

아미노글리코사이드 Aminoglycosides

아미노글리코사이드(aminoglycosides)는 살균제로서 다음과 같은 균에 효과적으로 작용한다.

- 그람 음성 간균(gram-negative bacilli)
- 일부 호기성 그람 양성균(some aerobic gram-positive bacteria)
- 항산균(mycobacteria)
- 일부 원생생물(protozoa)

현재 사용 중인 아미노글리코사이드는 다음과 같다.

- 아미카신 황산염(amikacin sulphate)
- 겐타마이신 황산염(gentamicin sulphate)
- 네오마이신 황산염(neomycin sulfate)
- 스트렙토마이신 황산염(streptomycin sulfate)
- 토브라마이신 황산염(tobramycin sulfate)

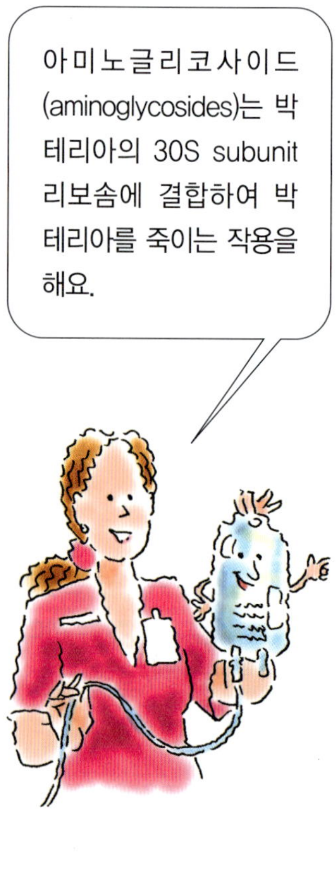
아미노글리코사이드 (aminoglycosides)는 박테리아의 30S subunit 리보솜에 결합하여 박테리아를 죽이는 작용을 해요.

서론 Introduction

1. Aminoglycosides는 박테리아의 특정 리보솜의 30S subunit에 결합하여 단백질 합성을 방해함으로써 감수성이 있는 박테리아를 살균하는

작용을 한다.

2. Aminoglycosides에 대해 세균의 내성과 관련된 요인은 다음과 같다.
- 약물의 세포막 통과 실패
- 리보솜에 대한 결합장애
- 세균내 효소에 의한 약물 파괴

3. 일부 그람 양성 장구균(gram-positive enterococci)은 aminoglycosides가 세포막을 통과하는 것을 방해한다. 페니실린(penicillin)을 aminog-lycosides와 병용하면 세포벽이 변해 aminoglycosides가 세포 내로 침투할 수 있게 된다. 병용요법에서는 페니실린(penicillin)을 먼저 투여해야 한다[아미노글리코사이드(Aminoglycosides): 겐타마이신(Gen-tamicin) 참조].

약물의 치료 작용 Pharmacotherapeutics

1. Aminoglycosides는 다음 치료에 가장 유용하다.
- 그람 음성 간균(gram-negative bacilli)에 의한 감염
- 그람 음성균혈증(gram-negative bacteremia)(혈액 내에 비정상적으로 병원체가 많이 존재), 복막염, 폐렴과 같은 심각한 병원감염(nosoco-mial infections)
- Penicillins과 cephalosporins과 같은 항생제에 내성을 보이는 장간균(enteric bacilli)에 의한 요로감염
- 중추신경계와 눈의 감염(국소적 점안으로 치료).

2. Aminoglycosides은 패혈증, 요로감염, 심내막염, 복강내 감염 등을 치료하기 위해 다른 항생제와 병행하여 사용된다.

3. 각각의 aminoglycosides는 고유의 효능을 가지고 있다.
- Streptomycin은 결핵균(*Mycobacterium tuberculosis*)을 포함한 많은 항산균주에 효과가 있다.
- Amikacin, gentamicin, tobramycin은 *Acinetobacter*, *Enterobacter*, *Haemophilus influenzae*, *Pseudomonas aeruginosa*, *Serratia*의 감염에 효과가 있다.
- Neomycin은 수술 전 장내 세균 억제를 위해 경구로 투여되고, *Esche-richia coli* 감염성 설사에 효과가 있다.

4. Aminoglycosides는 혐기성균에는 효과가 있다.

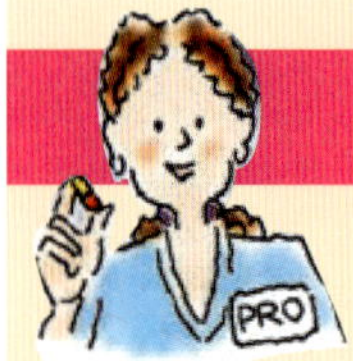

주요 약물

아미노글리코사이드(Aminoglycosides): 겐타마이신(Gentamicin)

작용

- 30S subunit 리보솜에 직접적으로 결합하여 단백질 합성을 억제하며, 대부분 살균제로 작용한다.

적응증

- 감수성 있는 균에 의한 중증 감염
- 위장관 및 비뇨기계 수술이나 시술시 심내막염 예방

간호 시 주의사항

- 이독성, 신장독성, 아나필락시스, 혈소판 감소증 및 무과립구증 같은 약물 부작용을 모니터링한다.
- Gentamicin은 근육주사 1시간 후, 정맥주사 30분 경과시점에서 혈중 농도가 가장 높게 나타난다. 다음 용량 투여 전에 혈중 수치를 확인한다.

약물의 상호작용과 부작용 Drug interaction & side effects

1. Aminoglycosides을 succinylcholine과 같은 신경근육차단제와 함께 투여하면 신경근육차단효과가 증가되어 근육 이완과 호흡 곤란을 야기할 수 있다.
2. 신장독성으로 신부전이 야기될 수 있다. Cyclosporine, amphotericin B, acyclovir, 다른 aminoglycosides계 약물, naproxen, 몇몇 항암제와 같은 약물과 함께 복용할 경우 신장 독성의 위험이 증가한다. Warfarin과 함께 사용하면 출혈 위험을 증가시킬 수 있으므로 주의해야 한다.
3. Aminoglycosides에 의한 이독성은 항구토제 약물에 의해 더 심해질 수 있다. Aminoglycosides와 고리형 이뇨제를 같이 복용하면 이독성의 위험이 증가된다. 다양한 정도의 청력 손실을 가져올 수 있으며 비가역적일 수 있다.
4. 심각한 부작용이 발생하면 aminoglycosides 사용을 중단해야 한다.
   - 말초신경계 독성부터 신경근육차단에 이르는 다양한 신경근육계 반응
   - 이독성
   - 신장독성
5. 경구용 aminoglycosides의 부작용은 오심, 구토, 피로 등이 있다.

페니실린 Penicillins

페니실린(penicillins)은 수많은 항균제 중에서 가장 중요하고 유용한 항균제 중 하나이다. 페니실린을 다음과 같이 분류할 수 있다.

- 천연 페니실린: 페니실린 G (penicillin G), 페니실린 V 칼륨(penicillin

V potassium)

- 페니실린분해효소 저항성 페니실린: 나프실린(nafcillin), 옥사실린(oxacillin), 디클록사실린(dicloxacillin)
- 광범위 페니실린: 2세대 암피실린(ampicillin), 아목시실린(amoxicillin), 4세대 피페라실린(piperacillin)

서론 Introduction

1. 경구용 penicillins의 흡수는 다음과 같은 요인에 따라 좌우된다.
   - Penicillins 특성
   - 위와 장의 pH
   - 위장관내 음식의 존재유무
2. Penicillins은 폐, 간, 신장, 근육, 뼈 및 태반 등 신체의 여러 부위에 광범위하게 분포된다. 소변에 고농도로 나타나므로 요로감염 치료에 유용하다.
3. Penicillins은 일반적으로 살균제로 작용한다. Penicillins은 세균의 세포막 외부에 존재하는 여러 효소에 가역으로 결합한다. 페니실린 결합 단백질(penicillin binding proteins, PBPs)로 알려진 이들 효소는 세포벽 합성 및 세포분열에 관여한다. 이러한 과정을 방해하면 세포벽 합성이 억제되어 세포 파괴를 촉진하게 된다.

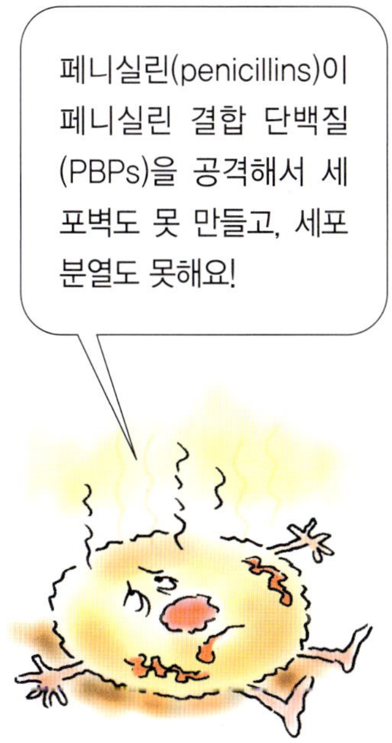
페니실린(penicillins)이 페니실린 결합 단백질(PBPs)을 공격해서 세포벽도 못 만들고, 세포분열도 못해요!

약물의 치료 작용 Pharmacotherapeutics

1. Penicillins은 다른 항균제보다 더 광범위한 항균 작용을 나타낸다. 특정 Penicillins은 특정 균에 효과적이지만 대부분 그람-양성(gram-negative), 그람-음성(gram-positive), 혐기성균에 작용한다.
2. Penicillins은 경구 투여가 불편하거나 대상자의 이행 여부가 의심되면 근육주사로 투여할 수 있다. 지속형 penicillin G(penicillin G benzathine, bicillin L-A, penicillin G procaine)는 비교적 불용성이기 대문에 반드시 근육주사해야 한다[천연페니실린(Natural penicillins): 페니실린 G 나트륨(Penicillin G sodium) 참조].

약물의 상호작용과 부작용 Drug interaction & side effects

1. Probenecid는 penicillin의 혈장 농도를 증가시킨다.
2. Penicillins은 신장의 요세관에서 methotrexate 분비를 감소시켜 methotrexate 독성 위험을 증가시킬 수 있다.
3. Tetracyclines은 penicillins의 살균 작용을 감소시킨다.
4. Penicillins은 호르몬 피임제의 효과를 감소시킨다. Penicillins 투약 중

에는 호르몬 피임제를 복용하면서 확실한 다른 피임법을 사용하도록 한다.

5. Penicillins은 항응고제의 혈액응고시간을 지연하여 출혈의 위험성을 증가시킨다.
6. Penicillins은 고칼륨혈증과 고나트륨혈증을 유발하거나 악화시킬 수 있다.
7. Aminoglycosides와 clavulanic acid는 penicillins의 페니실린의 항감염 작용을 증가시킨다.
8. Penicillins의 주요 부작용은 과민 반응이며, 그 외의 부작용은 다음과 같다.
   - 아나필락시스 반응
   - 혈청병(serum sickness: 이종혈청주사 1~2주 후에 발생하는 과민 반응)
   - 약물에 의한 발열
   - 다양한 피부 발진
9. 경구용 penicillins과 관련한 위장관 부작용은 구강칸디다증, 오심과 구토, 설사 등이 있다.
10. 중추신경계 부작용으로 혼수, 환각, 불안 또는 우울, 착란, 발작 등이 유발될 수 있다.

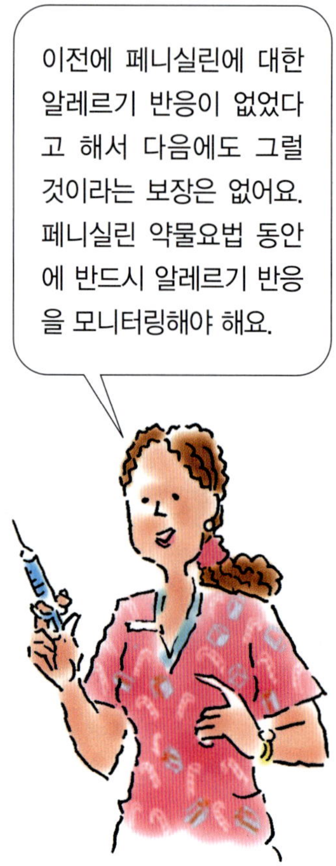
이전에 페니실린에 대한 알레르기 반응이 없었다고 해서 다음에도 그럴 것이라는 보장은 없어요. 페니실린 약물요법 동안에 반드시 알레르기 반응을 모니터링해야 해요.

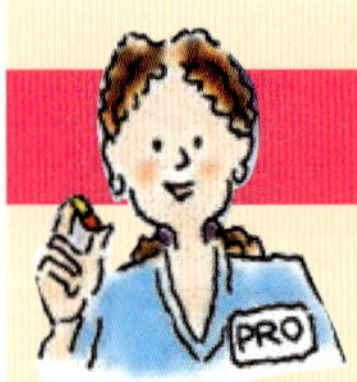
PRO

주요 약물

천연페니실린(Natural penicillins): 페니실린 G 나트륨(Penicillin G sodium)

작용

- 미생물 증식 과정 중 세포벽 합성 저해
- 박테리아가 생성하는 penicillinase(penicillins을 비활성 penicilloic acid로 전환시키는 페니실린 분해효소)에 저항

적응증

- 비페니실린분해효소(non-penicillinase)를 생성하는 그람 양성(gram-positive), 그람 음성 호기성구균(gram-negative aerobic cocci), spirochetes 또는 그람 양성 호기성(gram-positive aerobic) 및 혐기성 간균(anaerobic bacilli) 등에 의한 세균 감염

간호 시 주의사항

- 발작, 아나필락시스, 백혈구 감소증, 혈소판 감소증과 같은 부작용을 모니터링한다.
- 진균 감염과 *Clostridium difficile* colitis를 포함한 중복감염의 징후를 모니터링한다.
- 처음 약물을 투여하기 전에 배양검사와 감수성 검사를 위한 검체를 수집한다. 결과가 나오기 전에 약물투여를 시작할 수 있다.

환자 교육

항감염 약물

항감염 약물을 처방받은 경우, 대상자와 가족에게 다음 사항을 교육한다.

- 처방대로 정확히 복용한다. 음식물로 인해 약물 흡수가 감소될 수 있으므로 공복상태, 즉 식사 1시간 전이나 식사 후 2시간 후에 복용한다.
- 증상이 완화되더라도 처방된 약물의 복용을 중단하지 않는다. 지시된 용법대로 복용하고 후속 진료날짜를 지킨다.
- 발진, 열, 혹은 오한과 같은 이상 반응이 있으면 의료진에게 알린다. 약물에 대한 과민 반응의 증상일 수 있다.
- 항감염 약물은 호르몬 피임제의 효능을 감소시킬 수 있으므로, 항감염 약물을 복용하는 동안에 피임약 복용을 하면서 추가피임방법을 사용한다.
- 적절한 방법으로 약물을 보관한다. 어떤 약물은 냉장보관해야 할 수도 있다.

세팔로스포린 Cephalosporins

세팔로스포린계 약물(cephalosporins)은 균에 대한 효과, 특성 및 개발에 따라 세대별로 분류할 수 있다.

- 1세대 cephalosporins: 세파드록실(cefadroxil), 세포졸린 나트륨(cefa-zolin sodium), 세프라딘(cephradine), 세팔렉신 염산염 일수화물(cephalexin hydrochloride monohydrate) [1세대 세팔로스포린(Cepha-losporins): 세파졸린(Cefazolin) 참조]
- 2세대 cephalosporins: 세파클러(cefaclor), 세포테탄(cefotetan), 세폭시틴(cefoxitin), 세푸록심 악세틸(cefuroxime axetil), 세푸록심 나트륨(cefuroxime sodium)
- 3세대 cephalosporins: 세프디니르(cefdinir), 세프디토렌(cefditoren), 세픽심(cefixime), 세포탁심 나트륨(cefotaxime sodium), 세프포독심 프록세틸(cefpodoxime proxetil), 세프타지딤(ceftazidime), 세프티족심 나트륨(ceftizoxime sodium), 세프트리악손 나트륨(ceftriaxone sodium)
- 4세대 cephalosporins: 세페핌 염산염(cefepime hydrochloride)
- 5세대 cephalosporins: 세피데로콜(cefiderocol), 세프타롤린 포사밀(ceftaroline fosamil)

Penicillins과 cephalosporins은 화학적으로 유사한 구조[베타 락탐(beta-lactam) 분자 구조를 가짐]를 가지고 있어 교차감수성이 발생할 수 있다. 즉, penicillins에 민감한 반응을 보이는 사람이 cephalosporins에도 민감한 반응이 나타날 가능성이 있다.

서론 Introduction

1. 대부분의 cephalosporins은 위장관에서 흡수가 되지 않기 때문에 비경구적으로 투여한다. 일부 cephalosporins은 경구 투여 시 위장관에서 흡수되지만, 음식물에 의해 흡수율이 감소된다. 반면, 경구용 cefuroxime과 cefpodoxime과 같은 cephalosporins은 음식물과 함께 투약할 때 흡수가 증가한다.
2. Cephalosporins은 흡수된 후 체내에 광범위하게 분포되지만, 1세대 및 2세대 약물은 중추신경계에는 잘 분포되지 않는다.
3. Cefuroxime(2세대), cefotaxime, ceftizoxime, ceftriaxone, ceftazidime(3세대)은 혈관-뇌 장벽(blood-brain barrier)을 통과한다. 4세대인 cefepime도 혈관뇌장벽을 통과한다. 5세대 ceftaroline은 뇌척수액(CSF)으로 투과하는 것으로 생각되지만 아직 규명되어야 할 부분이 있다.
4. Penicillins처럼 cephalosporins은 세균의 세포막에 있는 PBP(penicillin-binding protein) 효소에 결합하여 세포벽 합성을 저해한다. 약물이 PBP와 결합하여 세포벽을 손상시키면 인체의 방어기전에 의해 세균이 파괴된다[세팔로스포린계 약물(Cephalosporins)은 어떻게 박테리아를 공격하는가 참조].

항상 예외는 있죠!! 경구용 세팔로스포린(cephalospo-rins)은 음식물과 같이 복용하면 약물의 흡수가 감소되지만, 경구용 세푸록심(cefuroxim)과 세프포독심(cefpodoxime)은 음식물 섭취 시 흡수가 증가해요.

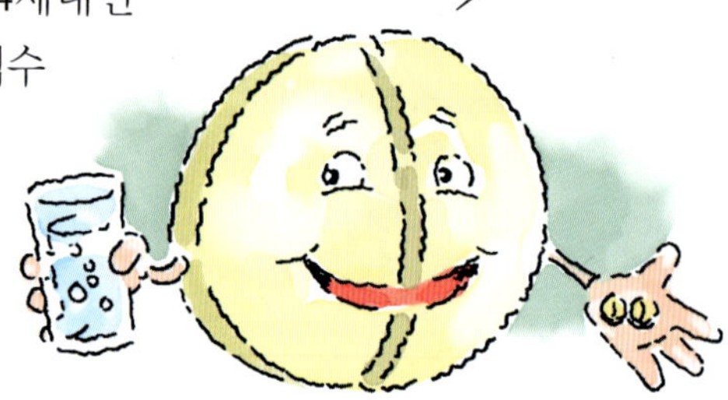

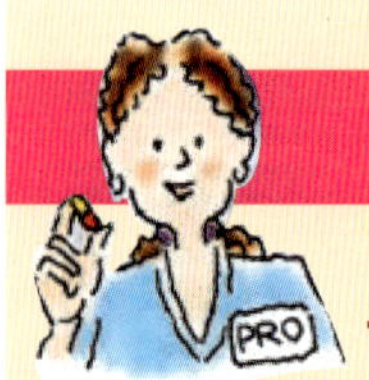

주요 약물

1세대 세팔로스포린(Cephalosporins): 세파졸린(Cefazolin)

작용

- 삼투압의 불안정을 유발하여 세포벽 합성을 저해한다.
- 대부분 살균작용을 한다.

적응증

- 특정 그람 양성(gram-positive) 및 그람 음성 호기성균(gram-negative aerobes)과 같은 감수성 있는 균에 의한 감염

간호 시 주의사항

- 초기 용량 투여 전에 배양검사와 감수성 검사를 위한 검체를 채취한다. 약물투여는 결과가 나오기 전에 시작할 수 있다.
- 설사, 혈액 장애, 발진, 과민 반응과 같은 부작용을 모니터링한다.
- 다량투여 혹은 장기간 투여 시 중복감염 유무를 모니터링한다.

약물의 치료 작용 Pharmacotherapeutics

Cephalosporins은 분류에 따라 적응증이 다르다.

- 1세대 cephalosporins: 그람 양성균에 효과적이며, penicillins 민감성 정도에 따라 penicillins에 알레르기가 있는 경우 대체요법으로 사용될 수 있다. 또한 폐렴, 연조직염(피부 감염), 골수염(뼈 감염)과 같은 포도상구균 및 연쇄상 구균 감염을 치료에 사용된다.
- 2세대 cephalosporins: 그람 음성균에 효과가 있다. Cefoxitin과 cefotetan은 혐기성균(산소 없이 살 수 있는 세균)에 효과적인 유일한 항균제이다. 경구용 약물은 중이염, 부비동염, 호흡기 감염 치료에 도움이 될 수 있다.
- 3세대 cephalosporins: 인플루엔자균(*H. influenzae*), 포도상구균(stre-ptococci) 및 *Moraxella catarrhalis* 감염의 치료에 사용한다. 대장균(*E. coli*), *Proteus mirabilis* 및 *Klebsiella*와 같은 그람 음성균 감염 치료에는 다른 세대의 약물보다 훨씬 효과적이다.
- 4세대 cephalosporins: 광범위의 그람 양성 및 음성 세균에 대해 작용한다.
- 5세대 cephalosporins: 급성 세균성 피부 감염과 지역 사회에서 획득한 세균성 폐렴의 내성 균주에 작용한다.

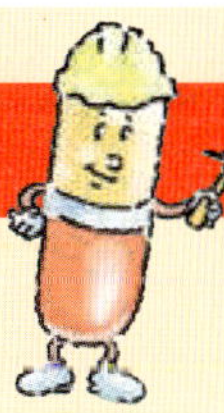

약물 작용

세팔로스포린계 약물(Cephalosporins)은 어떻게 박테리아를 공격하는가

세팔로스포린(Cephalo-sporins)이 침투해서 결합해요. 이것이 cephalosporins이 나를 제거하는 방법이죠!

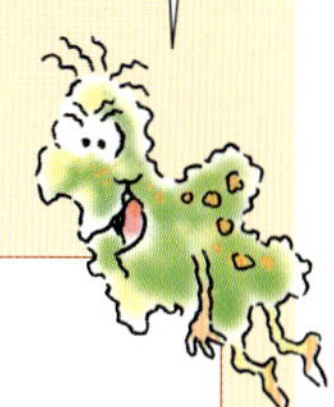

세팔로스포린계 약물의 항균작용은 아래의 그림과 같이 세균의 세포벽을 파괴하고 세포질막에 있는 단백질과 결합하는 능력에 좌우된다.

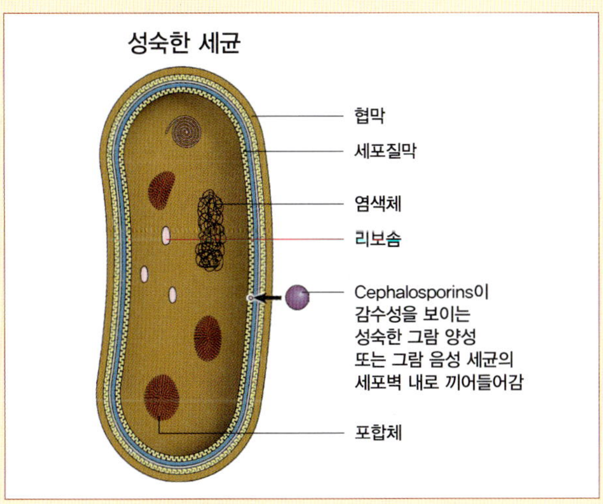

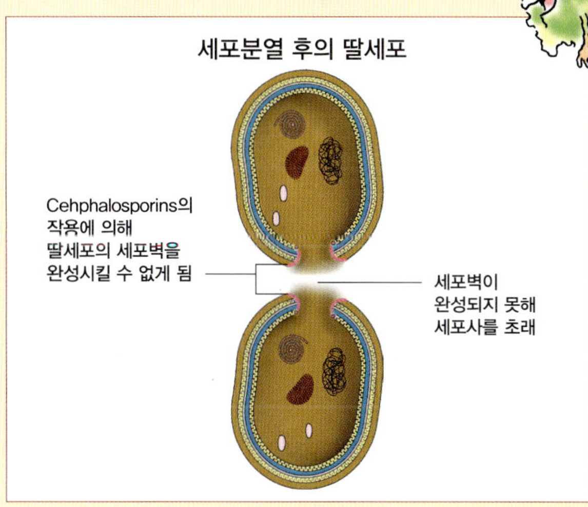

약물의 상호작용과 부작용 Drug interaction & side effects

1. Cefotetan을 복용하는 환자가 72시간 내에 알코올을 섭취하면 30분 이내에 두통, 홍조, 현기증, 오심, 구토, 복통과 같은 급성 알코올 독성(intolerance)을 유발할 수 있다. 이러한 반응은 항생제를 중단한 후 3일까지도 발생할 수 있다.
2. Probenecid와 같은 요산배설촉진제(통풍 완화 약물)는 신장에서 일부 cephalosporins 배설을 감소시킨다. 양성자 펌프 저해제(proton pump inihibitors), famotidine과 cimetidine은 일부 cephalosporins의 효력을 감소시킨다.
3. Cephalosporins의 부작용은 착란, 발작, 오심, 구토, 설사 등이 있다.
4. Cefotetan과 cetriaxone은 프로트롬빈시간(prothrombin time)과 부분트롬보플라스틴시간(partial thromboplastin time)을 지연시켜 혈액 응고를 저해하므로 출혈의 위험성이 증가된다. 노인, 쇠약자, 영양실조 및 면역이 약화된 대상자, 신장 장애, 간질환 또는 비타민 K 합성이나 저장과 관련된 장애가 있는 경우 위험성이 높아진다. Cephalosporins 요법 중에는 warfarin 투여량을 조절할 필요가 있다.
5. 과민 반응은 세팔로스포린계 약물의 가장 흔한 전신적인 부작용이며, 두드러기, 가려움증, 발진 및 아나필락시스(매우 드물다)와 같은 증상이 있다.

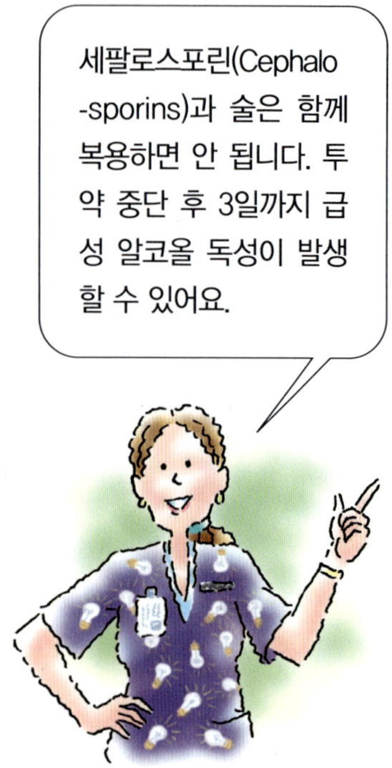
세팔로스포린(Cephalo
-sporins)과 술은 함께
복용하면 안 됩니다. 투
약 중단 후 3일까지 급
성 알코올 독성이 발생
할 수 있어요.

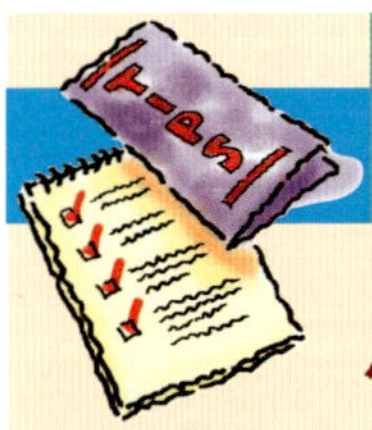

환자 교육

세팔로스포린(Cephalosporins)

Cephalosporins 요법 시 투약교육은 다른 항감염 약물과 같지만 추가 교육 사항은 다음과 같다.

- Cephalosporins 약물 투여 후 72시간 이내에 알코올이 포함된 음료는 절대로 마시지 않는다.
- 정상 장내 세균 활동을 억제하여 장내 중복감염을 유발할 수 있으므로 이를 예방하기 위해 요구르트나 프로바이오틱을 섭취한다.

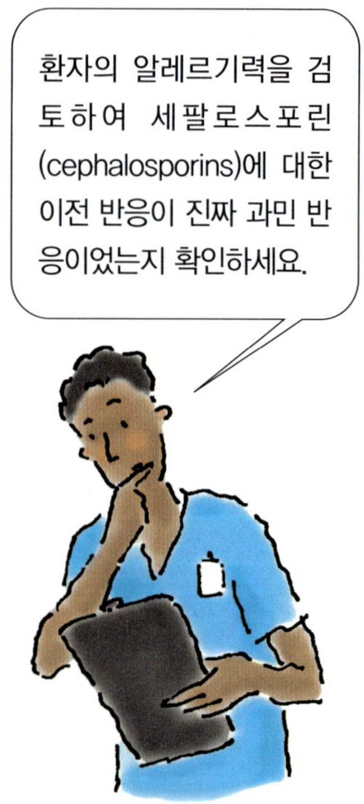
환자의 알레르기력을 검
토하여 세팔로스포린
(cephalosporins)에 대한
이전 반응이 진짜 과민 반
응이었는지 확인하세요.

테트라사이클린 Tetracyclines

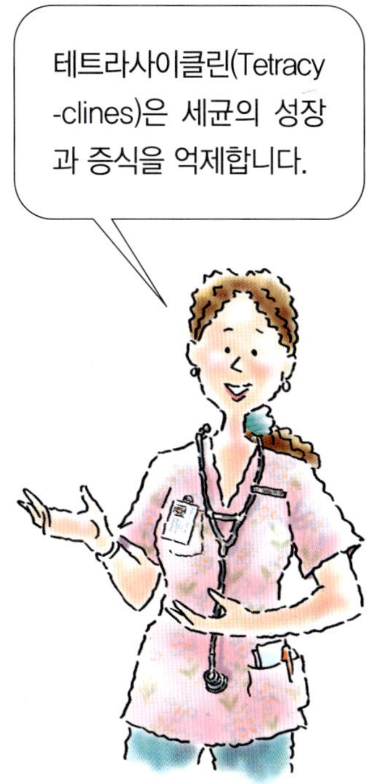
테트라사이클린(Tetracy
-clines)은 세균의 성장
과 증식을 억제합니다.

테트라사이클린(tetracyclines)은 광범위 항균제이다. 독시사이클린(doxycycline)과 미노사이클린(minocycline)이 가장 널리 사용되며, 테트라사이클린 염산염(tetracycline hydrochloride)도 널리 사용된다.

서론 Introduction

1. Tetracyclines은 경구로 투여 시 위와 십이지장에서 흡수되어 체내 조직과 체액에 광범위하게 분포되고, 담즙에 농축된다. 또한 Tetracyclines은 태반을 통과한다. Tetracyclines은 신장을 통해 배설된다. Doxycycline과 티게사이클린(tigecycline)은 대부분 대변으로 배설되며, Minocycline은 장간재순환(enterohepatic recirculation)을 거친다.
2. 모든 tetracyclines은 정균제(bacteriostatic)로서 세균의 성장과 증식을 억제한다. 이 약물은 에너지 의존 과정 또는 수동확산을 통해 세균 내로 침투한다. 세포 내에서 일차적으로 리보솜의 하위 단위에 결합하여 단백질 합성을 저해한다. 지속형 약물인 doxycycline과 minocycline은 다른 테트라사이클린계보다 미생물 작용범위가 넓다[테트라사이클린(Tetracyclines): 테트라사이클린 염산염(Tetracycline hydrochloride) 참조].

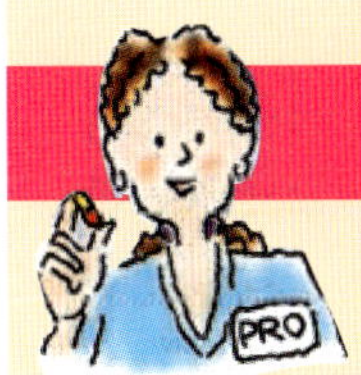
PRO

주요 약물

테트라사이클린(Tetracyclines): 테트라사이클린 염산염(Tetracycline hydrochloride)

작용

- 정균작용, 일부 균에는 살균제로 작용
- 30S subunit 리보솜에 가역적으로 결합하여 박테리아의 단백질 합성 저해

적응증

- 호흡기, 위장관 및 요로에 존재하는 감수성 있는 균에 의한 감염
- 매독(*Syphilis*)과 클라미디아(*Chlamydia*)

간호 시 주의사항

- 초기 용량을 투여하기 전에 배양 검사와 감수성 검사를 위해 검체를 채취한다. 약물은 결과가 나오기 전에 투여할 수 있다.
- 오심, 설사, 혈액 장애, Stevens-Johnson 증후군, 발진, 광과민 반응 및 과민 반응과 같은 약물 부작용을 모니터링한다.
- 다량 투여나 장기간 치료를 할 경우 중복감염을 모니터링한다.

약물의 치료 작용 Pharmacotherapeutics

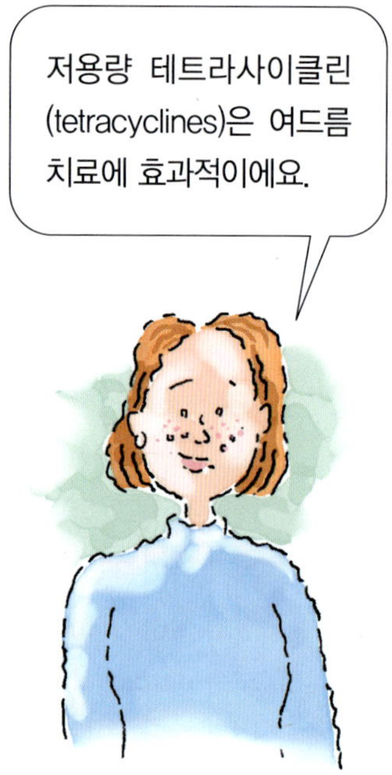
저용량 테트라사이클린
(tetracyclines)은 여드름
치료에 효과적이에요.

1. Tetracyclines은 광범위한 효과를 나타내며, 다음의 다양한 균에 대해 효과적이다.
   - 그람 양성(gram-positive), 그람 음성 호기성균(gram negative aerobic)과 혐기성(anaerobic)균
   - 나선균(spirochetes)
   - 마이코플라즈마균(mycoplasmas)
   - 리켓치아(rickettsiae)
   - 클라미디아균(chlamydiae)
   - 일부 원생동물(protozoa)
2. Tetracyclines의 적응증은 다음과 같다.
   - 록키산 홍반열(Rocky Mountain spotted fever)
   - Q열(Q fever)
   - 라임병(Lyme disease)
   - *Chlamydia*에 의한 비임균성 요도염
3. Tetracycline과 rifampin 병용요법은 브루셀라증(brucellosis) 치료에 가장 탁월하다.
4. 저용량의 tetracyclines은 피지의 지방산 함량을 감소시켜 여드름 치료에 효과적이다.

약물의 상호작용과 부작용 Drug interaction & side effects

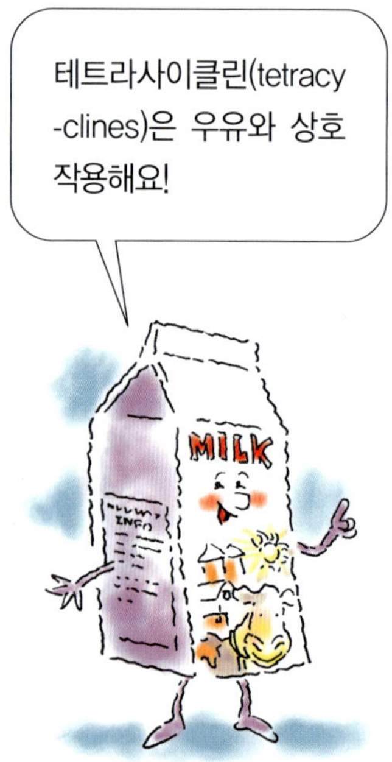
테트라사이클린(tetracy
-clines)은 우유와 상호
작용해요!
MILK

1. Tetracyclines은 호르몬 피임제의 효과를 감소시켜 돌발성 출혈을 유발하거나 피임효과를 낮출 수 있다. 따라서 호르몬 피임제를 복용하는 대상자는 다른 피임법으로 대체해야 한다. 또한 tetracyclines은 penicillin의 살균작용을 감소시킬 수 있다.
2. 다른 약물 상호작용은 tetracyclines의 체내 분포에 영향을 미친다.
   - Aluminum, calcium, magnesium 제산제는 경구용 tetracyclines의 흡수를 감소시킨다.
   - Iron salts, bismuth subsalicylate, zinc sulfate는 doxycycline과 tetracycline의 흡수를 감소시킨다. 이를 예방하기 위해 tetracyclines의 용량을 나누어 2~3시간 간격으로 복용하도록 한다.
   - Barbiturates, carbamazepine, phenytoin은 대사를 증가시켜 doxycycline의 항균 효과를 감소시킨다.
3. Tetracyclines의 광과민증이 일반적이므로 햇빛에 노출되지 않도록 한다.
4. 알코올은 doxycycline의 효과를 감소시키므로 알코올 섭취를 하지 않도록 한다.

5. Tetracyclines의 부작용은 다음과 같다: 중복감염(superinfection), 오심과 구토, 복부 불쾌감과 팽만감, 설사, 광과민 반응(햇빛에 노출된 부분에 붉은 발진), 간독성 및 신장 독성, 태아 및 어린이의 영구 치아 변색과 치아 법랑질 저형성(단, doxycycline의 단기적 사용은 예외), 임신 중에 복용 시 태아의 골격 발달 장애 가능성

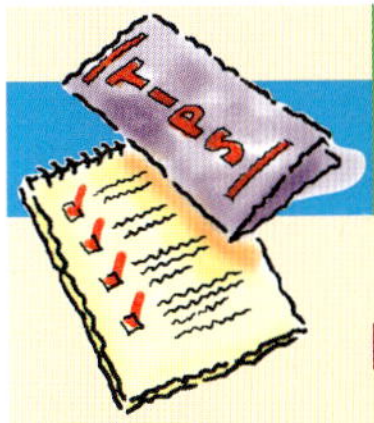

환자 교육

테트라사이클린(Tetracyclines)

- 약물 흡수를 방해하는 식사, 음식, 우유 및 유제품, 탄산음료, 철 함유 제제를 약물과 같이 복용하지 않도록 한다.
- 제산제를 복용하고 최소 3시간 경과 후 tetracyclines을 복용한다.
- 직접 햇볕에 직접 노출되지 않도록 하고, 광과민 반응을 예방하기 위해 선크림을 사용한다.
- 치아를 관찰하여 변색이나 미묘한 변화를 발견하는 즉시 의료진에게 알린다.

크린다마이신 Clindamycin (Cleocin)

크린다마이신(clindamycin)은 린코마이신(lincomycin)의 유도체이다. 심각한 부작용이 발생할 수 있으므로 clindamycin은 치료 내안이 없는 그람 양성균과 혐기성균 감염이나 penicillin에 알레르기 반응이 있는 경우에만 사용한다.

서론 Introduction

Clindamycin은 세균의 단백질 합성을 저해하고, 세균의 리보솜 결합도 방해한다. 치료적 농도에서 clindamycin은 대부분의 세균에 대해 정균 작용을 나타낸다.

약물의 치료 작용 Pharmacotherapeutics

심각한 독성과 거짓막대장염(pseudomembranous colitis: 심한 설사, 복통, 발열, 혈액과 점액이 섞인 대변이 특징)의 가능성 때문에 clindamycin은 임상에서 제한적으로 사용된다.

- 포도상구균(staphylococci)과 연쇄상구균(streptococci)(*Enterococcus faecalis* 제외)을 포함한 대부분의 호기성 그람 양성균에 대해 강력한

효과가 있다.

- Penicillin에 알레르기 반응이 있는 환자의 포도상구균 감염을 치료하기 위해 penicillin 대신 사용할 수 있다.

약물의 상호작용과 부작용 Drug interaction & side effects

1. Clindamycin은 신경근육 차단제의 신경근육차단 효과를 강화시켜 심각한 호흡 억제를 초래할 수 있다. Macrolides와 chloramphenicol은 clindamycin과 같은 부위에 결합하므로 함께 투여해서는 안 된다. 또한 CYP3A4 대사를 강력하게 유도하는 약물인 rifampin은 clindamycin의 혈청 농도를 감소시킨다.
2. Clindamycin 사용 시 거짓막대장염(pseudomembranous colitis)이 발생할 수 있다. 이것은 치명적일 수 있으므로, 즉시 약물을 중단하고 충분한 수액과 전해질을 투여해야 한다. 그 외 부작용은 다음과 같다: 설사, 구내염(입안 염증), 오심, 구토, 과민 반응.

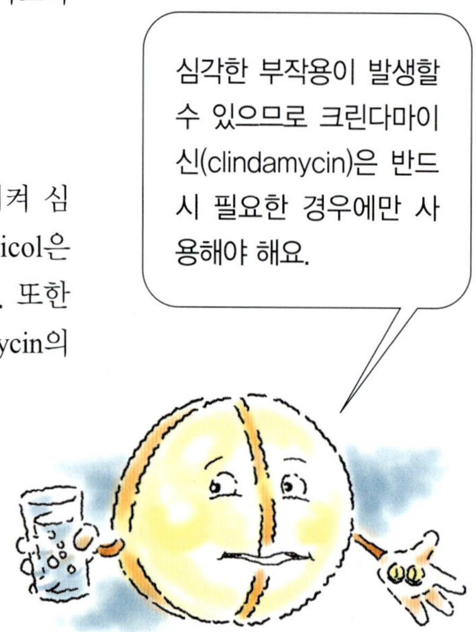

마크로라이드 Macrolides

마크로라이드계 약물(macrolides)은 흔한 여러 감염을 치료하기 위해 사용된다.

- 에리트로마이신 에틸숙시네이트(erythromycin ethylsuccinate)
- 에리트로마이신 락토바이오네이트(erythromycin lactobionate)
- 클래리스로마이신(clarithromycin)

서론 Introduction

1. Erythromycin은 산에 민감하기 때문에 위산에 의해 파괴되는 것을 방지하기 위해 완충시키거나 장용성 피막이 필요하다. Erythromycin은 십이지장에서 흡수되고 대부분의 조직에 분포된다. 대부분의 조직, 뇌척수액을 제외한 체액에 분포된다.
2. Macrolides는 clindamycin과 같이 리보솜의 subunit에 작용하여 RNA 의존성 단백질 합성을 억제한다.

약물의 치료 작용 Pharmacotherapeutics

1. 그람 양성 및 음성 세균을 포함하여 *Campylobacter*, *Treponema*, *Myc-oplasma*, *Chlamydia*와 같은 그람 양성균과 그람 음성균에 대해 광범위한 항균작용이 있다.

2. 연쇄상구균 A군에 효과적이다.
3. 황색포도상구균(*Staphylococcus aureus*)은 erythromycin에 민감하게 반응하지만, 치료기간 동안 내성균이 발생할 수 있다.
4. Macrolides는 *Mycoplasma pneumoniae*, *Legionella* 및 *Bordetella pertussis*로 인한 폐렴을 치료하기 위해 선택되는 약물이다.
5. Clarithromycin은 penicillin과 양성자펌프저해제(proton pump inhibitors)와 병용하여 *Helicobacter pylori* 에 의한 십이지장 궤양을 치료하기 위해 사용된다.

약물의 상호작용과 부작용 Drug interaction & side effects

1. Erythromycin, clarithromycin은 고용량의 theophylline을 복용하는 환자의 theophylline 수치를 증가시켜 theophylline 독성의 위험이 증가한다.
2. Clarithromycin과 carbamazepine를 함께 투여할 때, carbamazepine 농도를 증가시킨다.
3. 신장이나 간 기능 장애가 있는 경우, colchicine과 병용 투여 시 colchi-cine 독성을 일으킬 수 있다.
4. 이 계열의 약물은 QT 간격이 증가할 가능성이 있기 때문에 cisapride 또는 pimozide와 병용해서는 안된다.
5. Macrolides는 부작용이 거의 없지만, 상복부 불쾌감, 오심과 구토, 설사(특히 고용량일 경우), 발진, 발열, 호산구 증가증, 아나필락시스 등의 부작용이 나타날 수 있다.

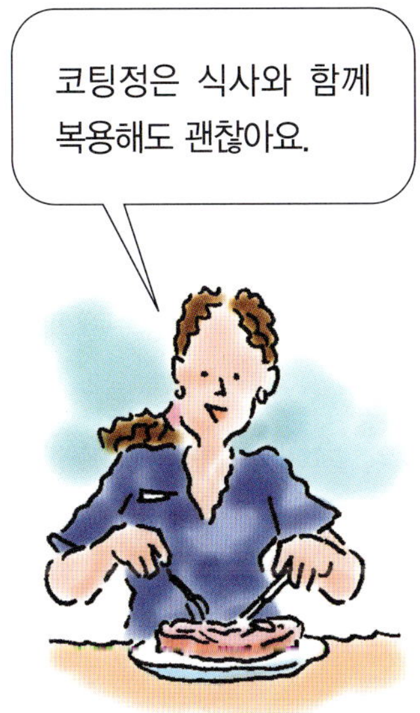

반코마이신 Vancomycin (Vancocin)

반코마이신 염산염(vancomycin hydrochloride)은 미국은 물론 세계적인 문제가 되고 있는 메티실린 내성 황색포도상구균(methicillin-resistant *S. aureus*) 치료에 사용된다. Vancomycin 내성 장구균(vancomycin-resistant enterococci, VRE)이 출현하고 있으므로 vancomycin은 신중하게 사용해야 한다. 반드시 배양검사와 감수성 검사 결과에서 필요성이 입증된 경우에만 사용해야 한다.

서론 Introduction

1. Vancomycin은 위장관에서 흡수가 잘 되지 않으므로 전신 감염을 치료하기 위해서는 반드시 정맥으로 주사한다. 경구용 vancomycin은 거짓막대장염(pseudomembranous colitis) 치료에 사용된다. 정맥주

사용 vancomycin과 경구용 vancomycin을 서로 바꾸어서 사용해서는 안 된다.

2. Vancomycin은 세균의 세포벽 합성을 저해하여 세균의 형질막은 손상시킨다. 세균의 세포벽이 손상되면 신체의 자연 방어 체계가 세균을 공격한다.

약물의 치료 작용 Pharmacotherapeutics

Vancomycin의 적응증은 다음과 같다.

- 황색포도상구균(*Staphylococcus aureus*), 표피포도상구균(*Streptococcus epidermidis*), 화농연쇄상구균(*Streptococcus pyrogenes*), 장내구균(*Enterococcus*) 및 폐렴연쇄상구균(*Streptococcus pneumonia*)과 같은 호기성 그람 양성균에 효과가 있다.
- 심각한 내성 포도상구균 감염된 환자 중 penicillins에 과민 반응을 보이는 경우에 정맥주사로 vancomycin을 투여한다.
- 경구용은 항생제 관련 *C. difficile* 장염 환자에게 우선적으로 사용된다.
- 페니실린알레르기가 있는 환자의 *E. faecalis* 심내막염을 치료하기 위해 aminoglycosides와 함께 사용할 수 있지만, 신장 독성의 위험이 있어 자주 사용하지는 않는다.

약물의 상호작용과 부작용 Drug interaction & side effects

1. Vancomycin은 aminoglycosides, amphotericin B, cisplatin, bacitracin, polymixin B와 같이 신장과 청각기관에 독성을 나타내는 약물과 사용할 경우 독성발생의 위험이 증가할 수 있다.
2. Vancomycin의 부작용은 드물게 발생하지만, 다음과 같다: 과민 반응과 아나필락시스 반응, 약물열, 호산구 증가증, 호중구 감소증, 청력소실(일시적 혹은 영구적), 특히 다른 이독성 약물과 함께 과다용량으로 투여 시, 신장독성, 반코마이신 홍조 증후군(vancomycin flushing syndrome).
3. Vancomycin을 정맥으로 빠르게 투여하게 되면 심각한 저혈압을 유발할 수 있으며 얼굴, 목, 가슴, 팔에 홍반성 발진 및 반구진 발진이 함께 발생할 수 있다[반코마이신홍조증후군(vancomycin flushing syndrome, VFS = red man syndrome)]. 1회 1 g이나 그 이하의 용량을 1시간 동안 투여해야 하며, 1 g 이상인 경우 1시간 반~2시간 동안 투여해야 한다.

카바페넴 Carbapenems

카바페넴(carbapenes)은 베타-락탐(beta-lactam) 항생제로 분류되며 여기에는 다음과 같은 약물들이 포함된다.

- 이미페넴 실라스타틴 나트륨[imipenem-cilastatin sodium (a combination drug)]
- 메로페넴(meropenem)
- 에르타페넴(ertapenem)

Carbapenes의 항균 범위는 현재까지 나온 항균제 중 가장 광범위한다. 이러한 광범위한 작용 범위 때문에 심각한 감염이나 치명적인 감염, 특히 그람 양성균과 그람 음성균 병원내 감염의 치료에 사용된다.

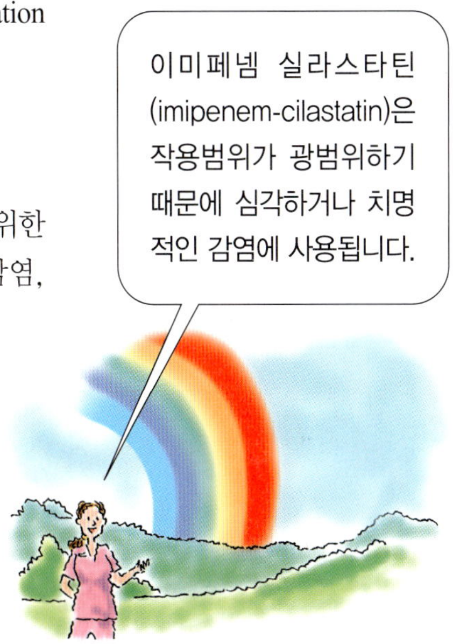
이미페넴 실라스타틴 (imipenem-cilastatin)은 작용범위가 광범위하기 때문에 심각하거나 치명적인 감염에 사용됩니다.

서론 Introduction

1. Imipenem의 단독 투여는 신장에서 빠르게 대사되어 효과가 없어지므로, cilastin과 함께 투여한다. 비경구 투여 후, imipenem-cilastatin sodium은 몸 전체에 분포된다.
2. Imipenem-cilastatin sodium, ertapenem, meropenem은 세균의 세포벽 합성을 억제함으로써 항균 작용을 나타내는 살균제이다.

약물의 치료 작용 Pharmacotherapeutics

Imipenem-cilastatin sodium은 현재 사용하고 있는 beta-lactam 항생제 중에서 가장 광범위한 항균작용을 한다.

- 포도상구균(*Streptococcus*), 황색포도상구균(*Staphylococcus aureus*), 표피포도상구균(*Staphylococcus epidermidis*)과 같은 호기성 그람 양성균에 효과적이다.
- 대부분의 *Enterobacter* 종에 효과가 있다.
- *P. aeruginosa*과 *Bacteroides fragilis*와 같은 대부분의 혐기성균에 대해 효과적이다.
- 호기성 및 혐기성균이 혼합된 면역저하 환자의 심각한 감염을 치료하는 데 사용할 수 있다.

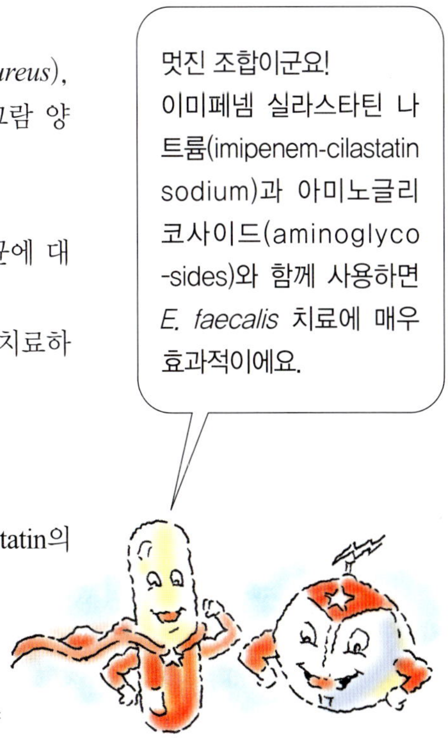

약물의 상호작용과 부작용 Drug interaction & side effects

1. Imipenem-cilastatin sodium과 probenecid을 병용투여하면 cilastatin의 혈중 농도가 증가하고 imipenem의 혈중 농도가 약간 증가한다.
2. Imipenem-cilastatin은 warfarin을 복용하는 환자의 출혈 위험을 증가시킨다.
3. Carbapenems은 valproic acid의 농도를 감소시키므로 항경련 약

물을 복용 중인 환자는 carbapenems 복용을 피해야 한다.

4. Imipenem-cilastatin sodium의 흔한 부작용은 오심과 구토, 설사, 발진과 같은 과민 반응(특히, 페니실린 과민 반응 환자에서 발생 가능성이 높음), 발작 등이 있다.

모노박탐 Monobactams

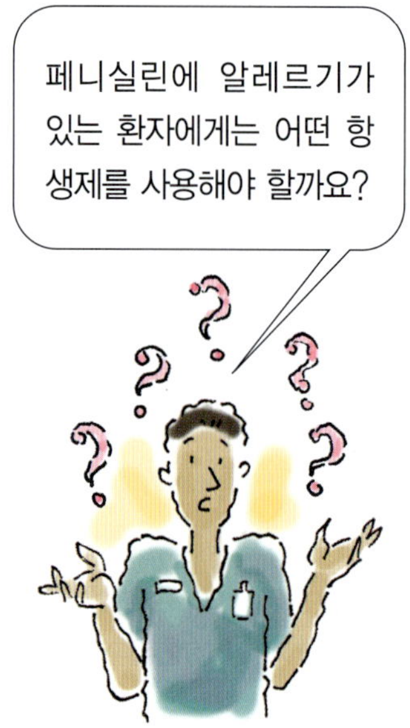
페니실린에 알레르기가 있는 환자에게는 어떤 항생제를 사용해야 할까요?

모노박탐(monobactams)은 penicillins과 cephalosporins에 알레르기가 있는 경우 사용된다. 다른 항균제와 마찬가지로 효소와 결합하여 억제하지만, 약물의 구성에는 약간의 차이가 있다. 아즈트레오남(aztreonam)이 현재 사용되는 유일한 monobactam계 약물이다. 합성 monobactam계 약물로 호기성 그람 음성균에 효과를 보이는 좁은 작용범위를 갖고 있다.

서론 Introduction

Aztreonam은 세균의 세포벽 합성을 저해하여 살균작용을 나타낸다. 그람 음성균의 PBP-3에 결합하여 세포벽 분열을 억제하고 용해시킨다.

약물의 치료 작용 Pharmacotherapeutics

Aztreonam의 적응증은 다음과 같다.

- 녹농균(*P. aeruginosa*)을 비롯하여 다양한 호기성 그람 음성균에 효과적이다.
- *E. coli, Enterobacter, Klebsiella pneumonia, K. oxytoca, P. mirabilis, Serratia marcescens, H. influenza, Citrobacter* 등 대부분의 균에 효과적이다.
- 호기성 그람 음성균에 의한 요로감염, 패혈증, 하부 호흡기계, 피부, 피부 구조, 복강 내, 부인과 감염을 치료하는 데 사용된다.
- Beta-lactamases에 의해 가수분해되는 항생제에 내성이 있는 호기성 그람 음성균에 효과적이다.
- Aztreonam은 그람 양성균이나 호기성과 혐기성균 혼합 감염이 있는 중증 환자의 치료에 경험적 치료(의료 데이터보다 임상 경험에 근거한 치료)로 단독 사용해서는 안 된다.

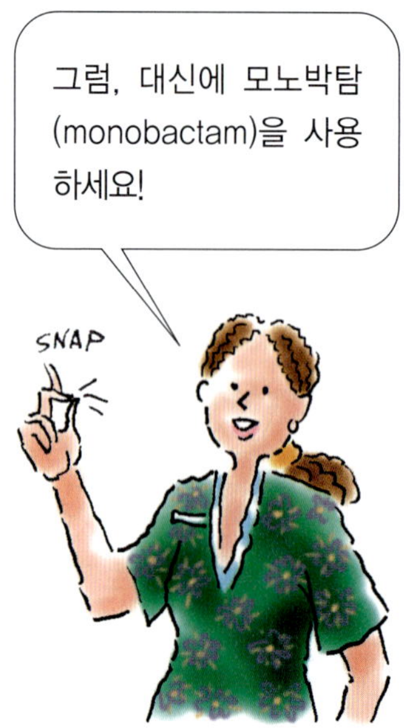
그럼, 대신에 모노박탐(monobactam)을 사용하세요!
SNAP

약물의 상호작용과 부작용 Drug interaction & side effects

1. Probenecid는 신장에서 aztreonam의 요세관 분비를 지연시켜 aztreonam의 혈중 농도를 증가시킨다.
2. Aztreonam은 aminoglycosides, cefoperazone, cefotaxime, clindamycin, piperacillin 등의 다른 항생제과 함께 사용하면 상승효과나 부가효과

가 나타난다.

3. Cefotaxime과 imipenem과 같은 beta-lactamase 생산을 강력하게 유도하는 약물은 aztreonam을 비활성화 시킬 수 있으므로 병용 투여는 권장되지 않는다.
4. Aztreonam과 clavulanic acid가 포함된 항생제와 함께 사용하면 균의 종류에 따라 상승효과나 길항효과가 나타난다.
5. Aztreonam에 대한 부작용은 다음과 같다: 설사, 과민 반응과 피부 반응, 저혈압, 오심과 구토, 일시적인 심전도(EKG) 변화(심실 부정맥 등), 혈청 간효소의 일시적 상승.

플루로퀴놀론 Fluoroquinolones

플루로퀴놀론(fluoroquinolones)은 구조적으로 유사한 합성 항균제로 다양한 균에 광범위한 작용을 나타내지만, 최근에는 부작용 가능성으로 인해 사용이 제한적이다. 여기에는 해당하는 약물은 다음과 같다.

- 시프로플록사신(ciprofloxacin)
- 델라플록사신(delafloxacin)
- 제미플록사신(gemifloxacin)
- 레보플록사신(levofloxacin)
- 목시플록사신 염산염(moxifloxacin hydrochloride)
- 오플록사신(ofloxacin)

플루로퀴놀론(fluoroquinolones) 중 안과용(ophthalmic)으로만 사용하는 약물은 다음과 같다.

- 베시플록사신(besifloxacin)
- 가티플록사신(gatifloxacin)

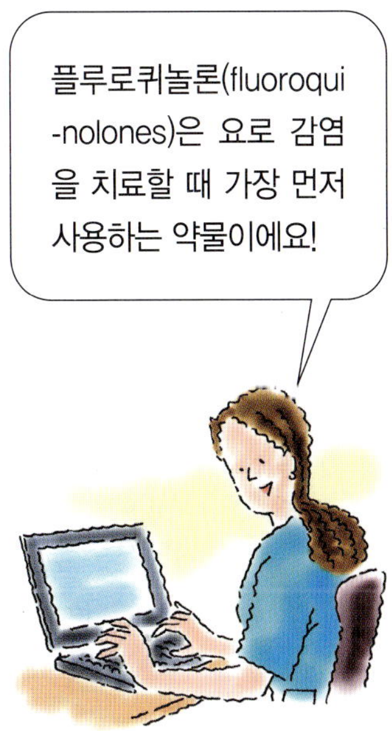
플루로퀴놀론(fluoroqui
-nolones)은 요로 감염
을 치료할 때 가장 먼저
사용하는 약물이에요!

서론 Introduction

1. Fluoroquinolones을 경구 투여하면 잘 흡수된다. 단백질 결합율이 높지 않으며 간에서는 미량 대사되고 주로 소변으로 배설된다.
2. Fluoroquinolones은 세균 복제시 DNA gyrase(DNA 합성에 필요한 효소)를 저해하여 DNA 합성을 방해함으로써 세균 복제가 불가능하게 된다.

약물의 치료 작용 Pharmacotherapeutics

Fluoroquinolones은 탄저균(anthrax), 장티푸스(typhoid) 및 결핵(tuberculosis)을 비롯한 항산균(mycobacteria) 감염과 같은 다양한 감염 치료에 사용한다. 다음과 같이 약물에 따른 적응증이 있다.

- Ciprofloxacin은 *E. coli*, *Klebsiella*, *Proteus*와 같은 호기성 그람 음성균에 가장 효과적이고, *Pseudomonas*에 대해서도 효과적이다. 따라서 요로감염, 폐렴, 복강내 감염, 골/관절 감염 및 전립선염을 치료하는 데 사용된다.
- Levofloxacin과 moxifloxacin은 황색포도상구균(*Staphylococcus aureus*), 연쇄상구균, 코아귤라제음성포도상구균(coagulase-negative staphylococci)과 같은 그람 양성균에 더 효과적이지만 사용되지 않는다.
- Levofloxacin과 moxifloxacin은 *Streptococcus pneumoniae, H. influenza, M. catarrhalis*와 같은 호흡기계균에 효과적이며, *Legionella, Mycoplasma, Chlamydia*에도 효과가 있다.
- Moxifloxacin은 일부 혐기성균에 대해서도 효과적이다.
- Ofloxacin은 일부 성매개감염이나 하부 호흡기계 감염, 요로감염, 전립선염 치료에 사용된다.
- 귀에 적용하는 ofloxacin은 중이염 및 외이도 감염(swimmer's ear = otitis externa) 치료에 사용된다.
- 안과용 ofloxacin(besifloxacin, gatifloxacin) 용액(점적)은 결막염 치료에 사용한다.
- Gemifloxacin은 만성 기관지염의 박테리아 악화, 경증~중등도의 지역사회획득 폐렴 치료에 사용된다. 또한 임질 치료를 위해 azithromycin과 병용할 수 있다.
- Delafloxacin은 피부/피부구조 박테리아 감염과 지역사회획득폐렴에 사용된다.

약물의 상호작용과 부작용 Drug interaction & side effects

1. Magnesium이나 aluminum hydroxide가 함유된 제산제와 함께 복용하면 fluoroquinolones의 흡수가 감소된다.
2. Ciprofloxacin과 ofloxacin은 aminophylline과 theophylline과 같은 xanthine 유도체와 상호작용하여 혈장 내 theophylline 농도를 증가시켜 독성 위험을 증가시킨다.
3. Probenecid를 함께 투여하면 ciprofloxacin이나 gemifloxacin의 신장 배설이 감소되어 혈중 농도와 반감기가 증가된다. 또한 QT 간격이 연장될 수 있다.
4. Fluoroquinolone 용법 중에는 QT 간격을 연장시키는 항부정맥 약물을 병용하는 것을 피해야 한다.
5. NSAIDs는 fluoroquinolones과 병용할 때 발작역치를 낮출 수 있다.
6. Fluoroquinolones의 부작용은 드물지만 일부 발생하는 부작용은

C. difficile 감염, 오심과 구토, 말초신경증, 건 파열 및 건염, 간독성, 시야 흐림, 이명 등이 있을 수 있다.

7. Fluoroquinolones은 근육약화를 악화시킬 수 있는 신경근육차단 작용이 있어 중증근무력증 환자에게는 사용을 피해야 한다. 또한 대동맥류의 위험이 있는 환자에서도 사용을 피해야 한다. 당뇨병 환자는 저혈당의 위험이 있으므로 주의가 필요하다.
8. Fluoroquinolones은 직접 혹은 간접적으로 햇빛에 노출되거나, 인공 자외선에 노출되었을 때(자외선 차단제 사용과 무관하게), 중등도~중증의 광독성 반응이 생긴다. Fluoroquinolones 요법 중이거나 혹은 중단 이후에도 며칠 동안은 햇빛에 노출되는 것을 피해야 한다.

환자 교육

플루로퀴놀론(Fluoroquinolones)

Fluoroquinolones 약물을 처방받은 경우, 대상자와 가족에게 다음의 사항을 교육한다.

- 경구용 약물은 식사 2시간 전이나 후에 복용한다.
- 처방된 제산제는 약물을 복용하고 난 뒤, 최소 2시간 후에 복용한다.
- 결정뇨(crystalluria)의 위험이 있으므로 충분한 수분을 섭취한다.
- 중추신경계 부작용이 나타날 수 있으므로 운전과 같은 집중을 요하는 위험한 활동은 피한다.
- 과민 반응은 첫 용량 투여 이후에도 발생할 수 있다. 발진이나 알레르기 반응이 발생하면 즉시 약을 중단하고 의료진에게 보고한다.
- 치료기간 중 모유수유를 중단하거나 의사와 상의하여 다른 약물은 처방받도록 한다.

설폰아마이드 Sulfonamides

설폰아마이드(sulfonamides)는 최초의 효과적인 전신 항균제이다. 다음과 같은 약물이 해당된다.

- 마페나이드(mafenide)
- 설파세타마이드(sulfacetamide)
- 트리메토프림(trimethoprim)
- 설파메톡사졸(sulfamethoxazole)
- 설파디아진(sulfadiazine)
- 설파살라진(sulfasalazine)

서론 Introduction

1. 대사와 배설과정에서 결정뇨와 결석이 발생할 수 있으므로 경구용 sulfonamides 투여하는 동안에는 충분한 수분 섭취가 필요하다.
2. Sulfonamides는 엽산 생산을 억제함으로써 균의 성장을 저해하는 정균제이다. 엽산 합성의 감소로 인해 세균의 DNA 수가 감소하여 결국 세균의 성장이 억제된다.

약물의 치료 작용 Pharmacotherapeutics

1. Sulfonamides는 일반적으로 급성 요로감염 치료에 사용된다. 재발성 혹은 만성 요로감염의 경우, 감염균이 sulfonamides에 민감하지 않을 수 있어서 치료제 선택은 세균감수성 검사에 근거해야 한다.
2. Sulfonamides는 *Nocardia asteroides*와 *Toxoplasma gondii*에 의한 감염을 치료하는 데 사용되고, 그람 양성균과 그람 음성균에 대해서도 광범위한 항균 작용을 나타낸다.
3. Trimethoprim과 sulfamethoxazole(sulfa제와 엽산 길항제의 배합)은 다양한 감염에 사용된다. 예를 들면, *Pneumocystis jirovecii* 폐렴, *H. influenzae* 및 *S. pneumoniae*로 인한 급성 중이염과 만성기관지염의 급성 악화에 사용된다[설폰아마이드(Sulfonamides): 트리메토프림(Trimethoprim)과 설파메톡사졸(Sulfamethoxazole) 참조].

약물의 상호작용과 부작용 Drug interaction & side effects

1. Sulfonylureas(경구용 혈당강하제)의 혈당강하작용을 증가시켜 혈당수치를 감소시킨다.
2. Methenamine과 함께 복용하면 소변내 결석 형성을 증가시킨다.
3. Trimethoprim과 sulfamethoxazole은 coumarin계 항응고제의 항응고 효과를 증가시킬 수 있다.
4. Trimethoprim과 sulfamethoxazole, cyclosporine을 함께 사용하면 신장독성의 위험이 증가한다.
5. Sulfonamides의 부작용은 다음과 같다.
- 수용성이 낮은 sulfonamides를 과량 복용하면 소변내 결정이 발생할 수 있으며 신장요세관에 결정이 침착될 수 있다. 그러나 이 부작용은 새로 개발된 수용성 sulfonamides에서는 나타나지 않는다.
- 과민 반응이 발생할 수 있으며 용량을 증가할수록 많이 나타나는 것으로 보인다.
- 혈청병과 유사한 반응으로 발열, 관절통증, 두드러기, 기관지연축, 백혈구 감소증을 유발할 수 있다.
- 광과민 반응이 발생할 수 있다.

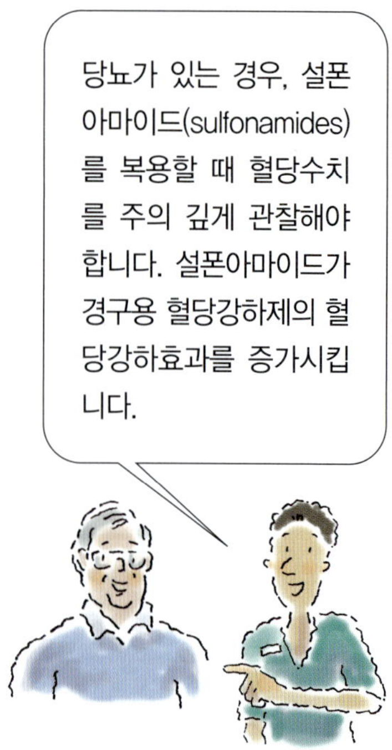
당뇨가 있는 경우, 설폰아마이드(sulfonamides)를 복용할 때 혈당수치를 주의 깊게 관찰해야 합니다. 설폰아마이드가 경구용 혈당강하제의 혈당강하효과를 증가시킵니다.

주요 약물

설폰아마이드(Sulfonamides): 트리메토프림(Trimethoprim)과 설파메톡사졸(Sulfamethoxazole)

작용

- 정균제
- 엽산의 생합성을 저해하여 세균의 엽산합성 억제

적응증

- 요도, 기도, 귀의 감염
- 만성 세균성 전립선염
- 여성의 재발성 요도감염과 여행성 설사 예방

간호 시 주의사항

- 초기 용량을 투여하기 전에 배양검사와 감수성 검사를 위한 검체를 채취한다. 약물은 결과가 나오기 전에 투여할 수 있다.
- 발작, 오심과 구토, 설사, 혈액장애, 스티븐-존슨증후군(Stevens-Johnson syndrome), 독성 신증, 과민 반응과 같은 부작용을 모니터링한다.
- 신장기능이나 간기능에 장애가 있는 경우, 필요 시 용량을 감소시킬 수 있다.
- 고용량 혹은 장기간 투여시 중복감염이 발생할 수 있으므로 이를 모니터링한다.

환자 교육

설폰아마이드(Sulfonamides)

Sulfonamides이 처방되면 대상자와 가족에게 다음의 사항을 교육한다.

- 경구용 약물은 충분한 물과 함께 복용하고, 충분한 수분을 섭취한다. 알약을 깨서 물과 함께 복용하면 흡수가 빨리 된다.
- 과민 반응 증상이나 붉은색 소변, 호흡곤란, 발진, 발열, 오한, 심한 피로 등의 부작용이 나타나면 의료진에게 알린다.
- 햇빛에 직접 노출하지 않으며, 광과민 반응 예방하기 위해 선크림을 사용한다.
- Sulfonamide는 경구 혈당강하제의 효과를 증가시킬 수 있다.
- Sulfasalazine은 소변이나 피부를 주황색으로 변색시킬 수 있으며, 소프트콘택트렌즈를 영구적으로 노란색으로 염색시킬 수 있다.

항바이러스 약물 Antiviral drugs

항바이러스 약물은 인플루엔자(influenza)부터 사람면역결핍 바이러스(human immunodeficiency virus, HIV)까지 바이러스 감염을 치료하거나 예방하기 위해 사용된다. 주로 항바이러스 약물은 전신적 감염치료에 사용한다.

뉴클레오시드 유사체 Nucleoside analolgues

뉴클레오시드 유사체(nucleoside analolgues)는 면역이 약화된 환자에서 발생할 수 있는 단순 헤르페스포진(herpes simplex virus, HSV), 거대세포바이러스(cytomegalovirus, CMV) 등의 다양한 바이러스 감염을 치료하는 데 사용되며 다음과 같은 약물이 해당된다.

- 아시클로버(acyclovir)
- 시도포비르(cidofovir)
- 팜시클로버(famciclovir)
- 간시클로버(ganciclovir)
- 발라시클로버 염산염(valacyclovir hydrochloride)
- 발간시클로버 염산염(valganciclovir hydrochloride)
- 리바비린(ribavirin)

리바비린[만성 C형 간염(chronic hepatitis C, CHC)]은 치료를 위해 개발된 뉴클레오시드 유사체로 호흡기세포융합바이러스(respiratory syncytial virus, RSV) 감염의 주요 치료제로 사용된다.

서론 Introduction

1. Acyclovir를 경구 투여 시, 느리게 흡수되며 15~30%만 완전히 흡수된다. 전신으로 분포되며, 주로 감염된 세포에서 대사되어 대부분은 소변으로 배설된다.
2. Cidofovir는 정맥으로만 투여되며, 대사를 용이하게 하고 신장독성의 위험을 감소시키기 위해 probenecid를 같이 투여해야 한다. Probenecid를 사용한 경우라도 cidofovir의 대부분은 투여 후 24시간 이내에 대사되지 않은 채로 소변으로 배설된다.
3. Ganciclovir는 위장관으로 흡수가 되지 않으므로 정맥주사한다. 대부분의 ganciclovir는 대사되지 않고 신장을 통해 배설된다.
4. Valacyclovir는 대사 동안 acyclovir로 전환되며, 약동학적으로 acyclovir와 유사하다.

5. Valganciclovir는 장막과 간에서 대사되어 ganciclovir로 대사되지만, 두 약물을 교체해서 사용하면 효과가 없다.
6. Acyclovir는 바이러스가 감염된 세포 내로 들어가 일련의 단계를 거쳐 acyclovir triphosphate로 변화한다. Acyclovir triphosphate는 바이러스의 특이한 DNA polymearase(바이러스 성장에 필수적인 효소)를 저해하여 바이러스 복제를 방해한다.
7. Cidofovir는 세포 내 대사산물인 cidofovir diphosphate로 변화한다. 이것은 인간 DNA 성장을 저해하는 데 필요한 것보다 훨씬 낮은 농도에서 바이러스 DNA 합성을 억제한다.
8. Ganciclovir는 바이러스가 감염된 세포로 들어가서 ganciclovir triphos-phate로 전환되며, 이것이 바이러스 DNA 합성을 억제함으로써 항바이러스 작용을 하는 것으로 추정된다.
9. Famciclovir는 바이러스 세포[HSV-1, HSV-2, 수두대상포진바이러스(varicella zoster)]에 들어가, 바이러스의 DNA 합성에 관여하는 DNA polymerase(DNA 중합효소)를 저해함으로써 바이러스 복제를 방해한다.
10. Valacyclovir는 빠르게 acyclovir로 전환되어 바이러스 DNA 내로 들어가서 바이러스 DNA polymerase 를 저해함으로써 바이러스 복제를 방해한다.
11. Valganciclovir는 ganciclovir로 전화되어, 거대세포바이러스(CMV)의 DNA 복제를 저해한다.

약물의 치료 작용 Pharmacotherapeutics

1. Acyclovir는 세포에 최소한의 독성만을 유발하는 효과적인 항바이러스 약물이다.
2. 경구용 acyclovir는 제2형 단순포진바이러스(HSV-2) 초기 감염과 재발성 감염 치료에 사용된다[항바이러스 약물(Antivirals): 아시클로버 Acyclovir) 참조].
3. 정맥주사용 acyclovir는 다음의 경우에 사용된다.
   - 면역체계가 정상인 대상자의 심각한 HSV-2 감염 초기
   - 면역저하 대상자의 피부 및 점막 HSV-1과 HSV-2 감염초기와 재발성 감염
   - 면역저하 대상자의 수두-대상포진 바이러스에 의한 대상포진 감염
   - 면역저하 대상자의 파종성수두-대상포진 바이러스 감염
   - 면역저하 대상자의 수두-대상포진 바이러스에 의한 수두 감염
4. 그 외 nucleoside analogues도 다음과 같은 치료적 용도가 있다.
   - Ganciclovir는 면역저하 환자의 AIDS, 뇌염과 같은 CMV 감염, HSV 감염을 비롯한 CMV 망막염을 치료하는 데 사용된다.

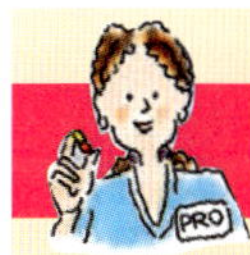

주요 약물

항바이러스 약물 (Antivirals): 아시클로버(Acyclovir)

작용
- DNA 합성을 방해하고 바이러스 복제를 억제

적응증
- 단순포진(HSV-1, HSV-2)
- 수두
- 대상포진

간호 시 주의사항
- 권태감, 두통, 뇌병증, 신부전, 혈소판 감소증, 주사부위의 통증 등 약물 부작용을 모니터링한다.

- Famciclovir는 급성 대상포진, 생식기헤르페스, HIV 감염 환자의 재발성 단순포진을 치료하는 데 사용된다.
- Valacyclovir는 대상포진, 생식기 헤르페스, 입술헤르페스에 효과적이다.
- Cidofovir와 valganciclovir는 HIV 감염환자의 CMV 망막염을 치료하는 데 사용된다.
- Valganciclovir는 심장, 신장, 이식된 췌장의 CMV 예방(CMV prophy-laxis)에 사용된다.

약물의 상호작용과 부작용 Drug interaction & side effects

1. Cisplatin, lithium, methotrexate와의 병용은 골수억제 및 신장독성을 유발한다.
2. Ganciclovir를 pentamidine isethionate, flucytosine, vincristine, vinblastine, doxorubicin, amphotericin B와 같이 조직에 손상을 주는 약물과 함께 복용하면 골수, 위장관, 피부 및 정자세포와 같이 세포증식이 빠른 조직에서 정상적인 세포의 복제를 방해한다.
3. Cidofovir는 aminoglycoside, amphotericin B, phoscanet, IV phenta-midin, vancomycin, NSAIDs와 같은 잠재적 신독성 약물과 함께 투여하면 안 된다.
4. Ganciclovir 혹은 valganciclovir는 imipenem-cilastatin sodium과 함께 복용하면 발작의 위험이 증가된다.
5. Ganciclovir는 zidovudine과 함께 복용하면 과립백혈구감소증(백혈구의 일종인 과립구의 수치 감소)의 위험이 증가된다. Zidobudin은 cidofovir와 함께 투약할 때는 용량을 50%로 줄이거나 투약을 중단해야 한다.
6. Acyclovir를 정맥으로 빠른 속도로 투여하면 가역적인 신장 장애가 발생할 수 있다.
7. 경구용 acyclovir의 흔한 부작용은 두통, 오심, 구토, 설사이다.
8. Acyclovir는 과민 반응을 유발할 수 있다.
9. Cidofovir의 가장 흔한 부작용은 신장독성이다. 대상자의 50% 이상에서 발생한다.
10. Ganciclovir의 가장 흔한 부작용은 과립구감소증과 혈소판감소증이다.
11. Famciclovir와 valacyclovir의 부작용은 두통과 오심이다.
12. Valganciclovir의 부작용은 발작, 망막박리, 백혈구감소증, 골수 억제이다.

환자 교육

항바이러스 약물(Antivirals)

항바이러스 약물이 처방되면, 대상자와 보호자에게 다음의 사항을 교육한다.

- 약물이 바이러스 감염을 효과적으로 관리하는 것이지, 바이러스를 없애거나 치료하는 것이 아니다.
- 이 약물은 다른 사람에게 감염이 전파되는 것을 예방하지는 않는다. 적절한 방법으로 감염 전파를 예방해야 한다. 예를 들면, 눈에 띄는 병변이 있는 경우 성관계를 피하고, 병변을 만진 후에는 항상 손을 씻고, 안전한 성생활을 위해 콘돔을 사용하며, 정맥 주사용 바늘을 공유하지 않는다.

항바이러스 약물 복용 중에는 다음의 사항을 반드시 점검한다.

- HIV의 효과적인 치료를 위해 여러 약물을 함께 투여하고 하루에 다회복용해야 한다. 투약을 잊게 되면 약물의 혈중 농도가 감소하게 되며, 이로 인해 HIV 복제가 증가된다(이를 "higher viral load"라고 함). 이는 결국 약물 내성을 야기하게 된다.
- 의사와 상의없이 일반 의약품 및 한약 등을 복용하지 않는다. 이는 항-HIV 약물의 효과를 감소시키거나 독성을 증가시킬 수 있다.
- 부작용은 약물에 따라 매우 다양하다. 부작용에 대한 정보 및 부작용 발생 시 대처 방법에 대해 문의한다.
- Viral load, $CD4^+$ cell count, CBC, 신장기능, 간기능에 대해 정기 검사를 시행한다.

인플루엔자 A와 융합바이러스 약물

Influenza A and syncytial virus drugs

인플루엔자 A와 융합바이러스 약물(influenza A and syncytial virus drugs)에는 다음이 해당된다.

- 오셀타미비르(oseltamivir)
- 흡입형 자나미비르(inhaled zanamivir)
- 페라미비르(peramivir)
- 발록사비르(baloxavir)
- 리바비린(rivavirin)
- 아만타딘(amantadine)
- 리만타딘 염산염[rimantadine hydrochloride(amantadine 유사체)]

서론 Introduction

1. 에어로졸화된 rivavirin과 흡입형 zanamivir는 호흡기로 흡입하여 투여된다. 에어로졸화된 rivavirin의 흡수는 혈장과 기도단면 사이에 넓게 이루어진다. 가장 높은 농도는 기도와 적혈구(RBCs)에서 발견된다. Zanamivir는 흡입되어 일부가 몸 전체에 흡수되고 대사를 거치지 않고 주로 소변으로 배설된다.

2. 인플루엔자 A와 융합바이러스 약물은 다양한 방법으로 작용한다.
   - Amantadine의 작용기전은 정확히 밝혀져 있지 않지만, 바이러스 복제의 초기 단계에서 억제하는 것으로 추정된다.
   - Rimantadine은 바이러스에서 RNA와 단백질 합성을 저해한다.
   - Ribavirin의 작용기전은 완전히 밝혀져 있지 않지만, 대사산물이 바이러스 DNA와 RNA 합성을 방해하여 바이러스 복제를 저해한다.
   - Peramivir, oesltamivir, zanamivir는 감염된 세포에서 바이러스입자가 방출되어 전파되도록 하는 효소를 저해한다.

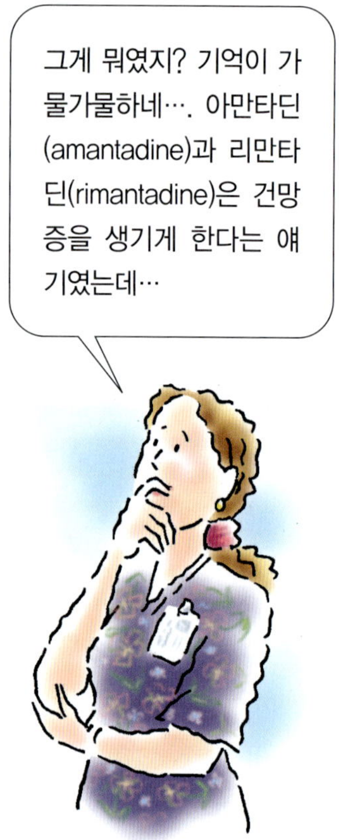
그게 뭐였지? 기억이 가물가물하네…. 아만타딘(amantadine)과 리만타딘(rimantadine)은 건망증을 생기게 한다는 얘기였는데…

약물의 치료 작용 Pharmacotherapeutics

1. Amantadine과 rimantadine은 바로 최근까지 인플루엔자 A 바이러스 감염으로 기도감염을 예방하고 치료하기 위해 사용되었지만, 내성 때문에 더 이상 권장되지 않는다.
2. Peramivir, oseltamivir, baloxavir, zanamivir는 미국에서 독감 치료에 권장되는 약물이다. Oseltamivir, zanamivir, baloxavir는 인플루엔자 A와 B의 치료와 예방에 사용된다. Permivir는 18세 이상의 인플루엔자 A와 B 급성사례에 사용된다.
3. Ribavirin은 C형 간염 치료를 위해 interferon alfa-2b와 병용하여 사용될 수 있다. 그러나 더 효과적이고 부작용도 적은 새로운 약물이 등장하면서 이와 같은 병용요법은 덜 사용되고 있다.

약물의 상호작용과 부작용 Drug interaction & side effects

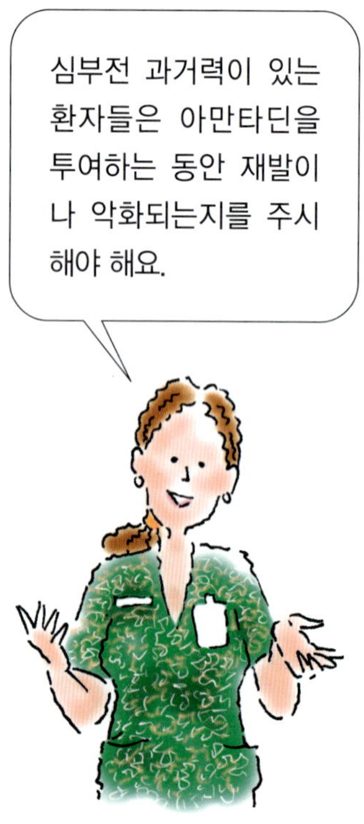
심부전 과거력이 있는 환자들은 아만타딘을 투여하는 동안 재발이나 악화되는지를 주시해야 해요.

1. Amantadine과 항콜린성 약물을 함께 복용하면 약물 부작용이 증가된다.
2. Amantadine과 hydrochlorothiazide와 triamterene의 조합약물을 함께 사용하면 amantadine의 소변배설을 감소시켜 혈중 농도가 증가된다.
3. Amantadine과 trimethorim을 함께 사용하면 두 약물의 농도가 증가되고 정신병의 위험도 증가시킬 수 있다.
4. Ribavirin은 zidovudine의 항바이러스 효과를 감소시킨다. 두 약물 병용 시 혈액 독성을 유발할 수 있다.
5. Ribavirin과 digoxin을 함께 복용하면 digoxin 독성을 유발하여 위장관장애, 중추신경계 장애, 심부정맥 등의 부작용이 나타날 수 있다.
6. Rimantadine과 amantadine의 부작용: 식욕부진, 불안, 착란, 우울, 피로, 건망증, 환각, 과민반응, 불면증, 흥분성, 오심, 신경과민, 정신병
7. Oseltmaivir와 zanamivir의 부작용: 두통, 오심, 구토, 설사, 기관지염, 현기증
8. Peramivir와 baloxavir의 주요 부작용: 아나필락시스와 과민증(anaphy-laxis and hypersensitivity)

9. Ribavirin의 부작용: 무호흡, 심정지, 저혈압, 기흉, 호흡기능악화
10. Permivir는 Stevens-Johnson 증후군이 보고되었다.

뉴클레오시드 역전사효소 억제제
Nucleoside Reverse Transcriptase Inhibitors (NRTIs)

뉴클레오시드 역전사효소 억제제(Nucleoside Reverse Transcriptase Inhi-bitors, NRTIs)는 진행된 HIV 감염 치료에 사용된다. 다음과 같은 약물이 해당된다.

- 지도부딘(zidobudine)
- 디다노신(didanosine)
- 아바카비르 황산염(abacavir sulfate)
- 라미부딘(lamivudine)
- 엠트리시타빈(emtricitabine)

서론 Introduction

1. Didanosine은 위산에 의해 빠르게 분해되기 때문에 정제나 분말 형태에는 pH를 증가시키는 완충제가 포함되어 있다.
2. NRTIs는 활동 대사산물로 전환되어야 효과를 나타낸다.

- Zidovudine은 세포내효소에 의해 활성 형태인 zidovudine triphosphate로 전환되어 바이러스 DNA의 복제를 저해한다[지도부딘(Zidobudine)은 어떻게 작용하는가 참조].
  - Didanosine은 세포내효소에 의해 항바이러스 대사산물로 전환되어 HIV 복제를 차단한다.
  - Abacavir는 활성 대사산물로 전환되어 천연 성분과 경쟁하여 바이러스 DNA 내에 끼어들어 HIV-1 전사효소활성을 억제한다.
  - Lamivudine은 세포 내에서 활성 대사산물로 전환되어 바이러스 DNA 복제를 방해한다.
  - Emtricitabine은 역전사효소를 억제하여 바이러스 DNA 복제를 방해한다.

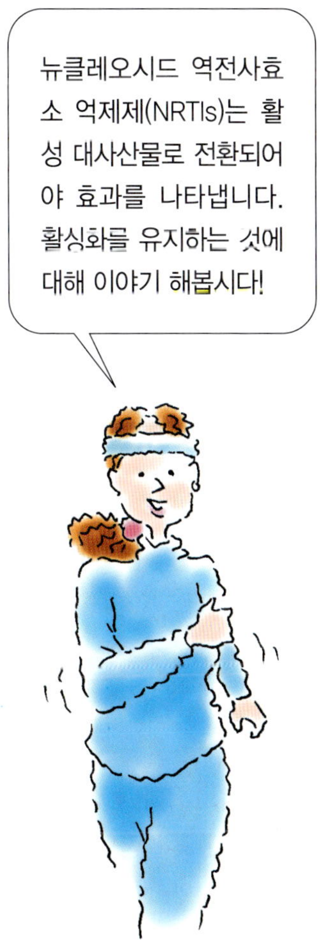
뉴클레오시드 역전사효소 억제제(NRTIs)는 활성 대사산물로 전환되어야 효과를 나타냅니다. 활성화를 유지하는 것에 대해 이야기 해봅시다!

약물의 치료 작용 Pharmacotherapeutics

1. NRTIs는 HIV, AIDS, HBV 치료에 사용된다.
2. NRTIs는 주로 다른 항레트로바이러스제제와 병용으로 HIV 감염 치료에 사용된다. 예를 들어, combivir는 lamivudine과 zidovudine이 포함된 조합약물이다. Trizivir는 abacavir, lamivudine, zidovudine이 포함된 조합약물이다.
3. Zidovudine은 IV 투여가 가능한 유일한 NRTI로 경구 복용이 불가능한 입원 환자의 다약제요법의 일부로 사용된다. 또한 모체에서 태아

에게 HIV가 전염되는 것을 예방하고 AIDS와 관련된 치매를 치료하는 데에도 사용된다.

약물의 상호작용과 부작용 Drug interaction & side effects

1. NRTIs 단독투여나 다른 항레트로바이러스제제를 함께 복용하면 치명적인 젖산산증, 지방 축적에 의한 심각한 간비대가 발생할 수 있다. 여성에서 더 자주 발생하는 경향이 있으며 비만한 경우와 장기간 NRTI에 노출된 경우 발생 위험성이 높아진다.
2. Zidovudine을 flucytosine, vincristine, vinblastine, doxorubicin, inter-feron, gancyclovir와 함께 사용하면 세포독성과 신장 독성의 위험이 증가한다.
3. Zidovudine을 probenecid와 함께 복용하면 두 약물의 독성이 나타날 위험이 커진다.
4. Didanosine은 tetracycline, delaviridine, fluoroquinolones의 흡수를 감소시킬 수 있다.
5. 알코올 섭취에 의해 abacavir 농도가 증가한다.
6. Zidovudine과 lamivudine의 부작용: 혈액관련 반응, 두통과 발열, 현기증, 근육통, 발진, 오심과 구토, 복통과 설사
7. Didanosine의 부작용: 오심과 구토, 복통과 변비 혹은 설사, 구내염, 미각변화 또는 미각상실, 입안 건조, 췌장염, 두통, 말초 신경병증, 현기증, 근무력 또는 근육통, 발진과 가려움증, 탈모
8. Abacavir는 치명적인 과민 반응을 일으킬 수 있으며, emtricitabine은 심각한 간비대증과 젖산산증을 유발할 수 있다.

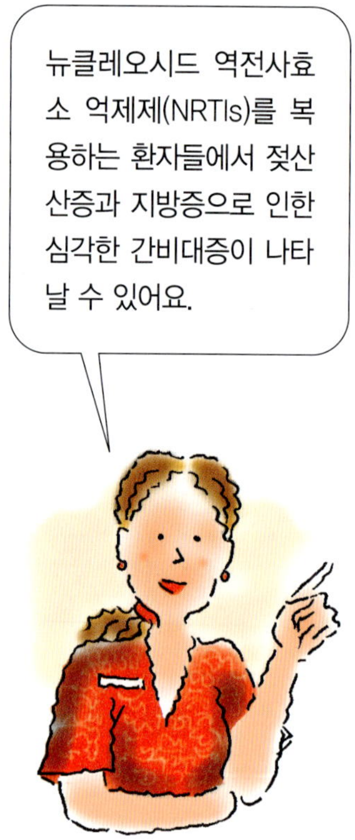
뉴클레오시드 역전사효소 억제제(NRTIs)를 복용하는 환자들에서 젖산산증과 지방증으로 인한 심각한 간비대증이 나타날 수 있어요.

환자 교육

지도부딘(Zidovudine)

Zidovudine이 처방되면 대상자와 보호자에게 다음의 사항을 교육한다.

- 적혈구 수치를 낮추기 때문에 약물치료 중에 수혈이 필요할 수 있다.
- 경구용 약물은 매일 2회의 투약 일정을 지키는 것이 중요하다. 정확한 투약 시간을 지키기 위해 스마트폰의 알람기능을 이용한다.
- 의사와 상의없이 다른 약물을 복용하지 않는다. AIDS 치료약물을 포함한 다른 약물이 zidovudine의 효과를 방해할 수 있다.
- HIV에 감염된 임산부의 경우, zidovudine 약물요법은 태아에게 HIV 전염 위험을 감소시킨다. 유아의 장기적 치료에 대한 위험성은 알려진 바가 없다.

약물 작용

지도부딘(Zidovudine)은 어떻게 작용하는가

Zidovudine은 HIV 복제를 억제한다. 첫 번째와 두 번째 그림은 HIV가 어떻게 세포로 침투하고 스스로 복제되는지를 보여준다. 맨 아래 그림은 zidovudine이 어떻게 바이러스의 변형을 차단하는지를 보여준다.

(1) HIV 입자가 세포 내로 들어간다. HIV가 역전사효소를 이용하여 RNA를 DNA로 전환시킨다.

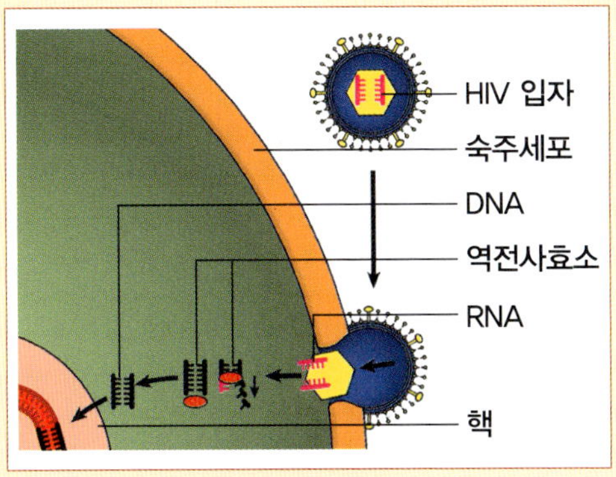

(2) 바이러스를 구성하는 DNA가 세포의 유전구조를 대신한다. mRNA와 다른 단백질이 새로운 HIV 입자를 형성한다.

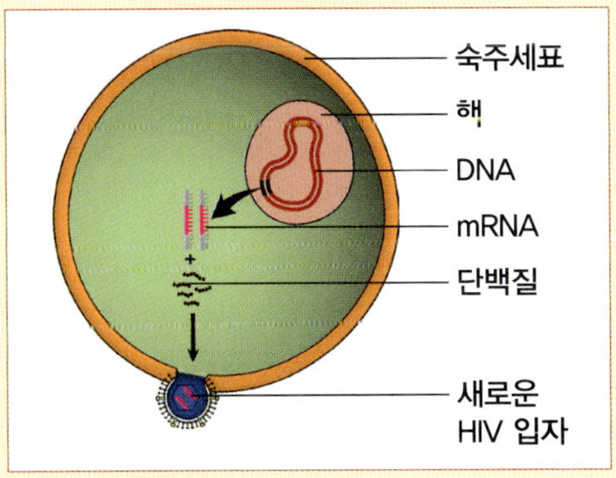

(3) HIV 입자가 세포로 들어간다. Zidovudine은 역전사효소처럼 작용하여 바이러스의 RNA가 DNA로 전환되는 것을 차단한다.

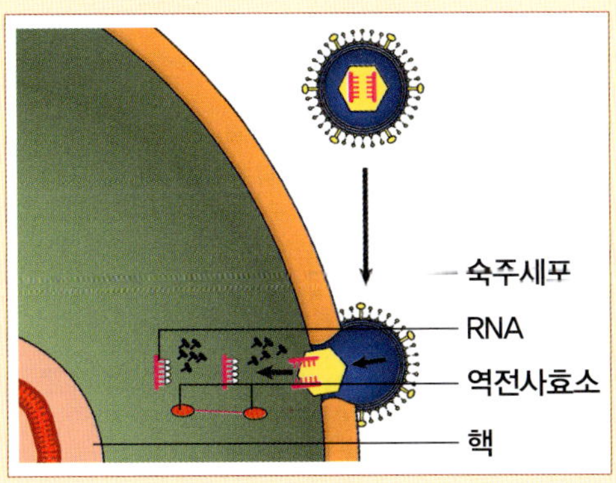

단백질분해효소 억제제 Protease inhibitors

단백질분해효소 억제제(protease inhibitors)는 HIV 단백질 분해효소에 작용하는 약물로, 바이러스전구 단백질이 소단위의 활성효소(바이러스의 완전한 성숙에 필요한 효소)로 되는 것을 억제해서 미성숙된 바이러스를 생성하여 비감염세포가 된다. 2개의 새로운 단백질분해효소 억제제는 HCV 바이러스 복제를 방해하는 동일한 기전을 이용한다. 여기에는 다음의 약물이 포함된다.

- 사퀴나비르 메실레이트(saquinavir mesylate)
- 넬피나비르 메실레이트(nelfinavir mesylate)
- 리토나비르(ritonavir)
- 로피나비르(lopinavir)
- 포삼프레나비르(fosamprenavir)
- 아타자나비르(atazanavir)
- 티프라나비르(tipranavir)
- 다루나비르(darunavir)

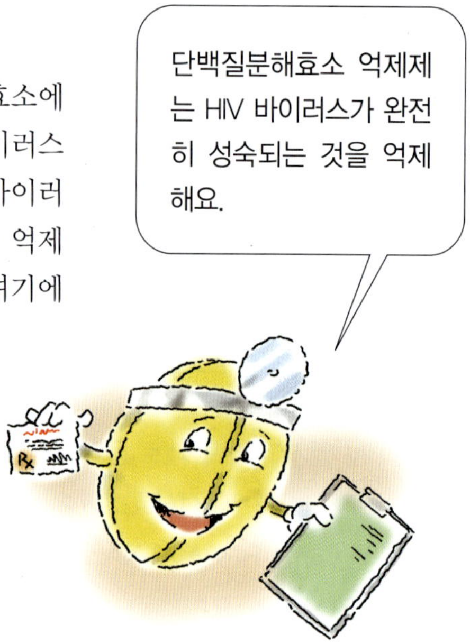
단백질분해효소 억제제는 HIV 바이러스가 완전히 성숙되는 것을 억제해요.

서론 Introduction

1. Lopinavir는 간의 cytochrome P450 효소에 의해 광범위하게 대사된다. Lopinavir는 Ritonavir와 조합 약물로만 제조된다. 함께 사용 시 Ritonavir는 lopinavir의 대사를 억제하여 lopinavir의 혈장 농도를 증가시킨다. Lopinavir와 Ritonavir는 HIV RNA 수치와 $CD4^+$ 수치에 긍정적인 영향을 미친다.
2. Atazanavir와 darunavir는 ritonavir나 cobicistat와 같이 자주 사용하는 조합약물이다. Nelpinavir, sauinavir, fosamprenavir는 독성 때문에 잘 사용하지 않는 오래된 약물이다. Tipranavir도 거의 사용되지 않는다. 음식물이 흡수에 영향을 미치지 않는 tipranavir를 제외하고 이 약물들은 흡수를 최대로 하기 위해 음식물과 함께 투여해야 한다.
3. 모든 약물은 HIV 또는 HCV 단백질분해효소의 활성을 억제하고 바이러스 다단백질(polyproteins)의 분할을 방해한다.

약물의 치료 작용 Pharmacotherapeutics

단백질분해효소 억제제는 항레트로바이러스 제제와 함께 HIV 및 HCV 감염 치료에 사용된다[랄테그라비르(Raltegravir), 돌루테그라비르 나트륨(dolutegravir sodium), 엔푸비어타이드(enfuvirtide) 및 마라비록(maraviroc): "새로운 HIV 치료제" 참조].

약물의 상호작용과 부작용 Drug interaction & side effects

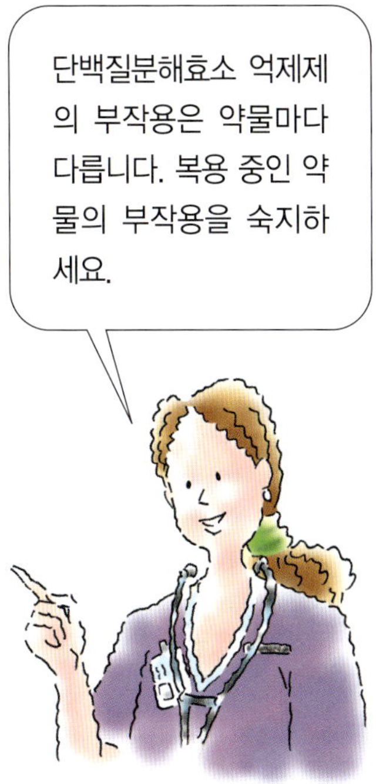
단백질분해효소 억제제의 부작용은 약물마다 다릅니다. 복용 중인 약물의 부작용을 숙지하세요.

1. Saquinavir mesylate는 호르몬형 피임제의 효과를 감소시킬 수 있다.
2. Ritonavir, atazanavir, darunavir 및 tipranavir는 CYP3A 경로를 억제하거나 유도하는 약물을 함께 사용해서는 안 된다. 단백질분해효소 억제제 혹은 금기 약물의 흡수와 혈장 농도에 심각한 영향을 미칠 수 있으므로 함께 사용해서는 안 된다. 약물 상호작용은 치료 전과 치료 중에 자주 확인해야 한다.
3. Didansine은 indinavir의 위장 흡수를 감소시킬 수 있으므로 최소 1시간 간격을 두고 투여한다.
4. Rifampin은 atazanavir를 비롯한 대부분의 단백질분해효소 억제제의 혈장 농도를 현저히 감소시킨다.
5. Nelfinavir는 amiodarone, ergot derivatives, midazolam, ribabutin, quinidine 및 triazolam의 혈장 농도를 현저히 증가시킨다.
6. Carbamazepine, phenobarbital, phenytoin은 nelfinavir의 효과를 감소시킨다.
7. 단백질분해효소 억제제는 sildenafil 농도를 증가시켜 저혈압, 시력변화 및 지속발기증(통증을 동반한 지속형 발기) 등 sildenafil 관련 부작용을 일으킬 수 있다.
8. Atazanvir는 심전도의 PR 간격을 연장시킬 수 있다. 칼슘 통로 차단제(diltiazem) 및 베타아드레날린차단제(atenolol)와 같이 심전도의 PR 간격을 연장시키는 약물을 ataznavir와 함께 사용할 때는 주의해야 한다.
9. Atazanvir는 midazolam, triazolam과 같은 benzodiazepine계 약물과 함께 투여 시 진정효과와 호흡저하가 심해지므로 같이 투여하지 않는다.
10. Atazanvir는 ergotamine, dihydroertotamine과 같은 ergot 유도체와 함께 투여해서는 안 된다. 병용 시 말초혈관 수축과 허혈 등의 치명적인 ergot 독성을 유발할 수 있다.

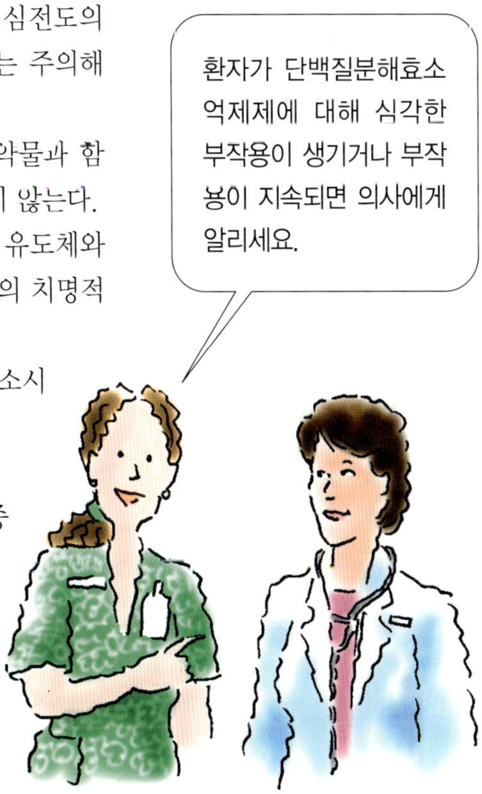
환자가 단백질분해효소 억제제에 대해 심각한 부작용이 생기거나 부작용이 지속되면 의사에게 알리세요.

11. St. John's wort(천연항우울제)는 atazanvir의 혈장 농도를 감소시킨다.
12. Ritonavir는 nelpinavir의 혈장 농도를 증가시킨다.
13. Saquinavir mesylate는 현기증, triglyceride와 지질 수치 증가, 체지방 변화, 불안, 시야 흐림, 설사, 변비 또는 복부 불편감, 야간땀, 불면증, 잇몸 출혈 등을 야기할 수 있다.
14. Ritonavir의 부작용에는 근무력, 오심, 설사, 구토, 식욕부진, 복통, 미각왜곡이 있다.
15. Nelfinavir는 발작, 자살충동, 설사, 췌장염, 간염, 저혈당, 알레르기 반응을 유발할 수 있다.

랄테그라비르(Raltegravir), 돌루테그라비르 나트륨(dolutegravir sodium), 엔푸비어타이드(enfuvirtide) 및 마라비록(maraviroc): "새로운 HIV 치료제"

HIV 치료제로 승인된 신약 4종: dolutegravis와 raltegravir(통합효소억제제, integrase inhibitors, INSTIs), enfuvirtide(융합 저해제, a fusion inhibitor), maraviroc(CCR5 차단진입 억제제, a CCR5 blocking entry inhibitor)

이 약물들은 여러 항레트로바이러스제제에 내성이 있는 HIV 감염자에게 적용된다. 그러나 효과적으로 작용하기 위해서는 다른 HIV 약물과 병용해서 사용되어야 한다.

Raltegravir

Raltegravir는 HIV의 DNA에 숨어있는 효소인 integrase(통합효소)의 활성을 차단한다. Integrase가 차단되면 HIV의 DNA가 건강한 세포의 DNA와 결합할 수 없게 된다. Raltegravir는 rifampin과 함께 복용할 때 raltegravir의 혈장 농도가 감소되었기는 하지만 다른 약물과의 상호작용이 거의 없는 것으로 보인다. 부작용으로는 설사, 오심, 두통, creatine kinase 수치 상승 등이 있다. 또한 raltegravir는 기회 감염의 위험이 높아서 감염의 징후를 모니터링해야 한다.

Maraviroc

Maraviroc은 CD4 세포의 세포막에 있는 CCR5 단백질에 결합하여 HIV가 CD4 세포에 부착하는 것을 방해한다. Maraviroc이 CD4 세포에 결합되면 HIV는 이들 세포를 감염시킬 수 없게 된다. Maraviroc은 다른 약물과 상호작용을 한다. 즉, 항경련제와 rifampin은 혈중 maraviroc의 농도를 감소시킬 수 있지만, clarithromycin, ketoconazole, itraconazole은 maraviroc의 농도를 증가시킬 수 있다. 또한 maraviroc은 다른 HIV 약물과 상호작용하기 때문에 약물 용량을 조절해야 한다.

부작용으로는 기침, 발열, 기도감염, 발진, 근육통과 관절통증, 복통, 설사 등이 있다. 일부 환자는 전신 알레르기 반응이나 간독성을 경험하기도 한다. 심근 경색과 같은 심혈관계 위험이 있는 환자에게 maraviroc을 투여할 때는 각별한 주의가 요구된다. 또한 기회감염이나 암발생의 위험이 있다.

Dolutegravir

Dolutegravir는 HIV DNA 복제과정에서 integrase 활성 부위에 결합하여 DNA 가닥전달을 차단한다. 다른 항레트로바이러스 약물과 병용 투여한다. 생체이용률은 알려진 바가 없으며, 음식 섭취와 무관하다. 주로 대사를 거치지 않고 대변으로 배설된다. 일부 항바이러스제 및 rifampin은 dolutegravir의 이용률을 감소시킨다. Oxcarbazepine, phenytoin, phenobarbital, carbamaxepine과 같은 항경련제와의 병용은 피해야 한다. St. John's wort는 금기이다. 마그네슘, 알루미늄, 칼슘 또는 철과 같은 양이온을 함유하는 약물은 dolutegravir 투여 전후의 2시간 이내에 투여해서는 안 된다. Metformin의 이용률은 병용 시 증가하며 치료 중에는 복용량을 감소시켜야 한다.

Dolutegravir는 가장 흔한 부작용은 불면증, 피로감, 두통이다. 과민증 징후, 기저 간질환의 악화, 면역 재구성 증후군을 모니터링한다.

Enfuvirtide

Enfuvirtide는 HIV를 치료하기 위해 설계된 복합 치료제에 사용되는 약물이다. 바이러스와 세포막의 융합을 억제함으로써 HIV가 세포 내로 진입하는 것을 방해한다. Enfuvirtide는 주사 후 대부분 생체이용 가능하며, 혈장 알부민과 결합해서 분포된다. 체내에서 체외로의 약물 제거에 관한 연구는 아직 완료되지 않았다. Enfuvirtide의 약물 상호작용은 orlistat와 병용 시 효능이 감소되는 것 이외에는 확인되지 않았다. 주사 부위 반응으로 통증, 불편감, 홍반, 결절이나 낭종, 얼룩출혈 등이 나타났다. 그 외 일반적인 부작용은 설사, 오심, 피로 등이 있다.

16. Fosamprenavir는 감각이상, 오심, 구토, 설사, 묽은 변, 고혈당증 또는 발진을 유발할 수 있다.
17. Lopinavir와 ritonavir의 병용요법의 부작용으로 뇌병증, 심부정맥혈전증, 설사, 오심, 출혈성 장염, 췌장염이 있을 수 있다.
18. Atazanavir는 간독성, 부정맥, 젖산산증을 일으킬 수 있다.
19. Tipranavir와 darunavir 두 화합물 모두 sulfonamide 잔기가 포함되어 있다. Sulfa계 알레르기가 있는 환자에게 이 약물을 투여할 때 주의가 필요하다. 일반적인 부작용은 오심, 구토, 설사, 두통, 발진, 피로, 복통 등이 있다.

B형 간염바이러스와 C형 간염바이러스
Hepatitis B virus (HBV) and Hepatitis C virus (HCV)

이미 언급된 약물외에도 HBV 및 HCV 치료를 위한 약물이 있다.

- 인터페론 알파-2b(interferon alfa-2b)는 생물학적 반응조절인자이다.
- 엔테카비르(entecavir)는 구아노신 뉴클레오시드(guanosine nucleoside) 유사체이다.
- 소포스부비르(sofosbuvir)는 HCV 치료를 위한 뉴클레오티드유사체 저해제(nucleotide analogue inhibitor)이다.
- 바이러스 증식 억제제로 페그인터페론 알파-2a(peginterferon alpha-2a)와 페그인터페론 알파-2b(peginterferon alpha-2b)가 있다.

서론 Introduction

1. 생물학적 반응 조절세(interferon alfa-2b)는 세포 표면의 특정 막 수용체에 결합하여 복잡한 일련의 반응을 일으키고 항바이러스성 면역 반응을 유도한다. 이러한 세포내 반응은 HBV 복제를 억제하는 데 필수적이다.
2. Entecavir는 천연 물질과 경재하여 HBV 유전자 전사 및 바이러스 세포 복제에 필요한 필수활동을 억제한다.
3. Sofobuvir는 뉴클레오티드 전구약물로, 투여될 때는 비활성 상태이지만 대사된 후 HCV 유전자 가닥에 결합되어 사슬 형성을 종결시킨다.
4. 다표현발현(pleiotropic)은 하나 이상의 효과가 있음을 의미한다. Pegi-nterferon alfa-2a와 peginterferon alfa-2b는 인터페론 수용체에 결합하여 여러 세포 내 경로를 활성화시킨다. 여기에는 세포주기 진행의 억제, 식균활성의 증진을 포함하지만 이에 국한되지는 않는다.

약물의 치료 작용 Pharmacotherapeutics

1. Interferon alfa-2b는 만성 HBV 치료에 사용되고, AIDS 관련 카포시 육종(Kaposi's sarcoma)을 포함한 다양한 암 치료에도 사용된다.
2. Entecavir와 sofosbuvir는 HBV 치료에만 사용된다.
3. Peginterferon alfa-2a와 peginterferon alfa-2b는 만성 C형 간염(CHC)의 병용요법에 사용되며, 이 약약들은 단독으로 투여해서는 안 된다.

약물의 상호작용과 부작용 Drug interaction & side effects

1. 생물학적 반응 조절제(interferon alfa-2b)는 zidovudine과 같은 골수 억제제와 함께 투여 시 주의해야 하며 독성에 대한 모니터링이 필요하다. Interferon alfa-2b는 theophylline의 제거를 방해하여 혈청 농도를 100%로 증가시키기 때문에 함께 투여해서는 안 된다. Interferon과 peginterferon은 종종 ribavirin과 병용 투여되는데 ribavirin 반응이 있는 사람에게는 투여해서는 안 된다.
2. Entecavir는 신장에서 배설되기 때문에 신장기능을 저해하는 약물과 병용 투여할 경우 신장기능을 주의 깊게 모니터링해야 한다.
3. Sofosbuvir는 rifampin이나 St. John's wort의 혈장 농도를 유의미하게 감소시키기 때문에 같이 투여해서는 안된다. Amiodarone 및 기타 항바이러스 약물 사용 시 심각한 서맥이 발생할 수 있다. Sofosbuvir의 대사는 P-glycoprotein 유도인자와 관련이 있다. 여기에는 항경련제, 항미코박테리아 약물, 허브 보조제, HIV 단백질분해효소 억제제를 포함한 다양한 약물이 포함된다. Sofobuvir로 치료할 때마다 약물 상호작용을 고려해야 한다.
4. Peginterferon alfa-2a 및 peginterferon alfa-2b를 뉴클레오시드 유사체와 함께 투여할 경우 독성을 주의 깊게 모니터해야 한다. 용량을 조절하거나 치료 종료가 필요할 수 있다. Methadone과의 병용 투여는 마약 효과가 증가하거나 methadone 독성이 발생할 수 있다. Peginterferon alfa-2a는 CYP1A2 경로를 통해 대사되는 약물과 함께 투여될 때 면밀히 모니터링해야 한다. Zidovudine과 병용 투여 시 중성구 감소증 또는 빈혈이 악화를 되는 것을 모니터링해야 한다. Peginterferon alfa-2b는 CYP450, CYP2C8/9 또는 CYP2D6 경로를 이용하여 대사되는 약물과 함께 투여될 때 면밀히 모니터링해야 한다. Ribavirin과 peginterfeon alfa-2b과의 병용 투여는 금기이다.
5. 간질환 치료약물은 대부분 병용요법으로 치료한다. Interferon alfa-2b, sofosbuvir, peginterferon alfa-2a 및 peginterfeon alfa-2b는 모두 ribavirin과 함께 투여가능하다. 이 약물들은 출생결함 및 태아 사망을 유발할 수 있다. 가임기 여성과 가임부부는 특별한 예방대책을 따라

야 한다. 치료 전 비임신 확인검사가 필수적이며 월별로 재검사를 시행한다. 치료 중 혹은 치료 후 최대 6개월까지 이중 피임법을 사용해야 한다.

6. Interferon, peginterferon, interferon alfa-2b, peginterferon alfa-2a, peginterferon alfa-2b는 치명적이거나 생명을 위협할 수 있는 신경 정신병, 자가면역, 허혈 및 감염성 장애 유발 및 악화에 대해 심각하게 경고하고 있다. 대상자는 정기적으로 세부적인 평가를 받아야 한다. 증상이 심각하고 지속적이거나 악화된 경우에는 치료를 중단해야 한다.
7. HBV 및 HBC 항바이러스 약물의 일반적인 부작용은 인플루엔자유사(flulike) 증상(두통, 발열, 근육통, 피로, 오심), 오한, 복통, 호중구감소증, 주사 부위 반응 등이 있다.

항결핵제 Antitubercular drugs

항결핵제는 결핵균(*M. tuberculosis*)에 의한 결핵을 치료하는 데 사용된다. *Mycobacterium kansasii*, *M. avium-intracellulare*, *Mycobacterium fortuitum*과 그 외 관련 균에 의한 항산균 감염에 효과적이다. 항결핵제는 완치는 아니지만 항산균 감염의 진행을 중단시킬 수 있다.

1. 대부분의 항생제와 달리 항결핵제는 수개월 이상 투여해야 한다. 이로 인해 환자의 불이해(non-compliance), 내성 발생, 약물 독성 등의 문제가 발생된다.
2. 전통적으로 이소니아지드(isoniazid), 리팜핀(rifampin), 에탐부돌 염산염(ethambutol hydrochloride)을 함께 사용하는 다약제결핵약물요법은 약물내성 발생을 성공적으로 예방해왔다. 그러나 현재 약물 내성 결핵균주의 출현으로 초기 치료에 4가지 약물요법이 권장된다.
   - 이소니아지드(isoniazid)
   - 리팜핀(rifampin)
   - 피라진아미드(pyrazinamide)
   - 에탐부톨(ethambutol)
3. 병용요법의 필요성 때문에 이 약물들은 거의 단독으로 제조되지 않으며 일반적으로 rifampin/isoniazid와 pyrazinamide/rifampin/isoniazid와 같은 조합 약물로 제조된다.
4. 항결핵 약물요법은 한 개 혹은 그 이상의 약물에 내성이 나타나면 바로 변경해야 한다. 만약 지역사회기관(예: 건강관리실, 교도소)에서 isoniazid와 rifampin에 대한 내성을 보이는 결핵균자가 발생하면 초기 치료로 다른 다약물요법이 권장된다.

서론 Introduction

1. 대부분의 항결핵제는 경구로 투여된다. 경구 투여 시 위장관에서 잘 흡수되고 전신에 광범위하게 분포된다. 주로 간에서 대사되며 신장을 통해 배설된다.
2. 항결핵제는 항산균에 특이적으로 작용한다. 통상적인 용량에서 ethambutol과 isoniazid는 *M. tuberculosis*의 증식을 억제하는 정균제(tuberculostatic)로 사용된다. 반면에 rifampin은 항산균을 파괴하는 살균제(tuberculocidal)의 효과가 있다. Isoniazid와 rifampin에 대한 내성은 빨리 생기므로 다른 항결핵제와 함께 사용해야 한다.
3. Ethambutol은 지질 합성에 영향을 미쳐 균의 세포벽 구성성분인 mycolic acid가 통합되는 것을 억제하여 단백질 합성을 저해한다. Ethambutol은 복제 중인 균에 대해서만 작용한다.
4. Isoniazid는 항산균 세포 내로 들어가 isoniatinic acid로 가수분해된다. isoniatinic acid는 보조인자 nicotinamide adenine dinucleotide(NAD)과 반응하여 결함이 있는 NAD를 형성하여 불활성화가 됨으로써 결핵균의 생명 유지 반응을 저해한다. 번식 중인 세균에 대해 억제작용을 나타내지만 휴지기 세균에는 영향을 미치지 않는 것으로 보인다.
5. Rifampin은 감염균의 RNA 합성을 억제한다. Rifampin은 주로 복제 중인 세균에 효과적이지만 휴지기 세균에도 일부 영향을 미친다.
6. Pyrazinamide의 약물기전은 정확하게 알려지지 않았지만 활성 대사산물인 pyrazinamide acid로 전환되어 항결핵효과를 나타내는 것으로 보인다. 즉, pyrazinamide acid는 항산균이 복제할 수 없는 산성환경을 만든다.

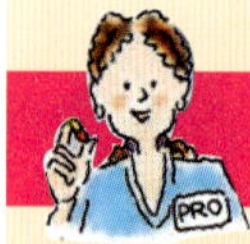

주요 약물

항결핵제 (antitubercular drugs): 이소니아지드(isoniazid)

작용

- Mycolic acid의 통합 저해로 인한 세포벽 단백질 합성 억제

적응증

- 결핵

간호 시 주의사항

- 말초신경병, 발작, 혈액 장애, 간염, 과민반응과 같은 부작용을 모니터링한다.
- 다른 항결핵제와 함께 투여하여 내성 발생을 예방한다.

약물의 치료 작용 Pharmacotherapeutics

1. Isoniazid는 일반적으로 ethambutol, rifampin, amikacin과 함께 사용된다. 이러한 병용투여는 결핵 및 다른 항산균 감염을 예방하고 내성 발생을 지연시킬 수 있다.
2. Ethambutol은 isoniazid와 rifampin과 함께 사용하여 합병증 없는 폐결핵 환자의 치료제로 사용된다. 또한 *Mycobacterium bovis* 및 *M. kansasii* 감염 치료에도 사용된다.
3. Isoniazid는 결핵 치료에 가장 중요한 약물이지만, 단독으로 사용될 경우 약제내성이 쉽게 발생한다. 그러나 결핵균에 노출된 과거력이 있는 경우와 다른 항결핵제 간 교차 내성이 발생하지 않은 경우, 예방 목적으로 단독 사용하는 것은 내성이 큰 문제가 되지 않는다. Isoniazid는 일반적으로 경구로 투여하며, 필요 시 근육주사나 정맥주사로 투여할 수 있다.

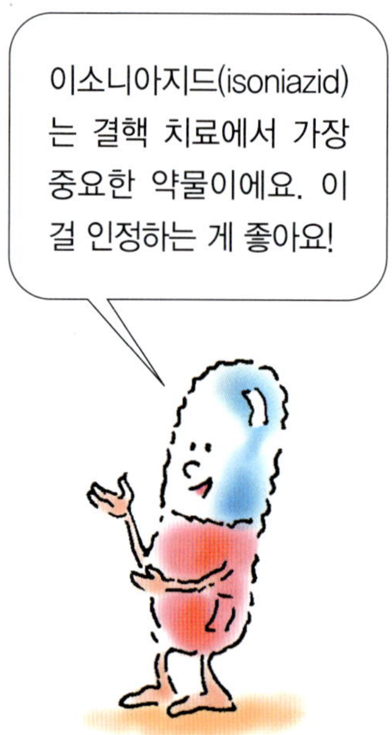
이소니아지드(isoniazid)는 결핵 치료에서 가장 중요한 약물이에요. 이걸 인정하는 게 좋아요!

4. Rifampin은 다른 항결핵제와 함께 폐결핵을 치료하는 데 사용된다. 그람 양성균과 일부 그람 음성균에 대해서도 효과가 있지만 내성이 쉽게 발생하기 때문에 항산균 이외의 감염에는 거의 사용되지 않는다. 수막염균(*Neisseria meningitidis*)의 무증상 보균자가 수막염의 위험이 높은 경우에 치료제로 사용되지만, 내성 발현의 위험이 높아 수막염균 감염치료에는 사용되지 않는다.
5. Pyrazinamide는 현재 ethambutol, rifampin, isoniazid와 함께 결핵치료의 일차선택약물이다. Pyrazinamide는 결핵균(*M. tuberculosis*)에 대해서만 효과가 있는 특이성이 높은 약물이지만 단독 투여 시에는 내성이 쉽게 발생한다.

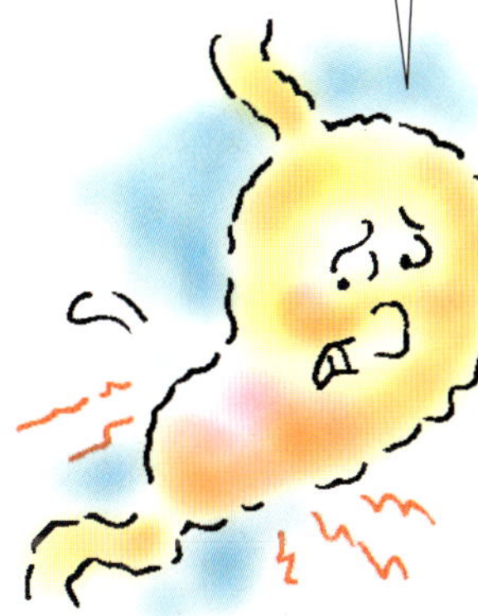
리팜핀(rifampin)의 흔한 부작용은 "아윽" 명치통증과 복부경련이에요.

약물의 상호작용과 부작용 Drug interaction & side effects

1. Isoniazid는 phenytoin, carbamazepine, diazepam, ethosuximide, primidone, theophylline, warfarin의 농도를 증가시킬 수 있다.
2. Rifampin은 경구 피임제의 작용을 저해한다.
3. Corticosteroids와 isoniazid를 함께 복용하면 isoniazid의 효과는 감소하는 반면 corticosteroids의 효과는 증가한다.
4. Isoniazid는 ketoconazole, itraconazole 및 경구 당뇨병약의 혈장 농도를 감소시킬 수 있다.
5. Rifampin, isoniazid, ethionamide 및 pyrazinamide를 함께 투여하면 간독성의 위험이 증가된다.
6. Pyrazinamide와 phenytoin을 병용 투여할 경우 phenytoin의 농도가 증가할 수 있다.
7. Ethambutol은 소양증, 관절통, 위장관 불편감, 권태감, 안구후신경염, 실명, 백혈구 감소증, 두통, 현기증, 사지저림, 착란 등이 나타날 수 있다. 드물지만, 과민 반응으로 발진과 발열을 있을 수 있다. 또한 아나필락시스가 발생할 수 있다.
8. Isoniazid의 가장 흔한 부작용은 말초신경병증이다. 약물 중단하고 수개월 후에도 심각하고 치명적인 간염이 발생할 수 있으므로 주의 깊게 모니터링해야 한다.
9. Rifampin의 가장 흔한 부작용으로 명치통증, 오심, 구토, 복부 경련, 고창, 식욕부진, 설사 및 소변, 눈물, 땀, 가래의 저색-주황-갈색 변색이 있다.
10. Pyrazinamide의 주요 부작용은 간독성이며, 그 외 오심, 구토, 설사, 식욕부진과 같은 위장관 장애가 있다.

최신 결핵약: 리파펜틴(Rifapentine)과 베다퀼린 푸마르산염(Bedaquiline fumarate)

잠복성 결핵 감염(latent TB infection)

Rifapentine은 RNA transcriptase를 억제하고 사슬형성을 저해하여 세포 사멸을 유도하는 cyclopentyl rifamycin이다. 잠복성 결핵 감염(LTBI)뿐 아니라 활성 결핵 치료를 위해 병용 약물요법의 일부로 사용된다.

Rifapentine은 음식과 함께 위장관으로 흡수되고 혈장 단백질을 통해 분포된다. 대부분의 약물은 7일 이내에 대사되고 주로 대변을 통해 배설된다.

금기에는 rifamycin에 대한 과민 반응이 있다. Rifap-etine은 P450 경로를 통해 대사된다. 동일한 경로를 사용하는 병용약물은 혈청농도를 증가시키거나 감소시킬 수 있다. 여기에는 단백질분해효소 억제제, 역전사효소 억제제 및 호르몬 피임제가 포함된다. 2차적 피임법이 있더라도 약물의 용량 조절이 필요할 수 있다.

일반적인 부작용으로 빈혈, 림프구 감소증, 호중구 감소증, 관절통, 결막염, 두통, 오심, 구토, 설사, 가려움증, 발진, 식욕부진, 림프절병증이 있다.

다약물내성(다제내성) 결핵(Multidrug-resistant TB)

Bedaquiline fumarate는 *M. tuberculosis*의 에너지 생성에 필요한 세포 내 과정을 저해하는 diary -lquinolin antimycobacterial 약물이다. Bedaquiline은 효과적인 대체치료가 이루어질 수 없는 다제내성 결핵(MDR-TB)에 사용된다. 알려진 민감도에 따라 3~4개의 다른 항결핵제와 함께 사용해야 한다.

Bedaquiline은 음식과 함께 위장관에 잘 흡수된다. 혈장 단백질에 결합하여 분포되며 대사는 CYP3A4 경로를 통해 이루어진다. 약물은 대변을 통해 배설되며 약물이 완전히 제거되는 데에는 최대 5.5개월이 소요될 수 있다.

가장 흔한 부작용은 오심, 관절통, 두통, 객혈, 가슴 통증이다.

환자 교육

항결핵제(Antitubercular drugs)

항결핵제가 처방되면 대상자와 보호자에게 다음 사항을 교육한다.

- 항결핵제 요법 중에는 피임을 하도록 한다.
- 위장관 자극이 발생하면 음식물과 함께 약물을 복용한다.
- 약물요법 중에는 음주는 삼가한다.
- 참치 등의 생선, 숙성치즈, 맥주, 초콜릿과 같은 tyramine이 함유된 음식은 피한다. 약물이 MAO 억제제 활성이 있다.
- 식욕 부진, 피로, 권태감, 황달, 검은색 소변과 같은 간 장애의 징후와 증상이 나타나면 즉시 의료진에게 알린다.

항진균제 Antifungal drugs

항진균제(antifungal, antimycotic drugs)는 진균 감염 치료에 사용된다. 해당되는 약물은 다음과 같다.

- polyenes
- flucytosine
- ketoconazole
- 합성 triazoles(synthetic triazoles)
- 기타 항진균제(국소진균감염 치료에 사용): 클로트리마졸(clotrimazole), 그리세오풀빈(griseofulvin), 미코나졸(miconzolee)

기타 항진균제

Clotrimazole

- 피부진균과 *Candida albicans* 감염치료를 위한 국소도포
- 구강 칸디다증 치료를 위한 경구 투여
- 질 칸디다증 치료를 위한 질내 투여

Griseofulvin

- 피부(몸백선증, tinea corporis)
- 발(발백선증, tinea pedis)
- 서혜부(완선증, tinea cruris)
- 얼굴과 목의 수염 부위(수염백선증, tinea barbae)
- 손톱 (손발톱진균증, onychomycosis)
- 두피(머리백선증, tinea capitis)
- 재발 방지를 위해 griseofulvin은 진균을 완전히 박멸시키고 감염된 피부나 손톱이 완전히 회복될 때까지 두여해야 한다.

Miconazole

Imidazole 유도체인 miconazole 혹은 miconazole nitrate는 질 및 외음부 칸디다증 같은 국소 진균감염이나 피부 및 점막의 만성칸디다증과 표재성 진균감염 치료에 사용된다. Miconazole은 다음과 같은 방법으로 투여된다.

- 구인두 칸디다증 치료를 위한 경구 투여
- 실 감염 치료를 위한 국소적용
- 피부감염 치료를 위한 국소도포

폴리엔 Polyenes

폴리엔(polyenes)에는 암포테리신 B(amphotericin B), 나타마이신(nata-mycin), 니스타틴(nystatin)이 있다. Amphotericin B의 효능은 잘 알려진 바와 같이 심각한 전신 진균 감염에 광범위하게 사용되는 항진균제이다. Nystatin은 나이스타틴은 비경구적으로 투여하면 심가간 독성을 유발하므로 국소 진균감염 치료를 위해 도포하거나 경구 투여만 가능하다. Natamycin은 눈의 진균감염을 치료하기 위해 사용된다.

서론 Introduction

1. Amphotericin B는 진균의 세포막에 있는 sterol(지질)과 결합하여 세포투과성을 변화시켜 세포 내 구성 성분을 밖으로 누출시킨다. Amph-otericin B는 주로 진균에 대한 정균제(fungistatic; 진균의 성장과 증식 억제)로 작용하지만, 고용량에서는 살균작용(fungicidal; 진균파괴)을 한다.
2. Nystatin과 natamycin은 진균 세포막의 sterols과 결합하여 세포막 투과성을 변화시켜서 세포 내 구성 성분 손실을 유발한다. Nystatin은 진균의 종류에 따라 진균 살균제가 진균 정균제로 작용한다.

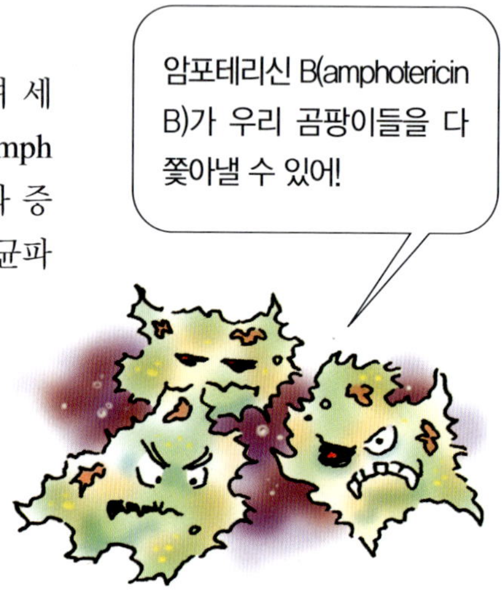
암포테리신 B(amphotericin B)가 우리 곰팡이들을 다 쫓아낼 수 있어!

약물의 치료 작용 Pharmacotherapeutics

1. Amphotericin B는 일반적으로 중증의 전신 진균 감염과 감수성이 있는 진균에 의한 수막염 치료에 사용된다. Amphotericin B는 독성이 심각하기 때문에 비침습적인 진균질환에는 사용하지 않는다. 일반적으로 *Candida, Aspergillus fumigatus, Scedosporium, Fusarium*을 비롯한 다양한 진균에 의한 심각한 감염의 선택적 치료제이다.
2. Amphotericin B는 독성이 매우 강하기 때문에 치명적인 감염이라는 확진을 받은 경우에 한하여 의료진 감독하에 제한적으로 사용한다.
3. 다른 형태의 nystatin은 다음의 칸디다 감염 치료에 사용된다.

- 국소도포(nystatin)는 아구창, 기저귀 발진, 질 및 외음부 칸디다증, 피부가 접히는 부위의 칸디다증과 같은 피부 및 점막 감염 치료에 사용된다.
- 경구용(nystatin)은 위장관 감염 치료에 사용된다.
- Natamycin은 각막염, 안검염, 결막염 진균의 치료에 사용된다.

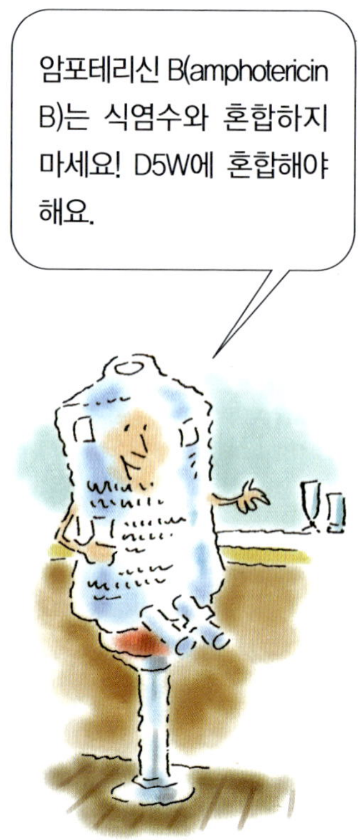
암포테리신 B(amphotericin B)는 식염수와 혼합하지 마세요! D5W에 혼합해야 해요.

약물의 상호작용과 부작용 Drug interaction & side effects

1. Flucytosine과 amphotericin B는 상승효과를 나타내므로 두 약물은 칸디다 또는 cryptococcal 감염 특히 cryptococoal 수막염 치료를 위해 흔히 병용 투여한다.
2. Amphotericin B를 aminoglycosides, cyclosporine, acyclovir와 함께 투여하면 신장 독성 위험이 증가한다.
3. Corticosteroids, 광범위 penicillins, digoxin은 amphotericin B에 의해 유발된 저혈칼륨증을 악화시킬 수 있고, 이로 인해 심장 문제를 야기할 수 있다. 또한 digoxin의 독성 위험을 증가시킨다.
4. Pancuronium과 같은 비탈분극성 골격근이완제와 함께 투여될 때 근육 이완효과가 증가한다.

5. Thiazide 이뇨제와 함께 투여될 때 저혈칼륨증을 유발할 수 있다.
6. 전해질 용액은 amphotericin B를 비활성화시킬 수 있다. 희석용액으로는 반드시 D5W(5% 포도당액)를 사용해야 하며 식염수에는 혼합하지 않는다.
7. Nystatin과 natamycin은 다른 약물과 상호작용하지 않는다.
8. Amphotericin B를 정맥으로 투여받는 대부분의 대상자는 특히 저용량으로 시작할 때 오한, 발열, 오심과 구토, 식욕 부진, 근육통과 관절통, 소화불량과 같은 증상을 경험한다.
9. 대부분의 amphotericin B 대상자는 적혈구용적률이 감소하는 정상색소빈혈(normochromic anemia; 각 적혈구 내 헤모글로빈 정상) 혹은 정상적혈구빈혈(normocytic anemia; 매우 적은 수의 적혈구)이 발생한다.
10. Amphotericin B 투여로 저마그네슘혈증과 저칼륨증이 발생할 수 있으며 이로 인해 심전도 변화가 있을 수 있다. 마그네슘과 칼륨을 보충해주어야 한다. Amphotericin B를 투여받는 대상자는 마그네슘과 칼륨 수치 및 신장 기능을 자주 모니터링해야 한다. 또한 amphotericin B 투여받는 많은 대상자가 어느 정도의 신장 독성을 경험하며, 이로 인해 소변을 농축시키는 기능이 상실된다.
11. Nystatin의 부작용은 저혈압, 빈맥, 두통, 권태감 등이 있지만 고용량 투여 시 설사, 오심과 구토, 복통, 쓴맛, 과민 반응, 피부 자극(국소도포 형태)과 같은 부작용이 있을 수 있다.

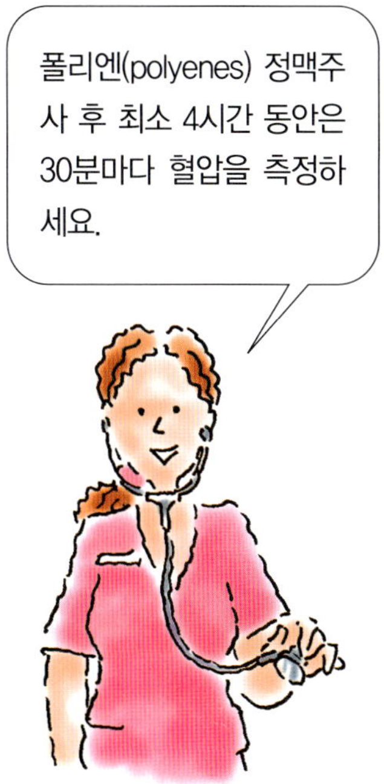
폴리엔(polyenes) 정맥주사 후 최소 4시간 동안은 30분마다 혈압을 측정하세요.

플루시토신 Flucytosine

불소화 피리미딘(fluorinated pyrimidine) 유사체인 플루시토신(flucytosine)은 항진균제로 작용하는 유일한 대사저해약물이다. Flucytosine은 퓨린(purine) 및 피리미딘(pyrimidine) 저해제이다.

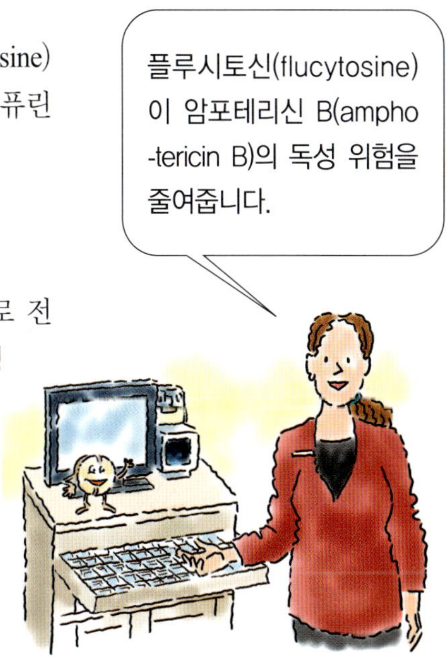
플루시토신(flucytosine)이 암포테리신 B(ampho-tericin B)의 독성 위험을 줄여줍니다.

서론 Introduction

Flucytosine은 진균 세포로 침투하여 활성 대사산물인 fluorouracil로 전환된다. Fluorouracil은 진균세포의 RNA에 결합한 후 단백질 합성을 변화시켜 세포 사멸을 유발한다.

약물의 치료 작용 Pharmacotherapeutics

Flucytosine은 주로 amphotericn B와 같은 다른 항진균제와 함께 사용하여 전신 진균 감염을 치료한다. 예를 들면, amphotericin B 단독 투여로 칸디다증과 cryptococcal 수막염 치료에 효과적이지만 독성의 위험을 줄이거나 감량을 위해 flucytosine을 병용 투여한다. 이 병용 요법은 cryptococcal 수막염의 치료의 일차선택제이다.

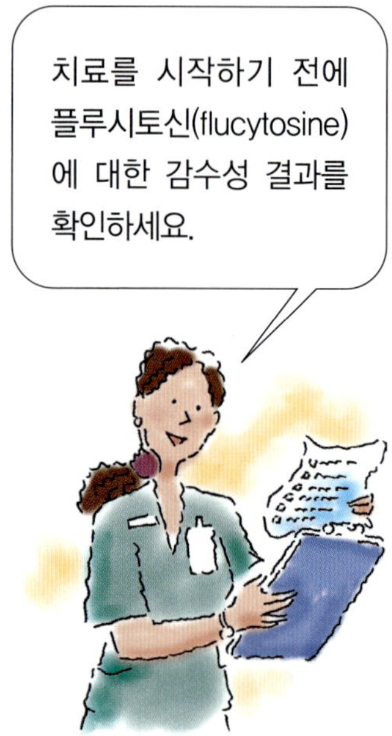
치료를 시작하기 전에 플루시토신(flucytosine)에 대한 감수성 결과를 확인하세요.

약물의 상호작용과 부작용 Drug interaction & side effects

1. 시타라빈(cytarbine)은 경쟁적 억제작용에 의해 flucytosine의 항진균 작용을 저해한다. Flucytosine 요법 동안 심각한 독성 위험이 있으므로 혈액학적 기능, 신장기능 및 간 기능을 면밀히 모니터링해야 한다.
2. Flucytosine은 다음과 같은 예측할 수 없는 부작용이 나타날 수 있다: 착란, 두통, 졸음, 현기증, 환각, 호흡 곤란, 호흡 정지, 발진, 오심과 구토, 복부 팽만, 설사, 식욕 부진.

케토코나졸 Ketoconazole

합성 이미다졸(synthetic imidazole) 유도체인 케토코나졸(ketoconazole)은 광범위한 작용을 나타내는 경구용 항진균제이다.

서론 Introduction

진균세포 내에서 ketoconazole은 sterol 합성을 방해하여 세포막을 손상시키고 투과성을 증가시킨다. 이로 인해 세포내 필수 요소들이 소실되어 세포 성장이 억제된다. Ketoconazole은 보통 진균에 대한 정균작용을 하지만 어떤 경우에는 살균 작용을 할 수도 있다.

약물의 치료 작용 Pharmacotherapeutics

Ketoconazole은 보통 피부진균과 대부분의 다른 진균을 포함한 감수성 진균에 의한 의한 국소감염과 전신 감염 치료에 사용된다.

약물의 상호작용과 부작용 Drug interaction & side effects

1. 위의 산도를 감소시키는 cimetidine, randitidine, famotidine, nizatidine, 제산제, 항콜린성 약물과 함께 사용하면 ketoconazole의 흡수가 줄어 항진균 효과가 감소될 수 있다. 이들 약물을 복용해야 하는 경우, 반드시 최소 2시간 이상 간격을 두어 ketoconazole을 투여한다.
2. Phenytoin과 함께 투여하면 대사작용을 방해하여 두 약물의 혈중 농도가 증가할 수 있다.
3. Theophylline과 함께 투여하면 혈중 theophylline 농도가 감소할 수 있다.
4. 간독성이 있는 약물과 함께 사용하면, 간 질환의 위험을 증가시킨다.

5. Cyclosporine과 병용하면 cyclosporine의 농도와 혈청 크레아티닌 수치를 증가시킨다.
6. Ketoconazole은 경구 항응고제의 효과를 증가시켜 출혈을 유발할 수 있다.
7. Ketoconazole은 quinidine, sulfonylureas, carbamazepine, 단백질분해효소 억제제의 대사를 억제하여 이들 약물의 농도가 증가될 수 있다.
8. Rifampin과 함께 투여하면 혈청 ketoconazole의 농도가 감소한다.
9. Ketoconazole의 가장 흔한 부작용은 오심과 구토이다. 그 외 빈도는 낮으나 아나필락시스, 인플루엔자유사(flulike) 증상, 이명, 발기 부전, 광과민 반응, 간독성(매우 드물지만, 약물을 중단하면 회복됨)과 같은 부작용이 있을 수 있다.

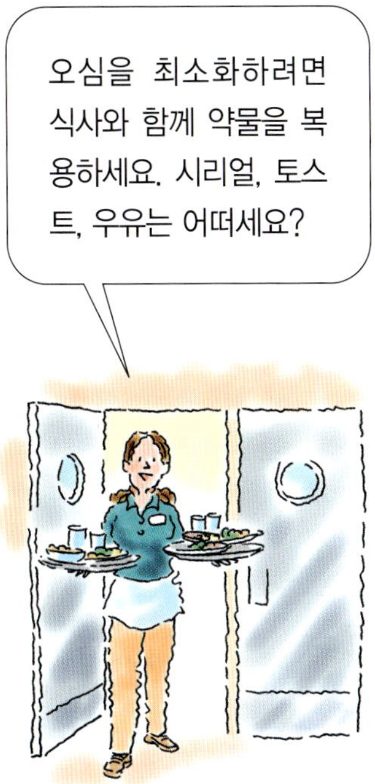
오심을 최소화하려면 식사와 함께 약물을 복용하세요. 시리얼, 토스트, 우유는 어떠세요?

합성 트리아졸 Synthetic triazoles

합성 트리아졸(synthetic triazoles)에는 플루코나졸(fluconazole), 이트라코나졸(itraconazole), 보리코나졸(voriconazole), 포사코나졸(posaconazole)이 포함된다.

서론 Introduction

1. Itraconazole과 posaconazole은 음식물과 함께 복용할 때 경구 생체이용률이 가장 높다. Voriconazole은 식사 1시간 전이나 후에 복용할 때 더 효과적이다. Itraconazole과 voriconazole은 모두 혈장 단백질과 결합하며 간에서 대사되어 많은 대사산물로 전환된다. 소량이 대변으로 배설된다.
2. Fluconazole과 posaconazole은 진균의 sterol 합성에 필요한 효소인 cytochrome P450를 억제하여 진균의 세포벽을 약화시킨다.
3. Itraconazole과 voriconazole은 ergosterol의 형성을 억제하고 세포벽 투과성을 증가시켜 삼투압을 불안정하게 하여 진균의 세포벽 합성을 저해한다.

약물의 치료 작용 Pharmacotherapeutics

1. Fluconazole은 구강, 인두, 식도의 칸디다증 및 요로감염, 복막염, 폐렴 등 심각한 전신 칸디다 감염 치료에 사용된다. 또한 cryptococcal 수막염 치료에 사용된다.
2. Itraconazole은 분아균증(blastomycosis), 비수막염히스토플라스마증(nonmeningeal histoplasmosis), 칸디다증(candidiasis), 아스페르길루스증(aspergillosis), 진균성손발톱질환(fungal nail disease) 치료에 사

용된다.

3. Voriconazole은 침습성 아스페르길루스증과 *Scedosporium apiospermum* 과 *Fusarium* 에 의한 심각한 진균 감염 치료에 사용된다.
4. Posaconazole은 고위험군 대상자에서 침습성 *Aspergillus* 및 *Candida*에 대한 예방약으로 사용된다. 또한 입인두 칸디다증 치료에 사용된다.

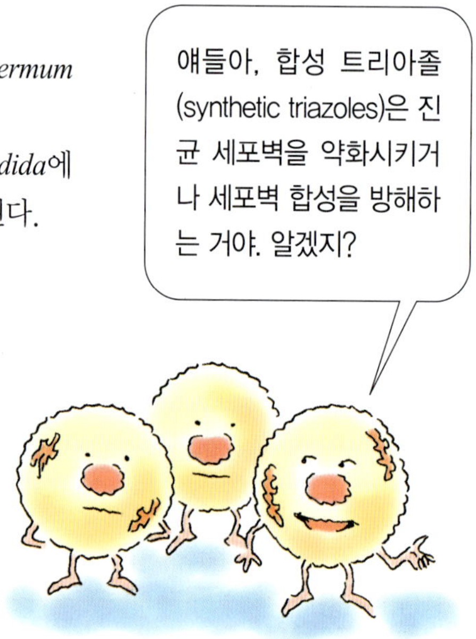
얘들아, 합성 트리아졸
(synthetic triazoles)은 진
균 세포벽을 약화시키거
나 세포벽 합성을 방해하
는 거야. 알겠지?

약물의 상호작용과 부작용 Drug interaction & side effects

1. Fluconazole은 다음과 같은 약물 상호작용이 있다.
   - Warfarin과 함께 사용하면 출혈 위험이 증가한다.
   - Phenytoin과 cyclosporine의 농도을 증가시킨다.
   - Glyburide, tolbutamide, glipizide와 같은 경구당뇨병약의 혈장 농도를 증가시켜서 저혈당의 위험이 증가된다.
   - Rifampin과 cimetidine은 fluconazole의 대사를 촉진하여 혈장 농도를 감소시킨다.
   - Zidovudine의 효과를 증가시킨다.
2. Itraconazole과 voriconazole은 다음과 같은 약물 상호작용이 있다.
   - 두 약물 모두 경구용 항응고제와 함께 투여 시 출혈 위험이 증가된다.
   - 제산제, H_2-수용체 길항제, phenytoin, rifampin은 itraconazole의 혈장 농도를 감소시킨다.
   - Voriconazole은 phenytoin, benzodiapepines, 칼슘 통로 차단제, sulfonylureas, tacrolimus의 대사를 저해한다.
   - Voriconazole은 sirolimus와 ergot alkaloids와 함께 사용하면 이들 약물의 혈장 농도를 증가시키기 때문에 금기이다.
   - Voriconazole은 QT 간격을 연장시키고 드물게는 비틀림의 발생 위험이 있어 quinidine과 pimozide와 함께 사용하지 않는다.
3. Posaconazole의 대사는 UDP-glucuronidation 경로를 통해 일어나고 P-glycoprotein 유출 물질 중의 하나이다. 이러한 경로를 억제하거나 유도하는 약물은 posaconazole의 혈장 농도에 심각한 영향을 줄 수 있다. 이 경로를 이용하는 다른 약물과 병용할 경우, posaconazole의 혈청 농도가 증가한다. Posaconazole과 병용하는 모든 약물에 대해 약물 상호작용을 모니터링한다.

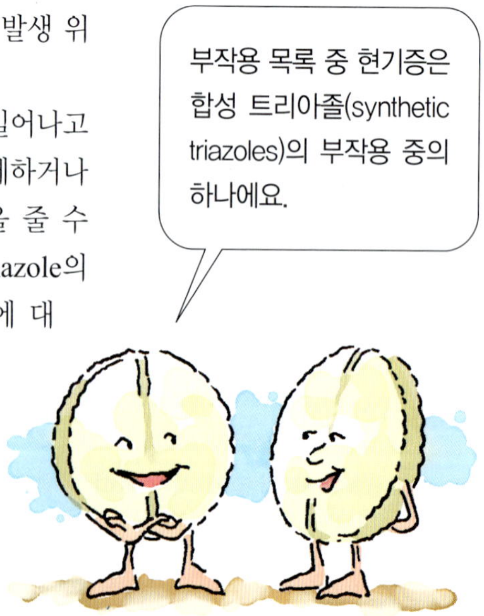
부작용 목록 중 현기증은
합성 트리아졸(synthetic
triazoles)의 부작용 중의
하나에요.

4. Fluconazole, Voriconazole, posaconazole의 부작용은 복통, 설사, 현기증, 두통, 간 효소의 증가, 오심과 구토, 발진 등이 유발될 수 있다.
5. Itraconazole의 부작용은 고혈압 및 간 기능 손상 등이 유발될 수 있다.

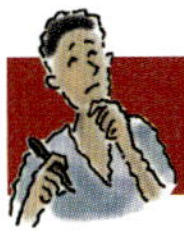

퀴즈

1. 플루로퀴놀론(fluoroquinolones)의 부작용을 고르시오.

A. 식욕 증가 B. 저나트륨혈증 C. 녹내장 D. 건염/건파열

정답 D. 플루로퀴놀론(fluoroquinolones)의 부작용에는 건염/건파열, QT 연장, 대동맥 박리, *C. difficile* 관련 설사가 있다.

2. 이소니아지드(isoniazid), 리팜핀(rifampin), 에탐부톨 염산염(ethambutol hydrochloride)로 치료할 수 있는 세균감염을 고르시오.

A. 대장균(*Escherichia coli*)
B. 결핵균(*Mycobacterium tuberculosis*)
C. 쥐폐포자충(*Pneumocystis carinii*)
D. 인플루엔자균(*Haemophilus influenza*)

정답 B. 이 약물들은 결핵균(*Mycobacterium tuberculosis*)에 의한 결핵 치료 시, 병용해서 사용되는 1차 선택약제이다.

3. 테트라사이클린(tetracycline)으로 치료할 수 있는 질환에 해당되는 것을 모두 고르시오.

A. 라임병(Lyme disease) B. Q열(Q fever)
C. 브루셀라증(Brucellosis) D. 요로감염(Urinary tract infection)
E. 클라미디아 감염(Chlamydiae)

정답 A, B, C, E. 테트라사이클린(tetracyclines)은 라임병, Q열, 브루셀라증, 클라미디아 감염을 치료하는 데 사용되며, 요로감염 치료에는 잘 사용되지 않는다.

4. 화학적 구조로 인해 세팔로스포린(cephalosporins)과 교차 반응성이 발생할 수 있는 항생제를 고르시오.

A. 아미노글리코사이드(Aminoglycosides)
B. 테트라사이클린(Tetracyclines)
C. 카바페넴(Carbapenems)
D. 페니실린(Penicillins)

정답 D. Penicillins은 cephalosporins과 교차 반응성이 있다(beta-lactam 구조). Aminoglycosides, tetracyclines, carbapenems은 이런 교차 반응성이 없다.

16장

항종양 약물

Antineoplastic drugs

약물과 암 Drugs and cancer

1940년대에 항암제(항암화학요법)가 암 치료를 위해 개발되었다. 그러나 개발된 항암제는 대부분 심각한 부작용을 유발한다.

근래의 항암화학요법을 통해 급성 림프구성 백혈병과 같은 소아암과 고환암과 같은 성인의 악성 종양은 대부분 완치가 가능하다. 단클론항체(monoclonal antibodies)나 표적 단백질(targeting specific protein)을 사용하는 새로운 치료 전략은 대상자의 삶을 연장하고 치유율을 높이고 있다. 또한 암을 치료하기 위해 면역요법이 사용되고 있다.

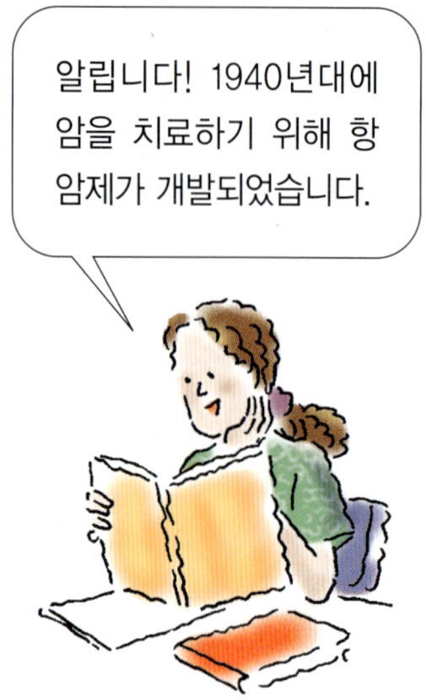
알립니다! 1940년대에 암을 치료하기 위해 항암제가 개발되었습니다.

세포독성 항종양 약물 Cytotoxic antineoplastics

알킬화제 Alkylating drugs

알킬화제는 DNA를 손상시켜 항암 효과를 나타낸다. DNA 가닥을 교차결합시켜 DNA 복제과정을 억제함으로써 아미노산이 제대로 쌍을 이루지 못하게 한다. 알킬화제는 세포주기 비특이성 약물로 세포주기의 어떤 단계에서라도 작용한다.

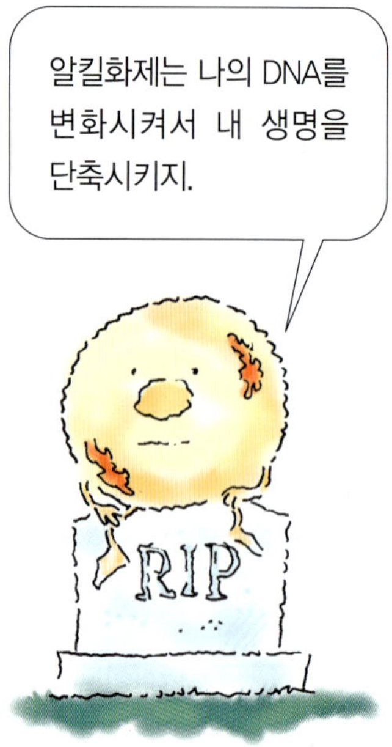
알킬화제는 나의 DNA를 변화시켜서 내 생명을 단축시키지.
RIP

질소 머스터드 Nitrogen mustards

- 벤다무스틴(bendamustine)
- 클로람부실(chlorambucil)
- 사이클로포스파마이드(cyclophosphamide)
- 에스트라무스틴(estramustine)

- 이포스파마이드(ifosfamide)
- 멜팔란(melphalan)

Nitrogen mustards인 cyclophosphamide는 일반적으로 보통 유방암과 백혈병 치료에 사용된다.

서론 Introduction

Nitrogen mustards는 **알킬화**(*alkylating*)라고 불리는 화학 반응에서 DNA 분자와 공유 결합을 한다. 알킬화된 DNA는 제대로 복제가 될 수 없어 세포 사멸을 초래한다. 하지만 nitrogen mustards의 세포독성 효과에 대한 내성이 발생할 수 있다[알킬화제(Alkylating drugs)의 작용 방식 참조].

약물의 치료 작용 Pharmacotherapeutics

1. Nitrogen mustards는 백혈구 감소증을 일으키므로 백혈구 수치가 증가된 질환인 호지킨 림프종(무통성의 림프절, 비장 및 림프 조직 비대를 일으키는 암), 백혈병(혈구형성조직의 암)과 같은 악성 신생종양에 효과적이다.
2. Nitrogen mustards는 림프종(림프 조직의 암), 다발성 골수종(골수혈장 세포의 암), 유방암, 난소암, 자궁암, 폐암, 뇌암, 고환암, 전립선암에도 효과적이다.

약물의 상호작용과 부작용 Drug interaction & side effects

1. 제산제와 같은 칼슘을 포함한 약물이나 음식은 etramustine의 흡수를 감소시킨다.
2. 심장독성 약물을 cyclophosphamide와 함께 사용하면 심장독성 위험이 증가한다.
3. Cyclophosphamide는 혈청 digoxin 농도를 감소시킬 수 있다.
4. Ifosfamide를 allopurinol, barbiturates, phenytoin과 함께 사용하면 ifosfamide의 독성이 증가한다.
5. Carmustine과 melphalan을 같이 사용하면 Carmustine의 폐 독성 역치가 감소할 수 있다.
6. 부작용으로 심각한 중성구 감소증 및 혈소판 감소증을 유발하는 골수 억제, 중추신경계 자극으로 인한 오심과 구토, 구내염, 가역적 탈모를 유발할 수 있다.
7. Cyclophosphamide는 수분 섭취가 충분하지 않으면 출혈성 방광염을 유발할 수 있다.

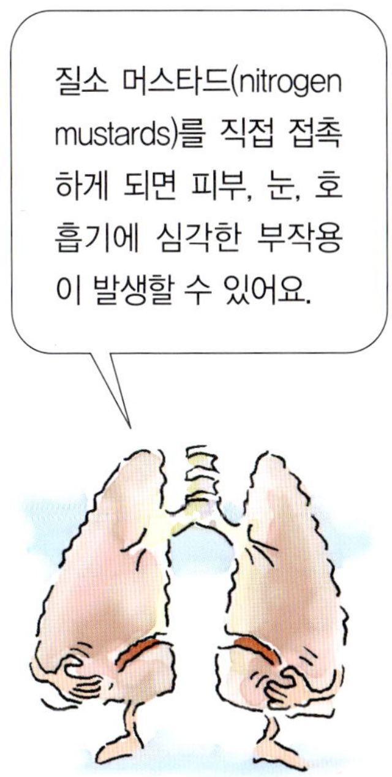
질소 머스타드(nitrogen mustards)를 직접 접촉하게 되면 피부, 눈, 호흡기에 심각한 부작용이 발생할 수 있어요.

약물 작용

알킬화제(Alkylating drugs)의 작용 방식

아래의 그림에서 보이는 것처럼 알킬화제는 두 가지 방식으로 DNA를 공격한다.

이중 기능성 알킬화(Bifunctional alkylation)

일부 약물은 DNA 사슬에서 두 개의 염기 쌍 사이에 삽입되어 비가역적 결합을 형성한다. 이를 **이중 기능성 알킬화**라고 하며, 세포를 파괴하는 세포 독성 효과를 유발한다.

단일 기능성 알킬화(Monofunctional alkylation)

다른 약물은 한 쌍의 한 부분에만 반응하여 염기 쌍을 분리시키고 부착되어 있던 당을 DNA 분자에서 분리되도록 한다. 이를 **단일 기능성 알킬화**라고 하며, 이것은 영구적인 세포 손상을 유발하게 된다.

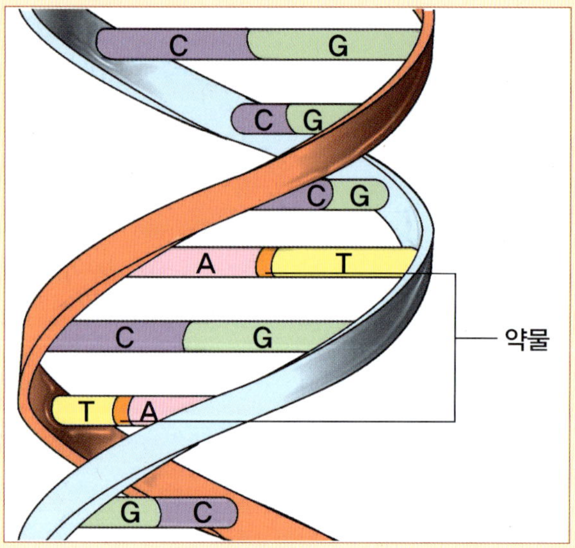

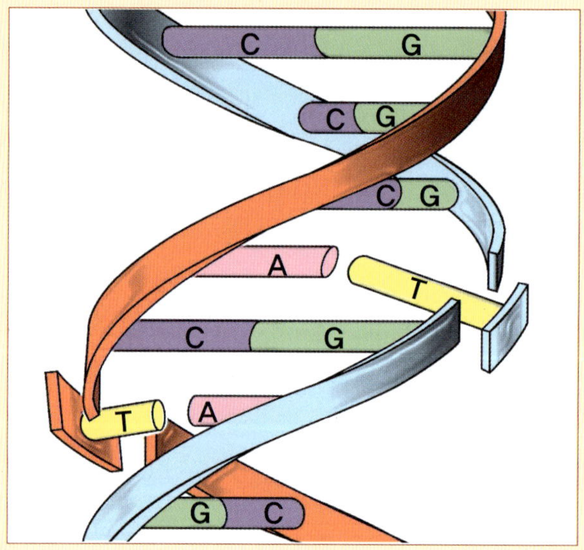

환자 교육

항암화학요법(Chemotherapy)

항암화학요법이 처방된 경우, 환자와 보호자에게 다음 사항을 교육한다.

항암화학요법(항암치료)은 감염에 대한 감수성이 증가될 수 있으므로 세균 또는 바이러스 감염된 사람들과의 접촉을 피한다. 감염(발열, 인두통, 피로) 및 출혈(쉬운 멍, 코피, 잇몸 출혈, 혈변)의 징후과 증상을 세심하게 관찰한다. 매일 체온을 측정하고 감염 혹은 발열의 징후를 즉시 의료진에게 알린다.

- 칫솔, 치실 및 이쑤시개를 조심스럽게 사용하여 구강 위생을 세심하게 관리한다. 화학요법은 미생물 감염, 치유 지연 및 잇몸 출혈의 위험을 증가시킬 수 있다.
- 치료 시작 전에 치과 치료를 완료하거나 혈구 수치가 정상적으로 될 때까지 치료를 연기하도록 한다.
- 혈소판 수치에 영향을 미치는 약물의 작용으로 쉽게 멍이 들 수 있다.
- 출혈을 최소화하기 위해 전기 면도기를 사용하도록 한다.
- 의사와 상의없이 일반의약품이나 한약 등을 복용하지 않도록 한다.
- 아스피린이나 해열제 성분이 들어 있는 일반의약품을 피하도록 한다.
- 처방된 약물을 지시대로 복용한다.
- 항암화학요법, 혈액 검사 등 치료와 관련한 외래 방문 날짜를 지킨다.
- 충분한 수분을 유지하고 영양분이 풍부한 식품을 섭취한다. 필요 시 영양사의 도움을 구한다.
- 탈모가 있으면 가발, 스카프, 모자 등을 이용한다.
- 주사 부위에서 발적, 통증, 부종이 발생한 경우 보고하고, 주입 부위에 조직 침윤으로 국소적으로 조직손상과 흉터가 생길 수 있다.
- 항암치료를 받고 있는 사실을 내과나 치과 등 다른 의료진에게 미리 알리도록 한다.
- 혈구 수치가 정상 범위로 돌아올 때까지 예방접종을 연기한다.
- 가임기 여성의 경우 화학요법 동안과 이후 최소 6개월 동안 피임하도록 한다.
- 영아에게 독성의 위험이 있으므로 치료 중에는 수유를 중단한다.

알킬 술포네이트 Alkyl sulfonates

부설판(busulfan)은 만성 골수성 백혈병(CML), 진성적혈구증가증(적혈구 군락 증가 및 백혈구 및 혈소판 수 증가), 기타 골수 증식질환(골수의 이상 증식)을 치료하는 데 사용된다. 또한 골수 이식 시 백혈병 치료를 위해 고용량으로 투여된다.

서론 Introduction

Busulfan은 알킬화를 할 때 DNA 분자와 공유 결합한다.

약물의 치료 작용 Pharmacotherapeutics

Busulfan은 주로 과립구(백혈구의 일종)에 영향을 미치며, 혈소판에도 일부 영향을 미친다. 과립구에 작용하기 때문에 만성 골수성 백혈병 치료와 골수 이식을 위한 조건화 요법(conditioning regimens)에 사용된다. Busulfan은 진성적혈구증 치료에 효과적이지만 심각한 골수 억제를 유발하므로 일반적으로 진성적혈구증 치료에는 다른 약물이 사용된다.

약물의 상호작용과 부작용 Drug interaction & side effects

1. Busulfan은 항응고제나 아스피린과 함께 복용할 경우 출혈 위험을 증가시킨다. 항진균제와 함께 사용하면 혈청 Busulfan 농도가 증가하고 독성 위험이 증가한다.
2. Busulfan의 주요 부작용은 골수 억제로 심한 호중구감소증, 빈혈, 혈소판 감소증이 있으며, 약물 용량과 관련되며 가역적이다. 치료 후 4개월~10년에 폐섬유증이 발생할 수 있다(평균적으로 치료 후 4년 후에 발생). 주목할 부작용으로 발작이 있다[부설판(Busulfan) 주의사항 참조].

투약 전에!

부설판(Busulfan) 주의사항

정맥으로 busulfan을 투여하면 부작용으로 발작이 발생할 수 있다. Busulfan 투여 전에 항경련제를 투약하면 발작의 위험을 줄일 수 있다.

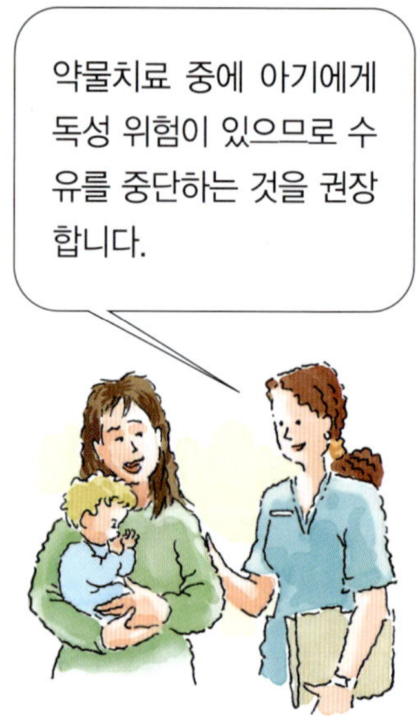
약물치료 중에 아기에게 독성 위험이 있으므로 수유를 중단하는 것을 권장합니다.

니트로소우레아 Nitrosoureas

니트로소우레아(nitrosoureas)는 종양세포의 증식을 중단하게 하는 알킬화제이다. 여기에는 해당되는 약물은 다음과 같다.

- 카무스틴(carmustine)
- 로무스틴(lomustine)
- 스트렙토조신(streptozocin)

서론 Introduction

이중 기능성 알킬화(bifunctional alkylation) 과정 동안 nitrosoureas는 암세포가 분열하는 데 필요한 아미노산, 퓨린 및 DNA에 작용하여 암세포의 증식을 차단한다.

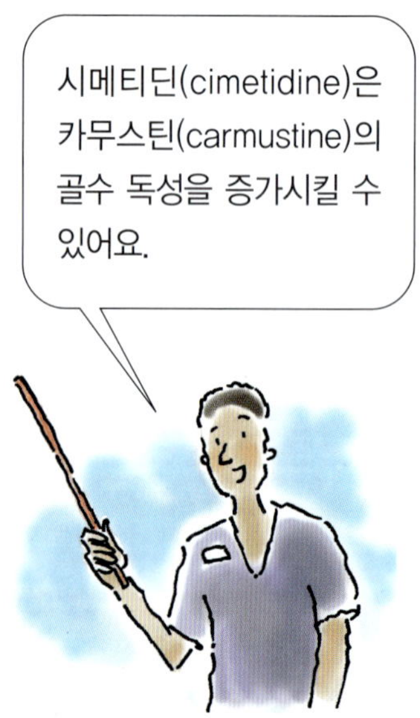
시메티딘(cimetidine)은 카무스틴(carmustine)의 골수 독성을 증가시킬 수 있어요.

약물의 치료 작용 Pharmacotherapeutics

Nitrosoureas는 지질친화성이 매우 높아 약물 및 대사사물이 쉽게 혈액-뇌장벽을 통과할 수 있다. 그러므로 nitrosoureas는 뇌종양과 뇌수막 백혈병 치료에 사용된다.

약물의 상호작용과 부작용 Drug interaction & side effects

1. Cimetidine은 carmustine의 골수 독성을 증가시킨다.
2. Lomustine은 항응고제나 아스피린과 함께 사용 시 출혈 위험을 증가시킨다.
3. 모든 nitrosoureas는 심한 오심과 구토를 유발한다.
4. Carmustine과 lomustine은 치료 시작 후 4~6주 사이에 골수 억제가 시작되어 1~2주 동안 지속된다. 이 약물들은 투약 간격이 6주 이상이어야 한다.
5. Nitrosoureas를 투여받는 대상자는 신장 독성 및 신부전이 발생할 수 있다. Streptozocine은 가역적인 간 독성을 유발할 수 있다.
6. Carmustine은 치료 후 수년 내에 폐 침윤이나 폐 섬유화 특성을 지닌 지연성 폐 독성을 야기할 수 있다. 표면적당 1,400 mg 이상의 총량으로 장기 치료를 받는 대상자는 치료 후 9일~15년 사이에 언제든지 폐 독성이 발생할 수 있다[카무스틴(Carmustine) 주의사항 참조].

투약 전에!

카무스틴(Carmustine) 주의사항

약물치료 용량과 폐 독성이 관련이 있기 때문에 carmustine 요법 시작 전에 폐 기능 검사를 실시한다. 부작용은 치료 후 9일~15년까지 발생할 수 있다. 이후 간 기능, 신장 기능 및 폐 기능 검사를 주기적으로 평가해야 한다.

알킬화제 유사약물 Alkylating-like drugs

카르보플라틴(carboplatin), 옥살리플라틴(oxaliplatin), 시스플라틴(cispl-atin)은 백금을 포함한 금속복합체이다. 이 약물은 이중 기능성 알킬화제와 유사한 작용을 하기 때문에 **알킬화제 유사약물**(*alkylating like drugs*)이라고 한다.

서론 Introduction

카르보플라틴(carboplatin), 옥살리플라틴(oxaliplatin), 시스플라틴(cisplatin)은 알킬화제와 마찬가지로 세포주기 비특이성이다. 이 약물들은 DNA의 가닥을 교차 결합시켜 DNA 합성을 방해하는 이중 기능성 알킬화제와 유사하게 작용한다[알킬화제 유사약물(Alkylating like drugs): 시스플라틴(Cisplatin) 참조].

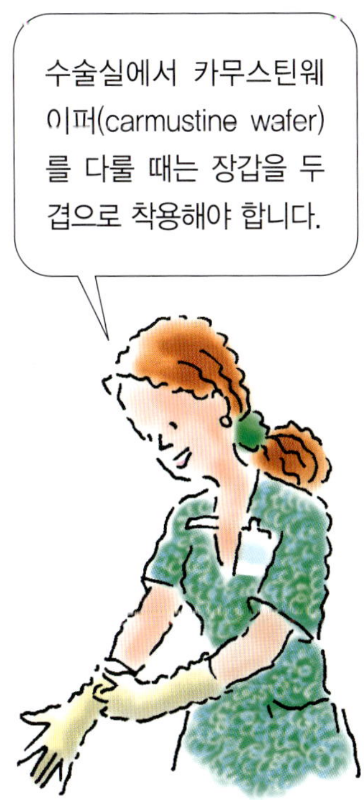
수술실에서 카무스틴웨이퍼(carmustine wafer)를 다룰 때는 장갑을 두 겹으로 착용해야 합니다.

약물의 치료 작용 Pharmacotherapeutics

1. Carboplatin은 일차적으로 난소암과 폐암 치료에 사용된다.
2. Cisplatin은 방광암, 전이성 난소암, 고환암 치료에 사용된다.
3. Cisplatin은 두경부암 및 폐암 치료에 사용된다(임상적으로 적합하긴 하지만 현재 분류하여 사용되지는 않는다).
4. Oxaliplatin은 다른 약물과 병용하여 췌장암 및 대장암 치료에 사용된다.

주요 약물

알킬화제 유사약물(Alkylating like drugs): 시스플라틴(Cisplatin)

작용

- 세포 내 DNA의 가닥을 교차 결합시키고 RNA 전사를 방해하여 세포성장 불균형을 일으킴으로써 세포 사멸을 유발함
- 특정한 종양 세포를 파괴함

적응증

- 전이성 고환암과 난소암의 보조요법
- 진행성 방광암 및 식도암
- 두경부암
- 자궁경부암
- 비소세포 폐암
- 뇌 종양
- 골육종

간호 시 주의사항

- 말초 신경병증, 발작, 이명, 청력 상실, 오심과 구토, 심각한 신장 독성, 골수 억제, 중성구 감소증, 혈소판 감소증, 빈혈 및 아나필락틱 반응과 같은 부작용을 모니터링한다.
- 약물 투여 전 종양에 대해 정확히 평가하고 치료기간 동안 정기적으로 재평가한다.
- Carboplatin 혹은 cisplatin을 bumetanide, ethacrynic acid, furosemide 같은 부종 치료 약물과 함께 사용하면 이독성(청력과 평형기관 손상)의 위험이 증가된다.
- Cisplatin은 혈중 phenytoin의 농도를 감소시킨다.

약물의 상호작용과 부작용 Drug interaction & side effects

1. Carboplatin, cisplatin, oxaliplatin을 aminoglycosides와 함께 투여할 경우 신장 독성의 위험이 증가한다.
2. Carboplatin은 골수 억제를 유발할 수 있다.
3. Cisplatin은 일반적으로 여러 차례 투여하면 신장 독성을 유발할 수 있다. Carboplatin은 신장 독성은 적은 편이다.
4. 장기간 cisplatin 요법을 하는 경우 신경 독성을 유발할 수 있다. Carbo-platin은 신경 독성 유발이 낮은 편이다.
5. Cisplatin은 이명 및 청력 상실을 유발할 수 있으나, carboplatin의 경우에서는 흔하지 않다.
6. Cisplatin은 심한 오심과 구토를 유발한다.

투약 전에!

시스플라틴(Cisplatin) 주의사항

Cisplatin을 투여하기 전, 중, 후에 적절한 수액이 공급되어 100~400 mL/h의 이뇨를 24시간 동안 유지하도록 한다. Cisplatin 투여 전에 사용하는 수액과 이뇨제는 신장 독성 및 이독성을 상당히 감소시킬 수 있다.

대사저해약물 Antimetabolite drugs

대사저해약물은 DNA 염기쌍과 구조적으로 유사하기 때문에 DNA 염기쌍과 관련된 핵산 및 단백질의 합성과정에 관여한다. 항대사성 약물은 DNA 합성에 작용하는 방식이 DNA 염기쌍과 많이 다르다. 항대사성

약물은 세포주기 특이성(cell cycle specific)이며, DNA를 활발히 합성하는 세포에 주로 영향을 미치므로 S기 특이성(*S phase specific*)이라고 한다. 항대사성 약물은 암세포뿐 아니라 활발하게 세포분열이 일어나는 정상 세포에도 영향을 미친다.

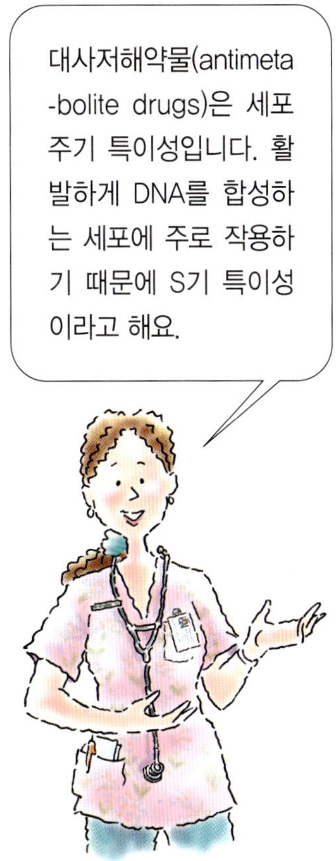

엽산 유사체 Folic acid analogues

초기에 개발된 메토트렉세이트(methotrexate)가 엽산 유사체(folic acid analogues) 중 가장 많이 사용되는 약물이다.

서론 Introduction

Methotrexate는 혈장에서 3단계로 걸쳐 소실된다. 첫 번째 빠른 분포 단계가 이루어지고 다음에 신장 청소율에 영향을 받는 두 번째 단계가 이어진다. 마지막 단계인 말기 반감기는 저용량에서 3~10시간, 고용량에서 8~15시간이다. Methotrexate는 dihydrofolate reductase의 작용을 가역적으로 저해하여 정상적인 엽산 대사를 방해함으로써 DNA 및 RNA 합성을 억제하고 세포 사멸을 유발한다[대사저해약물(Antimetabolite drugs) : 메토트렉세이트(Methotrexate) 참조].

약물의 치료 작용 Pharmacotherapeutics

Methotrexate는 다음의 치료에 유용하다.

- 소아에서 가장 흔한 백혈병인 급성 림프모구백혈병[림프구 전구 세포(lymphoblast)의 비정상적인 성장]
- 급성 림프구백혈병(림프구의 비정상적 성장) 치료 및 수막성 백혈병의 치료와 예방
- 중추신경계 질환(경막내투여)
- 융모막암종(융모막의 일부에서 진행된 암)
- 골육종
- 악성 림프종
- 기존 치료에 실패한 심한 건선, 자가면역질환, 이식편대숙주병, 류마티스관절염 치료에 저용량으로 처방되기도 한다.
- Methotrexate는 자궁외임신 치료에 사용되었다.

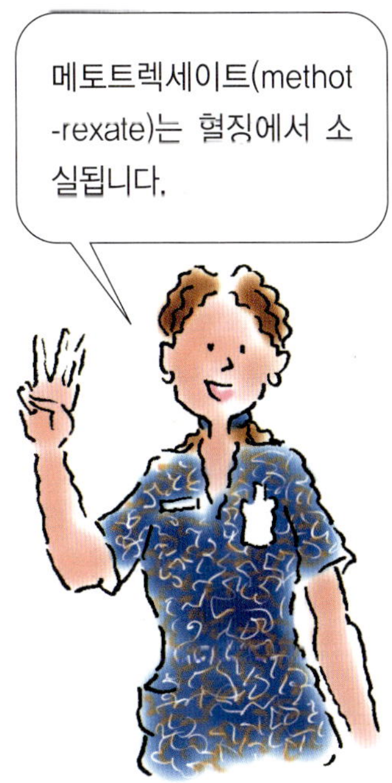

약물의 상호작용과 부작용 Drug interaction & side effects

1. Probenecid는 methotrexate의 배설을 감소시켜 피로, 골수 억제, 구내염(입안 염증) 등의 독성 위험을 증가시킨다.

2. Salicylate와 NSAIDs 중 특히 diclofenac, ketoprofen, indomethacin, naproxen은 methotrexate의 독성과 심각한 골수억제 부작용을 증가시킨다.
3. Cholestyramine은 위장관에서 methotrexate의 흡수를 감소시킨다.
4. Methotrexate와 알코올을 병용하면 간 독성이 증가한다.
5. Methotrexate와 trimethoprim 및 sulfamethoxazole을 함께 사용하면 혈액 세포 이상을 유발할 수 있다.
6. Penicillin은 신세뇨관에서 methotrexate 분비를 감소시켜 독성 위험을 증가시킨다.
7. Methotrexate의 부작용은 골수 억제, 구내염, 폐렴이나 폐 섬유증과 같은 폐 독성, 광과민반응과 탈모와 같은 피부 반응 등이 있다.
8. Methotrexate의 경막내 투여 시 발작, 마비, 사망 등의 부작용이 있을 수 있다. 그 외 경미한 부작용으로 두통, 발열, 목의 뻣뻣함, 착란, 과민성 등이 있다.
9. 고용량의 methotrexate를 투여하면 신장 독성이 발생할 수 있다. 이때 folinic acid인 leucovorin을사용하여 methotrexate의 부작용을 최소화할 수 있다. 이 과정을 류코보린 구원(leucovorin rescue)이라고 한다.

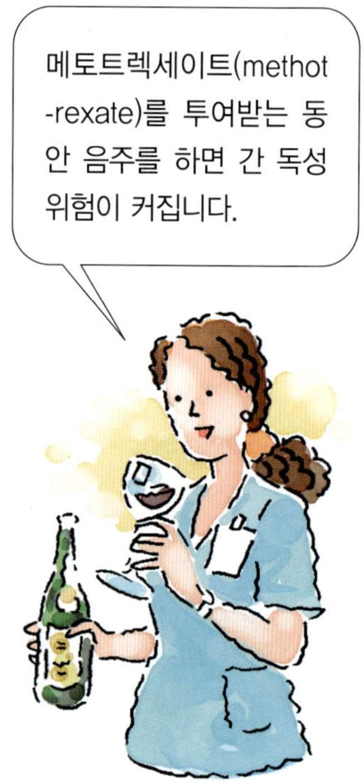
메토트렉세이트(methot-rexate)를 투여받는 동안 음주를 하면 간 독성 위험이 커집니다.

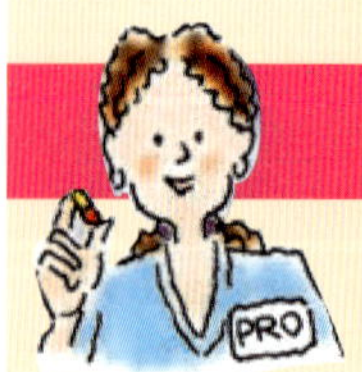

주요 약물

대사저해약물(Antimetabolite drugs): 메토트렉세이트(Methotrexate)

작용

- Dihydrofolate reductase와 결합하여 엽산이 tetra-folate로 환원되는 것을 방해
- 특정 암 세포를 죽이고 염증을 감소시킴

적응증

- 영양막종양(융모막암종, 포상기태)
- 급성 림프모구백혈병, 림프구 백혈병, 수막성 백혈병
- 버킷 림프종
- 골육종

간호 시 주의사항

- 구내염, 설사, 장 천공, 오심, 구토, 신부전, 빈혈, 중성구 감소증, 혈소판 감소증, 급성 간독성, 폐 섬유증, 두드러기 및 급사 등의 부작용을 모니터링한다.
- 약물 투여 전 대상자의 암을 평가하고 치료 중 정기적으로 재평가한다.
- 약물의 혼합과 투약은 병원 규정을 따른다.
- 고용량의 methotrexate를 투여할 경우 류코보린 구원(leucovorin rescue)이 필요하다.

피리미딘 유사체 Pyrimidine analogues

피리미딘 유사체(pyrimidine analogues)는 DNA 합성에 필요한 pyrimidine nucleotide의 생성을 억제하는 약물이다. 다음의 약물이 여기에 포함된다.

- 카페시타빈(capecitabine)
- 시타라빈(cytarabine)
- 플록스우리딘(floxuridine)
- 플루오로우라실(fluorouracil)
- 젬시타빈(gemcitabine)

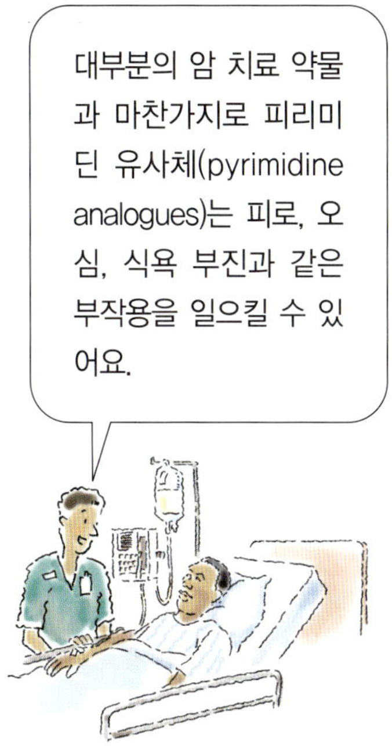
대부분의 암 치료 약물과 마찬가지로 피리미딘 유사체(pyrimidine analogues)는 피로, 오심, 식욕 부진과 같은 부작용을 일으킬 수 있어요.

서론 Introduction

Pyrimidine analogues는 pyrimidine nucleotide의 정상적인 작용을 방해하여 암 세포를 죽인다[피리미딘 유사체(Pyrimidine analogues)의 작용 방식 참조].

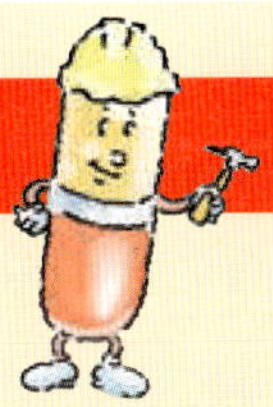

약물 작용

피리미딘 유사체(Pyrimidine analogues) 작용 방식

Pyrimidine analogues가 작용하는 것을 이해하기 위해서는 DNA의 기본 구조에 대한 이해가 필요하다.

사다리 구조

DNA는 꼬인 사다리와 유사한 구조이다. 사다리의 가로단은 질소 염기쌍으로 이루어져 있다. Adenin은 thymine과 쌍을 이루고, guanine은 cytosine과 쌍을 이룬다. Cytosine과 thymine은 피리미딘(pyrimdine) 구조이며, adenin과 guanin은 퓨린(purine) 구조이다.

구성성분으로서의 당

DNA의 기본 단위는 nucleotide이다. Nucleotide는 핵산(nucleic acid)의 구성요소이다. 하나의 Nucleotide는 한 개의 당, 질소를 함유하는 염기, 하나의 인산기로 이루어져 있다. 이 구성요소에 피리미딘 유사체가 작용한다.

Nucleotide처럼

피리미딘 유사체가 nucleotide로 전환된 후, DNA에 끼어들어가 거기서 DNA와 RNA 합성 및 세포 성장에 필요한 다른 여러 대사 반응을 억제한다.

약물의 치료 작용 Pharmacotherapeutics

Pyrimidine analogues는 여러 종류의 종양 치료에 사용되지만 주요 적응증은 다음과 같다.

- 급성 백혈병
- 유방 암종
- 악성 림프종
- 대장암, 췌장암, 식도암, 위암과 같은 위장관계 선암종

약물의 상호작용과 부작용 Drug interaction & side effects

1. Capecitabine은 제산제와 함께 복용하면 흡수가 증가될 수 있다.
2. Capecitabine은 warfarin의 약효를 증가시켜 출혈 위험성을 증가시킬 수 있다.
3. Capecitabine은 혈중 phenytoin의 농도를 증가시킬 수 있다.
4. Pyrimidine analogues의 부작용은 피로, 골수 억제, 오심과 구토, 식욕부진, 입, 식도, 인후의 염증으로 인한 통증을 수반한 궤양과 조직탈락(tissue sloughing) 등을 유발할 수 있다.
5. 고용량의 cytarabine은 심각한 뇌신경 독성, 화학적 결막염, 설사, 발열, 손발증후군(hand-foot syndrome; 감각이상, 저림, 무통성 혹은 통증성 부종, 홍반, 상피탈락, 수포, 손과 발의 심각한 통증)을 유발할 수 있다.
6. Fluorouracil과 관련된 다른 부작용으로 설사와 탈모가 있다.
7. Gemcitabine은 주입 후 처음 12시간 이내에 발열을 비롯한 인플루엔자유사 반응을 유발할 수 있다. 발열의 증상이 있는 경우 감염 검사가 필요할 수 있으므로 의사에게 알린다.

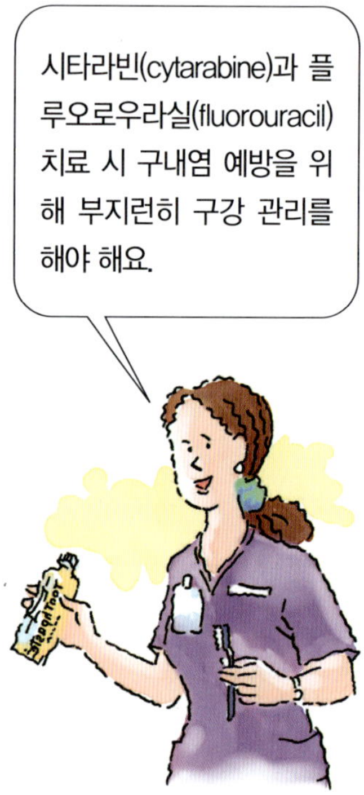
시타라빈(cytarabine)과 플루오로우라실(fluorouracil) 치료 시 구내염 예방을 위해 부지런히 구강 관리를 해야 해요.

퓨린 유사체 Purine analogues

퓨린 유사체(purine analogues)는 DNA 및 RNA에 끼어들어 핵산 합성과 복제를 방해한다. 다음의 약물이 해당된다.

- 클라드라빈(cladrabine)
- 플루다라빈(fludarabine)
- 메르캅토퓨린(mercaptopurine)
- 펜토스타틴(pentostatin)
- 치오구아닌(thioguanine)

서론 Introduction

다른 대사저해약물과 마찬가지로 fludarabine, mercaptopurine, thioguanine은 nucleotide 단계에서 인산화(phosphorylation)를 통해 변환되어야 활성화된다. 이렇게 생성된 nucleotide는 DNA에 편입되어 DNA와 RNA 합성 및 세포 성장에 필요한 다른 대사 반응을 저해한다. Cladribine도 비슷한 방식으로 작용한다. Pentostatin은 adenosine deaminase(ADA)를 저해하여 세포내 deoxyadenosine triphosphate 농도를 증가시켜 세포 손상과 사멸을 야기한다. 림프구, 특히 악성 T 세포 내에 있는 ADA가 가장 활성이 크다. Nucleotide의 변환은 pyrimidine analogues의 작용과 같지만, purine analogues가 영향을 미치는 것은 purine nucleotide이다. Purine analougues는 세포주기 특이성이면서 S기에 작용하여 효과를 나타낸다.

약물의 치료 작용 Pharmacotherapeutics

Purine analogues는 급성 및 만성 백혈병 치료에 사용되며 림프종 치료에도 유용하다.

약물의 상호작용과 부작용 Drug interaction & side effects

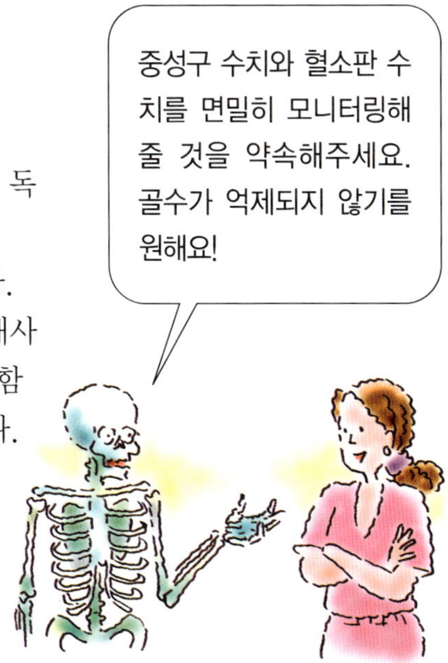
중성구 수치와 혈소판 수치를 면밀히 모니터링해 줄 것을 약속해주세요. 골수가 억제되지 않기를 원해요!

1. Cladribine이나 thioguanine은 특별한 약물 상호작용이 없다.
2. Fludarabine과 pentostatin을 함께 사용하면 치명적이고 심각한 폐 독성을 일으킬 수 있다.
3. Pentostatin을 allopurinol과 함께 사용하면 발진의 위험이 증가한다.
4. Mercaptopurine과 allopurinol을 함께 투여하면 mercaptopurine의 대사가 감소되어 골수 억제의 부작용이 증가될 수 있다. Allopurinol과 함께 사용할 경우 mercaptopurine 용량을 1/3 정도 감량할 필요가 있다.
5. Purine analogues의 부작용은 골수 억제, 오심과 구토, 식욕부진, 경미한 설사, 구내염, 요산 수치 상승(purine 파괴로 인함) 등을 유발할 수 있다.
6. Fludarabine 고용량 투여는 실명, 혼수, 사망과 같은 심각한 신경계 부작용을 유발할 수 있다.

항균-항종양 약물 Antibiotic antineoplastic drugs

항균 항종양 약물(antibiotic antineoplastic drugs)은 DNA와 결합하여 종양을 죽이는 항균물질이다. 이 약물들은 정상 세포와 암 세포의 세포내 과정을 억제한다. 다음의 약물들이 해당된다.

- 안트라사이클린(anthracyclines)[다우노루비신(daunorubicin), 독소루비신(doxorubicin), 에피루비신(epirubicin), 이다루비신(idarubicin)]
- 블레오마이신(bleomycin)
- 미토마이신(mitomycin)
- 닥티노마이신(dactinomycin)
- 미톡산트론(mitoxantrone)

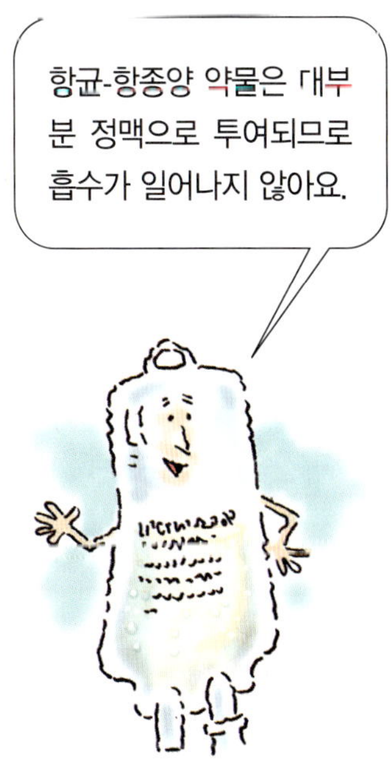
항균-항종양 약물은 대부분 정맥으로 투여되므로 흡수가 일어나지 않아요.

서론 Introduction

1. 항균-항종양 약물은 주로 정맥으로 투여되기 때문에 흡수가 일어나지 않으며 100%의 생체 이용률을 가지는 것으로 간주된다.
2. 일부 약물은 치료하고자 하는 체강 내로 직접 주입이 가능하다.
   - Mitomycin은 때때로 수술 후 방광에 점적 주입 할 수 있다.
   - Bleomycin은 악성 삼출물이 있는 흉막강 내에 주입될 때 투여용량의 절반 정도가 흡수된다.

3. 항균-항종양 약물의 분포, 대사 및 배설은 약물에 따라 매우 다양하다[항균-항종양 약물(Antibiotic antineoplastic drugs): 독소루비신 염산염(Doxorubicin hydrochloride) 참조].
4. Mitomycin을 제외한 항균-항종양 약물은 DNA 분자의 인접한 염기쌍 사이에 삽입되어 DNA 분자를 물리적으로 분리시킨다.
5. DNA 구조는 질소 염기쌍이 꼬여 있는 사다리와 같은 모양이다. 항균-항종양 약물은 이 질소 염기들 사이에 삽입된 후, DNA 사슬이 복제될 때 삽입된 항균-항종양 약물의 위치와 반대편에 있는 여분의 염기가 하나 더 만들어지게 되고, 결과적으로 돌연변이 DNA 분자가 생성된다. 결국 세포는 사멸하게 된다.
6. Mitomycin은 세포 내에서 활성화되어 이중 기능성 또는 삼중 기능성 알킬화제로 작용한다. DNA 단일 나선 손상, DNA 교차 결합을 유발하여 DNA 합성을 저해한다.

주요 약물

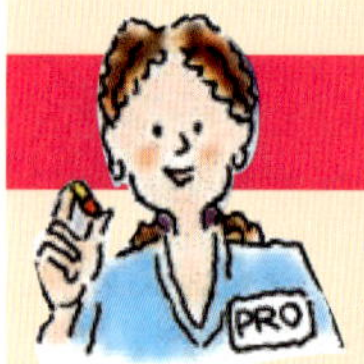

항균-항종양 약물(Antibiotic antineoplastic drugs): 독소루비신 염산염(Doxorubicin hydrochloride)

작용

- DNA와 RNA 사이에 삽입되어(화학적 작용은 불분명함) DNA 정보에 따른 RNA 합성 방해
- 특정 암 세포를 억제하거나 죽이는 작용

적응증

- 방광, 유방, 난소, 위, 고환, 갑상선 암종
- 호지킨 림프종 및 비호지킨 림프종
- 급성 림프모구백혈병 및 골수모구백혈병
- 윌름즈 종양
- 신경모세포종
- 연조직 육종 및 골육종

간호 시 주의사항

- Doxorubicin은 구토를 유발한다. 대상자가 미리 구토에 관한 처방을 받았는지 확인한다.
- 부정맥, 중증 골수 억제, 탈모, 급만성 심장독성과 같은 부작용을 모니터링한다.
- 심각한 구내염이 발생할 수 있으므로 구강 위생을 철저히 관리하도록 한다.
- 심부전이 발생할 수 있으므로 치료시작 전에 심장초음파 검사를 하고 치료 후에도 정기적으로 검사해야 한다. 박출분율(EF) 감소 시 약물을 변경한다.
- Doxorubicin은 강력한 수포유발제이며 정맥 외로 유출되면 극심한 조직 손상을 일으킨다.
- 약물은 빨간색~주황색이며 소변이 변색될 수 있다.
- 혼합 및 투약에 관해 병원 규정에 따른다.

약물의 치료 작용 Pharmacotherapeutics

다음과 같은 다양한 암종에 대해 작용한다.

- 호지킨 림프종 및 기타 악성 림프종
- 고환암종
- 두경부, 자궁경부의 편평세포암종
- 윌름즈(Wilms') 종양(아동기에 호발하는 신장의 악성 종양)
- 골육종 및 횡문근육종(횡문근 세포의 악성 종양)
- 유잉(Ewing's) 육종(골수에서 기원하는 악성 종양으로 일반적으로 긴 뼈 혹은 골반에서 호발), 다른 연조직 육종
- 유방암, 난소암, 방광암
- 상부위장관 암종
- 융모막암종
- 급성 백혈병
- 신경모세포종

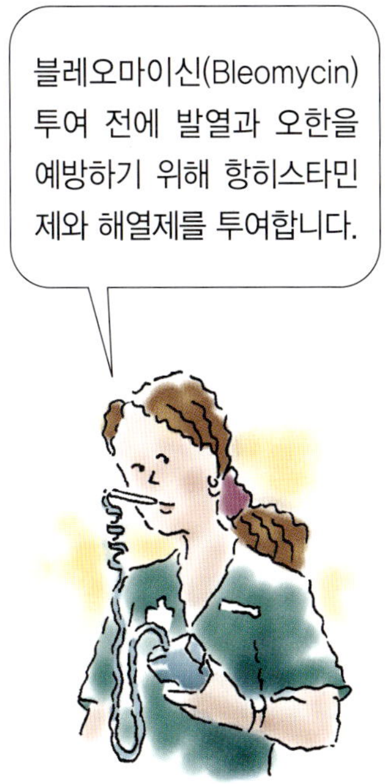
블레오마이신(Bleomycin) 투여 전에 발열과 오한을 예방하기 위해 항히스타민제와 해열제를 투여합니다.

약물의 상호작용과 부작용 Drug interaction & side effects

1. Fludarabine과 idarubicin을 병용 투여하면 치명적인 폐 독성의 위험이 있다.
2. Bleomycin은 혈청 digoxin과 phenytoin 농도를 감소시킨다.
3. Doxorubicin은 혈청 digoxin의 농도를 감소시킨다.
4. 항암 약물의 혼합요법은 백혈구감소증과 혈소판감소증의 위험을 증가시킨다.
5. Mitomycin과 vinca alkaloids는 급성 호흡곤란을 일으킬 수 있다.
6. 항종양 요법 중에는 승마(black cohosh)와 St. John's wort를 피해야 한다.
7. 항균-항종양 약물의 일차적인 부작용은 골수 억제이다. 비가역성 심근병증, 심전도(EKG)의 갑작스런 변화, 오심과 구토도 나타난다. 대상자의 심박출률이 감소할 수 있으므로 치료시작 전과 치료기간 동안 정기적으로 심장초음파검사(ECHO)를 한다.
8. Bleomycin을 투여하기 전에 항히스타민제와 해열제를 투약하면 발열과 오한을 예방할 수 있다. Bleomycin을 투여받는 대상자의 경우 아나필락틱 반응이 일어날 수 있으므로 약물을 처음 투여할 때는 테스트 용량을 먼저 투여한다. Bleomycin은 폐 섬유증을 야기할 수도 있다.
9. Doxorubicin, daunorubicin, epirubicin, idarubicin은 소변색을 붉게 변색시킬 수 있고, Mitoxantrone은 소변색을 청록색으로 변색시킬 수 있다.

환자 교육

항균-항종양 약물(Antibiotic antineoplastic drugs)

항균-항종양 약물이 처방된 경우 환자와 보호자에게 다음의 사항을 교육한다.

- 주사 부위에서 발적, 통증, 부종이 있으면 즉시 알린다. 정맥주사 부위 침윤이 발생하면 국소조직 손상 및 흉터가 생길 수 있다.
- Daunorubicin, doxorubicin, epiru-bicin, idarubicin을 투여받는 경우에는 치료 시작 후 1~2일 동안 소변이 오렌지색 또는 붉은색으로 변할 수 있다. Mitoxantrone의 경우에는 소변색이 청록색으로 변할 수 있다.
- 심장 및 호흡 기능에 장애가 발생할 수 있으며 이 경우에 즉시 의사에게 알린다.

천연 항종양 약물 Natural antineoplastic drugs

빈카알칼로이드 Vinca alkaloids

빈카알칼로이드(vinca alkaloids)는 페리윙클로 알려진 식물에서 유래한 질소를 함유한 약물이다. 이 약물은 주로 세포주기의 M 및 S기에 작용하는 세포주기 특이성 약물로 다음의 약물이 해당된다.

- 빈블라스틴(vinblastine)
- 빈크리스틴(vincristine)
- 비노렐빈(vinorelbine)

서론 Introduction

Vinca alkaloids는 미세관(microtubule; 세포분열 시 DNA의 이동에 관여하는 세포내 구조물)의 구성 단백질인 tubulin과 결합하여 미세관의 정상 기능을 방해한다. 미세관이 염색체를 올바르게 분리하지 못하면 염색체는 세포질 전체에 흩어지거나 비정상적으로나누어지게 된다. 결과적으로 유사분열을 위한 방추체(mitotic spindle) 형성이 저해되어 세포는 유사분열을 하지 못한다. 세포분열은 세포중기에 머무르게 되어 세포사멸을 유도한다. 따라서 vinca alkaloids는 세포주기 중 M기 및 S기 특이성이다. 미세관의 기능의 저해는 세포의 이동, 식균작용 및 중추신경계 기능을 손상시킬 수 있다.

약물의 치료 작용 Pharmacotherapeutics

Vinca alkaloids의 치료 효과는 다음과 같다.

- Vinblastine은 전이성 고환암, 림프종, 카포시 육종[후천성 면역결핍 증후군(AIDS) 관련 암] 및 신경모세포종(교감신경계에서 기원한 악성 종양)의 치료에 사용된다.
- Vincristine은 호지킨 림프종, 비호지킨 림프종, 윌름즈 종양, 횡문근육종, 융모막암종 및 급성 림프구성 백혈병 치료에 다른약물과 병용하여 사용된다.
- Vinorelbine은 비소세포폐암 치료에 사용된다. 또한 전이성 유방암, 횡문근육종, cisplatin 저항성 난소암, 및 호지킨 림프종의 치료에도 사용된다.

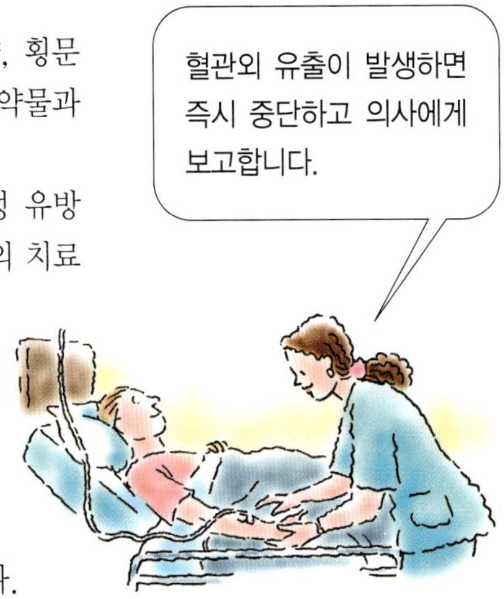

약물의 상호작용과 부작용 Drug interaction & side effects

1. Erythromycin은 vinblastine의 독성을 증가시킨다.
2. Vinblastine은 phenytoin의 혈장 농도를 감소시킨다.
3. Aprepitant는 빈크리스틴(vincristine)의 혈청 농도를 증가시킨다.
4. Fluconazole은 vincristine의 혈청 농도를 증가시키고 신경병증을 악화시킨다.
5. 칼슘 통로 차단제는 vincristine의 약물축적 작용을 증가하여 독성을 증가시킨다.
6. Vinca alkaloids는 다음과 같은 부작용을 유발한다: 오심과 구토, 변비 또는 마비성 장폐색, 말초 신경병증, 턱 통증, 구내염(입안 염증).
7. Vinblastine과 vinorelbine 독성은 일차적으로 골수 억제로 나타난다. vincristine과 vinorelbine을 사용할 때 신경독성이 빈번하게 나타나고 때로는 vinblastine 치료 중에도 나타난다.
8. Vinca alkaloids 약물치료를 받는 대상자의 절반이상에서 가역적 탈모가 발생하며, vincristine이 vinblastine보다 탈모를 더 유발한다.

포도필로톡신 Podophyllotoxins

포도필로톡신(podophyllotoxin)은 반합성 배당체(semisynthetic glycoside) 구조로 세포주기 특이성 약물로 세포주기의 초기 G2기 및 후기 S기 후기에 작용한다. 여기 해당하는 약물로는 에토포시드(etoposide)가 있다.

서론 Introduction

Etoposide는 미토콘드리아 수송을 억제하고 DNA 사슬을 절단하는 것으로 보인다.

약물의 치료 작용 Pharmacotherapeutics

Etoposide는 고환암 및 소세포 폐암 치료에 사용된다.

약물의 상호작용과 부작용 Drug interaction & side effects

1. Etoposide는 warfarin을 복용하는 대상자에서 출혈 위험을 증가시킨다.
2. St. John's wort는 etoposide의 농도를 감소시킨다.
3. Podophyllotoxins 치료 중에는 대부분 탈모를 경험한다. 다른 부작용은 오심과 구토(경구용 etoposide는 상대적으로 이 현상이 적다), 식욕부진, 구내염, 골수 억제로 인한 백혈구 감소증과 혈소판 감소증, 급성 저혈압(정맥 경로로 빠르게 주입하는 경우)이 있다.

탁센 Taxanes

탁센(taxanes)은 다양한 용도로 사용되며 일반적으로 다른 항암 화합물이나 면역요법과 함께 사용된다. Taxanes에는 도세탁셀[docetaxel(반합성 약물)]과 파클리탁셀(paclitaxeltaxel)이 대표적이다.

서론 Introduction

Taxanes은 세포분열 및 기타 중요한 세포 기능에 필수적인 미세관망(microtubule network)을 파괴하여 항암 효과를 나타낸다.

약물의 치료 작용 Pharmacotherapeutics

Paclitaxel은 난소암, 유방암, 및 비소세포 폐암의 일차항암화학요법으로 사용된다. 또한 두경부암, 전립선암, 원발성 샘암종 등의 치료에 사용된다. Paclitaxel은 또한 AIDS 관련 카포시 육종 치료에 사용된다.

약물의 상호작용과 부작용 Drug interaction & side effects

1. Paclitaxel과 cisplatin을 병용할 경우 골수억제작용이 더 심해진다.
2. Cyclosporine, ketoconazole, erythromycin은 docetaxel의 대사과정을 변화시킬 수 있다.
3. Phenytoin은 paclitaxel의 혈청 농도를 감소시켜 약물의 효과를 약화시킨다.
4. Cyclosporine, dexamethaxone, diazepam, etoposide, ketoconazole, quinidine, retinoic acid, teniposide, testosterone, verapamil, vincristine과 같은 cytochrome P-450을 억제하는 약물은 paclitaxel의 농도를 증가시키므로 독성에 대한 모니터링이 필요하다.

5. Taxanes의 부작용은 골수 억제, 과민반응, 비정상 심전도(EKG), 말초 신경병증, 근육통과 관절통, 수분 정체 및 말초 부종(docetaxel), 오심과 구토, 설사, 점막염증 및 구내염, 탈모 등을 유발할 수 있다.

단클론 항체와 면역요법
Monoclonal antibodies and immunotherapy

단클론 항체와 면역요법의 발전으로 세포독성 방식이 아닌 새로운 방식의 암 치료법이 나타났다. 이 약물들이 부작용이 없는 것은 아니지만 전통적인 화학요법과 관련된 일반적인 부작용은 적은 편이다. 이 약물들은 단독 혹은 다른 치료제와 병용하거나 화학요법과 함께 사용될 수 있다.

단클론 항체 monoclonal antibodies

재조합 DNA 기술로 인해 특정 종양 세포 표면에 위치한 표적에 직접적으로 작용하는 단클론항체를 개발하게 되었다. 여기에 해당하는 약물은 다음과 같다.

- 블리나투모맙(blinatumomab)
- 브렌툭시맙 베도틴(brentuximab vedotin)
- 다라투무맙(daratumumab)
- 디누툭시맙(dinutuximab)
- 이브리투모맙 티욱세탄(irbitumomab tiuxetan)
- 니볼루맙(nivolumab)
- 오비누투주맙(obinutuzumab)
- 퍼투주맙(pertuzumab)
- 리툭시맙(rituximab)
- 트라스투주맙(trastuzumab)

단클론항체는 키메라 타입 또는 인간화 타입 특징이 있으며 키메라 타입의 단클론 항체는 주사관련 과민 반응의 위험이 높다.

서론 Introduction

1. 큰 단백질 분자 구조로 인해 경구로 투여되지 않으며 대부분 주사로 투여되지만 일부 피하투여가 승인되어 있다.
2. 단클론 항체는 분포용량이 제한적이고 종종 반감기가 몇 주 정도

바이오시밀러 (동등생물의약품, Biosimilar)

바이오시밀러(동등생물의약품)은 임상 효능 및 독성이 참조 약물(reference product)과 매우 유사한 생물학적 치료제이다. 그러나 성분에서 약간의 차이가 있을 수 있으며 이는 임상 효능이나 독성에 영향을 미치지 않는 것으로 보인다. 바이오시밀러 단클론 항체는 참조 약물에 네 글자로 이루어진 네 개의 고유하고 의미 없는 소문자로 된 접미사를 더한 것으로 명명된다. 예를 들면 trstuzumab-pkrb가 있다.

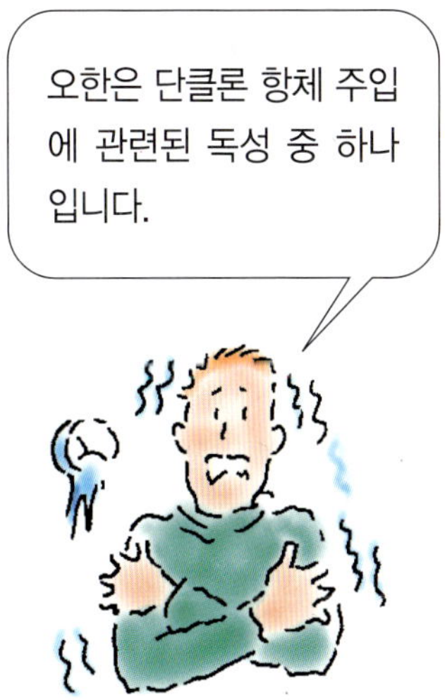
오한은 단클론 항체 주입에 관련된 독성 중 하나입니다.

로 긴 반감기를 가질 수 있다. 목표 수용체나 암 세포에 결합하여 여러 작용기전을 통해 종양 세포의 사멸을 초래한다. 세포예정사(programmed cell death)를 유도하고 면역계의 여러 요소들이 암 세포를 공격하도록 한다.

3. Ibritumomab tiuxetan은 종양 부위에 방사선을 전달할 수 있다.

약물의 치료 작용 Pharmacotherapeutics

단클론 항체는 고형 종양 및 혈액암에 작용을 한다. 세포표면에 표적수용체를 가져야 효과적이다.

- 급성 림프구성 백혈병: blinatumomab은 CD19 및 CD22 B 세포를 표적으로 한다.
- 호지킨 림프종: brentuximab vedotin은 CD30을 표적으로 한다.
- 비호지킨 림프종: rituximab, obinutuzumab, ibritumomab tiuxetan은 CD20 혹은 악성 B 림프구를 표적으로 한다.
- 유방암: trastuzumab, pertuzumab - HER2 단백질 수용체(HER2+)가 과다 발현된 대상자
- 소아 신경모세포종: dinutuximab은 GD2 glycolipid 세포를 표적으로 한다.
- Daratumumab은 다발성 골수종 세포의 CD38을 표적으로 한다.

가임기 여성과 남성 대상자는 약물 투여 동안과 약물 투여 완료 후 적어도 6개월 동안 피임하도록 교육하세요.

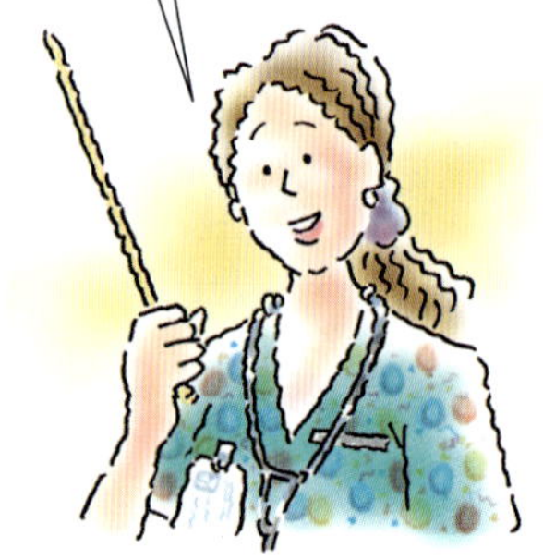

약물의 상호작용과 부작용 Drug interaction & side effects

1. Pertuzumab 혹은 dinutuximab과 알려진 약물 상호작용은 없다.
2. Ibritumomab tiuxetan은 혈구감소증을 유발하며, warfarin, aspirin, clopidogrel, ticlopidine, NSAIDs, azathioprine, cyclosporine, corti-costeroids와 같은 약물과 상호작용한다.
3. Trastuzumab은 anthracycline 투여와 관련된 심장 독성을 증가시킨다.
4. Rituximab은 cisplatin과 함께 사용 시 신장 독성을 야기할 수 있다.
5. 모든 단클론 항체는 주입과 관련된 발열, 오한, 호흡곤란, 저혈압 및 아나필락시스와 같은 독성이 있다. 이러한 부작용과 관련된 사망 사례가 보고된 바 있다.
6. 단클론 항체는 종종 세포독성 항종양 약물과 함께 사용된다. 병용 치료로 인해 골수 억제가 강화될 수 있다.
7. Ibritumomab tiuxetan은 골수 억제 증가와 연관이 있다.
8. Pertuzumab은 치명적인 설사를 유발할 수 있다.

약물 주입 반응이 의심되면 즉시 주입을 중단하세요.

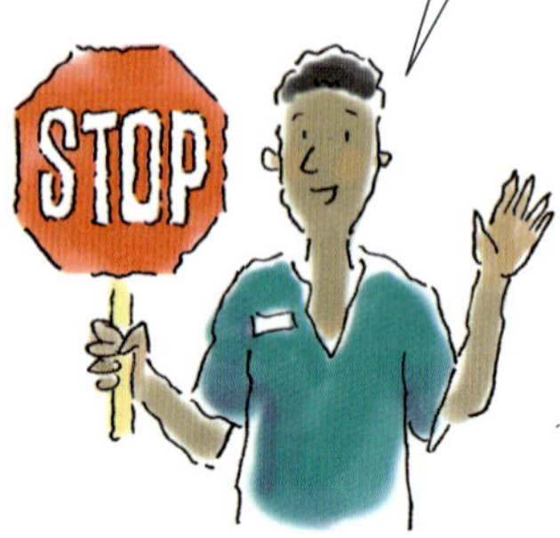

면역요법 Immunotherapy

최신 항종양 약물은 개인 본인의 면역 반응을 활성화하여 암을 표적으로 공격하고 파괴한다. (면역)관문억제제(checkpoint inhibitors)라고 불리는 면역요법 약물은 세포의 특정 신호 경로를 차단하여 대상자 본인의 면역 시스템이 암 세포를 인식하고 파괴할 수 있도록 한다. 면역요법을 받는 사람들은 생존율이 높은 것으로 나타나지만 심각한 합병증이 없는 것은 아니다.

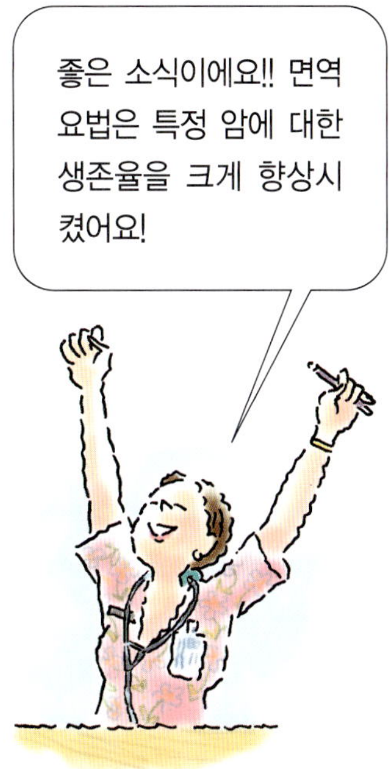
좋은 소식이에요!! 면역요법은 특정 암에 대한 생존율을 크게 향상시켰어요!

항CTLA4: 세포독성T림프구 항원-4 억제 항체
(Anti-CTLA4: cytotoxic T lymphocyte antigen-4 blocking antibody)

- 이필리무맙(ipilimumab)

항 PD-1: 세포예정사 단백질 1
(Anti-PD-1: programmed cell death protein 1)

- 세미플리맙(cemiplimab)
- 니볼루맙(nivolumab)
- 펨브롤리주맙(pembrolizumab)

항 PD-L1: 세포예정사-리간드1
(Anti-PD-L1: programmed cell death-ligand 1)

- 아테졸리주맙(atezolizumab)
- 아벨루맙(avelumab)
- 더발루맙(durvalumab)

서론 Introduction

면역요법은 T-세포의 활성화와 증식을 향상시킨다. 이는 신체의 자연 면역 시스템을 활성화하여 암 세포를 표적으로 하여 공격하고 파괴한다. 각 약물은 특정 수용체에 결합한다. Cytotoxic T lymphocyte antigen-4 (CTLA-4), programmed death-1(PD-1)와 programmed death-ligand 1 (PD-L1)은 각각 해당 수용체를 차단하면 항종양 면역 반응이 가능해진다. 암 세포는 정상 면역 감시를 회피하지만 면역요법 추가로 면역 시스템이 재활성화되어 암 세포가 파괴 대상으로 표시된다.

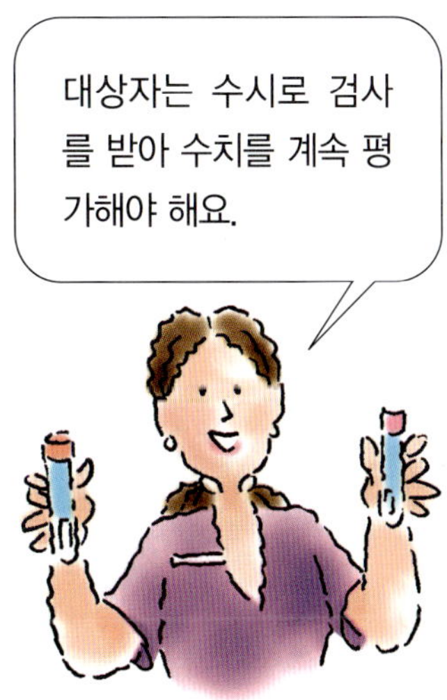
대상자는 수시로 검사를 받아 수치를 계속 평가해야 해요.

약물의 치료 작용 Pharmacotherapeutics

면역요법은 대장암, 비소세포폐암, 두경부암, 흑색종, 간세포암종, 삼중음성 유방암, 위암, 방광암, 신장세포암종, 호지킨 림프종, 피부 편평세포암종 대상자의 생존율에 큰 향상을 보였다. 면역요법을 적용할 수 있는 적응증이 많아짐에 따라 역사적으로 부작용이 높고 생존율이 낮은 항종양 치료제는 서서히 사라지고 있다. 면역요법은 항종양 화학요법과의 병용, 병용 면역요법 또는 단독요법으로 제공된다.

약물의 상호작용과 부작용 Drug interaction & side effects

- 전신 corticosteroids 요법은 면역요법의 치료 효과를 약화시킨다. 다른 치료 방법을 고려하거나 피하는 것이 좋다. 그러나 대상자가 부작용을 나타내고 있다면 corticosteroids는 면역매개 부작용을 약화시키는 데 사용된다. Vemurafenib과 ipilimumab을 병용 사용할 경우 간독성이 증가한다.
- 면역매개 부작용은 피부 독성, 1형 당뇨병을 비롯한 내분비병증, 갑상선 장애 및 부신 기능 부족 등이 있다. 대장염, 간염, 신장염, 안구 독성, 폐렴, 신경학적 독성, 다른 장기 또는 조직의 독성이 발생할 수 있으며 치명적일 수도 있다.

표적 치료 Targeted treatment

특정 암의 성장 양상과 관련된 단백질을 표적으로 하는 항암 치료는 혁신적인 접근 방법이다. 전통적인 세포 독성 항암 화학요법과 달리 특정 단백질을 표적으로 한다.

상피세포성장인자수용체(EGFR) 억제제
Epidermal growth factor receptor inhibitors

상피세포 성장인자는 세포 증식과 분화를 촉진하는 단백질이다. 부분적으로 종양 혈관 형성의 억제 및 종양세포의 혈관형성전구인자(proangiogenic factors)의 감소를 야기하여 항종양 효과를 나타낸다.

- 세툭시맙(cetuximab)
- 엘로티닙(erlotinib)
- 파니투무맙(panitumumab)

서론 Introduction

EGFR 억제제는 상피세포 성장인자 수용체에 특이적으로 결합하여 상피세포 성장인자와 다른 리간드와의 결합을 경쟁적으로 억제한다. 이로 인해 세포 성장 억제, 세포자멸사(apoptosis) 유도, 혈관내피 성장인자 생산 감소가 나타난다.

약물의 치료 작용 Pharmacotherapeutics

EGFR이 과다 발현된 종양은 특정 폐암, 대장암, 두경부암과 같은 암이다. 종양 세포에 EGFR 과다 발현이 있어야 이 치료가 효과가 있다. Cetuximab은 KRAS wild type(KRAS 야생형)의 대장암 및 및 두경부 편평상피암에 사용된다. Erlotinb은 exon 19번 결손 혹은 exon 21번 치환 돌연변이를 가진 비소세포폐암 및 수술이 어려운 혹은 전이성 췌장암에 사용된다.

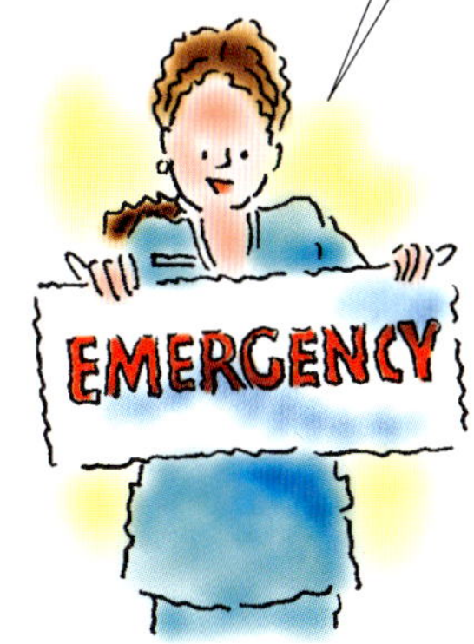

약물의 상호작용과 부작용 Drug interaction & side effects

1. Cetuximab과 관련된 중요한 약물 상호작용은 없다.
2. Erlotinib과 관련된 약물 상호작용은 다음과 같다.
   - 금연하도록 한다. 불가피한 경우에는 2주 간격으로 약물 용량을 50 mg씩 증량해야 한다.
   - 자몽 및 자몽 주스 섭취를 피한다.
   - Proton pump 억제제나 제산제와 병용으로 사용하지 않도록 한다.
3. 부작용은 다음과 같다.
   - 피부 변화(여드름성 발진, 홍반, 홍반성 발진, 표피탈락, 손발톱바닥 변화). 발진은 일반적으로 치료 시작 후 처음 2주 이내에 시작된다.
   - 피로
   - 기침
   - 말초 부종
   - 고빌리루빈혈증
   - 위장관 천공
   - 혈소판 감소증
   - 설사
   - 안구독성(ocular toxicities)
   - 전해질 불균형: 치명적일 수 있음

티로신 키나제 억제제(TKIs) Tyrosine kinase inhibitors

Tyrosine kinase 억제제(TKIs)는 다양한 암에 대해 확실한 항암 작용을 나타낸다. 단클론 항체와는 달리 이 약물은 경구로 투여될 수 있는 생체 이용률을 가지고 있다. 다음의 약물이 포함된다.

- 다사티닙(dasatinib)
- 이마티닙(imatinib)
- 게피티닙(gefitinib)
- 닐로티닙(nilotinib)
- 이브로티닙(ibrutinib)

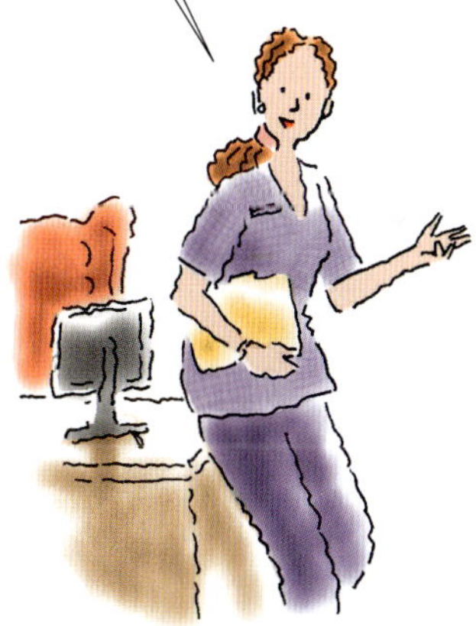

서론 Introduction

1. Gefitinib은 비소세포폐암과 같이 특정 암에 과발현된 상피세포 성장인자 수용체-1의 tyrosine kinase를 억제하여 암의 성장, 생존 및 전이를 위한 신호 전달 경로를 차단한다.

2. Imatinib은 만성 골수성 백혈병에서 WBC를 비정상적으로 많이 만들게 하는 BCR-ABL 단백질의 adenosine triphosphate-bindng domain에 결합한다. Imatinib의 결합은 비정상적인 WBC 생산을 효과적으로 차단한다.

약물의 치료 작용 Pharmacotherapeutics

Gefitinib은 비소세포폐암 치료에 사용된다. Imatinib은 만성 골수성 백혈병, 급성 림프구성 백혈병 및 위장관간질종양 치료에 사용된다.

약물의 상호작용과 부작용 Drug interaction & side effects

1. Gefitinib 혹은 imatinib을 warfarin과 함께 투여하면 국제 표준화된 비율(international normalized ratio, INR; 혈액응고시간을 국제적으로 표준화한 단위)이 상승하여 출혈 위험이 증가한다.
2. Clarithromycin, erythromycin, itraconazole, ketoconazole과 같은 CYP3A4군을 억제하는 약물과 함께 사용하면 gefitinib과 imatinib의 혈장농도가 증가한다.
3. Carbamazepine, dexamethasone, phenobarbital, phenytoin, rifampin과 같은 CYP3A4 유도약물과 함께 사용하면 imatinib의 대사가 증가되어 농도가 감소된다.
4. Imatinib을 simbastatin과 함께 사용하면 simbastatin의 농도가 약 세배로 증가된다.
5. Imatinib은 triazolobenzodiazepines, dihydropyridine, 칼슘 통로 차단제, 특정 HMG-CoA 환원효소 억제제와 같이 CYP3A4에 의해 대사되는 약물의 혈장 농도를 증가시킨다.
6. Imatinib을 투여할 경우, 자몽 및 자몽 주스를 섭취하지 않도록 한다. Gefitinib과 자몽을 함께 사용할 경우 혈청 농도가 증가할 수 있으므로 주의 깊게 모니터링해야 한다.
7. Gefitinib의 부작용은 피부 발진, 설사, 비정상적인 속눈썹 성장, 안구 독성, 위장관 천공, 폐 및 간 손상 등이 유발될 수 있다.
8. Imatinib의 부작용은 피부 발진, 오심, 구토, 간 기능 이상, 골수 억제(특히 중성구 감소증과 혈소판 감소증), 부종(눈주위 및 하지) 등을 유발할 수 있으며, 부종으로 인해 폐 부종, 삼출, 심부전 혹은 신부전이 유발될 수 있어 이뇨제 투여나 약용량 감량과 같은 지지요법이 필요할 수 있다.

혈관내피성장인자(VEGF) 억제제
Vascular endothelial growth factor inhibitors

혈관 성장인자는 혈관 내피 세포에 선택적으로 작용하며 혈관 신생을 자극할 수 있다. 이것의 억제제는 이를 방해하는 작용을 한다. 다음의 약물이 포함된다.

- 엑시티닙(axitinib)
- 베바시주맙(bevacizumab)
- 렌바티닙(lenvatinib)
- 라무시루맙(ramucirumab)
- 수니티닙(sunitinib)
- 소라페닙(sorafenib)
- 파조파닙(pazopanib)

서론 Introduction

VEGF 억제제에는 혈관내피성장인자(VEGF) 수용체의 tyrosine kinase에도 작용을 나타낸다. VEGF 수용체의 tyrosine kinase 억제는 암의 진행 감소와 종양 성장을 감소시킨다.

약물의 치료 작용 Pharmacotherapeutics

1. Bevacizumab은 전이성 대장암과 교모세포종 치료에 사용된다.
2. Lenvatinib은 전이성 또는 진행성 갑상선악성종양 치료에 사용된다. 또한 간세포암종이나 신장세포암종 치료에 사용될 수 있다.
3. Sunitinib은 위장관간질종양, 췌장신경내분비종양 및 신장세포암종 치료에 사용된다.

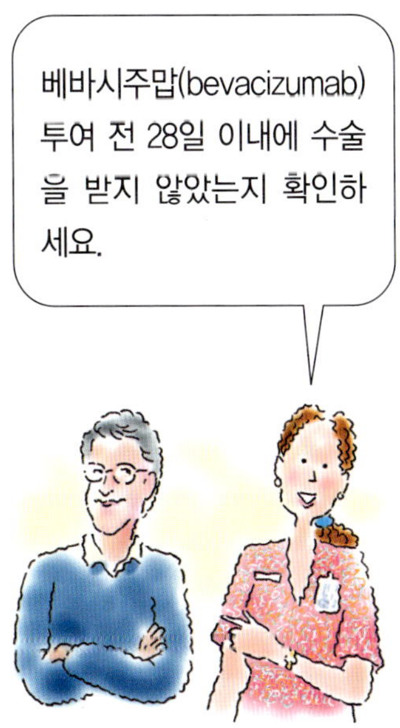
베바시주맙(bevacizumab) 투여 전 28일 이내에 수술을 받지 않았는지 확인하세요.

약물의 상호작용과 부작용 Drug interaction & side effects

1. 심전도의 QT 간격 연장이 발생할 수 있다. QT 간격을 연장하는 다른 약물을 사용할 때 주의해야 한다. Bevacizumab, sunitinib, sorafenib을 동시에 사용하면 안 된다.
2. 부작용 정도에 따라 약물 용량을 조절하거나 투약을 중단할 필요가 있다. 상처 치유의 지연 및 혈전 등이 발생할 수 있다. 또한 위장관 천공이 발생할 수 있다.

- Bevacizumab의 부작용은 다음과 같다: 출혈, 고혈압, 단백뇨.
- Lenvatinib의 부작용은 다음과 같다: 고혈압, 복통, 오심, 구토, 설사, 구내염, 관절통.

프로테아좀 억제제 Proteasome inhibitors

암세포는 세포 생존과 증식을 촉진하거나 세포사멸사를 억제하는 단백질을 생산한다. Proteasome 억제제는 이 경로를 차단하여 매우 훌륭한 치료 효과를 나타낸다. Proteasome 경로를 발견함으로써 다발성 골수종 치료 결과를 크게 개선시켰다.

- 보르테조밉(bortezomib)
- 카르필조밉(carfilzomib)
- 익사조밉(ixazomib)

서론 Introduction

Proteasome 억제제는 세포주기 기능에 필수적 역할을 담당하고 종양의 성장을 촉진하는 proteasome을 억제한다. Proteasome 억제제에 의한 단백질 분해는 정상적인 항상성 기전을 방해하여 세포 사멸을 야기한다.

약물의 치료 작용 Pharmacotherapeutics

1. Bortezomib은 CYP3A4의 억제제 또는 유도제와 함께 사용하면 독성을 유발하거나 약물의 효능을 감소시킨다. CYP3A4의 억제제로는 amiodarone, cimetidine, erythromycin, diltiazem, disulfiram, fluoxetine, 자몽주스, verapamil, zafirlukast, zileuton이 해당된다. CYP3A4의 유도제로는 amiodarone, carbamazepine, nevirapine, phenobarbital, phenytoin, rifampin이 포함된다.
2. 당뇨병이 있는 경우, bortezomib은 경구 혈당강하제와 함께 투약하면 저혈당증이나 고혈당증을 유발할 수 있다.
3. Ixazomib는 estrogen과 progestins의 혈청 농도를 감소시킬 수 있다. 약물을 투여받는 동안 비호르몬성 피임법을 사용해야 한다.
4. Carfilzomib은 estrogen과 progestines의 혈전형성 작용을 증가시킬 수 있다. 비호르몬성 피임법으로 대체하는 것을 고려해야 한다.
5. Bortezomib의 가장 흔한 부작용은 피로, 권태, 허약과 같은 무력증, 오심, 설사, 식욕부진, 변비, 고열, 구토가 포함된다. 다른 부작용은 다음과 같다.
   - 말초 신경병증(보통 가역적), 두통, 저혈압, 간 독성, 혈소판 감소증, 신장 독성
   - 심장 독성(서맥, 심실성빈맥, 심방세동, 심방조동과 같은 부정맥; 심부전; 심근허혈과 심근경색증; 폐부종; 심장막삼출)
6. 부작용의 정도에 따라 약물 용량을 줄이거나 약물 투여를 중단할 수 있다.

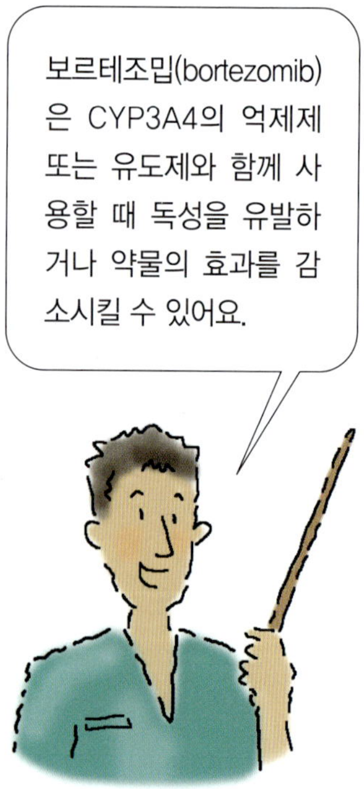

내분비 및 호르몬 조절 약물
Endocrine and hormone modulators

내분비 및 호르몬 조절 약물은 악성 종양의 성장을 변화시키기 위해 처방된다. 호르몬 치료 및 호르몬 조절제는 전립선, 유방, 자궁내막의 암과 같은 호르몬 의존성 종양에 효과적이다. 림프종과 백혈병은 주로 림프구에 영향을 미칠 가능성 때문에 corticosteroids를 포함하는 약물이 사용된다.

항에스트로겐 Antiestrogens

항에스트로겐(antiestrogens)은 에스트로겐 수용체에 결합하여 에스트로겐 작용을 차단한다.

비스테로이드 에스트로겐 작용-길항제

- 타목시펜 시트르산염(tamoxifen citrate)
- 토레미펜 시트르산염(toremifene citrate)

에스트로겐 길항제

- 풀베스트란트(fulvestrant)

서론 Introduction

1. Tamoxifen은 경구 투여 후 흡수가 잘 되며 간에서 광범위한 대사를 거친 후 대변으로 배설된다.
2. Fulvestrant를 근육주사하면 7~9일 내에 혈중 농도가 최고치에 도달하며, 반감기는 40일이다.
3. Toremifene은 흡수가 잘 되며 음식의 영향을 받지 않는다.
4. 정확한 작용기전은 알려져 있지 않지만 에스트로겐 길항제로 작용하는 것으로 알려져 있다. 에스트로겐 수용체는 유방암 대상자 중 폐경 이전 대상자의 약 1/2 과 폐경기 대상자의 약 3/4의 암세포에서 발견되는데, 이는 에스트로겐에 반응하여 종양 성장을 촉진한다.
5. Tamoxifen, toremifene, fulvestrant는 에스트로겐 수용체에 결합하여 유방 조직에서 에스트로겐에 의해 매개되는 종양 성장을 억제한다. Tamoxifen은 뼈와 같은 다른 조직에서도 에스트로겐 길항제로 작용할 수 있다. 궁극적으로는 DNA 합성 및 세포 성장을 억제한다.

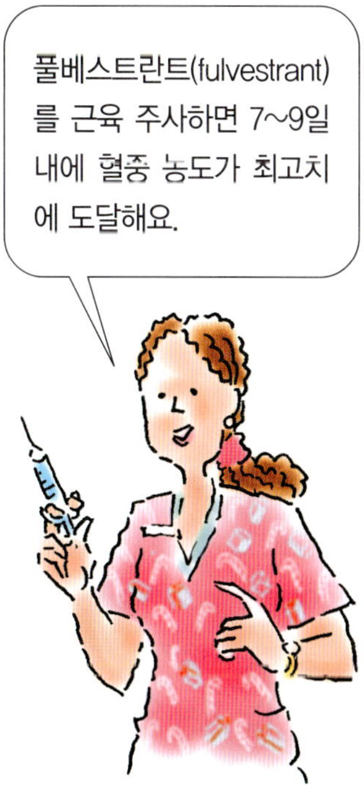

약물의 치료 작용 Pharmacotherapeutics

1. 에스트로겐 수용체 양성 암의 고위험군 혹은 폐경전 여성 대상자에게 단독으로 항에스트로겐 약물인 tamoxifen citrate를 사용한다.

2. Tamoxifen은 에스트로겐 수용체 양성 종양의 폐경기 여성의 유방암 치료에도 사용된다. 폐경기 여성의 종양은 폐경전 여성의 종양보다 tamoxifen에 더 반응을 잘 한다. Tamoxifen은 건강한 여성 중에서도 유방암 발병 위험이 높은 경우 유방암 발병률을 낮추는 데 사용될 수 있다[타목시펜(Tamoxifen)은 누구에게 이로운가? 참조].
3. Toremifene은 폐경기 여성에서 에스트로겐 수용체 양성 종양을 가진 전이성 유방암을 치료하는 데 사용된다. Fulvestrant는 tamoxifen 치료 후에도 진행되는 폐경기 여성의 에스트로겐 수용체 양성 전이성 유방암 치료에 사용된다.

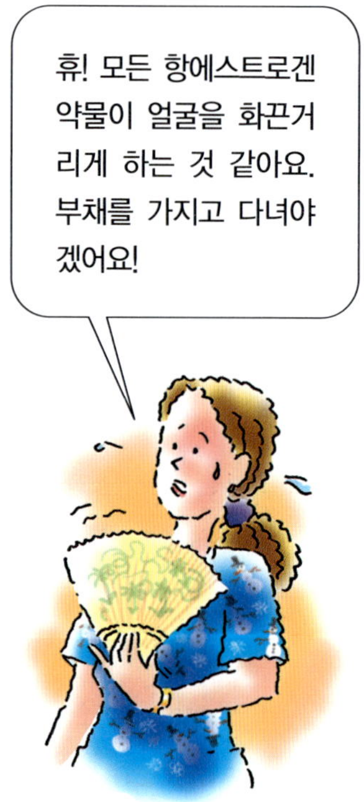
휴! 모든 항에스트로겐
약물이 얼굴을 화끈거
리게 하는 것 같아요.
부채를 가지고 다녀야
겠어요!

약물의 상호작용과 부작용 Drug interaction & side effects

1. Fuvestrant의 약물 상호작용은 알려진 바가 없다.
2. Tamoxifen과 toremifene은 warfarin sodium의 효과를 증가시켜 프로트로빈 시간(PT)을 연장시키고 출혈 위험성을 증가시킨다.
3. Tamoxifen은 에스트로겐 합성효소 억제제와 함께 사용하면 안 된다.
4. Bromocriptine은 tamoxfen의 효과를 증가시킨다.
5. QT 간격 연장: 동시에 사용하는 약물이 이 위험을 가지고 있다면 주의해야 한다.
6. Tamoxifen의 부작용은 열성 홍조, 오심과 구토, 설사, 수분 정체, 백혈구 감소증 혹은 혈소판 감소증 등을 유발할 수 있다.
7. Toremifene의 부작용은 열성 홍조, 발한, 오심과 구토, 질분비 혹은 질출혈, 부종 등을 유발할 수 있다.
8. Fulvestrant의 부작용은 열성 홍조, 오심과 구토, 설사 혹은 변비, 복통, 두통, 등통증, 인두염 등을 유발할 수 있다.

타목시펜(Tamoxifen)은 누구에게 이로운가?

현재 tamoxifen 사용에 대한 적응증은 1998년 National Cancer Institute에서 실시한 'Breast Cancer Preven -tion Tial(BCPT)'의 연구결과에 근거를 두고 있다. 이 연구결과에 따르면 tamoxifen은 건강하지만 유방암 고위험군인 여성의 유방암 발병률을 절반 정도로 감소시키는 것으로 나타났다. 그러나 tamoxifen의 심각한 부작용으로 잠재적으로 치명적인 혈전과 자궁암 유발문제가 있다. 이러한 위험이 건강한 여성들에게 어떤 영향을 미치는지에 대해서는 아직 의문이다.

국립암연구소의 보고서

이러한 의문에 대해 답하기 위해서 National Cancer Institute는 1999년 11월에 연구보고서를 발표했다. 이 보고서에 따르면 60세 이상의 대부분의 여성은 tamoxifen으로 인한 이득보다 해가 더 큰 것으로 결론내렸다. 60세 미만 여성은 자궁절제를 하지 않은 경우 자궁암 발생가능성이 있으므로 tamoxifen 복용은 해가 될 수 있다.

다음의 결과는

이 보고서는 자궁절제술을 받지 않은 60세 이상의 대부분의 여성과 60세 이상의 흑인 여성에게는 tamoxifen의 위험이 이익보다 더 크다고 결론내렸다. 그러나 자궁절제술을 한 노인 여성은 5년 이후 유방암 발병률이 3.5% 정도로 이익이 위험보다 더 클 수 있다.

최근 NSABP 보고서

2000년 미국임상암학회에서 발표한 논문에서는 National Surgical Adjuvant Breast and Bowel Project(NSANP)의 유방암 치료를 위한 tamoxifen 보조요법에 대한 9건의 연구 데이터를 분석했다. 분석 결과에서 tamoxifen은 대측성 유방암(한쪽 유방 치료 이후 건강했던 다른 유방에서 유방암이 발생)의 발병률을 감소시키는 것에 있어 백인 여성과 마찬가지로 흑인 여성에서도 효과적으로 나타났다.

더 밝혀진 내용

Tamoxifen과 raloxifene에 대한 연구(STAR)는 유방암 예방에 대해 raloxifene이 Tamoxifen보다 더 효과적이고 부작용도 적은지를 결정하기 위해 수행되는 임상 시험이다. 1999년에 시작되어 2004년까지 임상시험하여 2006년에 첫 번째 결과를 발표했다. 이 결과에 따르면 raloxifene은 tamoxifen과 동등하게 유방암 발생 위험을 줄이는데 효과적이었으며 tamoxifen을 복용한 여성보다 자궁암 발생률 및 혈전 발생률이 낮았다. 이 연구에 대한 자세한 내용은 http://www.cancer.gov/types/breast/research/star-trial-results-qa에서 확인할 수 있다. 또한 2007년 BCPT의 추적연구에 따르면 혈전이나 자궁내막암과 같은 심각한 부작용 위험이 감소되었으며 약물 중단 후에도 긍정적인 효과가 지속되는 것으로 나타났다.

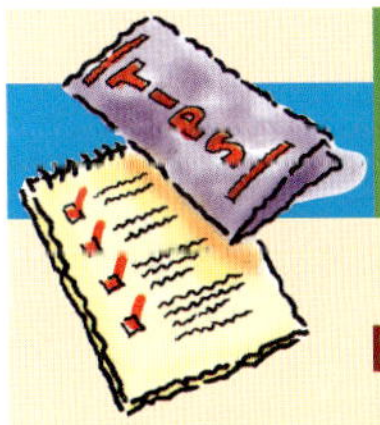

환자 교육

타목시펜(Tamoxifen)

Tamoxifen이 처방되면 환자와 보호자에게 다음 사항을 교육한다.

- 흉통, 호흡곤란, 빠른 호흡, 발한, 실신과 같은 폐색전증의 증상 및 징후 발생 시 보고한다.
- 두통, 시력변화, 착란, 말하거나 걷는데 어려움, 얼굴, 팔, 다리의 허약감 특히 신체의 한 부분의 허약감과 같은 뇌졸중의 증상 및 징후이 발생하면 즉시 알린다.
- 근골격 부작용을 예방하기 위해 규칙적인 운동과 스트레칭을 한다.
- 자궁암이 발생할 위험이 있으므로 정기적으로 부인과 긴진을 받는다.
- 유방암 발생을 줄이기 위해 약물을 복용하는 사람에게는 유방 자가검진 교육을 하고 이를 의료진과 검토한다.
- 병원에서 유방 검진 시행, 매년 유방촬영술(mam -mograms), 부인과 검진을 시행한다.
- 폐경 전이라면 단기 치료로 배란이 되므로 피임(피임약이 아닌)을 시행한다.
- 가임기여성은 치료기간 동안 임신하지 않도록 의료진과 상담한다.
- 질크림을 비롯한 에스트로겐 함유한 제제를 복용하지 않는다.

항안드로겐 Antiandrogens

항안드로겐(antiandrogens)은 진행성 전립선암 치료에 생식샘자극호르몬분비호르몬 유사체와 함께 보조 치료제로 사용되는 약물로 다음과 같다.

- 아비라테론(abiraterone)
- 비칼루타마이드(bicalutamide)
- 엔잘루타마이드(enzalutamide)
- 플루타마이드(flutamide)
- 닐루타마이드(nilutamide)

서론 Introduction

Androgen 흡수를 방해하거나 표적 조직의 세포핵에서 androgen과의 결합을 저해함으로써 antiandrogen 작용을 나타낸다.

약물의 치료 작용 Pharmacotherapeutics

Antiandroges은 전이성 전립선암 치료에 leuprolide acetate와 같은 생식샘자극호르몬분비호르몬 유사체와 함께 사용된다.

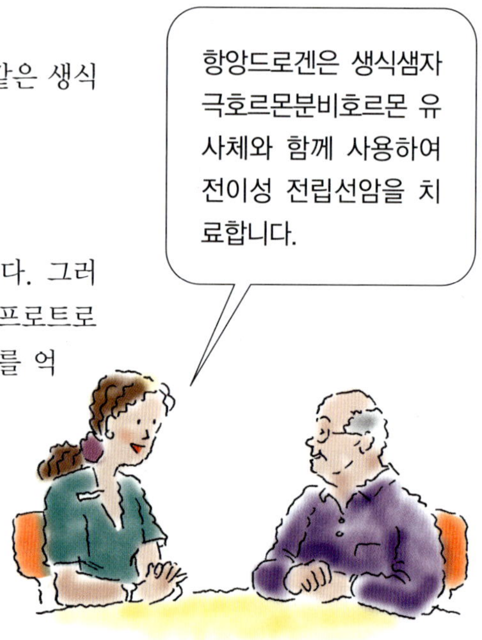
항앙드로겐은 생식샘자극호르몬분비호르몬 유사체와 함께 사용하여 전이성 전립선암을 치료합니다.

약물의 상호작용과 부작용 Drug interaction & side effects

1. Antiandroges은 다른 약물과 특별한 상호 작용은 하지 않는다. 그러나 flutamide와 bicalutamide는 warfarin을 복용하는 사람의 프로트로빈시간(PT)에 영향을 줄 수 있다. Bicalutamide는 CYP3A4를 억제하기 때문에 많은 상호 작용이 발생할 수 있다.
2. Antiandroges을 생식샘자극호르몬분비호르몬 유사체와 함께 사용할 때 가장 흔한 부작용은 열성 홍조, 성욕감퇴, 발기부전, 청녹색 혹는 오렌지색 소변(flutamide), 설사, 오심과 구토, 유방비대 등이 있다.

생식샘자극호르몬분비호르몬 유사체 Gonadotropin-releasing hormone analogues

생식샘자극호르몬분비호르몬 유사체는 전립선암의 치료에 사용되며 다음의 약물이 포함된다.

- 초산 고세렐린(goserelin acetate)
- 초산 류프롤리드(leuprolide acetate)
- 트립토렐린 파모산염(triptorelin pamoate)

서론 Introduction

1. 처음에 leuprolide는 남성의 뇌하수체에 작용하여 황체호르몬(LH) 분비를 증가시켜서 테스토스테론 생산을 자극한다. Goserelin은 테스토스테론 또는 에스트라디올의 농도를 감소시킨다.
2. 약물 투여 후 5~12일에 테스토스테론의 농도가 최고치에 도달한다. Triptorelin은 생식샘자극호르몬 분비를 강력하게 억제한다. 첫 번째 투여 후 황체호르몬(LH), 난포자극호르몬, 테스토스테론 및 에스트라디올의 농도가 일시적으로 급증한다. 이들 호르몬이 지속적으로 감소되려면 2~4주가 소요된다.
3. 장기간 지속적으로 투여하면 LH 및 FSH 분비는 점차적으로 감소하며 고환의 스테로이드 생성이 감소한다. 남성의 경우, 수술적 거세를 한 남성에서 나타나는 전형적인 수준으로 테스토스테론이 감소된다. 결과적으로 이러한 호르몬에 의존하는 조직 및 기능이 억제된다.
4. 장기 투여로 goserelin과 leuprolide가 뇌하수체에서 LH 분비를 억제하고 이에 따라 고환에서의 테스토스테론 분비가 억제된다. 전립선 종양 세포는 테스토스테론의 자극을 받기 때문에 테스토스테론 수치가 감소되면 종양 성장이 억제된다.

약물의 치료 작용 Pharmacotherapeutics

Goserelin, leuprolide, triptorelin은 전이성 전립선암의 완하 치료에 사용된다. 수술적 거세로 인한 심리적인 부작용없이 테스토스테론 수치를 감소시킬 수 있다. 또한 폐경 전 유방암 대상자의 난소 억제를 위해 경구용 antiestrogens과 함께 보조요법으로 사용될 수 있다.

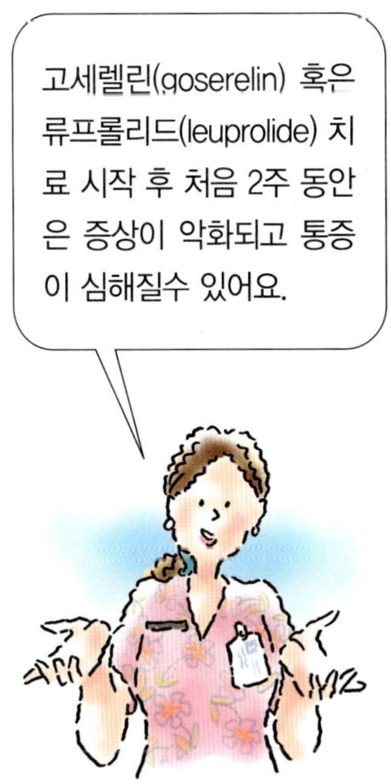

약물의 상호작용과 부작용 Drug interaction & side effects

1. 직접적인 약물 상호작용은 확인된 바가 없으나 QT 간격을 연장시킬 위험이 있으므로 QT 간격을 연장시킬 수 있는 다른 약물과 주의해서 사용해야 한다.
2. Goserelin, leuprolide, triptorelin의 일반적인 부작용으로 열성홍조, 발기 부전, 성욕 감퇴가 있다. 다른 부작용으로 말초부종, 오심과 구토, 변비, 주사부위의 국소반응 등이 유발될 수 있다.
3. Goserelin 혹은 leuprolide 치료 시작 후 처음 2주 동안은 질병의 증상이 악화되고 통증이 심해질수 있다. 척추뼈전이가 있는 경우, 발적은 치명적일 수 있다. 안드로겐억제요법(Andrgen deprivation therapy, ADT)은 심혈관 질환 및 고혈당증의 위험을 증가시킬 수 있다.

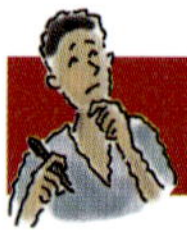

퀴즈

1. 다음 부작용 중에서 투여량을 제한해야 하는 치명적인 증상을 고르시오.

A. 탈모
B. 구내염
C. 중성구 감소증
D. 피부 발진

정답 C. 구내염과 피부 발진은 투여량을 제한할 수 있고 감염의 위험이 있지만, 중성구 감소증은 유일하게 생명을 위협하는 부작용이다. 환자의 감염 여부를 모니터링해야 한다. 탈모는 주로 정서적으로 어려울 수 있지만 미용적인 측면의 부작용이다.

2. 다음 약물 중 마비성 장폐색의 병력을 가진 대상자에게 투여 후 면밀하게 모니터링해야 하는 것을 고르시오.

A. 이리노테칸(irinotecan)
B. 파클리탁셀(paclitaxel)
C. 독소루비신(doxorubicin)
D. 빈크리스틴(vincristine)

정답 D. Vincaristine은 변비와 마비성 장폐색의 부작용이 있다. Irinotecan은 중증의 설사를 유발할 수 있으며, paclitaxel과 doxorubicin은 심하지 않지만 설사 또는 변비를 유발할 수 있다.

3. 리툭시맙(rituximab) 투여 전 취해야 할 조치를 고르시오.

A. 혈당 모니터링
B. 심전도 검사
C. 피부 관련 처방 확인
D. 항히스타민 및 코르티코스테로이드(corticosteroids) 약물 선행 투여

정답 D. 과민성 주입 반응이 발생할 수 있다. 선행 투여는 과민반응의 발생 빈도를 감소시킬 수 있다. Rituximab은 혈당 수치를 높이지 않으며 심장 리듬 변화나 발진 같은 부작용이 야기될 것으로는 예상되지 않는다.

17장

수분과 전해질 균형을 위한 약물

Drugs for fluid and electrolyte balance

약물과 항상성 Drugs and homeostasis

정상적인 수분과 전해질 균형을 유지하는 항상성 기전은 질병에 의해 쉽게 깨질 수 있다. 또한 식욕부진, 약물복용, 구토, 수술과 진단 검사 등의 상황도 이 민감한 균형을 변화시킬 수 있다. 다행히도, 몇몇 약물은 이와 같은 불균형을 교정하여 신체의 항상성(체액 조성과 양의 안정성)을 회복하는 데 도움을 줄 수 있다.

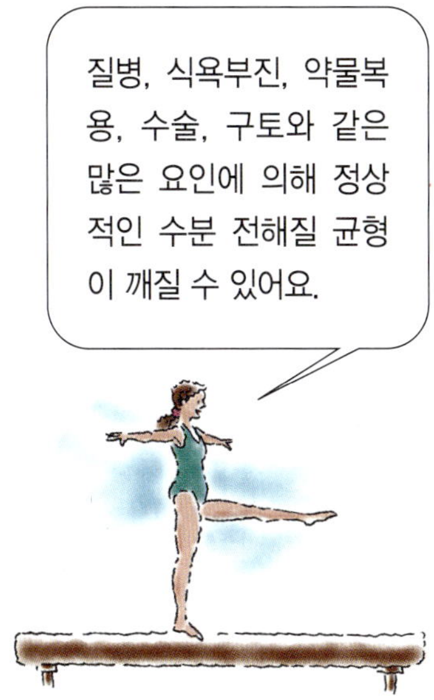
질병, 식욕부진, 약물복용, 수술, 구토와 같은 많은 요인에 의해 정상적인 수분 전해질 균형이 깨질 수 있어요.

전해질 보충 약물 Electrolyte replacement drugs

전해질은 물에 녹았을 때 전하를 띠는 화합물 혹은 원소이다. 전해질 보충 약물은 고갈 혹은 부족한 전해질 수준을 높여 체액과 전해질 항상성을 유지하는 데 도움을 주는 무기(inorganic) 혹은 유기염(organic salts)이다.

칼륨 Potassium

칼륨(potassium)은 세포내액의 주요 양전하 이온이다. 신체는 칼륨을 저장할 수 없기 때문에 매일 적정량을 섭취해야 한다. 이것이 불가능한 경우 다음과 같은 칼륨 대체제를 경구 혹은 정맥을 통해 주입하여 칼륨을 보충할 수 있다: 초산칼륨(potassium acetate), 염화칼륨(potassium chloride), 글루콘산 칼륨(potassium gluconate), 구연산 칼륨(potassium citrate), 중탄산 칼륨(potassium bicarbonate), 인산 칼륨(potassium phosphate).

서론 Introduction

1. 경구 칼륨은 소화관에서 쉽게 흡수된다. 세포외액으로 흡수된 후 대부분의 칼륨은 세포내액으로 이동

한다. 거기서 adenosine triphosphatase 효소는 나트륨을 세포 밖으로 보내고 칼륨을 교환하는 펌프 작용을 통해 칼륨의 농도를 유지한다. 신장을 통해 정상 혈청 칼륨 수준을 유지하며, 과다한 칼륨 대부분은 소변으로 배출한다. 나머지는 대변과 땀으로 배출된다. 장내 칼륨의 대부분은 재흡수된다.

2. 칼륨은 감소한 칼륨 수준을 다시 보충하고 균형을 회복하기 위해 빠르게 세포내액으로 이동한다. 이것은 세포막전위와 흥분성을 결정하는 중요한 요소이다.
3. 칼륨은 모든 신경과 근육 세포가 적절한 기능의 수행과 신경 전달에 필수적이다. 또한 조직 성장과 회복, 산-염기 평형을 유지하는 데에도 필수적이다.

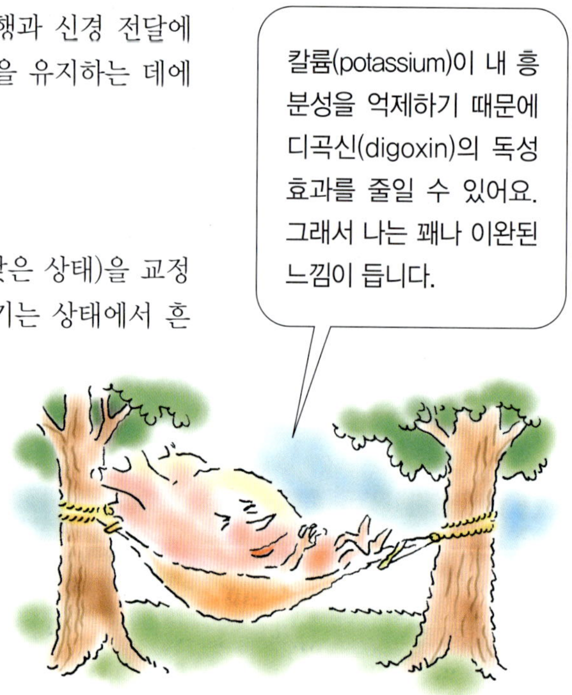
칼륨(potassium)이 내 흥분성을 억제하기 때문에 디곡신(digoxin)의 독성 효과를 줄일 수 있어요. 그래서 나는 꽤나 이완된 느낌이 듭니다.

약물의 치료 작용 Pharmacotherapeutics

1. 칼륨 보충요법은 저칼륨혈증(혈액 내 칼륨 수준이 낮은 상태)을 교정한다. 저칼륨혈증은 칼륨 배출 혹은 감소를 증가시키는 상태에서 흔히 나타난다.
   - 구토, 설사, 또는 코위흡인
   - 배뇨 과다
   - 신장 질환
   - 낭성섬유증
   - 인슐린 과다분비
   - 화상
   - 과도한 항이뇨호르몬 수준
   - 칼륨 고갈성 이뇨제 복용
   - 베타 아드레날린 작용약(albuterol, terbutaline 및 dobutamine)
   - 설사제 남용
   - 항정신병약(risperidone)
   - 교감신경작용약물(일반의약품으로 pseudoephedrine 함유한 코감기약 및 ephedrine 함유한 다이어트 약물)
   - 알칼리증
   - 저체온증
   - 기아, 신경성식욕부진, 알코올 중독, 진흙 섭취로 인한 칼륨 섭취 부족
   - Glucocorticoid, 정맥주입용 amphotericin B, vitamin B_{12}, 엽산, 과립구대식구집락자극인자, 칼륨이 불충분하게 포함된 정맥주사용 용액의 투여
2. 칼륨은 digoxin의 독성을 줄일 수 있다. 칼륨은 심장의 흥분성을 저

해하기 때문에 정상적인 칼륨 농도에서는 digoxin의 작용을 조절하여 독성을 줄인다.

약물의 상호작용과 부작용 Drug interaction & side effects

1. 칼륨은 칼륨보존이뇨제(예: amiloride, spironolactone, triamterene) 혹은 안지오텐신 전환효소(ACE) 억제제(예: captopril, enalapril, lisinopril)를 복용 중인 환자들에게는 고칼륨혈증이 되지 않도록 주의해야 한다.
2. 칼륨에 대한 대부분의 부작용은 투여 방법과 관련이 있다. 경구용 칼륨은 때때로 오심과 구토, 복통, 설사를 유발한다. 장용정은 소장 궤양, 협착, 출혈, 장 폐쇄 등을 일으킬 수 있다. 정맥주입용은 주사 부위 통증, 정맥염을 유발할 수 있고, 주입 속도가 너무 빠르면 심정지를 일으킬 수 있다. 칼륨을 정맥 내로 주입할 경우에는 절대 1시간 이내로 빠르게 주입되어서는 안 되며 IV push는 결코 사용하면 안 된다. 신장기능이 저하되었거나 소변량이 감소된 환자에게 칼륨을 투여할 때 고칼륨혈증의 위험이 증가할 수 있다.
3. 칼륨 보충요법은 과잉교정과 고칼륨혈증을 유발할 수 있다. 이것을 예방하기 위해 고칼륨혈증의 증상과 징후를 주의 깊게 관찰해야 한다: 복부경련, 착란, 설사, 심전도 변화(tall, tented T wave), 저혈압, 불규칙한 맥박, 흥분성, 근무력, 오심, 감각이상 등.

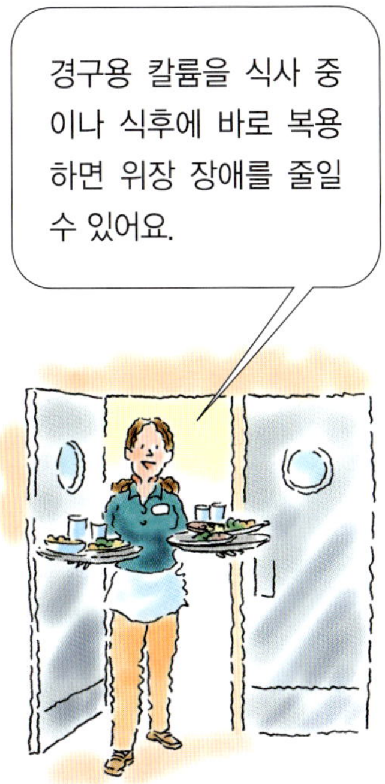
경구용 칼륨을 식사 중이나 식후에 바로 복용하면 위장 장애를 줄일 수 있어요.

환자 교육

칼륨요법(Potassium therapy)

칼륨 보충요법을 하는 경우 대상자와 보호자에게 다음의 사항을 교육한다.

- 경구 칼륨은 소화기계 장애를 최소화하기 위해 식사와 함께 혹은 식사 후에 복용한다.
- 분말 및 정제 형태의 약물은 최소 120 mL의 물이나 과일 주스에 넣어 5~10분 동안 천천히 용액을 저어서 완전히 녹인다. 또한 캡슐이나 알약을 복용할 때에도 충분한 물과 함께 복용한다.
- 서방정은 특별한 코팅이 손상되지 않도록 부수거나 씹지 않도록 주의한다. 대변에 wax matrix의 잔여물이 남아 있더라도 약물은 흡수되었다는 것을 이해하도록 한다.
- 칼륨 수준을 측정하기 위해 정기적인 혈액 검사를 시행한다.
- 소화기계 장애나 설사, 근무력, 착란 등의 고칼륨혈증의 증상을 경험한다면, 의료진에게 알린다.

칼슘 Calcium

칼슘(calcium)은 세포외액에 있는 주요 양이온이다. 신체 내 거의 모든 (99%) 칼슘은 뼈에 저장되어 있다. 식이를 통해 대사 요구량만큼 충분히 섭취되지 않으면 뼈에 저장된 칼슘은 감소한다.

1. 칼슘은 세포 외부에서 3가지 형태로 존재한다. 혈장 단백질(주로 알부민)과 결합한 형태; 인산염, 구연산염, 또는 황산염과 같은 물질과 복합체를 형성한 형태; 그리고 이온화 형태이다. 이온화된 칼슘의 47%는 생리학적으로 활성화되어 세포 기능에 관여한다.
2. 만성적으로 칼슘 섭취가 부족하면 뼈의 광물제거(demineralization)을 유발한다. 칼슘은 주로 탄산칼슘(calcium carbonate) 및 구연산 칼슘(calcium citrate) 같은 칼슘염(calcium salt) 타입으로 경구 혹은 정맥주입으로 보충된다: 초산칼슘(calcium acetate), 염화칼슘(calcium chloride), 칼슘 글루비오네이트(calcium glubionate), 글루콘산 칼슘(calcium gluconate), 젖산 칼슘(calcium lactate).

서론 Introduction

1. 경구용 칼슘은 십이지장과 근위부공장에서 빠르게 흡수된다. pH 5~7, 부갑상선 호르몬, calcitriol, vitamin D는 칼슘의 흡수를 도와준다.
2. 칼슘은 fiber, phytates, oxalates, fatty acid 등과 결합하여 calcium salts가 되고, 이것이 비용해성 비누(insoluble soap)를 형성한다. 칼슘은 주로 뼈에 분포한다. Calcium salts는 주로 대변으로 배설되고 나머지는 소변으로 배출된다.
3. 칼슘 수준과 균형을 회복하고 유지하기 위해 칼슘은 세포외액으로 신속하게 이동한다. 칼슘은 몇 가지 중요한 기능을 한다.
   - 세포 외 이온화된 칼슘은 정상적인 신경과 근육 활동에 중요한 역할을 한다.
   - 칼슘은 심장, 신장, 폐가 정상적으로 기능하는 데 필수적이며, 세포막과 모세혈관 투과성 및 혈액 응고율에도 영향을 준다.
   - 칼슘은 신경전달물질과 호르몬 활동, 아미노산 대사, vitamine B_{12} 흡수, 가스트린 분비에 관여한다.
   - 칼슘은 정상적인 뼈와 치아 형성에 중요한 역할을 한다(칼슘의 균형 참조).

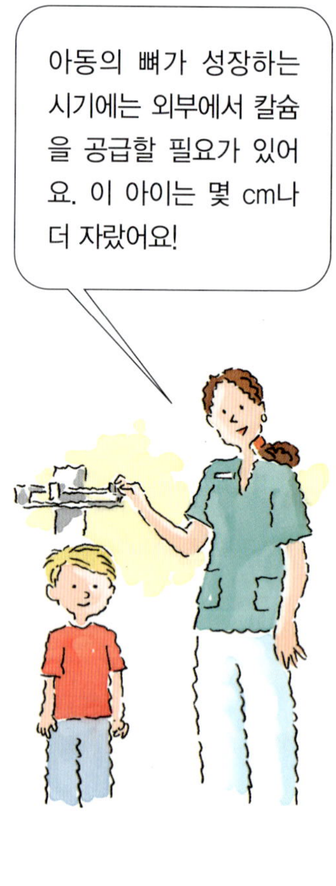
아동의 뼈가 성장하는 시기에는 외부에서 칼슘을 공급할 필요가 있어요. 이 아이는 몇 cm나 더 자랐어요!

약물의 치료 작용 Pharmacotherapeutics

1. 칼슘은 마그네슘 중독을 치료하는 데 도움이 된다. 또한 소생술 중에 epinephrine에 잘 반응하지 않거나 제세동 후 심근 조직을 강화하는

데 도움이 된다. 아동기와 청소년기의 뼈 성장 기간과 마찬가지로 임신과 모유 수유 시에도 칼슘 요구량이 증가한다.

2. 정맥주사 칼슘의 주요 적응증은 급성 저칼슘혈증으로, 혈중 칼슘 수준을 신속하게 높여야 하는 상황이다. 급성 저칼슘 혈증은 tetany, 심정지, vitamin D 결핍, 부갑상선 수술, 알칼리증에서 발생할 수 있다. 또한 정맥주사 칼슘은 수혈하는 동안, 저칼슘 반응을 예방하기 위해서 사용된다.
3. 경구용 칼슘은 주로 칼슘이 부족한 식이를 보충하고 골다공증을 예방하는 데에 사용된다. 만성 만성 부갑상선저하증(PTH 결핍), 골연화증, 장기간의 glucocorticoid 요법, vitamin D 결핍과 같은 만성 저칼슘혈증에도 경구용 칼슘이 사용된다.

약물 작용

칼슘의 균형

세포외액의 칼슘 수준은 세포외액으로 유입되거나 유출되는 칼슘 이온의 여러 관련 과정에 의해 일정하게 유지된다. 칼슘은 뼈로부터의 칼슘 이온이 유리되고, 식이로부터 섭취한 칼슘이 소화기관에서 흡수되면서, 그리고 신장으로부터의 칼슘이 재흡수되면서 세포외액으로 유입된다. 칼슘은 대변과 소변으로 배설되거나 뼈 조직에 축적되면서 세포외액에서의 농도가 낮아진다. 다음 그림은 칼슘이 신체에서 어떻게 이동하는지를 보여준다.

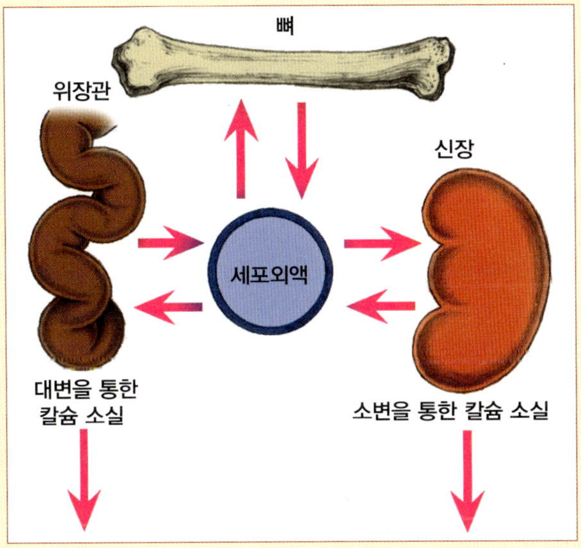

약물의 상호작용과 부작용 Drug interaction & side effects

1. Digoxin과 함께 투약하면 심장 부정맥을 유발할 수 있다.
2. 칼슘 보충제는 칼슘 통로 차단제의 반응을 감소시킬 수 있다.
3. 칼슘 보충제는 tetracycline을 비활성화할 수 있다.
4. 칼슘 보충제는 조직으로 가는 atenolol의 양을 감소시켜 약물의 효과를 줄일 수 있다.
5. 정맥용 칼슘과 certriaxone을 함께 투여할 때, 침전이 생길 수 있으므로 동시에 주입해서는 안 된다. 신생아에게서 폐와 신장에 치명적인 손상을 유발할 수 있으므로 두 의약품을 동시에 주입해서는 안 된다.
6. 비경구영양을 하고 있을 때 칼슘은 용액 내의 인(phosphorus)과 반응하여 불용성 인산칼슘 과립을 형성하고, 이것이 폐 동맥으로 이동하여 색전을 유발하여 사망에 이르게 할 수 있다.
7. 칼슘 제제를 투여할 때는 칼슘 농도를 면밀히 관찰하지 않으면 고칼슘혈증을 유발할 수 있다. 초기 증상으로 졸음, 무기력, 근무력감, 두통, 변비, 입안에서 금속맛을 느끼는 것 등이 있다. 혈중 칼슘 농도가 높아지면 QT interval 단축과 심차단(heart block)의 심전도 변화가 일어날 수 있다. 심각한 고칼슘혈증은 심장 부정맥, 심정지, 혼수를 유발할 수 있다.
8. 칼슘을 정맥으로 주입할 때 정맥자극을 유발할 수 있다. 피하 또는 근육으로 주입 시 화상, 괴사, 조직 붕괴(tissue sloughing) 등의 심각한 국소 반응을 일으킬 수 있다. 따라서 칼슘은 경구와 정맥으로만 투여된다. 심각한 괴사와 피부 조직 붕괴 반응을 피부석회증(calcinosis cutis)이라고 한다.

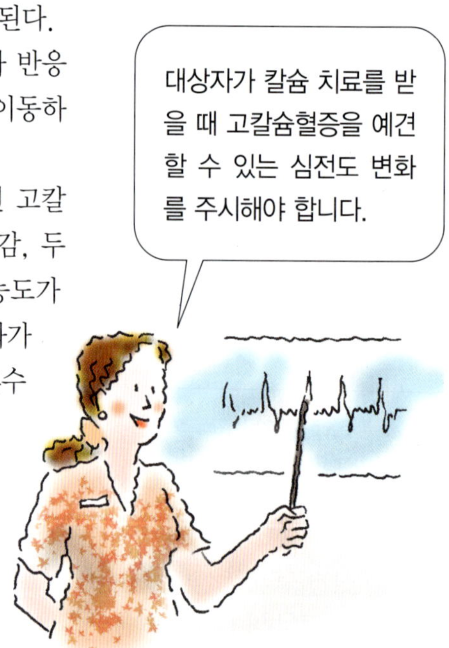
대상자가 칼슘 치료를 받을 때 고칼슘혈증을 예견할 수 있는 심전도 변화를 주시해야 합니다.

환자 교육

경구용 칼슘

경구용 칼슘제제가 처방되면 대상자와 보호자에게 아래의 사항을 교육한다.

- 시금치, 대황, 쌀겨, 전곡 시리얼, 빵, 신선한 과일과 채소 등은 칼슘의 흡수를 방해하는 음식이다. 식후 1~2시간 후에 칼슘을 복용한다.
- 칼슘 흡수를 증진하기 위해 vitamin D가 함유된 음식을 섭취한다.
- 칼슘 농도 확인을 위한 혈액 검사를 미루지 않는다.
- 오심, 구토, 변비, 근무력감, 무기력, 피로 등과 같은 고칼슘혈증의 증상이 나타나면 의료진에게 알린다.

마그네슘 Magnesium

마그네슘(magnesium)은 세포내액에서 칼륨 다음으로 풍부한 양이온이다. 신경 자극을 근육에 전달하고 탄수화물과 단백질 대사에 필요한 효소를 활성화하는 데 필수적이다. 마그네슘의 65%는 뼈에, 20%는 근육에 존재한다.

1. 마그네슘은 부갑상선 호르몬의 분비를 촉진함으로써 세포내액의 칼슘 농도를 조절한다.
2. 마그네슘은 세포 대사와 세포막을 통한 나트륨과 칼륨의 이동을 도와준다.
3. 마그네슘이 부족할 수 있는 요인은 다음과 같다.
   - 흡수장애
   - 만성 설사
   - 장기간 이뇨제 사용
   - 코위흡인(nasogastic suctioning)
   - 장기간 마그네슘이 포함되지 않은 비경구수액 투여
   - 장기간 양성자펌프 저해제 사용
   - 고알도스테론증
   - 부갑상선기능저하증 혹은 부갑상선항진증
   - 부신피질호르몬 과다분비
   - 급성 및 만성 알코올 섭취
   - 조절되지 않는 당뇨병
   - 약물(예: cisplatin, aminoglycosides, cyclosporine, amphotericin B) 등
4. 저마그네슘혈증은 칼슘 대사를 방해하여 저칼슘혈증을 유발한다. 저마그네슘혈증의 증상은 다음과 같다.
   - 신경근육
   - 떨림, 테타니(tetany), 발작
   - 심혈관: QRS 간극 증가, PR 간극 증가, 심방과 심실 부정맥
   - 전해질: 저칼륨혈증, 저칼슘혈증
5. 마그네슘은 일반적으로 정맥으로 주입할 때는 황산마그네슘(magnesium sulfate) 형태로, 경구로는 산화마그네슘(magnesium oxide) 형태로 투여된다. 다른 형태로는 탄산마그네슘(magnesium carbonate), 염화마그네슘(magnesium chloride), 구연산 마그네슘(magnesium citrate), 마그네슘 글루코헵토네이트(magnesium glucoheptonate), 글루콘산 마그네슘(magnesium gluconate)이 있다.

서론 Introduction

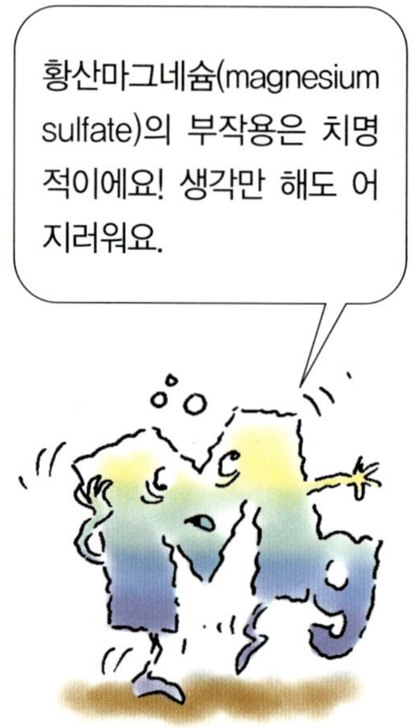
황산마그네슘(magnesium sulfate)의 부작용은 치명적이에요! 생각만 해도 어지러워요.

1. Magnesium sulfate는 신체 전신에 분포된다. 정맥주사 magnesium sulfate는 즉각적으로 작용하며, 근육주사하면 약물 주입 후 30분 이내에 작용한다. 그러나 근육주사는 통증 및 경화증을 유발할 수 있다. 따라서 근육주사 투여는 보통 사용하지 않으며 근육주사 투여 시에는 투여량을 줄인다. Magnesium sulfate는 대사되지 않고 변하지 않은 채로 소변을 통해 배설되며, 일부는 모유에도 있다.
2. Magnesium sulfate는 마그네슘 결핍을 보충하고 예방한다. 경구 투여로 수분의 삼투를 증가시켜 장 운동을 촉진한다. 또한 신경근 전달을 차단하여 경련을 조절하고 예방한다. Magnesium sulfate는 자궁과 심낭의 흥분성 막을 안정시키고 더불어 정맥주사 마그네슘은 천식 악화 시 폐 평활근을 안정시키는 데 도움이 된다.

약물의 치료 작용 Pharmacotherapeutics

정맥용 magnesium sulfate는 마그네슘 결핍증(저마그네슘혈증)에 보충하는 치료제로 선택되는 약물이다. 이것은 자간전(preeclamptic) 및 자간성(eclamptic) 발작을 치료하고 예방하는 데 널리 사용된다. 또한 심실부정맥(예: torsades de pointes), 발작, 중증 임신중독증, 소아의 급성 신장염의 치료에도 사용된다.

약물의 상호작용과 부작용 Drug interaction & side effects

1. 마그네슘을 digoxin과 함께 사용하면 heart block을 유발할 수 있다.
2. 마그네슘을 gabapentin과 함께 복용하면 중추신경계 억제를 증가시킬 수 있다.
3. 경구용 마그네슘을 경구용 항생제(quinolones 및 tetracyclines)와 함께 복용할 경우, 그 효과가 감소될 수 있으므로 따로 복용해야 한다.
4. 마그네슘을 levothyroxine과 함께 경구로 투여할 때 levothyroxine의 흡수와 혈중 농도를 감소시킬 수 있으므로 적어도 네 시간 간격으로 따로 복용한다.
5. Magnesium sulfate와 알코올, 마약성 진통제, 항불안제, barbiturates, 항우울제, 수면제, 항정신병약물, 일반 마취제와 병용하면 중추신경계를 억제하는 효과가 증가한다.
6. Magnesium sulfate를 succinylholine과 함께 사용하면 succinylholine의 신경근 차단 작용이 증가하고 지속된다.
7. 마그네슘 사용시 저혈압, 순환허탈(circulatory collapse), 홍조, 반사저하, 호흡기 마비 등의 부작용이 유발될 수 있다.
8. 마그네슘을 근육주사하면 통증 및 경화증을 유발한다.

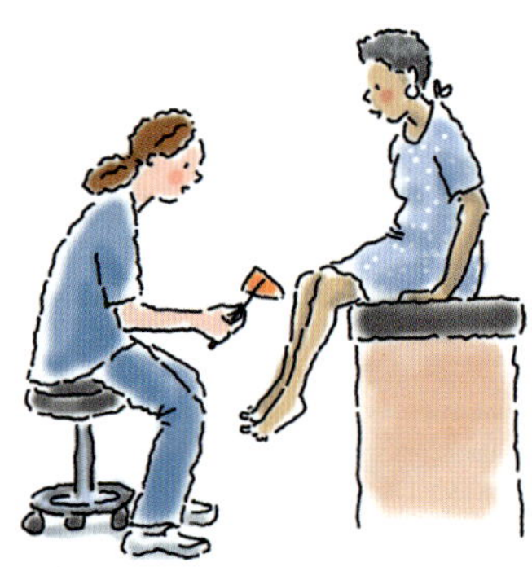

나트륨 Sodium

나트륨(sodium)은 세포외액의 주요 양이온이다.

1. 나트륨은 많은 기능을 수행한다
   - 삼투압과 세포외액의 농도, 산-염기 균형, 수분 균형을 유지한다.
   - 신경 전도와 신경근 기능에 기여한다.
   - 선 분비(glandular secretion)에 관여한다.
2. 나트륨과 수분 균형은 서로 연관되어 있으며, 혈장 나트륨 농도는 수분의 섭취와 배출에 의해 조절된다. 저나트륨혈증은 일반적으로 배출되지 못한 수분과 관련되어 있고, 고나트륨혈증은 주로 수분 손실과 연관이 있다.
3. 식욕부진, 과도한 소화액 손실, 과도한 발한과 같이 급격하게 나트륨을 고갈시키는 상황에서 나트륨의 보충이 필요하다. 이뇨제와 및 수돗물 관장 역시 나트륨 고갈을 야기할 수 있다. 또한 외상이나 상처 배액, 부신 호르몬 결핍, 간경화로 인한 복수, 항이뇨호르몬부적절분비증후군, 다른 용질이 없는 포도당 수액을 정맥으로 지속적 투입하는 상황에서도 나트륨은 고갈될 수 있다. 일반적으로 나트륨은 염화나트륨(sodium chloride) 형태로 보충된다.

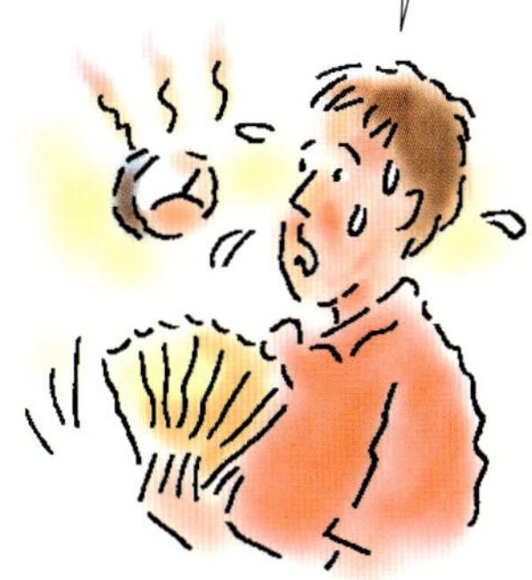
식욕부진, 과도한 소화액 손실, 과도한 발한과 같은 상황에서는 나트륨(sodium)이 부족해질 수 있어요. 이 열기에서 벗어나는 것이 좋을 것 같네요!

서론 Introduction

1. 경구 및 비경구 sodium chloride는 빠르게 흡수되어 신체 전반에 널리 분포된다. Sodium chloride는 유의미하게 대사되지 않는다. 주로 소변, 땀, 눈물 및 타액 배출된다.
2. Sodium chloride 용액은 혈장 내 나트륨 및 염소 이온의 부족을 보충한다.

약물의 치료 작용 Pharmacotherapeutics

1. Sodium chloride는 전해질 손실이나 심각한 sodium chloride 고갈로 인한 저나트륨혈증 환자의 수분과 전해질 보충을 위해 사용된다. 뇌부종이 있는 경우, 나트륨의 삼투작용이 뇌내액의 균형을 조절하고 일시적으로 두개내압을 안정화하는 데 도움이 될 수 있다. 이 경우에는 고삼투형 식염수 주사가 사용된다.
2. 심각한 나트륨 결핍증은 sodium chloride를 함유한 용액을 정맥주입하여 치료할 수 있다.

약물의 상호작용과 부작용 Drug interaction & side effects

1. Sodium chloride와 다른 약물과의 특별한 상호작용이 보고된 것은 없다.

2. 과도하게 혹은 너무 급하게 투여할 경우 폐부종, 고나트륨혈증, 칼륨 손실이 일어날 수 있다.

알칼리화 및 산성화 약물 alkalinizing and acidifying drugs

알칼리화 및 산성화 약물은 혈중 산-염기 불균형을 교정하는 작용을 한다. 신체의 pH가 산성과 염기성 어느 한쪽으로 너무 크게 변화하면 사망할 수 있다. 알칼리화 약물은 세포외액 내 과도한 수소 이온으로 인해 혈청 pH가 감소하는 대사산증(metabolic acidosis)을 치료하는 데 사용된다. 산성화 약물은 세포외액 내 과도한 중탄산염(bicarbonate)으로 인한 혈청 pH가 증가하는 대사알칼리증을 치료하는 데 사용된다.

1. 알칼리화 약물과 산성화 약물은 서로 반대 효과를 가진다.
   - 알칼리화 약물은 혈중 pH를 높이고 수소 이온의 농도를 낮춘다.
   - 산성화 약물은 혈중 pH를 낮추고 수소 이온의 농도를 높인다.
2. 이와 같은 약물 중 일부는 소변 pH를 변화시켜서 요로감염과 약물 과다복용 치료에 유용하다.

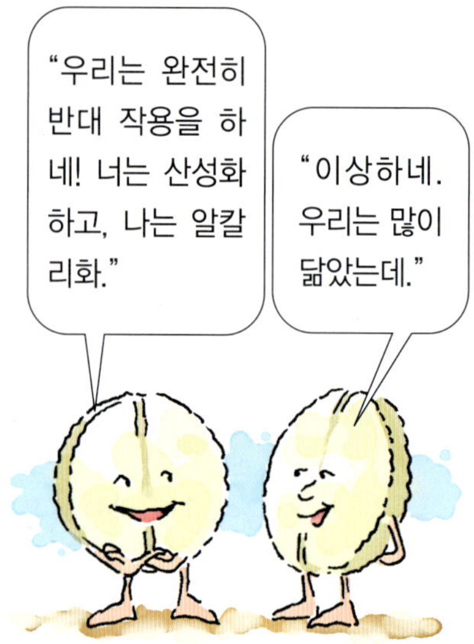
"우리는 완전히 반대 작용을 하네! 너는 산성화 하고, 나는 알칼리화."
"이상하네. 우리는 많이 닮았는데."

알칼리화 약물 Alkalinizing drugs

대사산증을 치료하고 혈중 pH를 높이는 데 사용하는 알칼리화 약물에는 중탄산나트륨[sodium bicarbonate(소변 pH를 높이는 데 사용])과 트로메타민(tromethamine)이 있다.

서론 Introduction

1. Sodium bicarbonate는 혈액 내에서 해리되어 혈액의 완충계에 bicarbo-nate 이온을 제공하여 수소 이온 농도를 감소시키고 혈중 pH를 올린다. (완충계는 산 또는 염기를 중화시키기 위해 수소 이온을 받거나 내어줌으로써 pH의 극단적인 변화를 막는다.) Bicarbonate 이온이 소변으로 배설되면 소변 pH가 상승한다[알칼리화 약물(Alkalinizing drugs): 중탄산나트륨(Sodium bicarbonate) 참조).
2. Tromethamine은 수소 이온과 결합하여 혈액을 알칼리화한다. Tromethamine-hydrogen 이온 복합체는 소변으로 배설된다.

약물의 치료 작용 Pharmacotherapeutics

알칼리화 약물은 일반적으로 대사산증을 치료하는 데 사용된다. 또한 소변 pH를 올려서 과다 복용한 phenobarbital, tricyclic antidepressants, salicylate을 제거하는 데 도움을 준다.

트로메타민(tromethamine)을 24시간 이상 주입하면 독성을 초래할 수 있다는 것을 명심하세요!

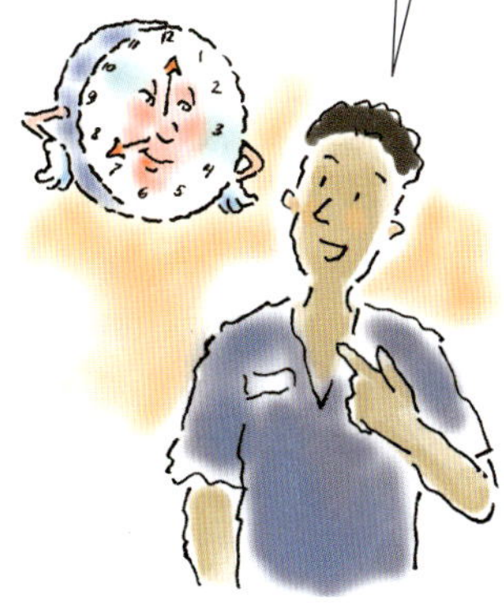

약물의 상호작용과 부작용 Drug interaction & side effects

1. Ketoconazole, lithium, salicylates의 배설을 증가시키고 약물의 효과를 감소시킬 수 있다.
2. Amphetamines, quinidine, pseudoephedrine의 배설을 감소시키고 약물의 효과를 증가시킬 수 있다.
3. 알칼리화 약물과 methenamine을 함께 복용하면 methenamine의 항생제 효력이 감소한다.
4. Tromethamine은 특별한 약물 상호작용이 없다.
5. Sodium bicarbonate 혹은 다른 알칼리화 약물의 과다 복용은 가장 심각한 부작용인 대사알칼리증을 유발할 수 있다. 만약 당뇨병케톤산증 대상자에게 약물이 너무 급격하게 주입되면 뇌 기능장애, 조직 저산소증, 젖산산증을 유발할 수 있다. 약물의 고함량 나트륨은 수분 정체와 부종을 유발할 수 있다. 경구용 sodium bicarbonate는 위부 팽만과 가스를 일으킬 수 있다.
6. Tromethamine은 주사 부위의 자극이나 정맥염 같은 경미한 부작용이 있다. 심각한 부작용은 저혈당, 호흡곤란, 고칼륨혈증이 있다. Trome-thamine을 24시간 이상 투여하면 약물 독성이 일어날 수 있다.

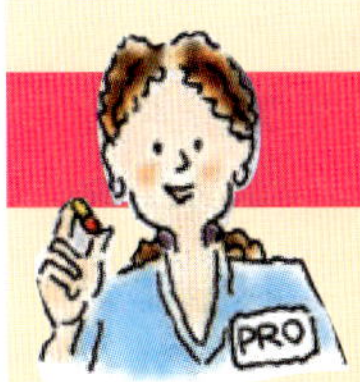

주요 약물

알칼리화 약물(Alkalinizing drugs): 중탄산나트륨(Sodium bicarbonate)

작용

- 신체 내 과다한 산 중화
- 혈액의 완충계 회복

적응증

- 호흡성 산증(일부)
- 대사성, 전신성, 소변의 산증
- 위의 산도(acidity) (제산제로 작용)

간호 시 주의사항

- 당뇨병 케톤산증 대상자에게는 뇌 기능 장애, 조직 저산소증, 젖산산증을 예방하기 위해 약물을 천천히 주입한다.
- 수포음, 말초 부종, 경정맥 확장과 같은 수분 축적의 징후와 증상을 관찰한다.
- 호흡곤란이 있는지 잘 살핀다.
- 혈관 누출 징후가 있는지 정맥 주사 부위를 확인한다.
- 소변의 알칼리화를 치료하기 위해 약물을 투여하는 경우, 환자의 소변 pH를 관찰한다

환자 교육

알칼리화 약물

알칼리화 약물을 투여하는 경우 대상자와 가족에게 교육한다.

- Sodium bicarbonate 정제를 장기간 복용하면 소화기계 장애와 가스팽만이 나타난다. 이런 증상이 나타나면 의료진에게 알린다.
- 수분 축적으로 인한 발목 부종과 손가락이 부어서 반지가 빠지지 않는 등의 징후와 증상을 관찰하고, 이런 증상이 나타나면 의료진에게 알린다.
- Tromethamine(THAM)을 복용 중이라면 THAM이 저혈당을 유발할 수 있으므로 혈당을 주의 깊게 관찰한다.
- 우유 알칼리 증후군(milk-alkali syndrome), 고칼슘혈증, 신결석 생성을 피하기 위해서 sodium bicar-bonate을 복용 중에는 우유 섭취를 피한다.

산성화 약물 Acidifying drugs

아세타졸아마이드[acetazolamide(급성 고산병과 개방각녹내장 치료에 사용)]과 염화암모늄(ammonium chloride)와 같은 산성화 약물은 대사알칼리증을 교정하는 데 사용된다. 아스코르브산(ascorbic acid)와 염화암모늄(ammonium chloride)이 소변염화물과 함께 소변 산성화제로 사용된다.

서론 Introduction

1. 대부분의 산성화 약물의 작용은 즉각적이다. Acetazolamide는 신뇨세관에서 수소 이온 분비를 막는 carbonic anhydrase 효소를 억제해서 bicarbonate의 배설을 증가시키고 pH를 감소시킨다. Acetazolamide는 소변을 산성화시키지만 일반 환자에게는 대사 산증을 유발할 수 있다. Ammonium chloride를 경구로 복용하면 3~6시간 내에 완전히 흡수된다. 간에서 uric acid로 대사되어 신장으로 배설된다. Ascorbic acid는 경구로 복용할 때 가장 잘 흡수된다. 간에서 대사되고 신장으로 배설된다.
2. Acetazolamide는 bicarbonate의 배설을 증가시켜 혈액 pH를 낮춘다.
3. Ammonium chloride는 urea와 hydrochloric acid로 대사된 후 수소 이온이 혈액이나 소변을 산성화하여 혈액 pH를 낮춘다.
4. Ascorbic acid는 수소 이온을 제공하여 소변의 pH를 낮춤으로써 직접적으로 소변을 산성화한다.

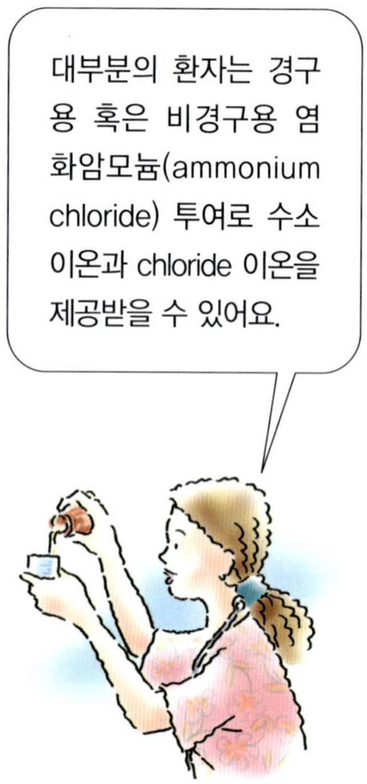
대부분의 환자는 경구용 혹은 비경구용 염화암모늄(ammonium chloride) 투여로 수소 이온과 chloride 이온을 제공받을 수 있어요.

약물의 치료 작용 Pharmacotherapeutics

1. 대사알칼리증 환자는 수소 이온을 제공하는 산성화 약물요법이 필요하며, chloride 이온 요법도 필요할 수 있다.
2. 준비하기 쉬우면서도 안전한 경구용과 비경구용 ammonium chloride를 통해 2가지 이온 형태를 제공받을 수 있다.
3. 신장 기능 장애가 있는 환자에게 acetazolamide를 투여하면 소변에서 칼륨 손실을 일으켜 비효과적일 수 있다.

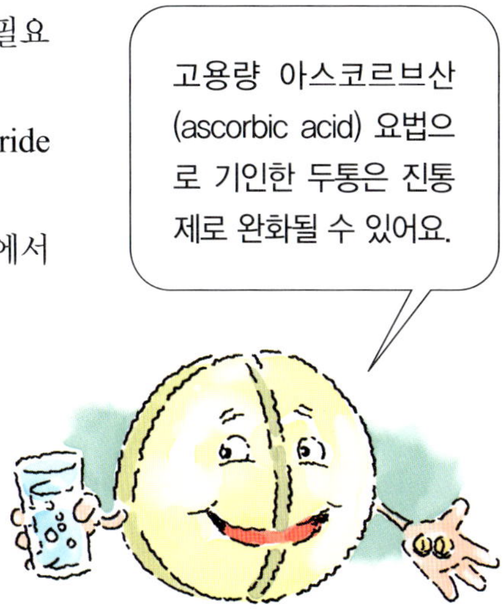
고용량 아스코르브산
(ascorbic acid) 요법으
로 기인한 두통은 진통
제로 완화될 수 있어요.

약물의 상호작용과 부작용 Drug interaction & side effects

1. 산성화 약물은 임상적으로 중요한 약물 상호작용을 일으키지 않는다. 그러나 ammonium chloride와 spironolactone과의 병용은 전신성 산증을 증가시킬 수 있다.
2. Acetazolamide는 오심과 구토, 저칼륨혈증, 식욕부진, 감각이상, 설사, 미각 변화, 졸음, 재생불량성 빈혈을 유발할 수 있다.
3. Ammonium chloride가 대사 산증을 유발할 수 있다. 고용량을 복용하면 전해질 특히 칼륨의 손실이 발생할 수 있다.
4. 고용량의 ascorbic acid 복용은 소화기계 장애를 일으킬 수 있다. Glucose-6-phosphate dehydrogenase(G6PD) 결핍 환자는 용혈성 빈혈을 경험할 수 있다. 신장기능에 이상이 있는 경우, 신장 결석의 위험과 발생률이 증가할 수 있다.

응급 간호 Emergency care

IV 수액 요법은 외상으로 인한 출혈이나 심한 설사, 구토, 열 및 화상으로 인한 체액 손실을 보충하며, 또한 약물의 투여 경로를 제공해주기 위한 것이다. 다량의 출혈이 있는 경우에는 보충 체액으로 락테이트 링거액이나 식염액과 같은 등장액(isotonic solution; 혈장과 비슷한 전해질 구성을 가지므로 정상적인 수분 분포를 가진 환자에게 투여되었을 때 현저한 체액이나 전해질의 이동이 일어나지 않음)이 가장 많이 사용된다.

설사나 고열로 인한 탈수상태의 환자에게는 염분보다 수분의 결핍이 더 심각한 문제가 될 수 있으므로 반식염액(half saline, 0.45% 생리식염수) 같은 저장액(hypotonic solutions; 혈장보다 낮은 용질 농도를 가지고 있어 정상인에게 투여되었을 때 세포외액 구획으로부터 세포내액 구획으로 체액의 이동이 일어나고, 후에는 반대 반향으로 용질의 이동이 일어남)을 사용해야 한다.

IV 수액요법으로 가장 흔히 사용하는 용액 세 가지는 락테이트 링거액, 0.9% 염화나트륨액(식염액), 그리고 5% 포도당액(D5W)이다.

락테이트 링거액 Lactated Ringer's solution

평형염액(balanced salt solution)이라고도 하며, 등장성 전해질 용액으로 전해질 농도가 혈장과 비슷하다.

서론 Introduction

1. 락테이트 링거액은 저혈량 쇼크의 처치에 가장 많이 사용되는 IV 수액제 중의 하나이다. 이것은 다음의 전해질 농도를 함유하고 있는 등장성 결정질액(crystalloids; 수분과 전해질만을 함유하는 액으로 병원 전 정맥수액요법에서 일차적으로 사용되는 용액)이다.
   - 나트륨(Na^+) 130 mEq/L, 칼륨(K^+) 4 mEq/L, 칼슘(Ca^{2+}) 3 mEq/L, 염소(Cl^-) 109 mEq/L, 젖산(lactic acid) 28 mEq/L
2. 정상 체액과 가장 유사한 전해질 농도를 가지며, 물과 전해질을 보충한다.

약물의 치료 작용 Pharmacotherapeutics

1. 저혈량 쇼크(hypovolemic shock), 화상 및 정맥경로 유지를 위해 적용한다.
2. 울혈성 심장기능상실이나 콩팥기능상실이 있는 환자에게는 사용금기이다.
3. 락테이트 링거액을 주입받고 있는 환자는 순환 과부하를 막기 위해 모니터링해야 한다.
4. 락테이트 링거액과 같은 결정질액은 1시간 내에 혈관에서 확산되어 주변 조직으로 침투한다. 따라서 3~4 L의 락테이트 링거액으로 1 L의 소실된 혈액을 보충하는 것이 필요하다. 심각한 저혈량 쇼크의 경우 락테이트 링거액은 구경이 큰(14 또는 16G) IV 삽입관을 통해 주입되어야 한다. 이 주입은 수축기 혈압이 약 90 mmHg에 이를 때까지 투여하여야 한다. 이 혈압에 이르면 100 mL/hr 의 속도로 감소시킨다. 혈압이 다시 떨어지면 주입속도를 높여 다시 혈압을 조절한다.

약물의 상호작용과 부작용 Drug interaction & side effects

1. 응급상황에서는 약물 상호작용은 거의 없다
2. 치료 용량에서는 부작용은 거의 없다.

0.9% 염화나트륨액, 생리식염수
0.9% Sodium chloride (normal saline)

세포외액과 등장인 염화나트륨을 함유하고 있다.

서론 Introduction

1. 생리식염수는 154 mEq/L의 나트륨(Na^+) 이온과 154 mEq/L의 염소(Cl^-)이온을 함유하고 있다. 나트륨의 농도가 혈액의 농도와 비슷하므로 등장액으로 취급된다. 생리식염수는 특히 열사병(heat stroke), 열피로(heat exhaustion) 및 당뇨병 케톤산증(diabetic ketoacidosis)에 유용하다.
2. 물과 전해질을 보충한다.

약물의 치료 작용 Pharmacotherapeutics

1. 더위와 관련된 질병(열 피로, 열사병), 담수익수(freshwater drowning), 저혈량증, 당뇨병성 케톤산증 및 정맥로 유지를 위해 적용한다.
2. 순환 과부하를 일으킬 수 있기 때문에 울혈성 심장기능상실 환자에게는 사용금기이다.
3. 다량의 식염액을 투여하면 다른 전해질 결핍이 생길 수 있다. 다량의 체액 공급이 필요할 경우에는 락테이트 링거액을 사용하는 것이 좋다.
4. 투여 상황에서는 속도를 조절해야 한다. 열사병, 당뇨병 케톤산증 및 담수익수의 경우에는 가능한 빠르게 수액을 투여하는 것이 필요하다. 다른 경우에는 적당한 속도(100 mL/hr)로 수액을 투여하는 것이 좋다.
5. 정맥주사용과 세정용 멸균식염액을 혼동하지 않도록 주의한다.

약물의 상호작용과 부작용 Drug interaction & side effects

1. 응급상황에서는 약물 상호작용은 거의 없다
2. 치료 용량에서는 부작용은 거의 없다.

5% 포도당액 5% Dextrose in water (D5W)

D5W는 저장액이며, 정맥로를 유지하고 세포대사에 필요한 칼로리를 공급하기 위해 사용되는 포도당액이다. 이것이 순환용적의 증가에 대한 효과를 나타내는 동안 포도당 분자는 빠르게 혈관세포막을 통과하는 즉시 수분이 세포간질 공간으로 따라 들어가기 때문에 순환하는 혈액용적에는 거의 영향을 미치지 않는다.

서론 Introduction

1. 저장성 포도당 용액으로 강력한 체액보충이 필요한 경우가 아니면 5% 포도당액이 사용될 수 있다. D5W는 약물의 정맥 투여에 필요한 정맥로를 제공해 준다. D5W는 저장액이므로 울혈심실기능상실의 순환 과부하를 막아준다.
2. 포도당과 유리수(free water)의 형태로 영양분을 공급한다.

약물의 치료 작용 Pharmacotherapeutics

1. 약물 투여를 위한 정맥로 확보 및 정맥주입을 위한 농축 약물의 희석을 위해 사용된다.
2. 저혈량성 상태의 체액보충액으로는 사용되지 않는다. 포도당 함유 용액은 머리손상이나 뇌졸중을 가진 환자에게는 피해야 한다(사례연구 참조).
3. 포도당 함유 용액은 산성이며 국소 정맥 자극을 유발할 수 있다. 피하주사는 조직 괴사를 유발할 수 있다. D5W를 투여할 때는 순환 과부하의 징후를 살피는 것이 중요하다.
4. 저혈당증을 치료할 때는 D5W 또는 D50W를 투여하기 전에 혈액을 채취하는 것이 필수적이다.

약물의 상호작용과 부작용 Drug interaction & side effects

1. 페니토인(phenytoin)이나 암리논(amrinone)과 함께 사용해서는 안 된다.
2. 치료 용량에서는 부작용은 거의 없다.

사례연구

최근 연구에서는 포도당 (glucose)이 함유된 용액을 뇌졸중 환자 혹은 뇌손상 환자에게 투여하는 것이 좋지 않는 결과를 초래하는 것으로 밝혀졌다. 뇌와 기타 중추 신경계 조직은 포도당을 에너지원으로 사용하며, 허혈(ischemia)기간(예: 뇌졸중, 뇌손상) 동안 산소 수준이 감소된 뇌세포와 뇌조직에 포도당을 투여하면 포도당 대사 대신에 젖산 대사가 이루어지면서 젖산 생성이 이루어지게 된다. 젖산(lactic acid)의 수준이 증가하면 점진적으로 세포와 조직의 pH는 감소하여 세포와 조직의 손상 또는 사망까지 초래할 수 있다. 따라서 환자들에게(저혈당증 환자 제외) 포도당 함유용액을 투여하는 것이 안전하다고 보기 어렵다.

퀴즈

1. 저마그네슘혈증을 유발하는 약물을 고르시오.

   A. 아테놀올(Atenolol) – 베타 차단제
   B. 오메프라졸(Omeprazole) – 양성자펌프 저해제
   C. 스피로노락톤(Spironolactone) – 칼륨보전이뇨제
   D. 미란타(Mylanta) – 제산제

정답 B. 장기간 양성자펌프 억제제를 투여하면 장내 흡수에 변화가 생기면서 저마그네슘혈증이 발생할 수 있다. 반면에 칼륨보존이뇨제와 제산제는 고마그네슘혈증을 일으킬 수 있는 가능성이 있다.

2. 스피로노락톤(Spironolactone)을 복용하는 환자의 경우 주의 깊게 모니터링해야 하는 전해질을 고르시오.

   A. 나트륨(Sodium)
   B. 칼슘(Calcium)
   C. 칼륨(Potassium)
   D. 인산염(Phosphates)

정답 C. Spironolactone과 같은 칼륨보존이뇨제를 복용하는 환자는 고칼륨혈증을 피하기 위해 칼륨을 주의 깊게 관찰해야 한다.

3. 글루콘산칼슘(Calcium gluconate)을 투여하는 경우 치료 효과를 판단하기 위해 모니터링해야 할 전해질을 고르시오.

   A. 나트륨(Sodium)
   B. 칼슘(Calcium)
   C. 칼륨(Potassium)
   D. 마그네슘(Magnesium)

정답 C. Calcium gluconate는 세포막 전위와 투과성을 증가시켜 고칼륨혈증을 전환하기 위해 투여한다.

4. 저나트륨혈증 환자에게 3% 식염수를 투여할 때 적절한 투여 방법을 고르시오.

   A. 경구(Oral)
   B. 중심정맥관(Central line)
   C. 근육주사(IM injection)
   D. 말초 정맥주사(Peripheral IV)

정답 B. 3% 식염수는 고장액이다. 고장액은 central line을 통해 주입되어야 한다. Oral, IM injection, peripheral IV는 3% 식염수를 적절하지 않는 투여 방법이다.

5. 칼슘요법을 하고 있는 저칼슘혈증 환자에게 해당하는 적절한 조치를 모두 고르시오.

A. 부정맥과 심정지를 예방하기 위해 천천히 IV로 주입한다.
B. 칼슘을 주사한 후 15분 동안 환자를 누워있도록 한다.
C. 혈관유출이 발생하면 IV 주입을 중단하고 그 부위를 온찜질한다.
D. 식사 후 1~2시간 후에 경구용 칼슘보충제를 투여한다.
E. 시금치, 대황, 쌀겨, 전곡 시리얼과 같은 음식을 섭취한다.

정답 A, B, C, D. IV로 칼슘을 투여할 때는 천천히 주입한다. 혈관유출이 발생하면 IV를 중단하고 해당부위를 온찜질한다. 칼슘 주사 후 15분 동안 환자를 누워 있도록 하고, 경구용 칼슘 보충제는 식사 후 1~2시간 후에 투여하여 흡수를 촉진한다. 시금치, 대황, 쌀겨, 전곡시리얼과 같은 음식은 칼슘의 흡수를 방해하므로 피하도록 한다.

국시 기출문제

성인 간호학

1. 항생제로 치료를 받는 폐렴 환자의 사정 결과가 다음과 같을 때 우선적인 간호중재는?

- 식욕부진, 설사
- 체온 36.9°C , 맥박 72회/분, 호흡 23회/분, 혈압 110/70 mmHg
- 반코마이신내성 장알균(vancomycin-resistant enterococcus)(+)

① 체위 변경
② 수분 제한
③ 접촉주의 격리
④ 얼음주머니 제공
⑤ 비위관 영양액 공급

2. 간이식수술을 받은 환자의 거부반응을 조절하는 약물은?

① 페니토인(phenytoin)
② 프로프라놀롤(propranolol)
③ 시클로스포린(cyclosporine)
④ 니트로글리세린(nitroglycerin)
⑤ 아세트아미노펜(acetaminophen)

3. 심부전 환자에게 디곡신(digoxin) 독작용의 위험을 높이는 약물은?

① 모르핀(morphine)
② 도파민(dopamine)
③ 캡토프릴(captopril)
④ 푸로세미드(furosemide)
⑤ 니트로글리세린(nitroglycerin)

4. 흉통 환자의 사정결과가 다음과 같을 때 통증 완화에 효과적인 약물은?

- 계단을 오르다가 갑자기 나타남
- 강도 1~10의 범위 중 5점
- 명치에서 시작되어 왼쪽 어깨로 방사됨

① 강심제
② 이뇨제
③ 질산염제제
④ 베타차단제
⑤ 부교감신경차단제

5. 가슴을 움켜쥐고 쓰러진 환자가 의식이 없고 호흡과 맥박이 측정되지 않는다. 우선적인 중재는?

① 인공기도 삽입
② 가슴압박 실시
③ 심장율동전환술 실시
④ 아미오다론(amiodarone) 투여
⑤ 에피네프린(epinephrine) 투여

6. 레이노병 환자의 증상완화에 효과적인 약물은?

① 이뇨제
② 항생제
③ 항응고제
④ 혈관이완제
⑤ 혈전용해제

7. 용혈빈혈 환자의 검사 결과는?

① 엽산 결핍
② 겸상적혈구 증가
③ 혈청백혈구 증가
④ 혈청빌리루빈 증가
⑤ 소변유로빌리노겐 감소

8. 폐결핵의 활동성 여부를 확인하기 위한 검사는?

① 폐생검
② 폐기능검사
③ 객담배양검사
④ 동맥혈가스분석
⑤ 투베르쿨린반응검사

9. 피라진아미드(pyrazinamaide), 리팜핀(rifampin), 이소니아지드(isoniazid)를 처방받은 활동성 폐결핵 환자의 교육내용은?

① 제산제와 같이 복용한다.
② 주기적으로 시력검사를 받는다.
③ 약물의 총 복용기간은 1개월이다.
④ 소변이 오렌지색으로 변할 수 있다.
⑤청력장애가 있으면 약물를 중단하고 1주일 후 다시 복용한다.

10. 급성천식발작 환자에게 우선적으로 사용하는 약물은?

① 질루톤(zileuton)
② 알부테롤(albuterol)
③ 풀미코트(pulmicort)
④ 테오필린(theophylline)
⑤ 네도크로밀(nedocromil)

11. 뇌경색 증상이 발생하고 2시간 인에 응급실에 온 환자에게 우선적으로 두여해야 할 약물은?

① 헤파린(heparin)
② 와파린(warfarin)
③ 플라빅스(plavix)
④ 아스피린(aspirin)
⑤ 조직-플라즈미노겐활성제(t-PA)

12. 파킨스병 환자에게 레보도파(levodopa)를 투여할 때 교육 내용은?

① 저섬유소 식이를 섭취한다.
② 단백질제제와 같이 복용한다.
③ 소변색이 짙어지면 복용을 중단한다.
④ 피리독신(비타민 B_6)과 같이 복용한다.
⑤ 오심이 있으면 음식과 같이 복용한다.

13. 프로필티오우라실(propylthiouracil)을 복용하는 갑상샘항진 환자의 교육내용은?

① 약물은 평생 복용한다.
② 약물복용 시 빨대를 사용한다.
③ 임신 시 약물 복용을 중단한다.
④ 주기적으로 전혈 검사를 받는다.
⑤ 약물을 복용하는 동안 격리한다.

14. 위암 수술 환자의 출혈 위험을 줄이기 위해 수술 전에 투약 중단을 고려할 약물은?

① 플라빅스(Plavix)
② 푸로세미드(furosemide)
③ 오메프라졸(omeprazole)
④ 프로프라놀롤(Propranolol)
⑤ 아세트아미노펜(acetaminophen)

15. 크론병 환자에게 술파살라진(sulfasalazine)을 투여하여 완화시키는 증상은?

① 구토
② 염증
③ 발열
④ 오심
⑤ 발적

16. 간경화증 환자에게 복수천자 후 알부민을 투여하는 주요 목적은?

① 칼륨 배설 증가
② 나트륨 배설 증가
③ 소변 배설량 감소
④ 혈청 총빌리루빈 감소
⑤ 간문맥 교질삼투압 증가

17. 인공판막대치술을 받고 와파린 복용을 시작하는 환자에 대한 교육내용은?

① 1회용 면도기를 사용한다.
② 투여 즉시 효과가 나타난다.
③ 주기적으로 혈액응고검사를 한다.
④ 비타민 K가 풍부한 음식을 섭취한다.
⑤ 대변 색깔이 붉어지는 것은 정상이다.

18. 철분 제제를 복용 중인 환자가 속이 더부룩하고 변비가 심하다고 호소할 때 간호는?

① 고섬유소 식이를 권장한다.
② 철분 제제 복용을 중단하도록 한다.
③ 공복에 철분 제제를 복용하도록 한다.
④ 오렌지주스와 함께 철분 제제를 복용하도록 한다.
⑤ 알루미늄 성분의 제산제와 함께 철분 제제를 복용하도록 한다

19. 활동성 폐결핵 환자의 항결핵제 복용에 대한 교육내용은? (성인)

① 증상이 호전되면 약물을 중단한다.
② 약물을 1일 3회 이상 나누어 복용한다.
③ 약물을 2가지 이상 병용하는 것이 효과적이다.
④ 리팜핀(rifampin) 투여 전 시력검사가 필요하다.
⑤ 이소니아지드(isoniazid)의 주요 부작용은 청각저하이다

20. 항결핵제를 복용하는 약제감수성 결핵 환자의 전염성이 거의 소실되기 시작하는 시기는?

① 첫 복용 직후
② 복용 2~3주 후
③ 복용 3~4개월 후
④ 복용 5~6개월 후
⑤ 복용 7~8개월 후

21. 갑상샘항진증이 나타나는 질환은?

① 점액부종
② 뇌하수체저하증
③ 크레틴병(cretinism)
④ 애디슨(Addison's)병
⑤ 그레이브스(Grave's)병

22. 푸로세미드(furosemide)를 장기간 투여할 때 나타나는 전해질 불균형은?

① 저칼륨혈증
② 저인산혈증
③ 고칼슘혈증
④ 고나트륨혈증
⑤ 고마그네슘혈증

23. 결핵 환자의 초기 치료에 사용되는 약물로만 묶인 것은?

① 리팜핀(rifampin), 피라진아미드(pyrazinamide)
② 리팜핀(rifampin), 레보플록사신(levofloxacin)
③ 이소니아지드(isoniazid), 아미카신(amikacin)
④ 이소니아지드(isoniazid), 카프레오마이신(capreomycin)
⑤ 에탐부톨(ethambutol), 카나마이신(kanamycin)

24. 레보도파를 복용 중인 파킨슨병 환자를 위한 간호중재는?

① 수분 섭취를 제한한다.
② 식후 30분에 투여한다.
③ 사우나를 권장한다.
④ 변비가 생기면 복용을 중단한다.
⑤ 자세 변경을 서서히 하도록 한다

25. 뇌전증(epilepsy) 환자의 발작을 예방하기 위한 교육 내용은?

① 식후 한 잔의 포도주를 마신다.
② 처방된 약물을 꾸준히 복용한다.
③ 스트레스는 발작과 관련이 없다.
④ 조명을 환하게 두고 수면을 취한다.
⑤ 다니던 직장이나 학업을 중단한다.

26. 항암화학요법으로 유발되는 오심과 구토를 예방하기 위한 약물은?

① 오메프라졸(omeprazole)
② 수크랄페이트(sucralfate)
③ 설폰아마이드(sulfonamide)
④ 로페라미드(loperamide)
⑤ 프로클로르페라진(prochlorperazine)

27. 양성전립선비대증 환자에게 알파 아드레날린 수용체 차단제인 테라조신(terazosin)을 투여하기 시작한 후 주의 깊게 사정해야 하는 부작용은?

① 서맥
② 소변량 감소
③ 기립성 저혈압
④ 백혈구 수치 증가
⑤ 소변 내 질소 수치 증가

28. 협심증 환자에게 투여되는 니트로글리세린의 효과로 옳은 것은?

① 이뇨작용
② 혈전 용해
③ 혈관 확장
④ 혈액 응고 지연
⑤ 심장수축력 강화

29. 기관지 천식 환자에게 천식 발작이 발생했을 때 우선 투여해야 할 약물은?

① 알부테롤(albuterol)
② 살메테롤(salmeterol)
③ 이프라트로퓸(ipratropium)
④ 몬테루카스트(montelukast)
⑤ 크로몰린나트륨(cromolyn sodium)

30. 리팜핀(rifampin), 이소니아지드(isoniazid), 에탐부톨(ethambutol), 피라진아미드(pyrazinamide)를 처음 처방받은 활동성 결핵 환자와 같이 사는 배우자의 결핵 예방법으로 옳은 것은?

① 약물복용 없이 추적관찰
② 이소니아지드(isoniazid) 복용
③ 에탐부톨(ethambutol) 복용
④ 환자와 동일한 약물을 복용
⑤ 피라진아미드(pyrazinamide) 복용

31. 녹내장 환자에게 투여하는 필로카르핀(pilocarpine)의 작용으로 옳은 것은?

① 축동
② 이뇨
③ 혈관수축
④ 분비물 억제
⑤ 방수형성 감소

32. 모르핀을 투여받은 환자가 얕고 느린 호흡 양상을 보였을 때 사용하는 약물은?

① 아티반
② 날록손
③ 디곡신
④ 리도카인
⑤ 에피네프린

33. 전체 위절제술을 받은 환자에게 악성 빈혈이 발생할 수 있는 원인은?
① 내인자 결핍
② 수술부위 출혈
③ 위산분비 결핍
④ 철분흡수 저하
⑤ 비타민 B_1 흡수 저하

34. 울혈심부전 환자에게 스피로놀락톤(spironolactone)을 투여할 때 관찰해야 할 전해질 불균형은?
① 저인산혈증
② 고칼륨혈증
③ 저칼슘혈증
④ 고나트륨혈증
⑤ 고마그네슘혈증

35. 니트로글리세린 설하정을 처방받은 협심증 환자의 교육내용으로 옳은 것은?
① 약은 1개월마다 교체한다.
② 약은 투명한 용기에 보관한다.
③ 부작용으로 두통이 생길 수 있다.
④ 흉통 발생 시 바로 물과 함께 삼킨다,
⑤ 흉통 시 15분 간격으로 최대 3회까지 복용한다.

36. 와파린을 복용 중인 대동맥판막대치술 환자의 국제표준화비율(INR)이 5.0일 때 투여해야 할 약물은?
① 헤파린
② 아스피린
③ 비타민 K
④ 아트로핀
⑤ 프로타민황산염

정답

1. ③ 2. ③ 3. ④ 4. ③ 5. ② 6. ④ 7. ④ 8. ③ 9. ④
10. ② 11. ⑤ 12. ⑤ 13. ④ 14. ① 15. ② 16. ⑤ 17. ③ 18. ①
19. ③ 20. ② 21. ⑤ 22. ① 23. ① 24. ⑤ 25. ② 26. ⑤ 27. ③
28. ③ 29. ① 30. ② 31. ① 32. ② 33. ① 34. ② 35. ③ 36. ③

모성 간호학

1. 초임부에게 철분 보충제에 관해 교육한 내용으로 옳은 것은?

① "우유와 같이 복용하세요."
② "입덧 예방에 도움이 됩니다."
③ "흔한 부작용은 설사입니다."
④ "임신 5개월까지만 복용하면 됩니다."
⑤ "변이 검거나 진한 녹색으로 변할 수 있습니다."

2. 태아의 폐성숙을 촉진하기 위해 투여하는 약물은?

① 리토드린
② 니페디핀
③ 인도메타신
④ 베타메타손
⑤ 마그네슘황산염

3. 철분제를 복용하는 임부의 철분 흡수를 돕기 위해 함께 섭취하도록 해야 하는 것은?

① 홍차
② 커피
③ 우유
④ 제산제
⑤ 오렌지 주스

정답

1. ⑤　2. ④　3. ⑤

아동 간호학

1. 유아가 표백제를 먹었다며 응급실로 전화한 부모에게 제시할 중재는?
   ① 주스를 200 mL 이상 마시게 한다.
   ② 무엇을 얼마나 먹었는지 확인한다.
   ③ 재발을 예방하는 방법을 교육한다.
   ④ 손가락을 밀어 넣어 구토하게 한다.
   ⑤ 약국에 가서 해독제를 구입한다.

2. 세균성 후두개염으로 입원한 3세 아동에 대한 우선적인 중재는?
   ① 수분을 제한한다.
   ② 비위관을 삽입한다.
   ③ 항생제를 투여한다.
   ④ 복위를 취하게 한다.
   ⑤ 항경련제를 투여한다.

3. 제 I 형 당뇨병 아동이 호흡할 때 아세톤 냄새가 난다. 혈중에 증가된 것은?
   ① 요소
   ② 케톤체
   ③ 글리코겐
   ④ 아미노산
   ⑤ 빌리루빈

4. 18개월 유아가 급성 중이염 진단을 받아 경구용 아목시실린(amoxicillin)을 복용할 때, 부모에게 교육할 투약지침으로 옳은 것은?
   ① 처방대로 정확하게 약을 먹인다.
   ② 열이 나지 않으면 복용을 중단한다.
   ③ 귀의 통증이 있을 때까지만 약을 먹인다.
   ④ 우유에 약을 타서 수평으로 눕혀서 먹인다.
   ⑤ 두드러기나 피부발진이 나타나더라도 계속 먹인다.

5. 인슐린의존당뇨병이 있는 초등학교 4학년 아동이 교실에서 인슐린 주사를 자가투여하는 것을 친구들이 놀리자, 이 아동은 점심을 먹지 않고 있다가 오후 수업 시간에 쓰러졌다. 이 아동에게 나타났을 것으로 예상되는 증상은?
   ① 비출혈
   ② 안면홍조
   ③ 오심과 구토
   ④ 창백하고 땀이 남
   ⑤ 약하고 느린 맥박

6. 울혈심부전 아동의 디곡신 투여에 대한 간호중재로 옳은 것은?
   ① 투여 전 혈중 칼륨 수치를 확인한다.
   ② 투여 전 심장 박동수를 확인한다.
   ③ 투여 후 구토를 하면 즉시 약을 다시 준다.
   ④ 쓴맛을 줄이기 위해 약을 과일 주스에 섞어 준다.
   ⑤ 투여하지 못한 경우 다음 투여 시 용량을 2배로 준다.

정답

1. ② 2. ③ 3. ② 4. ① 5. ④ 6. ②

정신 간호학

1. 추체외로 부작용(extrapyramidal side effect, EPS)은 어떤 신경전달물질의 차단으로 발생하는가?
   ① 도파민
   ② 세로토닌
   ③ 글루타메이트
   ④ 노르에피네프린
   ⑤ 감마-아미노부르티르산(gamma-aminobutyric acid, GABA)

2. 리튬을 복용 중인 환자에 대한 간호중재로 옳은 것은?
   ① 수분 섭취를 제한한다.
   ② 땀을 많이 흘리는 운동을 권장한다.
   ③ 운동실조나 설사를 하면 독성 증상일 수 있으니 즉시 보고한다.
   ④ 이뇨제를 섭취하는 사람에게도 안전하므로 사용할 수 있다고 설명한다.
   ⑤ 구토, 졸림, 초조, 이명, 현기증 등은 일시적 현상이니 안심하라고 한다.

3. 시공간에 대한 지각이 변하고, 색이나 촉감을 풍부하게 느끼게 하며, 독성 반응으로 플래시백 현상을 일으키는 물질은?
   ① 알코올
   ② 환각제
   ③ 모르핀
   ④ 코카인
   ⑤ 암페타민

4. 불면장애 환자가 새벽 1시경 자다 깨서 “어렵게 잠들었는데, 지금 또 잠이 깼어요. 다시 잠들 수 없을 것 같아요. 약 좀 주세요.”라고 말한다. 이 환자에게 투여될 수 있는 약물은?
   ① 졸피뎀(Zolpidem)
   ② 셀트랄린(Sertraline)
   ③ 플루옥세틴(fluoxetine)
   ④ 벤즈트로핀(Benztropine)
   ⑤ 메틸페니데이트(methylphenidate)

5. 단가아민 산화효소 억제제(monoamine oxidase inhibitor, MAO)를 복용하는 환자 간호 시 확인해야 할 사항은?

① 설사로 인한 체중변화
② 정좌불능증과 근긴장이상증
③ 도파민 부족으로 인한 가성파킨슨증
④ 티라민 함유식품 섭취 시 고혈압 위기발생
⑤ 나트륨 함유식품 섭취 시 체액불균형으로 인한 다뇨증

6. 중추신경자극제에 해당하는 것은?

① 코데인
② 헤로인
③ 코카인
④ 디아제팜
⑤ 페노바비탈

7. 아편 중독자를 치료하는 데 사용되거나 금단증상 완화에 도움이 되는 약물은?

① 메타돈(methadone)
② 모르핀(morphine)
③ 데메롤(demerol)
④ 코데인(codeine)
⑤ 헤로인(heroin)

8. 클로자핀(clozapine)을 복용하는 환자에게 CBC 검사를 정기적으로 시행한다. 무엇을 확인하기 위함인가?

① 간염
② 무과립구증
③ 전해질 농도
④ 혈중약물 농도
⑤ 고혈압성 위기

9. 기분, 감정, 공격성, 각성, 수명, 강박장애, 조현병의 음성증상 등에 영향을 미치는 신경전달물질은?

① 감마아미노부티르산
② 도파민
③ 세로토닌
④ 아세틸콜린
⑤ 노르에피네프린

10. 리튬을 복용 중인 환자에 대한 간호중재는?

① 수분 섭취를 제한한다.
② 구토, 설사를 하면 즉시 보고한다.
③ 땀을 많이 흘리는 운동을 권장한다.
④ 혈중농도를 1.5 mEq/L 이상으로 유지한다.
⑤ 이뇨제를 복용하는 사람에게도 사용할 수 있다.

11. 고등학생이 집중력 향상으로 공부가 잘된다고 소문난 약을 복용한 후 불안, 초조, 불면을 호소하고 있다. 의심되는 약물은?

① 코데인
② 헤로인
③ 디아제팜
④ 알프라졸람
⑤ 메스암페타민

정답

1. ① 2. ③ 3. ② 4. ① 5. ④ 6. ③ 7. ① 8. ② 9. ③
10. ② 11. ⑤

간호 관리학

1. 입원환자에게 모르핀(morphine)을 사용하고 3 mg이 남았다. 간호사는 남은 모르핀을 어떻게 관리해야 하는가?

① 비상약으로 사용한다.
② 약국에 즉시 반납한다.
③ 병동에서 즉시 폐기한다.
④ 다음 처방 때까지 병동에 보관한다.
⑤ 환자가 퇴원한 후 약국에 반납한다.

2. 병동 내 약품관리에 관한 사항으로 옳은 것은?

① 펜타닐 패치는 일반약과 함께 보관한다.
② 모르핀은 이중 잠금장치가 있는 마약장에 보관한다.
③ 고위험 약품은 경구약, 주사약 등의 제형 구분 없이 함께 보관한다.
④ 헤파린과 고농도 전해질을 함께 보관하는 경우, 유효기간을 표시하여 구별한다.
⑤ 고농도 염화칼륨과 염화나트륨은 눈에 잘 띄는 같은 색으로 라벨링하여 보관한다.

3. 병동 간호사는 사용 후 남은 모르핀을 어떻게 관리해야 하는가?

① 약국에 반납한다.
② 병동에서 폐기한다.
③ 비상약으로 사용한다.
④ 남은 약을 해당 환자에게 퇴원 시 제공한다.
⑤ 병동에서 보관하다가 다른 환자에게 사용한다.

정답

1. ②　2. ②　3. ①

기본 간호학

1. 안연고를 투여할 때 간호중재로 옳은 것은?

① 정면을 바라보도록 한다.
② 상안검을 위로 잡아 올린다.
③ 투약 후 10초간 눈을 감지 않도록 한다,
④ 하부결막낭 내측에서 외측으로 짜 넣는다.
⑤ 투약 후 코 눈물관 위를 30초 이상 눌러 준다,

2. 하제의 종류에 따른 주요 작용으로 옳은 것은?

① 윤활제 - 장점막 자극
② 자극제 - 장의 연동운동 억제
③ 부피 형성제 - 분변 수분흡수 억제
④ 식염성 삼투제 - 장내 수분량 증가
⑤ 대변 연화제 - 분변 표면장력 증가

3. 'Pethidine 50 mg IM prn' 투약처방의 의미로 옳은 것은?

① Pethidine 50 mg을 즉시 피내주사
② Pethidine 50 mg을 매일 피하주사
③ Pethidine 50 mg을 격일로 경구투약
④ Pethidine 50 mg을 1일 1회 정맥주사
⑤ Pethidine 50 mg을 필요할 때마다 근육주사

4. 스테로이드가 함유된 약물 흡입 후 물로 입안을 헹구는 이유는?

① 기도 개방
② 약물내성 방지
③ 진균감염 예방
④ 약물손실 예방
⑤ 약물배설 지연

5. 아세트아미노펜 500 mg을 8시간마다 복용하도록 처방되었다. 하루 총 투여량은?

① 0.3 g
② 0.5 g
③ 1.0 g
④ 1.5 g
⑤ 3.0 g

6. 항생제 피부반응검사 절차 중 옳은 것은?

① 피하조직에 주사약을 주입한다.
② 주사 후 주사부위를 마사지한다.
③ 72시간 이후 피부반응 결과를 판독한다.
④ 주삿바늘 사면을 아랫방향으로 삽입한다.
⑤ 주입한 약물의 낭포 둘레를 동그라미로 표시한다.

7. '모르핀 10 mg IM stat.'처방의 의미로 옳은 것은?

① 모르핀 10 mg을 즉시 근육주사
② 모르핀 10 mg을 매일 근육주사
③ 모르핀 10 mg을 즉시 피하주사
④ 모르핀 10 mg을 필요시 근육주사
⑤ 모르핀 10 mg을 필요시 정맥주사

8. 항생제 과민반응검사를 위한 피내주사 절차로 옳은 것은?

① 주삿바늘 사면이 아래로 가게 하여 삽입한다.
② 주삿바늘 삽입 시 45°의 각도를 유지한다.
③ 근육조직에 약물을 주입한다.
④ 약물 주입 후 주사 부위를 마사지한다.
⑤ 15분이 경과한 시점에 주사 부위의 피부반응을 관찰한다.

정답

1. ④ 2. ④ 3. ⑤ 4. ③ 5. ④ 6. ⑤ 7. ① 8. ⑤

찾아보기

한글 찾아보기

ㄱ

ㄴ

ㄷ

ㄹ

ㅇ

ㅈ

ㅍ

기타

영문 찾아보기

A

B

C

D

E

F

Q

R

S

T

U

V

W

Z

Other